Anatomie des blessures du sportif

Guide illustré pour
prévenir, reconnaître et
traiter les blessures sportives

Anatomie des blessures du sportif

Guide illustré pour
prévenir, reconnaître et
traiter les blessures sportives

Brad Walker

Traduction de l'anglais par
Marc Gengoux

BUDO ÉDITIONS
77123, Noisy-sur-École

AVERTISSEMENT

Les informations présentées dans cet ouvrage sont d'ordre général et ne sont données qu'à titre d'information. Le lecteur devrait toujours prendre un avis auprès d'un médecin avant de mettre en œuvre les suggestions proposées dans le présent ouvrage. Toute application des éléments contenus dans ce livre relève de la responsabilité pleine et entière du lecteur.

© 2007   Première édition. North Atlantic Books et Lotus Publishing, sous le titre *The Anatomy of Sports Injuries*

© 2013   Seconde édition. North Atlantic Books et Lotus Publishing, sous le titre *The Anatomy of Sports Injuries*

© 2015   Budo Éditions, pour la traduction française

Directeur de collection : Thierry Plée — *Rédaction* : Brad Walker — *Dessins* : Matt Lambert et Amanda Williams — *Traduction* : Marc Gengoux — *Correction* : Stéphanie Dejoux — *Conception* : Spirit of the Wind — *Impression* : iPrinting

1-2000-iP-05/15

Édition papier ISBN 978-2-84617-328-5

Édition numérique (pdf) ISBN 978-2-84617-565-4

Sommaire

Introduction

Le nombre de personnes qui s'adonnent à des pratiques sportives étant en perpétuelle hausse, le nombre d'accidents et de blessures liés à ces pratiques ne cesse d'augmenter en conséquence. C'est ainsi que s'est imposée à nous la nécessité d'établir un guide exhaustif et détaillé pour présenter clairement ces blessures, leur prévention, ainsi que la gestion et le traitement de ces accidents.

Il existe de nombreux ouvrages traitant ce domaine, mais peu d'entre eux présentent les détails anatomiques d'une manière simple et compréhensible pour tous, que l'on soit un guerrier du week-end, un athlète professionnel, un éducateur sportif débutant, un coach confirmé, ou un jeune médecin fraîchement diplômé en médecine du sport.

C'est là la particularité de l'*Anatomie des blessures du sportif*. L'auteur s'est attaché à vous présenter des méthodes particulièrement efficaces pour prévenir, traiter et gérer les blessures contractées dans la pratique du sport, fruit d'expériences personnelles et d'un savoir théorique poussé. Le tout vous est présenté d'une manière extrêmement facile à comprendre. Les informations détaillées que vous trouverez dans ce livre vous aideront à éviter de vous blesser, et, dans le cas où l'accident se produirait tout de même, à mettre en place une stratégie de soins efficace afin de réduire autant que possible le temps vous séparant d'un retour à une activité normale.

Ce livre vous offre aussi, grâce à des illustrations détaillées et en couleurs, une compréhension visuelle approfondie du fonctionnement du corps. Cette connaissance est de la plus haute importance, tant dans la pratique de l'activité sportive que lors du processus de guérison des blessures survenues.

Cet ouvrage aborde les blessures liées au sport selon des angles variés. Dans le chapitre 1, nous présenterons globalement ce que sont les accidents du sport, ainsi que de nombreuses définitions quant à la classification de ces blessures et à leurs degrés de gravité, en décrivant de manière précise et détaillée les structures de l'ensemble des tissus touchés. Dans le chapitre 2, nous traiterons de la prévention de ces blessures, en vous présentant les différentes stratégies à votre portée pour réduire autant que possible les risques de blessure. Dans le chapitre 3, ce sont les méthodes complètes de gestion et de traitement des blessures qui vous seront présentées, de manière exhaustive, afin de vous guider vers une guérison et un rétablissement rapides.

Enfin, dans les chapitres 4 à 17, qui constituent la véritable force de ce livre, nous vous présenterons en détail 120 blessures sportives typiques, ordonnées de manière claire, simple et efficace. Divisé en zones corporelles, ce classement vous permet de trouver plus facilement ce que vous recherchez. Chaque rubrique consacrée à une blessure spécifique se subdivise en paragraphes indiquant : l'anatomie et la physiologie concernées, les causes possibles, les symptômes, les complications potentielles, les traitements immédiats, les procédures de rééducation, et enfin, les pronostics à long terme.

Conçu pour les passionnés du fitness autant que pour les professionnels de la santé, l'*Anatomie des blessures du sportif* vous présente de nombreux exercices de renforcement et d'assouplissement pour aider à la prévention des blessures et à la rééducation. Ces exercices ne sont pas exhaustifs, et ne sont là que pour vous guider. Ils ne remplacent pas l'analyse d'un spécialiste, aussi nous vous recommandons de consulter un professionnel de la santé pour mettre en place un programme de soins et de rééducation parfaitement adapté à votre cas.

Directions anatomiques

Abduction . . . . L'abduction est un mouvement qui tend à s'éloigner de l'axe central du corps, ou qui revient d'une adduction.

Adduction . . . . L'adduction est un mouvement qui tend à revenir vers l'axe central, ou qui revient d'une abduction.

Antérieur . . . . Désigne la face avant du corps, par opposition à « postérieur » qui concerne la partie arrière.

Circumduction . . . . . . Désigne un mouvement dans lequel la partie distale d'un membre effectue un mouvement circulaire alors que son extrémité proximale demeure, elle, au même point.

Controlatéral . . . . Désigne le côté opposé.

Coronal (plan) . . . . Le plan coronal est un plan vertical, à angle droit avec le plan sagittal, qui divise le corps en segments antérieur et postérieur.

Dépression . . . . Désigne le mouvement d'une partie du corps qui a été élevée, lorsque celle-ci redescend vers sa position normale.

Distal . . . . Désigne l'extrémité la plus éloignée de l'ancrage central de toute structure anatomique, par opposition à « proximal ».

Dorsal. . . . . Fait référence au dos ou à l'aspect postérieur d'une structure, par opposition à « ventral ».

Élévation . . . . Désigne le mouvement ascendant d'une partie du corps, s'inscrivant dans le plan frontal.

Eversion . . . . Désigne l'action de pivoter le pied vers l'extérieur.

Extension . . . . Mouvement au niveau d'une articulation, produisant la séparation de deux parties ventrales d'un membre, par opposition à la flexion.

Flexion . . . . Mouvement au niveau d'une articulation, produisant un rapprochement de deux surfaces ventrales d'un membre, par opposition à l'extension.

Horizontal (plan) . . . . Désigne le plan horizontal et à angle droit avec le plan longitudinal et vertical du corps.

Inférieur . . . . En dessous, ou plus éloigné de la tête en direction du bas.

Inversion . . . . Action de tourner la plante du pied vers l'intérieur.

Latéral . . . . Désigne une localisation éloignée de l'axe central, par opposition à médial.

Médial . . . . Désigne une localisation proche de l'axe central du corps ou d'un organe, par opposition à latéral.

Opposition . . . . Désigne le mouvement typique de l'articulation en selle du pouce, et qui permet de toucher du pouce l'ensemble des autres doigts de la même main.

Palmaire . . . . Face antérieure de la main.

Plantaire . . . . Désigne tout ce qui fait référence à la plante des pieds.

Position anatomique . (Ou position universelle), est la position dans laquelle le corps est debout, avec les bras et les mains tournés vers l'avant.

Postérieur . . . . Fait référence au dos ou à la face dorsale de tout aspect du corps, par opposition à antérieur.

Profondeur . . . . S'éloignant de la surface, vers l'intérieur. Opposé de « superficiel ».

Pronation . . . . Désigne l'action de pivoter la main vers le sol, en s'éloignant de la position anatomique universelle.

Proximal . . . . Désigne les localisations proches de l'axe central du corps, par opposition à distal.

Rétractation . . . . Mouvement vers l'arrière dans le plan transverse.

Rotation . . . . Mouvement circulaire autour d'un point fixe.

Sagittal (plan) . . . . Désigne le plan vertical s'étendant dans la direction antéro-postérieure et divisant le corps en parties gauches et droites.

Superficiel . . . . Sur ou proche de la surface, par opposition à profond.

Supérieur . . . . Au-dessus, ou plus proche de la tête dans le plan vertical.

Supination . . . . Action de tourner la paume de la main vers le haut, face au ciel, ou pour revenir à la position anatomique universelle.

Ventral . . . . Fait référence aux parties antérieures du corps, par opposition à dorsal.

Les blessures dans le sport

Personne ne remet en question le fait que la pratique régulière et structurée d'une activité physique est porteuse de bienfaits : une bonne condition cardiovasculaire, une force musculaire accrue, et une plus grande souplesse contribuent indéniablement à une qualité de vie supérieure. L'un des rares inconvénients que présente la pratique d'une activité sportive est d'accroître le risque de se faire mal ou de se blesser.

Si la pratique sportive est en nette hausse dans le monde – et c'est là une bonne chose – le taux d'accidents et de blessures augmente lui aussi, et de manière proportionnelle. En fait, la commission américaine pour la sécurité des produits de consommation estime qu'entre 1991 et 1998, les blessures en golf et en natation ont augmenté de 110 %, de 75 % en hockey et en haltérophilie, de 55 % en football, de 45 % en cyclisme, de 44 % en volleyball, de 43 % en football américain (*Consumer Product Safety Review, 2000*).

QU'EST-CE QUI CONSTITUE UNE BLESSURE DU SPORT ?

Les blessures physiques sont généralement définies comme étant un stress corporel qui empêche l'organisme de fonctionner normalement, déclenchant en son sein un processus de réparation. Pour ce qui est de la définition des blessures engendrées par la pratique du sport, on peut aller plus loin : il s'agit de tout traumatisme, blessure ou douleur infligés au corps pendant la pratique d'une activité physique ou sportive.

Bien que l'on puisse qualifier de « blessure du sport » toutes les blessures subies par le corps lors de la pratique d'une activité physique, ce terme est néanmoins plus généralement utilisé pour désigner les atteintes subies par le système musculo-squelettique : les muscles, les os, les tendons, les cartilages et tous les tissus qui leur sont associés.

Les traumatismes qui affectent la tête, la nuque ou la colonne vertébrale, dont la gravité est particulièrement importante, sont généralement traités séparément des foulures, distensions, entorses, fractures et contusions concernant les membres.

QUELS IMPACTS ONT LES BLESSURES DU SPORT ?

Les blessures du sport sont plus communément associées au système musculo-squelettique. Nous vous présentons ici un bref exposé de chacune de ses composantes.

Les muscles

Les muscles sont composés à 75 % d'eau, 20 % de protéines, et 5 % de sels minéraux, de glycogène et de graisse. Il existe trois types de muscles différents : squelettiques, cardiaques, et lisses. Les muscles impliqués dans le mouvement et la mobilité sont les muscles squelettiques (encore appelés muscles striés ou muscles volontaires). Les muscles squelettiques sont soumis à un contrôle volontaire, ils s'attachent directement aux os, reliant et recouvrant le squelette osseux. Ces muscles sont autant capables de contractions puissantes et rapides que de contractions plus longues et soutenues et nous permettent aussi bien d'exprimer de grandes forces que des mouvements plus fins et contrôlés. Ces muscles squelettiques s'attachent aux os par l'intermédiaire de tendons. L'extrémité du muscle qui s'attache à un os relativement fixe, que ce soit de manière directe ou grâce à un tendon, est appelée « origine ». Lorsque ces muscles se contractent, ils transmettent une tension aux os situés après une ou plusieurs articulations pour produire le mouvement. L'extrémité qui s'attache à l'os mis en mouvement porte le nom d'« insertion ».

La structure des muscles squelettiques

Les unités fonctionnelles des muscles squelettiques sont appelées « fibres musculaires » et sont constituées de cellules cylindriques et allongées comportant de nombreux noyaux allant de 10 à 100 microns de largeur et pouvant afficher une longueur allant de quelques millimètres à plus de 30 centimètres de longueur. Le cytoplasme d'une fibre musculaire s'appelle sarcoplasme. Celui-ci se trouve encapsulé dans une membrane cellulaire appelée sarcolemme. Enfin, les fibres sont elles-mêmes entourées d'une délicate membrane portant le nom de endomysium.

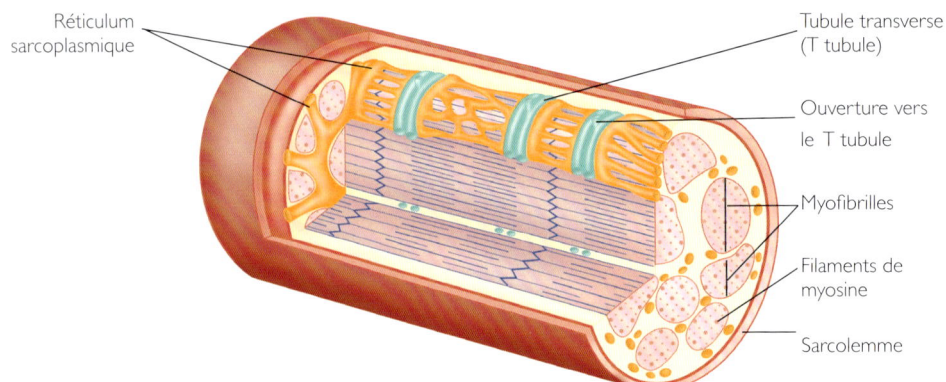

Chacune des fibres des muscles squelettiques est formée d'une seule et unique cellule musculaire cylindrique.

Les fibres musculaires sont assemblées en faisceaux, eux-mêmes recouverts par un tissu conjonctif appelé périmysium. Ces faisceaux sont à leur tour contenus dans une gaine appelée épimysium. Ces membranes musculaires courent sur toute la longueur du muscle, depuis le tendon d'origine jusqu'au tendon d'insertion. L'ensemble de la structure est encore parfois appelé « unité tendino-musculaire ».

> NOTE : Lorsqu'ils se contractent, tous les types de muscles produisent de la chaleur. Cette chaleur est d'une importance vitale quant au maintien de la température normale du corps. On estime qu'environ 85 % de la chaleur corporelle est générée par les contractions musculaires.

Parmi les muscles les plus importants en volume, on trouve le quadriceps de la cuisse et le biceps du bras.

Les os

À la naissance, nous possédons environ 350 os, mais ceux-ci fusionnent petit à petit jusqu'au moment de la puberté, pour ne plus représenter que 206 os au total. Les os forment la structure porteuse du corps et ensemble, ils constituent notre endosquelette (squelette interne). Si l'exosquelette (squelette externe) est bien développé chez de nombreux invertébrés, il n'est présent chez l'homme qu'au niveau des dents, des ongles et des cheveux. Lorsqu'il est complètement développé, l'os est le tissu corporel le plus dur. Il est alors composé de 20 % d'eau, de 30 à 40 % d'éléments organiques, et de 40 à 50 % d'éléments non-organiques (minéraux).

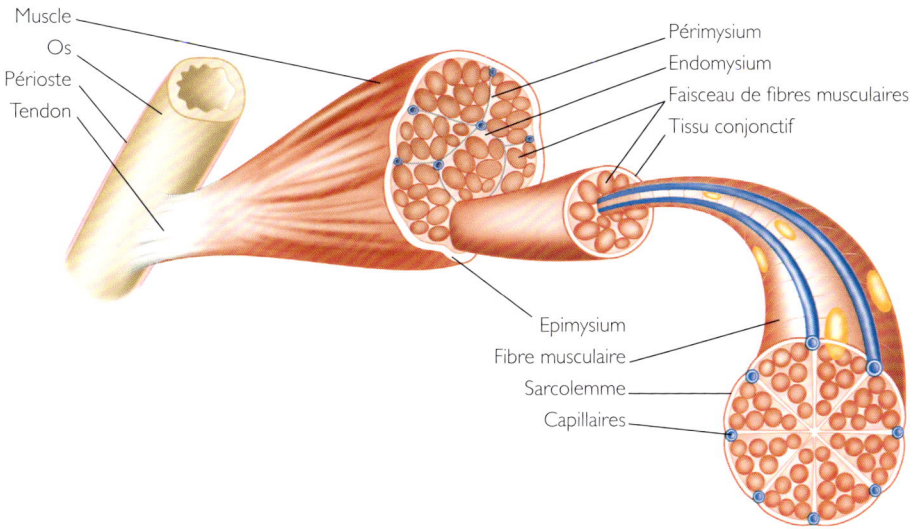

Muscle
Os
Périoste
Tendon

Périmysium
Endomysium
Faisceau de fibres musculaires
Tissu conjonctif

Epimysium
Fibre musculaire
Sarcolemme
Capillaires

Coupe transversale d'un muscle squelettique.

Développement et croissance des os

La majeure partie des os se forment à partir d'une base cartilagineuse qui, avec le temps, se calcifie petit à petit pour, à terme, finir par s'ossifier complètement et former l'os définitif. Ce processus se produit selon les quatre étapes suivantes :

1. Les cellules de construction osseuse, les ostéoblastes, commencent à s'activer durant le second ou le troisième mois de la vie embryonnaire.
2. Au départ, les ostéoblastes construisent, entre les cellules, une matrice matérielle riche en protéines fibreuses appelées collagène. Le collagène a pour rôle de procurer sa rigidité au tissu osseux. Ensuite, certains enzymes permettent aux composés de calcium de venir se déposer sur la trame de cette matrice.
3. Cette matière intercellulaire durcit ensuite autour des cellules pour former des ostéocytes, cellules vivantes qui maintiennent la structure de la matrice osseuse, mais qui ne produisent pas de nouvelles cellules osseuses.
4. Enfin, il existe d'autres cellules encore, appelées ostéoclastes, qui ont, elles, pour tâche de résorber les tissus osseux afin de remodeler les os ou de les réparer. Ce processus se produit tout au long de la vie, mais diminue progressivement avec le vieillissement. C'est pour cela que les os des personnes âgées sont généralement plus faibles et plus fragiles.

En bref, les ostéoblastes et les ostéoclastes sont les cellules qui, respectivement, construisent et détruisent la matière osseuse, pour permettre aux os de modifier progressivement leur forme ou leur solidité afin de pouvoir s'adapter aux contraintes auxquelles ils sont soumis.

Les cellules osseuses sont situées dans de petites cavités appelées « lacunes » (lat. *lacuna*), entourées par des couches circulaires d'une matrice très dure qui contient des sels de calcium et de grandes quantités de fibres de collagène. Les os ont pour rôle de protéger les organes internes et de faciliter le mouvement. Ensemble, ils forment une structure rigide appelée « squelette ». Les os les plus grands sont le fémur, ou os de la cuisse, et l'humérus, situé dans la partie supérieure du bras.

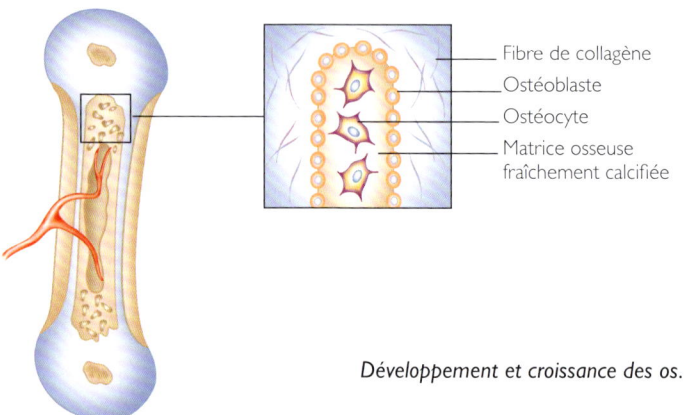

Développement et croissance des os.

Les différents types d'os en fonction de leurs densités

Les os compacts

Les os compacts apparaissent lisses à l'œil nu. Pourtant, lorsqu'ils sont observés au microscope, ils révèlent une agrégation de systèmes haversien encore appelés ostéones. Chacun de ces systèmes se présente sous la forme d'un cylindre allongé et orienté le long de l'axe de l'os. Ils sont constitués d'un canal haversien central contenant des vaisseaux sanguins, des vaisseaux lymphatiques et des nerfs, l'ensemble étant entouré par des tissus osseux disposés en lamelles concentriques. En d'autres termes, chacun des systèmes haversien est constitué d'un ensemble de matrices osseuses tubulaires et creuses (lamelles), et qui sont emboîtées les unes dans les autres. Entre ces structures tubulaires, il y a des espaces (lacunes) contenant de la lymphe et des ostéocytes. Les lacunes sont reliées au canal haversien par le biais de minuscules canaux appelés canalicules et qui permettent aux ostéocytes d'obtenir leur approvisionnement à partir de la lymphe. Enfin, c'est cette disposition tubulaire des lamelles qui procure à l'os toute sa force et sa solidité.

Il existe d'autres canaux encore, perpendiculaires à l'axe longitudinal de l'os, appelés « canaux perforants ou canaux de Volksmann », et qui permettent eux, de relier et de nourrir le périoste, à partir des vaisseaux sanguins et des nerfs situés au cœur de l'os.

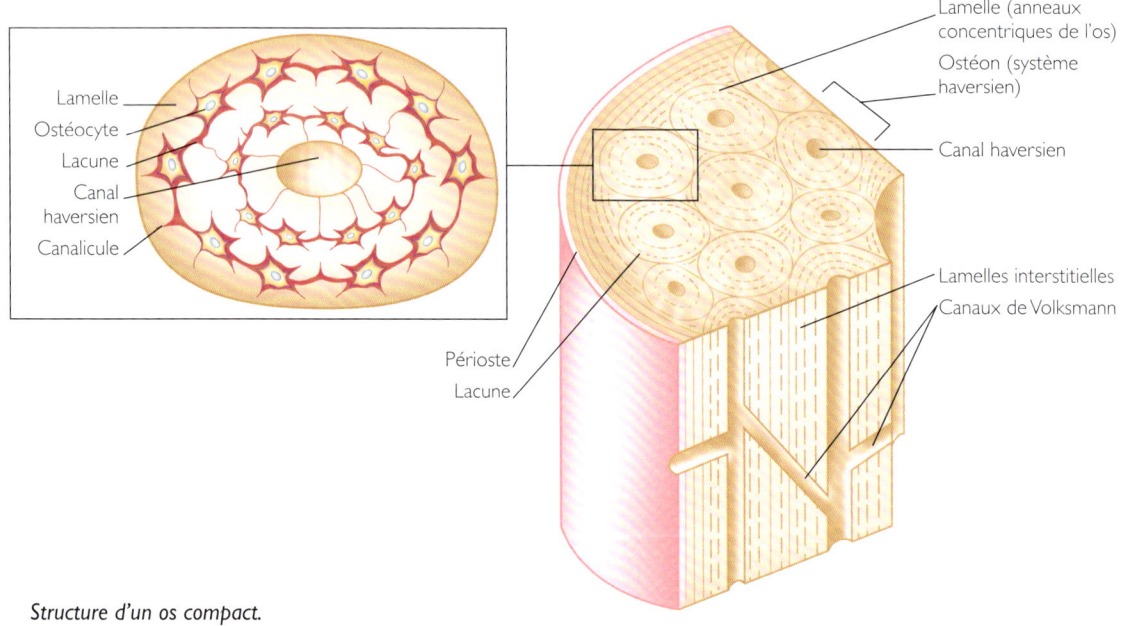

Structure d'un os compact.

Os spongieux

Les os spongieux sont composés de minuscules travées osseuses (lat. *trabecula* ; littéralement : petites poutres), contenant des lamelles et des ostéocytes irrégulièrement organisés et interconnectés par des canicules. On ne trouve pas de système haversien dans ces os, mais plutôt de nombreux espaces ouverts que l'on pourrait considérer comme étant de grands canaux haversien, ce qui leur donne une apparence alvéolée. Ces espaces contiennent de la moelle, qu'elle soit jaune ou rouge, mais aussi des vaisseaux sanguins.

Cette structure forme un réseau dynamique capable de modifications grâce à son pouvoir de réalignement. Ces modifications se font généralement en réponse à un excédent de poids, un changement postural, ou à des tensions musculaires. On trouve ces os spongieux au niveau des épiphyses des os longs, du corps des vertèbres, et dans un certain nombre d'autres os non-creux.

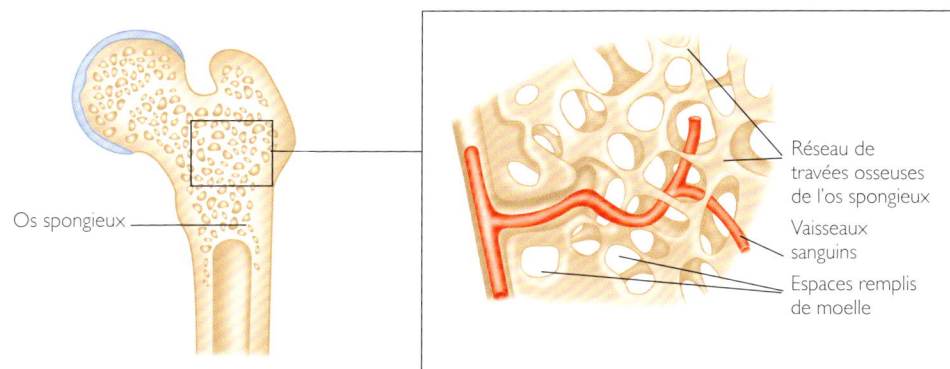

Os spongieux

Réseau de travées osseuses de l'os spongieux

Vaisseaux sanguins

Espaces remplis de moelle

Structure des os spongieux.

Les différents types d'os en fonction de leurs formes

Les os irréguliers

Les os irréguliers ont des formes complexes ; ils sont généralement constitués d'os spongieux recouvert d'une fine épaisseur d'os compact. Exemple : certains os du crâne, les vertèbres, et les os iliaques des hanches.

Les os plats

Les os plats sont fins, de forme aplatie et sont souvent incurvés ; ils sont constitués d'os spongieux pris en sandwich entre deux fines couches d'os compact. Exemple : la plupart des os crâniens, les côtes et le sternum.

Les os courts

Les os dits « courts » ont généralement une forme cubique et sont principalement constitués d'os spongieux. Exemple : les os carpiens du poignet et les os tarsiens de la cheville.

Les os sésamoïdes

Sésamoïde en latin se traduit par « en forme de graine de sésame ». Ces os représentent un type particulier d'os courts qui sont formés et inclus dans les tissus de certains tendons. Exemple : la rotule et l'os pisiforme du poignet.

Les os longs

Les os appartenant à cette catégorie sont plus longs que larges ; ils se présentent sous la forme d'une longue hampe dotée d'une tête à chaque extrémité et sont pour la plupart constitués d'os compact. Exemple : les os des membres, à l'exception de ceux du poignet, de la main, de la cheville et du pied (encore que les os des doigts soient effectivement des miniatures d'os longs).

Les composantes des os longs

La transformation initiale du cartilage en os long commence au centre de la hampe (diaphyse). Plus tard, la séquence secondaire de développement de l'os se produit, elle, au niveau des extrémités de l'os. À partir de ces deux centres de croissance, les os se développent et croissent durant toute l'enfance et l'adolescence. Ce processus de croissance prend fin vers l'âge de vingt ans, au moment où ces régions de croissance finissent par durcir et s'ossifier à leur tour.

Diaphyse

La diaphyse (du grec ancien : séparation) est la hampe ou partie centrale des os longs. Elle est constituée d'une cavité centrale contenant de la moelle (cavité médullaire), elle-même entourée par de l'os compact. La diaphyse est formée à partir d'un ou plusieurs sites d'ossification et son approvisionnement est assuré par une ou plusieurs artères nourricières.

Épiphyse

Les épiphyses (du grec ancien : excroissance) sont les extrémités des os longs, ou toute partie osseuse se développant en étant séparée de l'os par un cartilage durant la croissance pour s'y souder ensuite à l'âge adulte. Les épiphyses sont formées à partir d'un site d'ossification secondaire et sont principalement constituées d'os spongieux.

Ligne épiphysaire

Les lignes épiphysaires sont les rémanences des cartilages de conjugaison (petit plateau de cartilage hyalin) que l'on ne trouve que sur des os en période de croissance. Ce sont ces cartilages de conjugaison qui permettent la croissance en longueur des os longs. À la fin de la puberté, la croissance des os longs s'arrête et le cartilage de conjugaison est remplacé par de l'os, ne laissant qu'une ligne marquant l'endroit où il se trouvait.

Les cartilages articulaires

Chez l'adulte, les cartilages articulaires sont les seuls vestiges de l'origine cartilagineuse des os. Ils sont situés aux extrémités des os, là où ceux-ci s'articulent avec d'autres os au sein des articulations synoviales. Ces cartilages sont lisses, glissants, poreux, malléables, insensibles et ne sont pas irrigués en sang. Pour les masser, il suffit de mobiliser et de mettre en mouvement l'articulation, ce qui a pour effet de faire circuler le liquide synovial, l'oxygène et les nutriments.

> NOTE : Le processus de dégénérescence que provoque l'arthrose (et les stades avancés de certaines formes de polyarthrite rhumatoïde) implique une dégradation des cartilages articulaires.

Périoste

Le périoste est une membrane de tissu conjonctif fibreux qui entoure la surface externe des os. Le périoste est vascularisé et agit comme une gaine de protection de l'os. Cette gaine extrêmement sensible est constituée de deux couches dont l'un des rôles consiste à assurer la vie de l'os. En effet, la couche extérieure est constituée d'un tissu conjonctif fibreux et irrégulier, là où la couche interne, elle, au contact direct de l'os, contient les ostéoblastes qui sont responsables de la formation de l'os, ainsi que les ostéoclastes dont le rôle est de détruire les cellules osseuses.
Le périoste est alimenté par le biais de fibres nerveuses, de vaisseaux lymphatiques et de vaisseaux sanguins qui pénètrent le corps de l'os à travers les canaux nourriciers. Le périoste s'attache à l'os grâce à des fibres collagènes connues sous le nom de fibres de Sharpey. Enfin, le périoste a aussi pour rôle d'offrir des points d'ancrage pour les tendons et les ligaments.

Cavité médullaire

Les cavités médullaires sont les espaces creux situés au centre des diaphyses (partie centrale des os longs). Ces cavités contiennent de la moelle : rouge chez les jeunes et devenant jaune dans la plupart des os longs arrivés à maturité.

Moelle rouge

La moelle rouge est une substance gélatineuse de couleur rouge, composée de cellules sanguines rouges et blanches à divers stades de développement. On trouve exclusivement cette moelle rouge au niveau de l'os spongieux des os longs et des os plats. Chez l'adulte, la production de nouvelles cellules sanguines à partir de la moelle rouge, ne se produit qu'au niveau de la tête du fémur, de la tête de l'humérus, mais de manière plus importante encore, au niveau des os plats comme le sternum ou des os irréguliers tels que l'os iliaque. Ce sont d'ailleurs là les sites où l'on va généralement ponctionner de la moelle rouge lors de la recherche des causes engendrant les problèmes de production sanguine dans l'organisme.

Moelle jaune

La moelle jaune est un tissu conjonctif graisseux qui ne produit plus de cellules sanguines.

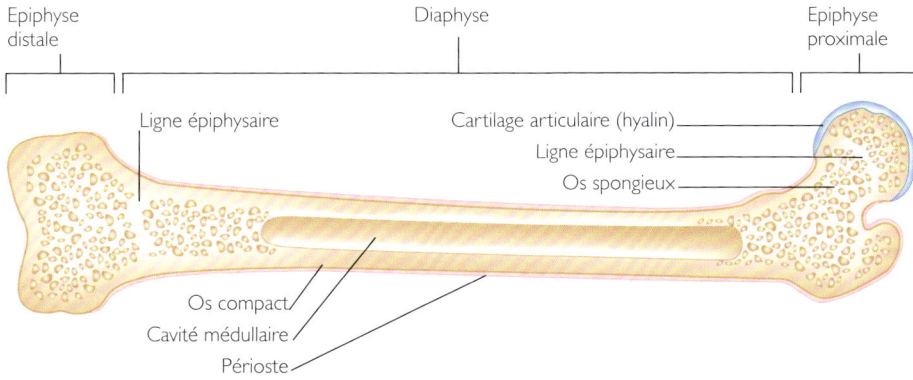

Composantes d'un os long.

Les cartilages

Les cartilages sont constitués de tissus conjonctifs fibreux. Leur rôle principal consiste à offrir une surface lisse permettant une mobilité fluide au niveau des articulations et d'absorber impacts et frictions lorsque les os frottent ou cognent les uns sur les autres. Ils existent sous deux formes : temporaires durant la croissance, avant d'être remplacés par de l'os, ou sous forme de « coiffe » permanente aux extrémités des os ; ces cartilages ne sont toutefois pas aussi solides que les os. Les cartilages sont globalement peu vascularisés (irrigation sanguine limitée) et doivent leur solidité au collagène qu'ils contiennent. Ils sont essentiellement nourris par les liquides corporels des tissus environnants. Enfin, il existe trois types de cartilage qui sont : les cartilages hyalin, les fibrocartilages (ou cartilages fibreux) et les cartilages élastiques.

Le type le plus répandu dans le corps est le cartilage hyalin, ou articulaire. Celui-ci est constitué de fibres de collagène et d'eau. En fait, le cartilage hyalin forme le fondement cartilagineux initial, à partir duquel vont se développer la plupart des os. À la fin du développement corporel, les cartilages hyalins se trouvent sous trois formes :

- Les cartilages articulaires des articulations synoviales.
- Les plateaux de conjugaison séparant les ossifications issues de sites différents lors de la croissance d'un même os.
- L'appendice xiphoïde (pointe du sternum, qui s'ossifie ou pas avec l'âge) ainsi que les cartilages costaux.

On trouve encore le cartilage hyalin au niveau des cloisons des fosses nasales, de la plupart des cartilages du larynx, et des anneaux structurels de la tranchée et des bronches.

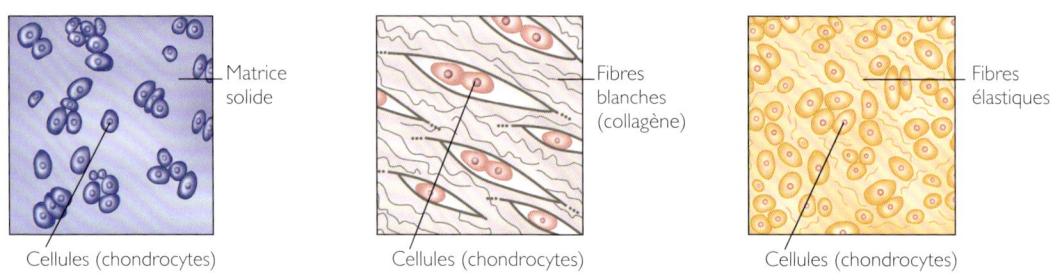

Structure des cartilages : a) cartilage hyalin ; b) fibrocartilage blanc ; c) Cartilage élastique jaune.

Les Ligaments

Les ligaments sont constitués de tissus conjonctifs fibreux, et ont pour fonction de relier les os entre eux. Constitués de tissus conjonctifs élémentaires, les ligaments contiennent beaucoup plus d'élastine que les tendons, et sont donc plus élastiques que ces derniers. Les ligaments ont pour rôle de stabiliser les articulations et, en conjonction avec les os, de permettre ou de limiter le mouvement des membres.

Les tendons

Les tendons sont des tissus conjonctifs fibreux dont le rôle est de relier les muscles aux os. Leurs fibres collagènes sont organisées de manière parallèle, ce qui leur octroie une très forte résistance, et leur permet de répondre aux fortes charges de tension subies lorsque le muscle qui s'y attache se contracte. Les tendons fonctionnent en combinaison avec les muscles pour transmettre la force de traction aux os, et produire ainsi le mouvement.

Les articulations

Les articulations sont constituées de cartilage, de bourses séreuses (*bursae*), de ligaments, et de tendons. Elles ont deux fonctions principales : relier entre eux les os du squelette, et permettre la mobilité de l'ensemble squelettique rigide. Les articulations du type synfibrose (articulations fibreuses) ne permettent pas ou peu de mouvement. Les articulations cartilagineuses sont, elles, soit immobiles soit très légèrement mobiles. Aucun de ces deux types d'articulation ne présente de cavité articulaire, au contraire des articulations synoviales qui possèdent une cavité articulaire contenant du liquide synovial. Elles sont pleinement mobiles, ce qui les rend plus vulnérables aux blessures dues à la pratique du sport. Les principales articulations synoviales sont les genoux, les hanches, les épaules et les coudes.

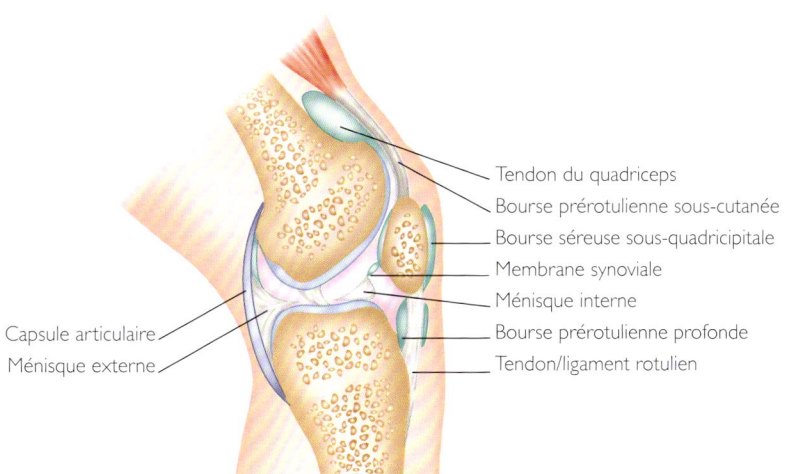

Tendon du quadriceps
Bourse prérotulienne sous-cutanée
Bourse séreuse sous-quadricipitale
Membrane synoviale
Ménisque interne
Bourse prérotulienne profonde
Tendon/ligament rotulien

Capsule articulaire
Ménisque externe

L'articulation du genou de la jambe droite, vue en coup sagittale.

Les articulations synoviales étant les plus mobiles des articulations, ce sont elles qui sont le plus souvent impliquées dans les blessures dues au sport. Les principales articulations synoviales sont : les genoux, les hanches, les épaules et les coudes. Ces articulations sont constituées des éléments suivants, qui sont tous susceptibles d'être endommagés lors des blessures sportives :

Capsules articulaires
Une capsule articulaire entoure et englobe l'ensemble d'une articulation synoviale. Elle est constituée d'une couche externe faite de tissus fibreux, et d'une couche interne, la membrane synoviale, qui sécrète le liquide synovial permettant de lubrifier et de nourrir les différents tissus de l'articulation. La capsule articulaire est par ailleurs elle-même renforcée par de solides bandes de ligaments (voir l'illustration ci-dessus).

Cavités articulaires
Les articulations cartilagineuses, hyalines ou fibrocartilagineuses, ne présentent pas de cavité articulaire. Seules les articulations synoviales possèdent une cavité articulaire remplie de liquide synovial.

Cartilage articulaire hyalin
Le cartilage hyalin recouvre les extrémités des os et présente une surface lisse et glissante qui permet à l'articulation de se mouvoir librement. La fonction du cartilage articulaire consiste à réduire les frictions et à absorber les chocs.

Les bourses séreuses
Les bourses séreuses sont de petits sacs contenant un liquide visqueux, elles se situent le plus souvent autour des articulations, aux endroits où les muscles et les tendons glissent sur les os. La fonction de ces bourses est donc de limiter les frictions et de permettre une mobilité souple des articulations.

Les sept différents types d'articulation

Articulation arthrodiale

Les articulations arthrodiales sont celles qui permettent à deux surfaces planes, ou légèrement incurvées, de glisser l'une contre l'autre. Exemple : les articulations acromio-claviculaires, sacro-iliaques et les articulations carpiennes du poignet.

Articulation charnière

Les articulations charnières, ou ginglyme, permettent un mouvement autour d'un axe transverse, comme le couvercle d'une boîte par exemple. La protrusion d'un os vient se nicher au cœur d'une surface articulaire convexe ou cylindrique, pour produire des mouvements de flexion et d'extension. Exemple : les articulations inter-phalangiennes des doigts, les coudes et les genoux.

Articulation trochoïde

Ou en pivot ; l'articulation en pivot permet un mouvement se produisant autour d'un axe vertical, comme une charnière ou une porte. La surface articulaire plus ou moins circulaire d'un os forme une protrusion qui vient s'inscrire et pivoter au cœur d'un anneau, lui-même formé par un os ou des ligaments. Exemple : l'articulation de l'ulna (cubitus) et du radius, au niveau du coude.

Articulation énarthrose

Ce type d'articulation est constitué d'une « boule », sphérique ou hémisphérique, formée par la tête d'un os, qui vient pivoter au cœur d'une cavité articulaire située à l'extrémité d'un autre os. Ce type d'articulation permet toute une variété de mouvements tels que l'abduction, l'adduction, la flexion, l'extension, la circumduction et la rotation. Le fait que ces articulations soient multiaxiales leur permet une bien plus grande amplitude de mouvement que n'importe quelle autre articulation. Exemple : les articulations de l'épaule et des hanches.

Articulation condylienne

Les articulations condyliennes sont constituées d'une surface articulaire sphérique qui vient s'articuler sur une surface presque plane. Ce type d'articulations permet la flexion, l'extension, et une rotation limitée autour de l'axe longitudinal. Exemple : l'articulation tibio-fémorale du genou.

Articulation en selle

Les articulations en selle présentent des zones articulaires concaves et convexes, qui font penser à des selles venant s'épouser mutuellement, accommodant entre elles leurs surfaces convexes à leurs surfaces concaves. Ces articulations permettent une plus grande liberté de mouvement que les articulations condyliennes, et autorisent en plus des autres mouvements, l'opposition. Exemple : l'articulation carpo-métacarpienne du pouce.

Articulation ellipsoïde

Les articulations ellipsoïdes sont très similaires aux énarthroses, si ce n'est que leurs surfaces articulaires sont ellipsoïdales (en ellipse) plutôt que sphériques. Elles permettent la flexion, l'extension et un peu d'abduction et d'adduction. Exemple : les articulations métacarpo-phalangiennes.

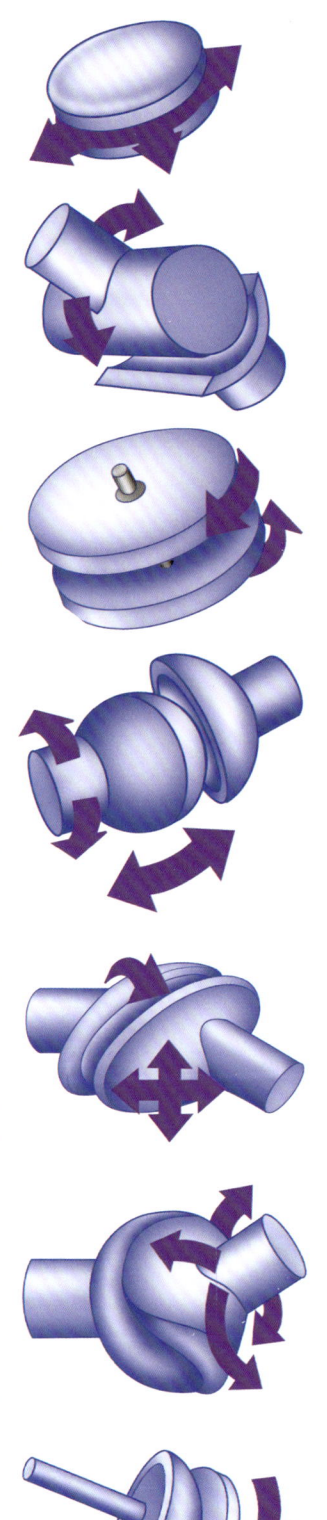

LES BLESSURES DU SPORT SONT-ELLES AIGUËS OU CHRONIQUES ?

Quelle que soit la partie du corps concernée ou la gravité de la blessure, les blessures du sport sont classées en deux catégories : aiguës ou chroniques.

Les blessures aiguës

Les blessures aiguës résultent d'un accident ponctuel, comme les fractures osseuses, les distensions des muscles ou des tendons, les entorses ligamentaires et les contusions. Les blessures aiguës produisent généralement des douleurs, des gonflements, une sensibilité accrue au toucher, des faiblesses, et l'impossibilité de se servir ou de mettre du poids sur la région touchée.

Les blessures chroniques

Les blessures chroniques sont celles qui se produisent sur une certaine période de temps, à la suite de microtraumatismes répétés. Elles sont aussi appelées « blessures par excès ». Des exemples typiques des blessures chroniques sont les tendinites, les bursites, et les fractures de marche (ou d'usure). Comme les blessures aiguës, les blessures chroniques produisent des douleurs, des gonflements, une sensibilité accrue, des faiblesses, et l'impossibilité de se servir ou de mettre du poids sur la région concernée.

COMMENT CLASSE-T-ON LES BLESSURES DU SPORT ?

De la même façon qu'il est possible de classer les blessures du sport selon qu'elles sont aiguës ou chroniques, on peut aussi les classer selon leur degré de sévérité. Elles peuvent donc être distinguées selon trois catégories : légères, modérées, sévères.

Légères

Les blessures légères engendrent des douleurs et des gonflements relativement peu importants. Elles n'empêchent pas la pratique du sport, ne grèvent pas vraiment les performances, et la région concernée ne présente ni sensibilité accrue, ni déformation.

Modérées

Les blessures modérées entraînent des douleurs et des gonflements un peu plus marqués. Elles ont un impact limité sur les performances sportives, et la région touchée affiche une relative sensibilité au toucher. On peut parfois remarquer une coloration des tissus de la zone.

Sévères

Les blessures sévères ont pour résultat des douleurs intenses et des gonflements importants. Elles affectent aussi bien les performances sportives que la vie quotidienne dans ses moindres gestes. La région concernée est alors très sensible à la palpation, et affiche souvent une coloration des tissus et des déformations visibles.

COMMENT CLASSE-T-ON LES FOULURES ET LES ENTORSES ?

Le terme d'entorse fait référence aux atteintes des ligaments, alors que le terme de foulure ou de distension fait référence aux atteintes des tendons et des muscles. Rappelez-vous que les ligaments ont pour rôle de relier les os entre eux, là où les tendons servent à attacher les muscles aux os.

Les blessures ligamentaires, tendineuses et musculaires sont classées en fonction de leur gravité, selon trois catégories : premier, second, et troisième degré.

Premier degré
Les distensions et entorses du premier degré sont les moins sévères. Elles sont le résultat d'élongations mineures des muscles, tendons ou ligaments, et sont généralement accompagnées de douleurs légères, de légers gonflements, et d'une certaine raideur de l'articulation concernée. Ces distensions et entorses n'entraînent généralement pas de perte de stabilité de l'articulation.

Second degré
Les distensions et entorses du second degré sont le résultat d'une élongation un peu plus sévère des tissus, ayant entraîné de petites déchirures des fibres musculaires, tendineuses ou ligamentaires. Les blessures du second degré sont accompagnées de douleurs et de gonflements plus marqués, ayant pour effet une perte modérée de la stabilité de l'articulation concernée.

Troisième degré
Les distensions et entorses du troisième degré sont les plus sévères. Elles sont le résultat d'une élongation extrême et d'une rupture partielle ou complète des muscles, tendons ou ligaments concernés. Elles s'accompagnent de douleurs extrêmes, de gonflements importants, et d'une perte quasi totale de la stabilité de l'articulation touchée.

2 La prévention des blessures dans le sport

INTRODUCTION À LA PRÉVENTION DES BLESSURES DANS LE SPORT

Dans un récent article intitulé *Managing Sport Injuries*, l'auteur a présenté une estimation selon laquelle plus de 27 000 Américains subissent une entorse de la cheville chaque jour (non, ce n'est pas une faute de frappe, c'est bien chaque jour !). La médecine du sport australienne affirme de son côté que 1 sportif sur 17 subit une blessure en pratiquant sa discipline. Ce chiffre est bien entendu encore plus élevé dans les sports de contact comme le football, ou le rugby. Si ces chiffres sont impressionnants, il est encore plus troublant de savoir que 50 % de ces blessures peuvent être évitées avec un peu d'attention préventive.

Si l'objectif de la pratique sportive est d'améliorer ses performances, alors le meilleur moyen de l'atteindre est de veiller à ne pas se blesser. À cette fin, il est important de suivre un certain nombre de conseils et d'appliquer certaines stratégies qui vous aideront à prévenir la plupart des accidents. Lorsque ces conseils sont bien compris et mis en place dans la routine de l'entraînement, ils peuvent réduire les blessures du sport de près de 50 %.

Avant d'aller plus loin, veuillez noter que chacun des paramètres de prévention que nous aborderons dans ce chapitre ne représente qu'un seul élément relatif à la prévention. Si chacun de ces éléments participe à diminuer les risques de blessure, les meilleurs résultats ne peuvent être obtenus que lorsque l'on met en œuvre l'ensemble de ces techniques préventives. Prévenir vaut évidemment bien mieux que guérir.

L'ÉCHAUFFEMENT

L'échauffement est l'élément essentiel commun à toutes les pratiques sportives. L'importance d'un échauffement bien structuré ne doit jamais être sous-estimée pour prévenir les risques de blessure pendant la pratique d'un sport.

Pour être efficace, un échauffement doit comporter un certain nombre d'éléments essentiels, qui doivent œuvrer de concert pour minimiser les risques de blessure.

L'échauffement, en préalable à l'activité physique, est porteur d'un grand nombre de bienfaits. Son objectif premier est de préparer le corps et l'esprit à un effort conséquent. Pour atteindre ce but, l'échauffement élève la température interne du corps et des muscles. L'élévation de la température des muscles leur permet de se détendre et de retrouver souplesse et élasticité.

Un échauffement efficace a également pour effet d'accroître le rythme cardiaque et le rythme respiratoire, permettant d'accélérer le flux sanguin dans l'organisme. L'accroissement de l'afflux sanguin augmente l'alimentation en oxygène et en nutriments des muscles, tendons, ligaments et articulations concernés, les préparant ainsi à affronter un travail plus intense.

Comment structurer un échauffement ?

Il est essentiel de commencer l'échauffement par une activité simple, facile et douce, pour aller progressivement vers des mouvements plus dynamiques, jusqu'à ce que le sportif soit physiquement et mentalement au sommet de sa condition. C'est dans cet état d'éveil que le corps est le mieux préparé et que les risques de blessure sont réduits à leur minimum. Pour atteindre un tel résultat, l'échauffement doit être structuré de la manière suivante :

Quatre éléments, ou parties, doivent impérativement être présents pour que l'échauffement soit efficace et complet. Ces éléments sont :

1. Échauffement global
2. Stretching statique
3. Échauffement spécifique au sport pratiqué
4. Stretching dynamique

Ces quatre parties sont d'égale importance et aucune d'entre elles ne doit être négligée, ou considérée comme non-nécessaire. Ces quatre éléments fonctionnent de concert, dans le but d'amener le corps et l'esprit au meilleur de leur condition, et de préparer le sportif à l'activité à venir. Ce processus, lorsqu'il est bien appliqué, assure une réduction maximale des risques de blessure au cours de la pratique.

1. L'échauffement global

L'échauffement global doit consister en une activité physique légère. En réalité, c'est le niveau de condition physique de l'athlète qui détermine l'intensité et la durée de l'échauffement global. En règle générale, cette partie de l'échauffement doit durer entre 5 et 10 minutes et occasionner une légère transpiration.

L'objectif de l'échauffement global est d'élever le rythme cardiaque et le rythme respiratoire. Ce qui accroît le flux sanguin et favorise le transport de l'oxygène et des nutriments vers les muscles qui travaillent. Cet échauffement permet en outre d'élever la température des muscles, les préparant de manière optimale au travail en stretching statique qui viendra ensuite.

2. Le stretching statique

Le stretching statique est la forme la plus sûre et la plus efficace du stretching. Elle présente un risque minimum de blessure et est porteuse d'un maximum de bienfaits quant à la souplesse et à la flexibilité générale du corps. Cette partie de l'échauffement, qui doit durer de 5 à 10 minutes, doit s'attacher à faire travailler tous les groupes majeurs de muscles.

Le stretching statique se pratique en plaçant le corps dans une position où les muscles, ou groupe de muscles, que l'on désire étirer se trouvent en légère tension. Les muscles agonistes (qui génèrent le mouvement) et antagonistes concernés doivent tous être parfaitement détendus. Dans ces conditions, le corps est mis en mouvement de manière à accroître la tension exercée sur les muscles à étirer. Lorsque la tension désirée est atteinte, la position doit être maintenue pendant un certain temps, afin de permettre aux muscles et aux tendons de s'allonger.

Cette seconde partie de l'échauffement est extrêmement importante car elle permet d'allonger les muscles et les tendons, offrant ainsi aux membres une plus grande amplitude de mouvement. Cela, bien entendu, est essentiel à la prévention des risques de blessure des muscles et de leurs tendons.

Les deux parties, ou éléments, relatifs à la préparation que nous venons de voir, forment la base incontournable d'un échauffement complet et efficace. Il est donc essentiel que ces deux

« préliminaires » soient correctement exécutés avant de passer aux deux phases suivantes. Cela vous permettra d'aborder les activités plus spécifiques et plus vigoureuses contenues dans les parties trois et quatre de l'échauffement idéal.

De récentes études ont montré que le stretching statique pourrait avoir un effet négatif sur la vitesse de contraction des muscles, amoindrissant les performances des athlètes pratiquant des sports où la puissance et la vitesse sont des éléments primordiaux (Cramer et al, 2005). C'est précisément pour cela que le stretching statique est effectué en tout début d'échauffement, et qu'il doit toujours être suivi par des exercices spécifiques au sport pratiqué, et par une session de stretching dynamique.

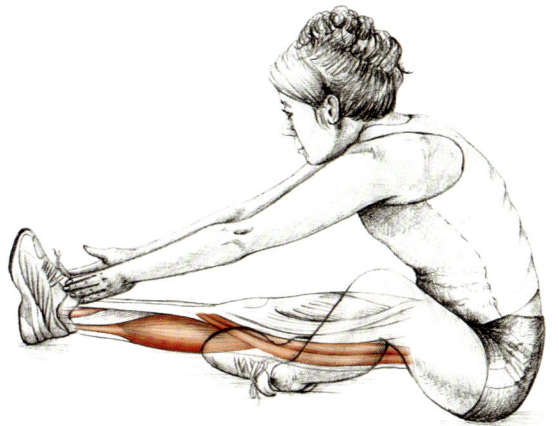

Un exemple de stretching statique.

3. Échauffement spécifique au sport pratiqué

Les deux premières parties de l'échauffement ayant été minutieusement effectuées, on peut passer à la troisième étape en toute sécurité. Dans cette partie, l'athlète passe à une préparation plus spécifique de son corps, pour lui permettre d'aborder la discipline qu'il pratique et ses besoins particuliers. Durant cette séquence de l'échauffement, le sportif peut aborder des mouvements plus vigoureux et dynamiques, qui doivent s'attacher au travail des mouvements spécifiques à son activité.

4. Le stretching dynamique

Enfin, un échauffement correct devrait toujours se terminer par une série de stretchings dynamiques. Il faut néanmoins faire attention, car mal effectués, ces stretchs comportent un niveau élevé de blessure. Le stretching dynamique vise à développer la condition du muscle autant que sa souplesse, et n'est véritablement adapté qu'aux personnes bien entraînées, et aux athlètes à la condition physique élevée. Le stretching dynamique ne doit être pratiqué qu'une fois que le sportif a atteint un niveau général de souplesse et de flexibilité élevé.

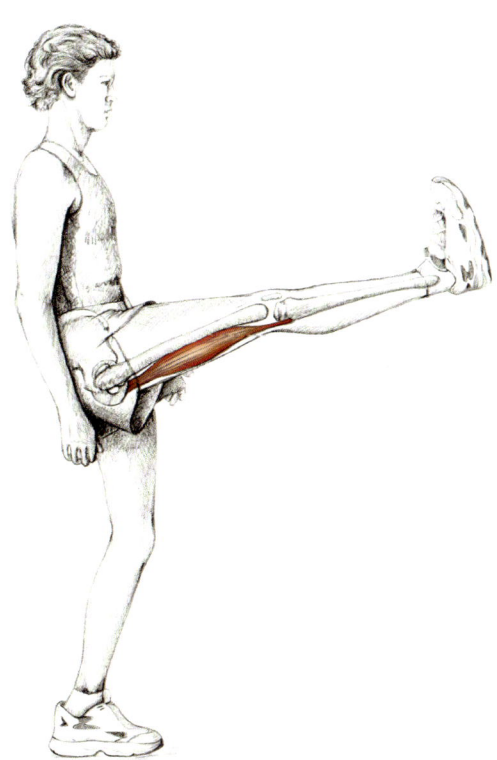

Un exemple de stretching dynamique.

Le principe du stretching dynamique consiste à utiliser un mouvement en balancier afin de produire un rebond à son extrémité, de façon à amener le membre à la limite de son amplitude, voire légèrement au-delà. La force du balancier et surtout celle du rebond doivent être progressivement augmentée tout au long de l'exercice, mais sans jamais devenir extrêmes ni incontrôlées.

Durant cette dernière partie de l'échauffement, il est important que les stretchings dynamiques soient adaptés au sport spécifique pratiqué par l'athlète. Il s'agit de la partie finale de l'échauffement, elle doit donc amener le sportif au sommet de sa préparation. C'est pourquoi il est essentiel que cette préparation s'approche le plus possible des rigueurs du sport ou de l'activité que l'athlète va entreprendre ensuite.

Les informations que nous venons de vous donner forment la base d'un échauffement efficace et complet. Cela dit, nous décrivons ici le processus idéal, il n'est malheureusement pas toujours possible de le mettre en place dans sa totalité. C'est à l'athlète qu'il revient de déterminer avec précision ses objectifs et ses besoins réels, pour adapter son échauffement en fonction.

Par ailleurs, le temps dédié à l'échauffement doit être en accord avec le degré d'implication du sportif dans sa pratique. Pour les personnes qui cherchent simplement à améliorer leur condition physique générale, 5 à 10 minutes d'échauffement devraient amplement suffire. En revanche, les athlètes impliqués à haut niveau dans leur discipline devraient accorder à l'échauffement un temps et des efforts plus adaptés à leurs besoins.

LE RETOUR AU CALME

De très nombreux sportifs ne pratiquent pas le retour au calme, considérant ce dernier comme une perte de temps. En réalité, le retour au calme est loin d'être inutile. Au contraire, il est au moins aussi important que l'échauffement, surtout si vous voulez véritablement éviter les blessures.

Si l'échauffement et le retour au calme sont d'importance égale, ils ne sont pas importants pour les mêmes raisons. L'échauffement a pour but de préparer le corps et l'esprit à une activité intense, alors que le retour au calme joue un rôle très différent.

Pourquoi faut-il revenir au calme ?
Le principal objectif du retour au calme est de favoriser la récupération et de ramener le corps à son état de « pré-effort ». Le stress infligé au corps par l'entraînement fait subir à l'organisme des processus contraignants, durant lesquels les muscles, tendons et ligaments se voient infliger des efforts intenses, voire des dommages. Cette activité intense de l'organisme produit des « déchets de combustion » qui s'accumulent dans le corps. Correctement effectué, le retour au calme favorise les processus de réparation du corps, en particulier celui des courbatures.

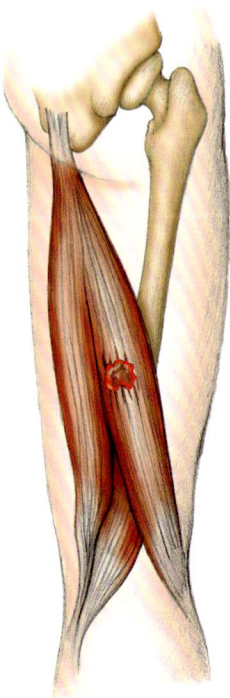

Les courbatures sont ces douleurs que l'on ressent le lendemain d'une séance d'entraînement un peu poussée. La plupart des gens ressentent ce type de douleur en reprenant l'entraînement après une pause. Même un bon sportif, s'il court 10 km au début de la saison sportive avec peu ou pas de préparation, va s'apercevoir le lendemain qu'il est extrêmement douloureux de descendre les escaliers, car ses quadriceps connaissent de violentes courbatures.

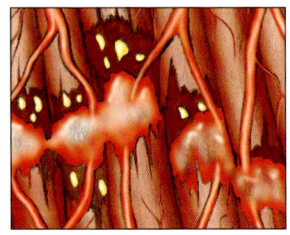

Courbatures.

Ce type de douleur a pour cause un certain nombre de facteurs : le plus courant est le phénomène de microdéchirures se produisant au niveau des fibres musculaires pendant l'exercice. Ces microdéchirures provoquent un gonflement des tissus musculaires, qui vont alors exercer une pression sur les terminaisons nerveuses du muscle, engendrant de la douleur.

Ensuite, lorsque vous vous exercez, le cœur achemine de grandes quantités de sang en direction des muscles qui travaillent. Ce sang apporte, avec lui, l'oxygène et les nutriments dont les muscles ont besoin pour répondre à la demande en efforts. Lorsque le sang atteint les muscles, il y libère l'oxygène et les nutriments qu'il transportait, avant que la contraction du muscle ne le renvoie vers le cœur pour y être rechargé en oxygène. Par la suite, lorsque l'exercice ou l'entraînement prend fin, la contraction qui renvoie le sang vers le cœur s'arrête, elle aussi. De ce fait, le sang et tous les déchets qu'il contient maintenant, comme l'acide lactique, restent dans les fibres musculaires, y provoquant gonflements et douleurs. Ce phénomène porte le nom commun de « stagnation du sang ».

Le retour au calme permet de maintenir un certain niveau de circulation sanguine après l'entraînement, ce qui prévient l'ensemble de ces désagréments, en évitant la stagnation du sang dans les muscles. Les fibres musculaires sont ainsi débarrassées des déchets de combustion et de l'acide lactique produits par l'effort qui vient de leur être demandé. En outre, le maintien d'un certain niveau de circulation sanguine apporte aux muscles l'oxygène et les nutriments dont ils ont besoin pour procéder aux réparations des microtraumatismes qu'ils ont subis.

Les éléments clefs d'un retour au calme efficace
Pour qu'un retour au calme soit efficace et complet, il faut qu'il intègre trois éléments de la plus haute importance : des exercices doux, des étirements, et une bonne alimentation.

Ces trois éléments clefs sont d'importance égale, aucun d'entre eux ne doit être négligé ou considéré comme accessoire. Ils œuvrent de concert pour réparer et réalimenter le corps après l'effort de l'entraînement.

Nous vous présentons ci-dessous deux exemples types de retour au calme, d'une grande efficacité. Le premier d'entre eux est un retour au calme à l'usage des athlètes professionnels, le second est plus adapté aux pratiquants amateurs à la recherche de plaisir et d'un entretien de leur condition physique.

Le retour au calme pour les sportifs de haut niveau et les professionnels
- 10 à 15 minutes d'exercices simples et doux. Assurez-vous que les exercices en question soient semblables au type d'exercices effectués lors de l'entraînement. Par exemple, si votre pratique implique de courir beaucoup, alors revenez au calme en joggant doucement ou en marchant.
- Effectuez un certain nombre de profondes respirations pendant les exercices doux afin de réalimenter votre organisme en oxygène.
- Poursuivez ensuite avec 20 à 30 minutes de stretching. Les étirements les plus efficaces

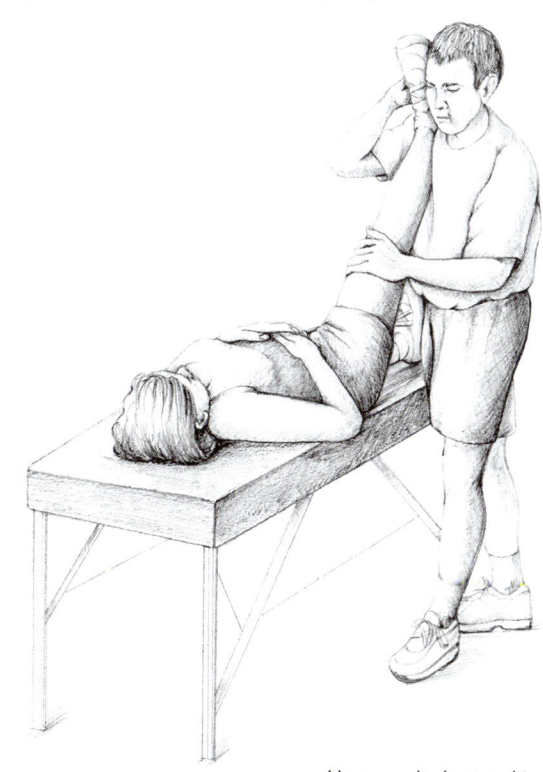

Un exemple de stretching proprioceptif (FNP).

pour le retour au calme sont le stretching statique et le stretching proprioceptif (Facilitation Neuro-musculaire Proprioceptive- FNP).
- L'alimentation. Alimentez-vous, aussi bien en liquide qu'en nourriture. Pour cela, buvez beaucoup d'eau ainsi qu'une boisson de bonne qualité pour la récupération des sportifs. Le meilleur type de nourriture que vous puissiez ingérer juste après votre pratique devrait être constitué d'aliments faciles à digérer, comme les fruits par exemple.

Le retour au calme pour les sportifs amateurs
- 3 à 5 minutes d'exercices simples et doux. Choisissez ces exercices pour leur ressemblance avec le type d'efforts fournis durant la pratique de votre sport. Si vous avez pratiqué la natation ou du vélo, alors faites quelques longueurs de bassin, ou un tour supplémentaire de vélo, en toute décontraction.
- Incluez de profondes respirations dans ces exercices doux afin de réalimenter votre organisme en oxygène.
- Poursuivez alors avec 5 à 10 minutes d'étirements. Le stretching statique (illustration page 29) et le stretching proprioceptif (illustration page 31) sont idéals pour le retour au calme.
- L'alimentation. Alimentez-vous, aussi bien en liquide qu'en nourriture. Pour cela, buvez beaucoup d'eau ainsi qu'une boisson de bonne qualité pour la récupération des sportifs. Le meilleur type de nourriture que vous puissiez ingérer juste après l'effort devrait être constitué d'aliments faciles à digérer, comme les fruits par exemple.

LE PRINCIPE FITT

Le principe, ou formule FITT, est un excellent moyen pour suivre et contrôler un programme d'exercices. L'acronyme FITT désigne les éléments clefs que doit comporter un programme d'exercices :

F : Fréquence   I : Intensité   T : Temps   T : Type

Fréquence
La fréquence fait référence à la fréquence de travail d'un exercice particulier, ou à la fréquence à laquelle le sportif s'entraîne. Elle est l'un des éléments clefs du principe FITT. La fréquence (le nombre de fois que l'athlète s'entraîne par semaine) doit être étudiée pour s'accorder le plus étroitement possible avec la condition du sportif, mais aussi, avec le temps réaliste dont il dispose par rapport à ses autres obligations (travail, famille…), et enfin avec les objectifs spécifiques qu'il désire atteindre.

Intensité
Il s'agit de l'intensité des exercices effectués, ou de celle avec laquelle l'athlète s'entraîne. C'est l'un des aspects les plus importants du principe FITT, mais aussi probablement le plus difficile à gérer. Le meilleur moyen pour gérer l'intensité dans la pratique consiste à contrôler le rythme cardiaque.

Il existe différentes manières de contrôler le rythme cardiaque, mais la meilleure consiste à utiliser un appareil électronique, que l'on peut trouver dans pratiquement tous les magasins de sport. Ces appareils sont généralement munis d'une bande élastique permettant de les fixer sur la poitrine ou le poignet, et d'un écran permettant de lire le rythme cardiaque présenté sous forme de « battements par minute ».

Temps
Le temps fait référence au temps que l'on passe à s'entraîner. C'est aussi un facteur important du principe FITT. Il faut savoir que le temps accordé à l'exercice dépend directement de l'exercice travaillé.

Par exemple, pour améliorer la condition cardio-vasculaire, il est recommandé d'enchaîner au moins 20 à 30 minutes d'exercices sans discontinuer. Perdre du poids demande plus de temps de travail, jusqu'à 40 minutes d'exercices avec une légère charge. Pour ce qui est de l'augmentation de la force musculaire, la mesure du temps se fait généralement sous la forme de « séquences » et de « répétitions ». Un exemple type pourrait être « trois séquences de huit répétitions ».

Type

Le type fait référence au genre d'exercices que pratique l'athlète. Comme pour le temps, le type d'exercices a un fort impact sur les résultats qu'il pourra obtenir.

Par exemple, si l'on cherche à améliorer sa condition cardio-vasculaire, alors des exercices tels que la marche, le jogging, la natation, le vélo, grimper des escaliers, l'aérobic, et le rameur sont très efficaces. Pour la perte de poids, les exercices mettant à contribution une majorité de grands groupes musculaires sont les plus efficaces. Pour accroître la force et la puissance des muscles, les meilleurs exercices sont ceux qui incluent l'utilisation d'haltères, de machines de fitness, ainsi que les exercices se servant du poids du corps de l'athlète, tels que les pompes, les tractions et les dips.

En quoi cela est-il lié à la prévention des blessures ?

Les deux plus grandes erreurs que font les personnes qui conçoivent des programmes d'exercices sont d'élaborer des entraînements trop durs, et de ne pas y inclure une variété suffisante d'exercices.

Très fréquemment, les gens ont tendance à trouver un exercice qu'ils aiment, et à ne travailler quasiment que celui-ci. À long terme, cela peut non seulement abîmer les muscles et groupes musculaires par excès d'exercice, mais aussi affaiblir les groupes musculaires négligés. La musculature s'en trouve déséquilibrée, ce qui bien entendu accroît le risque de blessure.

Lorsque vous mettez en œuvre le principe FITT pour développer un programme d'exercices, gardez à l'esprit les éléments suivants :

Fréquence

Après l'exercice, le corps déclenche un processus de réparation et de reconstruction. C'est à ce moment-là que les bienfaits de l'entraînement se mettent en place.

Si l'on s'entraîne intensément et de manière quotidienne (5 à 6 fois par semaine), le corps n'a jamais le temps de se réparer, ni de tirer avantage des bienfaits de l'exercice. Le sportif finit alors par se fatiguer, se blesser, ou pire encore, il cesse tout bonnement de s'entraîner.

Pour éviter un tel scénario, il faut absolument diminuer la fréquence de l'entraînement et ne plus effectuer que 3 à 4 séances d'exercices par semaine.

Cela peut sembler un peu difficile à appréhender au début, tant nous sommes conditionnés par l'idée qu'il faut s'entraîner tous les jours pour obtenir des résultats. Mais au bout d'un certain temps de fractionnement de l'entraînement, cette fréquence de travail devient très appréciable et l'entraînement devient quelque chose que l'on a hâte de retrouver.

S'entraîner en diminuant la fréquence a le grand avantage de réduire considérablement les risques de blessure, car le corps bénéficie de plus de temps pour se réparer et guérir. Nombre d'athlètes ont constaté de nettes améliorations de leurs performances après avoir été tenus de s'imposer des périodes de repos plus longues. Ils n'avaient, pour la plupart, jamais réalisé qu'ils s'entraînaient trop dur, ou trop longtemps.

Intensité et temps

La clef ici, c'est la diversification. Ne vous laissez pas enfermer dans un schéma unique d'exercices, et préférez plutôt varier le contenu de vos entraînements. Vous pouvez par exemple consacrer une séance à de longs exercices doux (comme de longues marches) et de petites répétitions avec des haltères, pour travailler une autre fois des exercices plus courts et plus intenses, comme courir en montant des escaliers, ou pratiquer un entraînement fractionné.

Type

Le type d'exercice que l'on travaille a aussi une grande importance. En effet, trop de gens répètent les mêmes exercices, encore et encore, sans jamais en changer. Si vous cherchez à diminuer les risques de blessure, variez les exercices que vous travaillez. Cela améliorera la condition de l'ensemble de vos groupes musculaires et fera de vous un athlète plus polyvalent et bien plus complet.

LE SURENTRAÎNEMENT

Il y a une grande différence entre être un peu fatigué ou dans un « creux de vague », et être littéralement épuisé et surentraîné. Il est essentiel de pouvoir faire la différence entre ces deux états si l'on veut se prémunir contre les risques de blessure. Rien ne peut mettre un terme à l'amélioration des performances sportives aussi certainement que l'incapacité à reconnaître les signes d'une fatigue excessive engendrée par le surentraînement.

Dans la quête d'une bonne condition physique et de bonnes performances sportives, l'un des plus grands défis est d'établir la régularité, l'homogénéité et la cohérence de l'entraînement. Évidemment, si l'athlète est en permanence fatigué ou malade, il lui sera très difficile d'éviter les blessures. Les informations que nous présentons ici vont permettre aux sportifs de maintenir une certaine cohérence dans leur rythme d'entraînement, de façon à éviter les fatigues excessives et les blessures qu'elles engendrent.

Les athlètes, professionnels comme amateurs, se heurtent sans cesse à la problématique du surentraînement. Doser correctement à la fois les périodes d'entraînement, de repos, de sommeil, et une alimentation adaptée et équilibrée n'est pas un exercice aisé. Ajoutez à ce tableau une carrière professionnelle et une vie de famille, et l'ensemble devient extrêmement difficile à gérer.

Qu'est-ce que le surentraînement ?

Le surentraînement consiste à exiger du corps plus de travail qu'il ne peut en fournir, ou de lui infliger plus de stress qu'il ne peut en supporter. Dans l'exercice sportif, le surentraînement se produit lorsque le corps subit plus de stress et de traumatismes physiques qu'il ne peut en réparer.

Le surentraînement ne se produit pas du jour au lendemain, ni au terme de deux ou trois séances de travail poussé. En fait, si l'entraînement régulier est extrêmement bénéfique à la condition physique générale, il ne faut pas oublier que c'est aussi l'exercice qui dégrade le corps. Il est donc très important de prendre conscience que c'est précisément durant les périodes de repos et de récupération que le corps devient fort, et améliore sa santé. Les progrès ne se produisent donc réellement que pendant les périodes de repos.

Le stress peut avoir des origines diverses, et le stress physique n'est pas le seul à mettre en cause dans le mécanisme du surentraînement. S'il est évident que le stress physique, associé à des temps de repos inappropriés peut mener au surentraînement, il ne faut néanmoins pas perdre de vue que les autres types de stress peuvent avoir le même résultat. Il faut donc aussi prendre en compte le stress de la vie familiale et celui de la vie professionnelle. Gardez toujours à l'esprit que le stress est le stress, quelle que soit son origine : fut-elle physique, mentale, ou émotionnelle. Si ses causes peuvent être différentes, il a toujours les mêmes effets sur la santé et le bien-être du corps.

Savoir repérer les signes

À l'heure actuelle, il n'existe pas de tests médicaux capables de déterminer l'état de surentraînement d'un sportif. Un athlète ne peut donc pas se rendre chez un médecin ou dans un laboratoire – même de médecine du sport – et demander qu'on lui fasse passer un test de surentraînement. Cela dit, il existe un certain nombre de signes et de symptômes que l'on peut surveiller, comme autant de signaux et d'alarmes qui préviennent des dégâts qui se préparent.

Pour vous permettre de les comprendre et de les reconnaître, nous les avons regroupés ci-dessous, en les distinguant selon leur nature : physique ou psychologique.

L'apparition d'un ou de deux de ces symptômes ne signifie pas nécessairement que l'athlète souffre de surentraînement. En revanche, si cinq ou six d'entre eux venaient à se manifester, il serait alors judicieux de reconsidérer sérieusement la quantité et l'intensité des séances d'entraînement.

Signes et symptômes physiques

- Pouls élevé au repos
- Infections mineures fréquentes
- Sensibilité accrue au froid et à la grippe
- Multiplication de blessures mineures
- Douleurs musculaires et articulaires chroniques
- Épuisement
- Léthargie
- Perte de poids
- Perte d'appétit
- Déshydratation et soif insatiable
- Intolérance à l'exercice
- Diminution des performances
- Temps de récupération plus long

Signes et symptômes psychologiques

- Épuisement, fatigue, manque d'énergie
- Capacité de concentration réduite
- Apathie et absence de motivation
- Irritabilité
- Anxiété
- Dépression
- Maux de tête
- Insomnies
- Incapacité à se détendre
- Tension, agitation et nervosité

Parmi ces nombreux symptômes, les deux signes qu'il faut surtout surveiller sont la perte d'engouement générale (travail, santé, condition physique), et la sensation d'épuisement. Si ces deux signes se manifestent, ajoutés à quelques-uns des symptômes listés ci-dessus, alors la prise d'un peu de recul et de repos est à conseiller, avant que les choses ne deviennent vraiment incontrôlables.

La réponse au problème

Considérons le problème suivant : vous vous sentez las et épuisé. Vous manquez de motivation pour tout. Vous n'arrivez pas à vous débarrasser de cette lancinante blessure au genou. Vous êtes irritable, déprimé et avez totalement perdu votre appétit. On dirait bien que vous êtes victime d'un surentraînement, mais alors que faire ?

Comme pour beaucoup de choses, prévenir vaut mieux que guérir. Voici quelques recommandations qui peuvent vous éviter de tomber dans le piège du surentraînement :

- N'augmentez que petit à petit l'intensité de votre programme d'exercices, en étalant cette progression dans le temps.
- Mangez sain et équilibré.
- Prenez des temps de repos et de sommeil adéquats.
- Soyez prêt à modifier vos entraînements pour les adapter aux conditions de votre environnement. Par exemple, par un jour très chaud, allez nager plutôt que de courir.
- Gérez les différents stress de votre vie quotidienne et adaptez vos entraînements en fonction.
- Évitez la monotonie dans l'entraînement et variez autant que possible vos exercices.
- Ne vous entraînez pas lorsque vous êtes malade.
- Soyez flexible et prenez du plaisir dans les exercices que vous pratiquez.

Malgré ces précautions, il peut arriver que le surentraînement se produise tout de même. Les informations suivantes vous aideront à vous remettre sur pied le plus rapidement possible :

La première mesure consiste à prendre du repos – 3 à 5 jours font généralement l'affaire. Durant ce temps, cessez de penser à l'entraînement et offrez-vous une période de repos aussi bien physique que mentale.

Lorsque vous vous sentez victime de surentraînement, il est recommandé de vous relaxer et de dormir autant que possible. Allez vous coucher tôt, et faites une petite sieste à chaque fois que cela vous est possible. Augmentez la quantité d'aliments hautement énergétiques que vous absorbez, et ajoutez-y une dose de vitamines et de sels minéraux.

Au terme des 3 à 5 jours de repos, vous pourrez reprendre progressivement l'entraînement et retrouver vos routines d'exercice habituelles, mais en commençant doucement. La plupart des chercheurs affirment que l'on peut tout à fait reprendre l'intensité et le temps d'exercice, mais qu'il faut absolument en réduire la fréquence. Ainsi, si vous vous entraîniez 3 ou 4 fois par semaine, vous devrez passer à 2 fois pendant les deux ou trois semaines de reprise. Ensuite, vous devriez pouvoir reprendre le rythme normal de vos entraînements.

Parfois, il est bon de prévoir une telle période de repos sans même qu'il soit nécessaire d'attendre de vous sentir las ou épuisé. Cela donnera à votre esprit comme à votre corps la possibilité de récupérer et de soigner un problème qui se développerait sans que vous l'ayez remarqué. Ce temps plus calme vous rafraîchira l'esprit, renouvellera votre motivation, et vous donnera une envie supplémentaire de retourner vous entraîner. Ne sous-estimez jamais les bienfaits du repos.

CONDITION PHYSIQUE ET DÉVELOPPEMENT DES APTITUDES

La condition physique d'un individu est constituée d'un très grand nombre d'éléments : la force, la puissance, la vitesse, l'endurance, la souplesse, l'équilibre, la coordination, l'agilité, et l'habileté. Bien que chaque sport requière des niveaux différents dans chacune de ces composantes, il est essentiel que vous mettiez en place un régime d'entraînement qui prenne en compte toutes ces constituantes de la condition physique.

L'une des erreurs les plus communes consiste à se focaliser de manière excessive sur les composantes les plus évidentes à repérer dans son sport, en négligeant les autres. Il est évident que chaque discipline met l'accent sur un ou plusieurs éléments, néanmoins il faut considérer la condition physique comme une roue : l'ensemble de ses constituantes en sont les rayons. Ainsi la fragilité de l'un de ces éléments peut déséquilibrer l'ensemble et mener à la blessure.

Par exemple, le rugby et le football américain mettent l'accent sur la force et la puissance de l'athlète, mais en négligeant le travail de son agilité et de sa souplesse, ce qui accroît le risque de se blesser – sans compter que ses performances ne pourront demeurer que médiocres. Pour un gymnaste, les éléments les plus importants sont la force et la souplesse. S'il veut être un sportif complet et rester à l'abri des blessures, il devrait donc prendre en compte dans son entraînement le travail de la puissance, de la vitesse et de l'endurance.

Il en va de même pour chaque individu. Une personne naturellement puissante et souple ne doit pas ignorer les autres composantes de sa condition physique. Les triathlètes, souvent appelés « *ironmen* » (homme de fer), sont un excellent exemple de condition physique aboutie : leur sport, du fait de ses multiples exigences (nage, cyclisme, course à pied), fait qu'ils développent l'ensemble des éléments entrant en compte dans la condition physique.

Définir son équilibre idéal est la clef pour une bonne santé, une bonne condition physique et pour prévenir les blessures du sport. Dans cette recherche il est recommandé d'avoir recours à un coach, ou à un entraîneur professionnel. Pour vous aider à choisir et à intégrer un programme d'entraînement dans votre travail, nous présentons ici quatre méthodes détaillées : le développement de la force, le travail en circuit, le cross training, et la pliométrie.

Condition physique
1 : Le développement de la force
Le développement de la force fait depuis toujours partie intégrante de l'entraînement de nombreux sports. On le recommande pour ses effets sur la vitesse, la force, l'agilité et la masse musculaire. Pourtant, l'un des bienfaits fondamentaux de ce travail est souvent négligé : sa capacité à prévenir les blessures dues à la pratique.

Qu'est-ce que l'entraînement de la force ?
L'entraînement de la force consiste à mobiliser les articulations sur une amplitude définie, en leur opposant une résistance adéquate. Cela a pour but d'obliger les muscles concernés à développer plus d'énergie pour mettre en mouvement les os. Le travail de la force peut faire appel à différentes formes de résistance, avec ou sans équipements. Il renforce les muscles, les tendons, les os et les ligaments, et développe la masse musculaire.

L'entraînement de la force devrait être inclus dans le conditionnement physique de toutes les disciplines, et ne pas se restreindre aux sports de force. L'amélioration de la vitesse, de la force, de l'agilité et de l'endurance musculaire profitera à tout athlète.

Les différents types d'entraînement de la force
L'entraînement de la force se présente sous différentes formes, en fonction des types de résistance choisies et des équipements auxquels on fait appel.

Les « machines de musculation »

L'entraînement à l'aide de machines de musculation permet d'effectuer de nombreux exercices, fournissant une source de résistance généralement ajustable. Elle peut se présenter sous forme de poids en fonte, de système hydraulique, de bandes de résistance élastiques (type Thera-Band)…

Dans le cas des machines à poids, la position du corps et l'amplitude du mouvement sont généralement contrôlés par la machine. La résistance peut être uniforme (tout au long du mouvement) ou être variable (selon le réglage des cames et des poulies). Si ces machines sont généralement sûres, elles manquent souvent de systèmes de stabilisation utiles au bon déroulement du travail.

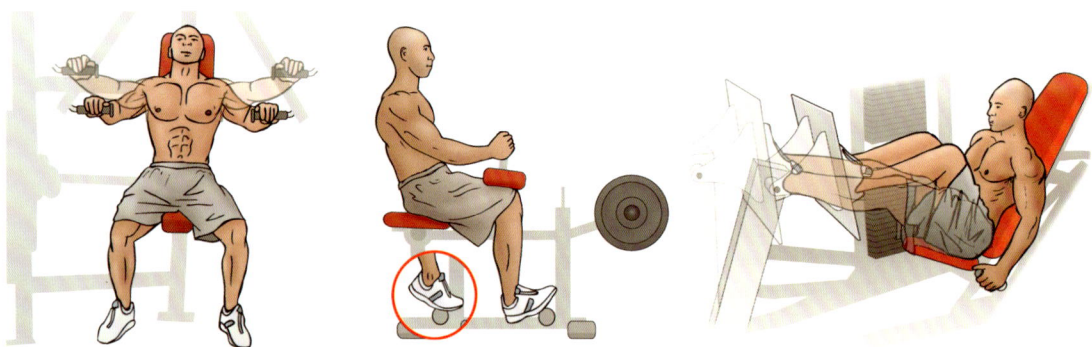

Exemples de machines à poids.

Les haltères libres

L'entraînement de la force à l'aide des haltères libres permet d'utiliser des mouvements qui ne sont pas fixés par le schéma préétabli d'une machine. Les poids utilisés à cette fin sont les haltères, les barres à disques, les gyria, les médecine balls, ainsi que les poids de chevilles et de poignets.
Les poids peuvent être modifiés à souhait pour augmenter la résistance opposée au mouvement. La résistance varie tout au long de l'amplitude de ce mouvement, et se reporte, en fonction des angles, sur différents muscles de la zone travaillée. Elle peut augmenter, comme s'amoindrir. Par exemple lorsque l'articulation arrive à son déploiement maximal, le poids de l'objet se trouve alors entièrement reporté sur ladite articulation, les muscles ne servant plus qu'à la stabilisation.

L'amplitude et la trajectoire des mouvements n'étant absolument pas limitées, les muscles stabilisateurs des articulations concernées doivent en permanence travailler à maintenir les articulations bien dans l'axe. Par ailleurs, du fait que les mouvements ne sont pas définis par la structure d'une machine, les mauvaises postures et les formes approximatives peuvent devenir des sources de problèmes.

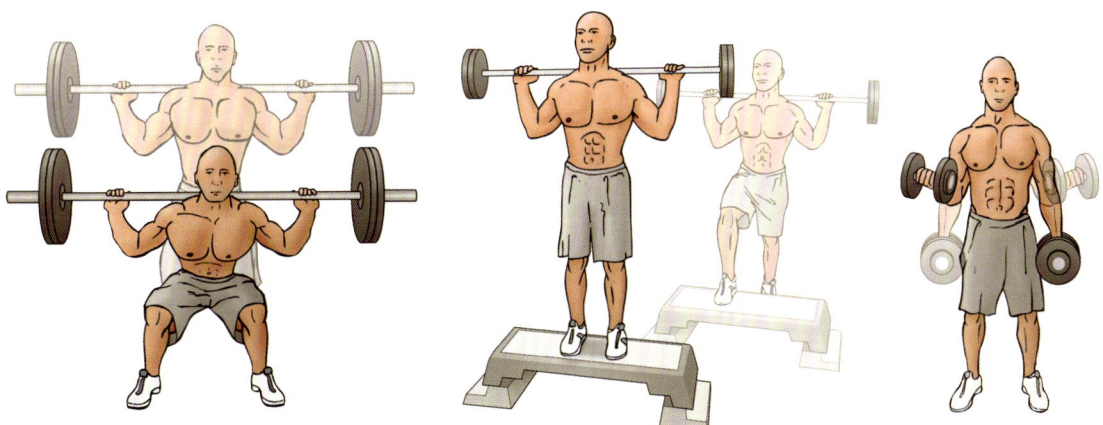

Exemples de travail avec des haltères.

Exercices utilisant le poids du corps

Dans ce type d'exercices, le sportif se sert du poids de son propre corps en guise de résistance aux mouvements. Comme pour le travail avec les haltères, l'amplitude des mouvements et leurs trajectoires ne sont pas guidées. Les exercices tels que les sauts pliométriques, les pompes, les tractions, les exercices abdominaux et même les sprints et la corde à sauter entrent dans cette catégorie.

Le poids mis en œuvre dans ces exercices est constant, et ne change qu'avec la transformation du corps de l'athlète. La répartition de la résistance se fait ici de la même manière que dans les exercices avec les haltères libres.

L'amplitude et les trajectoires des mouvements n'étant pas guidées, les muscles stabilisateurs des articulations se trouvent aussi sollicités dans ces exercices. À nouveau, cette liberté de mouvement peut entraîner des erreurs de placement préjudiciables. Pour certains athlètes, l'incapacité à modifier (surtout à augmenter) le poids de la résistance représente un inconvénient à ce type de pratique. On remarque que les sportifs légers dépasseront très rapidement le nombre idéal de répétitions nécessaires au développement de la force (la résistance étant faible). Inversement, les sportifs lourds seront limités dans le choix des exercices ainsi que dans le nombre de répétitions, du fait de la résistance trop importante.

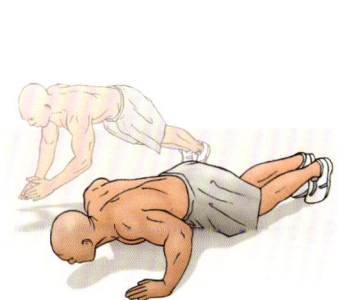
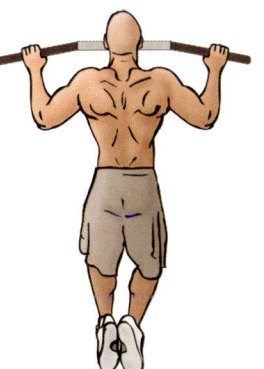
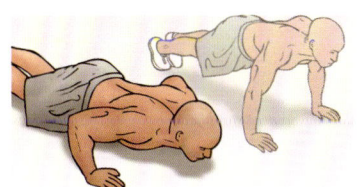

Exemples d'exercices utilisant le poids du corps en guise de résistance.

De quelle manière le développement de la force prévient-il les blessures ?

Le travail de la force est aujourd'hui une pratique courante dans le monde du sport. Dans les sports collectifs, ses avantages en font un entraînement idéal de la condition physique durant les intersaisons. Au-delà de ça, l'entraînement et le développement de la force participent à la prévention des blessures de nombreuses manières.

L'entraînement de la force accroît la force des muscles, des tendons, et même celle des ligaments et des os. Ainsi, plus les muscles et les tendons sont forts, plus ils sont à même de maintenir l'alignement correct des os et des articulations, les protégeant dès lors de toute blessure due aux mouvements ou aux impacts. Les os, eux, se renforcent naturellement du fait de la surcharge qui leur est appliquée. Enfin les ligaments deviennent plus souples, et donc plus aptes à absorber les chocs qui leur sont infligés lors des mouvements dynamiques.

Lorsqu'une région du corps (muscles, tendons, ligaments ou os) est moins activée par l'activité sportive, elle peut s'affaiblir, et poser à terme de réels problèmes, qui apparaîtront au moment où elle sera à nouveau sollicitée. Cette région manquera de force pour répondre au stress soudainement infligé, occasionnant l'apparition d'une blessure. L'entraînement de la force, dans un programme équilibré, élimine ces zones de faiblesse et prépare le corps à affronter toutes les tâches qui lui seront demandées.

Les déséquilibres de force entre les différents muscles sont souvent la cause sous-jacente des blessures du sport. En effet, lorsqu'un muscle, ou un groupe de muscles devient plus fort que son groupe opposé, le groupe le plus faible se fatigue plus rapidement et devient plus vulnérable. De la même façon, une puissante contraction des muscles dominants peut provoquer une blessure au niveau des muscles les plus faibles car ces derniers n'ont pas la force nécessaire pour contrer la puissance du mouvement.

Les déséquilibres de force entre les muscles peuvent également affecter les articulations et les os. Les tractions anormales qu'ils leur font subir les amènent à travailler selon des angles inappropriés. Les muscles les plus forts entraînent un décalage de l'articulation, qui aura tendance à glisser dans leur direction, avec pour effet d'étirer les ligaments opposés et de raccourcir ceux qui sont situés du côté le plus fort. Cela peut engendrer des douleurs chroniques et une usure anormale de l'articulation et des os concernés. Un programme de renforcement musculaire bien équilibré peut aider à réduire et corriger ce problème en renforçant les muscles les plus faibles, pour rétablir un meilleur équilibre entre les muscles agonistes et antagonistes.

Les précautions à mettre en place pour le travail de renforcement musculaire

Le renforcement musculaire est un formidable outil de prévention des blessures. Conséquemment, se blesser lorsque l'on s'y entraîne, va totalement à l'encontre des objectifs de ce travail. Pour éviter que cela ne se produise, il est essentiel de s'attacher à effectuer chacun des exercices en respectant parfaitement sa forme. Maintenir constamment son corps dans un alignement parfait est une véritable clef pour éviter de se blesser. Commencez toujours avec des poids ou des résistances faibles, le temps d'ajuster la forme de vos mouvements, puis augmentez progressivement. Vous ne devez augmenter la résistance que lorsque vous êtes capable d'effectuer le nombre de répétitions voulues, en maintenant la forme correcte de vos mouvements.

Le repos joue lui aussi un rôle crucial dans l'efficacité et la sécurité du renforcement musculaire. Rappelez-vous que les muscles se réparent et se développent pendant les périodes de repos, et non pendant l'exercice. Travailler les mêmes groupes musculaires sans leur accorder le temps de repos nécessaire peut conduire au surentraînement. Ce phénomène se produit lorsque les muscles n'ont pas le temps de se réparer et de se régénérer avant le prochain effort demandé. À terme, cela peut engendrer des blessures aussi bien aiguës que chroniques.

Condition physique
2 : L'entraînement en circuit

Les sessions d'entraînement en circuit sont appréciées par une majorité de coachs et d'entraîneurs du fait de l'incroyable polyvalence qu'ils proposent. En effet, ces entraînements en circuit peuvent être utilisés aussi bien dans des programmes de rééducation (suite à des blessures et autres traumatismes) que pour développer la condition physique des athlètes de haut niveau, ou même pour perdre du poids. Les entraînements en circuit peuvent servir un nombre infini d'objectifs.

L'entraînement en circuit consiste en une série d'exercices consécutifs et chronométrés, effectués les uns après les autres en variant les temps de repos entre chaque série.

Ainsi, un entraînement en circuit type pourrait comporter des pompes, des abdos, des flexions, des tractions, et des fentes. L'enchaînement se ferait alors de la manière suivante, et pourrait être répété autant de fois que désiré.

- Faites autant de pompes que possible en 30 secondes.
- Faites autant de flexions que possible en 30 secondes.
- Faites autant d'abdos que possible en 30 secondes.
- Faites autant de fentes avant que possible en 30 secondes.
- Faites autant de tractions que possible en 30 secondes.

Pourquoi les entraînements en circuits sont-ils si bons ?
Le rythme élevé et la variation rapide des exercices effectués imposent un effort particulier et unique au corps. Les efforts demandés au corps sont très différents de ceux qu'il subit lors d'autres types d'entraînement tels que le travail avec des haltères ou les exercices aérobic.

Les exigences de l'entraînement en circuit ont l'avantage de préparer le corps du sportif de manière équilibrée et complète. Ce travail est absolument idéal pour la prévention des blessures, et est l'une des meilleures manières dont on dispose pour retrouver une excellente condition physique et mentale.

Il y a de nombreuses raisons à l'incroyable efficacité de l'entraînement en circuit, mais la plus importante est la souplesse. En d'autres termes, l'entraînement en circuit est adaptable à l'infini, en fonction de chaque individu et de sa recherche personnelle.
- L'entraînement en circuit est entièrement personnalisable. Que vous soyez un débutant ou un athlète de haut niveau, les séquences peuvent être modifiées à souhait pour obtenir les meilleurs résultats possibles.
- Les exercices de l'entraînement en circuit peuvent être modifiés à volonté pour apporter à l'athlète ce dont il a vraiment besoin. Il est ainsi possible de concentrer l'entraînement sur l'ensemble du corps, pour une mise en condition physique globale et équilibrée, une région particulière du corps, ou encore sur un aspect spécifique des exigences d'un sport.
- Il est très facile de modifier le contenu de l'entraînement en circuit pour mettre l'accent sur le développement de la force musculaire, l'endurance, l'agilité, la vitesse, le développement d'aptitudes, la perte de poids et sur tout autre aspect de la condition physique que le sportif pourrait avoir besoin de développer.
- L'entraînement en circuit est peu consommateur de temps. D'où la formule qui sert souvent à le qualifier : « une efficacité maximale en un minimum de temps ».
- L'entraînement en circuit peut être effectué à peu près n'importe où. Il s'agit même de l'une des formes d'entraînement les plus prisées par les commandos de la Royal Navy (armée de mer britannique) car ces hommes passent beaucoup de temps sur des bateaux où l'espace est souvent réduit. L'entraînement en circuit y est la seule forme d'exercice possible.

- L'entraînement en circuit ne nécessite aucune dépense en matériel, pas même une cotisation dans un club. Il est très facile de mettre en place un entraînement en circuit chez soi ou dans un parc. Avec un peu d'imagination, on peut imaginer un nombre infini d'exercices en se servant de tout ce qui pourrait se trouver à portée : une chaise, une table, et même les équipements de jeux pour les enfants comme les balançoires ou les barres à grimper.
- L'entraînement en circuit est ludique. C'est une des raisons de sa popularité car il peut se travailler en couple ou en groupe. La moitié d'un groupe, par exemple, peut effectuer l'exercice pendant que l'autre moitié récupère et encourage ceux qui s'activent.

Les différents types d'entraînement en circuit

L'entraînement en circuit pouvant être personnalisé à volonté, il existe un nombre infini de manières de structurer une session. En voici une sélection :

Les exercices chronométrés

Ce type de circuit implique d'établir un temps bien défini pour les périodes d'exercice et les périodes de récupération. Par exemple, on peut déterminer que le temps accordé aux exercices est de 30 secondes, et le temps de repos entre les exercices, de 30 secondes aussi.

Les circuits de compétition

Similaire au précédent type, si ce n'est qu'ici, le sportif va s'efforcer d'accomplir le maximum de répétitions qu'il peut dans le temps imparti, en effectuant par exemple le plus de pompes possible en 30 secondes. L'idée consiste à garder une durée, mais d'essayer d'accomplir un maximum de répétitions de chaque exercice travaillé.

Les circuits de répétition

Ce type de circuit est particulièrement adapté aux groupes qui comportent des pratiquants de différents niveaux. L'idée consiste à faire exécuter 20 répétitions de l'exercice aux personnes les plus en forme, 15 répétitions pour les personnes de forme moyenne, et 10 répétitions pour les débutants (ou pour les enfants ou personnes plus âgées…)

Circuits pour sports spécifiques, ou circuit de running

Ce type d'entraînement en circuit se fait préférablement en extérieur, dans des zones grandes et dégagées. Choisissez des exercices spécifiques au sport pratiqué par l'athlète, en mettant l'accent sur les domaines dans lesquels il a besoin de progresser. Ensuite, plutôt que de simplement se reposer entre les exercices, le sportif court dans une grande décontraction sur 200 ou 400 mètres.

Quelques précautions importantes

L'entraînement en circuit est une forme d'exercice absolument fantastique. Néanmoins, à cause du chronométrage des exercices, les gens ont tendance à se démener bien plus qu'ils ne le feraient habituellement. Cela engendre des fatigues musculaires et articulaires qui augmentent les risques de blessure. Aussi, il est crucial de respecter ces deux précautions :

Le niveau de condition physique

Si le sportif n'a jamais fait d'entraînement en circuit auparavant, et même s'il est en relative bonne condition physique, il devrait commencer doucement et augmenter son effort progressivement. L'entraînement en circuit se distingue d'autres formes d'exercice par sa nature. En effet, cet entraînement exige du corps et de l'esprit des efforts différents. Le physique et le mental de l'athlète doivent donc être progressivement préparés à ce nouveau type d'effort.

L'échauffement et le retour au calme
Ne démarrez jamais un entraînement en circuit avant d'avoir effectué un échauffement complet de votre corps, incluant une partie de stretching. Comme nous l'avons dit plus haut, l'entraînement en circuit diffère vraiment des autres formes, et nécessite que le corps soit correctement préparé avant d'aborder ce travail.

Condition physique
3 : Le cross-training
Le cross-training (ou entraînement croisé), bien qu'utilisé depuis assez longtemps, est un concept d'entraînement relativement récent. Pour entretenir leur condition physique les sportifs sont parfois obligés de travailler des exercices ne faisant pas directement partie de leur entraînement normal (pour différentes raisons, comme le climat, les changements de saison, l'accès aux équipements, les périodes de récupération postblessure…). Ce faisant, ces sportifs travaillent en cross-training, qu'ils en aient conscience ou non. Les bienfaits du cross-training commencent à trouver un écho favorable auprès de la communauté du sport et de la presse, entre autres parce que c'est un moyen de prévention des blessures efficace.

Qu'est-ce que le cross-training ?
Le cross-training consiste à travailler des exercices variés pour obtenir une condition physique générale équilibrée. Ainsi l'athlète travaille des exercices qui ne font pas partie de l'entraînement normal de son sport de prédilection. Ces activités permettent au sportif de varier son entraînement et offrent un repos compensateur aux muscles, tendons, ligaments et os les plus sollicités par son activité principale. En outre, le cross-training permet de faire travailler les muscles de l'athlète selon de nouveaux angles, et de nouvelles exigences en matière d'endurance. Cela concourt à doter son corps d'une condition physique plus aboutie et bien plus équilibrée. En somme, le cross-training est une excellente manière pour permettre au corps de prendre du repos par rapport aux exigences spécifiques de son sport, tout en maintenant un bon niveau de condition physique.

Toute activité ou exercice sportif peut servir de cross-training à partir du moment où il n'est pas directement associé à la pratique du sport principal de l'athlète. Certaines activités sont très communément utilisées en guise d'entraînement croisé : le bodybuilding, la natation, la course à pied, et le ski, ainsi que les exercices de pliométrie, qui apparaissent de plus en plus dans les programmes de cross-training.

Critiques du cross-training
Si le cross-training permet d'équilibrer la masse et le tonus musculaires, faisant travailler les muscles sous des angles et positions différents, il ne permet pas de développer les muscles de manière spécifique au sport principal de l'athlète. Un joueur de football qui court 5 à 7 kilomètres et travaille avec des haltères tout l'été ne sera pas prêt pour attaquer la saison. Le cross-training ne peut pas être abordé comme seul travail de la condition physique, et l'athlète doit toujours s'entraîner aux spécificités de son sport.
Les sports à fort impact physique tels que le basketball, la gymnastique, le football ou l'athlétisme génèrent de nombreux stress au niveau du squelette. Si le cross-training peut limiter la quantité des chocs et secousses, il est important que l'athlète continue à pratiquer son sport, et à infliger ces stress à son squelette pour développer cette condition physique spécifique ; et maintenir l'habitude de son corps à encaisser. Par exemple, un athlète de la course à pied s'entraînant uniquement à courir dans l'eau prendra le risque de développer des périostites au niveau des tibias lorsqu'il recommencera à courir sur des surfaces plus dures. Son organisme ne sera alors plus conditionné à affronter les impacts réels imposés par sa discipline.

Enfin, il ne faut pas oublier que se lancer de manière intense et soudaine dans un programme de cross-training peut entraîner des problèmes et des blessures. Il est donc essentiel de commencer doucement et d'augmenter progressivement l'intensité, la durée et la fréquence.

Exemples de cross-training

Le cross-training peut revêtir différentes formes. La clef d'un programme de cross-training efficace consiste à mettre en place des exercices qui font appel aux mêmes systèmes musculaires que le sport de prédilection, mais qui permettent aux muscles de rompre un peu avec leurs habitudes. En effet, entraîner les mêmes groupes de muscles, mais sous des angles différents, permet au sportif de maintenir sa condition physique tout en évitant les blessures d'usure.

- Un cycliste peut par exemple utiliser la natation pour renforcer la musculature de son tronc et maintenir sa condition cardiovasculaire. Il peut encore pratiquer le ski-cross pour maintenir la forme de ses jambes lorsque la neige et le froid interdisent la pratique du vélo.
- Un nageur peut travailler avec des haltères libres pour entretenir sa puissance et son endurance. De même, il peut inclure de l'escalade pour entretenir la condition de son tronc.
- Les coureurs peuvent faire du VTT et du vélo en montagne pour travailler leurs jambes différemment. Ils peuvent également s'entraîner à courir dans une eau relativement profonde pour limiter l'impact des secousses tout en continuant à développer les muscles spécifiques à leur sport de prédilection.
- Un lanceur de poids peut s'adonner aux exercices de l'haltérophilie olympique pour développer son explosivité générale, et travailler les exercices de pliométrie et le sprint pour développer l'explosivité de ses jambes et de ses hanches.

De quelle manière le cross-training prévient-il les blessures ?

Le cross-training est l'un des outils les plus importants dans la prévention des blessures, car il permet aux athlètes de s'entraîner dur tout au long de l'année sans s'exposer aux blessures dues au surentraînement et à l'usure. C'est un fait, changer de mode d'entraînement modifie les efforts demandés au corps du sportif.

L'entraînement croisé donne l'occasion aux muscles utilisés dans le sport premier de l'athlète, de rompre avec leurs efforts quotidiens. Ils continuent à travailler intensément, mais échappent à l'impact habituel qu'ils subissent, en travaillant sous de nouveaux angles. Les muscles récupèrent ainsi de l'usure et des microblessures qu'ils subissent durant la saison. Ce repos actif est bien meilleur qu'un repos complet, car il force l'organisme à s'adapter à des stimuli différents.

En outre, le cross-training peut minimiser, voire inverser, les déséquilibres musculaires dans le corps. Un pitcher (lanceur) de baseball peut par exemple développer un fort déséquilibre latéral, au niveau de l'épaule et du bras lanceur. Les milliers de lancers qu'il produit par saison vont exagérément muscler l'épaule et le bras directeur de l'athlète, négligeant les muscles qui ne sont pas directement mobilisés dans son geste. L'entraînement croisé peut intervenir pour rééquilibrer la force musculaire, ainsi que celle des muscles stabilisateurs des articulations. Ce rééquilibrage de la force et de la souplesse des muscles permet d'éviter que les groupes musculaires plus sollicités ne tirent le corps d'un côté, déformant l'alignement correct du tronc. Il évite enfin les blessures qui surviennent lorsqu'un groupe musculaire est capable de plus de force que ne peut en contrer son groupe de muscles antagonistes.

Précaution pour aborder le cross-training

À chaque fois que vous abordez une nouvelle activité, il est important de recevoir au préalable une initiation correcte aux techniques et mesures de sécurité la concernant. Le kayak de mer peut par exemple être un excellent entraînement croisé pour le joueur de tennis, lui permettant de maintenir l'endurance des muscles du haut de son corps, toutefois, sans une instruction correcte cette activité peut être très dangereuse.

Les équipements utilisés pour pratiquer le cross-training doivent être parfaitement adaptés à l'activité choisie et en bon état. En effet, les équipements mal adaptés, mal utilisés ou en mauvais état peuvent provoquer des blessures, parfois sévères.

Le cross-training est un excellent moyen d'éviter le surentraînement et les blessures dues à l'usure. Malheureusement, ces mêmes pièges peuvent survenir dans la mise en œuvre des programmes de cross-training. Comme pour tous les programmes d'entraînement, il est important de varier les types d'exercices, d'en travailler les formes correctes, de prendre un temps suffisant de récupération entre chaque exercice, et de n'augmenter les efforts que progressivement. Pourtant, nombre d'athlètes négligent ces principes élémentaires, et ajoutent tout simplement le cross-training à leur programme d'entraînement. Cela les expose évidemment au surentraînement et va totalement à l'encontre de la prévention des blessures.

Condition physique
4 : L'entraînement pliométrique

Nous venons de présenter trois méthodes d'entraînement aussi efficaces pour le développement des aptitudes et de la condition physique que pour la réduction des risques de blessure. Dans cette quatrième partie, nous allons encore plus loin, en présentant une méthode de conditionnement plus avancée : « l'entraînement pliométrique ».

Qu'est-ce qu'un exercice pliométrique ?

En termes simples, un exercice pliométrique est un exercice qui implique un saut, ou un rebond, comme : sauter d'un côté puis de l'autre, pousser un sac de frappe, faire des petits bonds sur place, des fentes avant, des enroulements puis projections avec le tronc, des flexions suivies par une extension sautée, ainsi que des pompes avec claquement des mains.

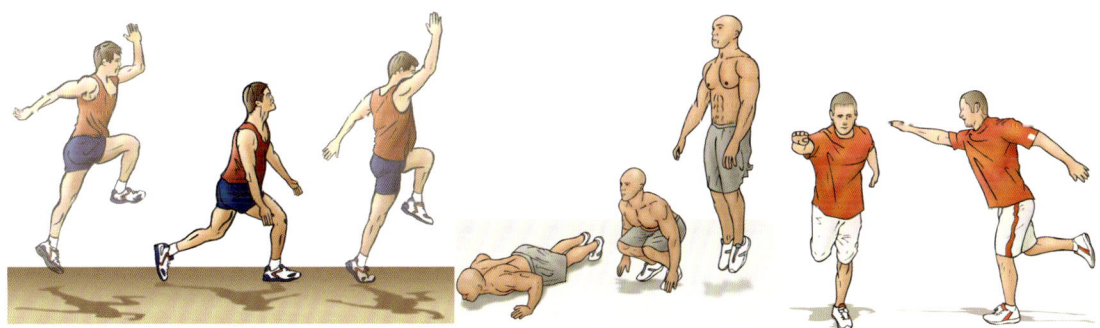

Exemples d'exercices pliométriques.

Quoi qu'il en soit, dans le but de développer une définition plus pointue de la nature des exercices pliométriques, il est nécessaire d'établir une compréhension un peu plus poussée du fonctionnement des muscles, et surtout dans leur aspect contractile. Les muscles se contractent en effet de trois manières différentes :

1. Contraction excentrique

On parle d'une contraction musculaire excentrique lorsque la contraction d'un muscle implique son élongation. L'abaissement d'une charge tenue dans la main est un exemple de contraction excentrique, car le biceps brachial doit se contracter tout en s'allongeant, afin de contrôler le mouvement descendant du bras.

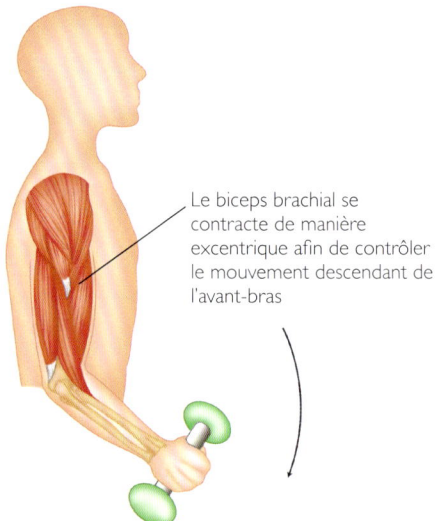

Le biceps brachial se contracte de manière excentrique afin de contrôler le mouvement descendant de l'avant-bras

2. Contraction concentrique

On parle de contraction concentrique lorsque la contraction du muscle implique un raccourcissement de celui-ci. Les tractions sont un bon exemple de contraction concentrique, car les muscles du bras se raccourcissent au fur et à mesure de leur contraction pour élever le corps vers la barre de traction.

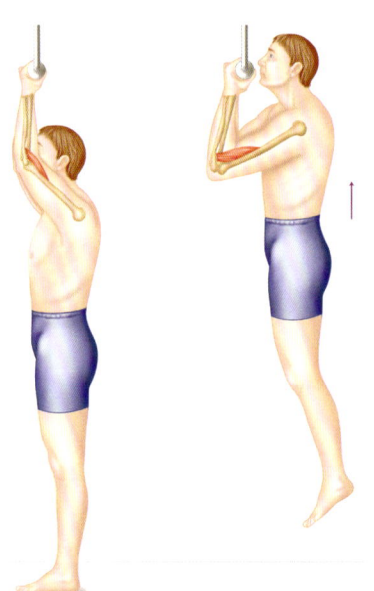

3. Contraction isométrique

On parle d'une contraction musculaire isométrique lorsque la contraction du muscle n'engendre ni l'allongement ni le raccourcissement de ce dernier. Par exemple, lorsque l'on tient sans bouger un poids dans la main, avec le bras fléchi à 90° au niveau du coude, le biceps brachial est alors contracté, mais ne connaît pas de changement de sa longueur, car le bras est immobile.

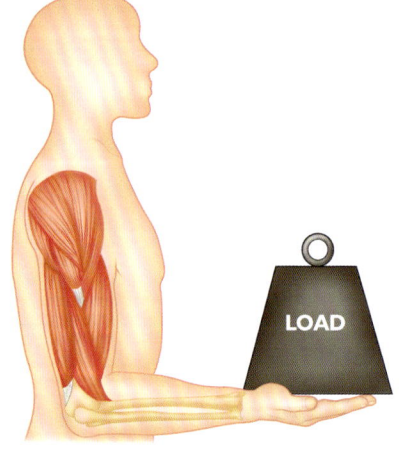

LOAD

Pour revenir à la définition, un exercice pliométrique est un exercice dans lequel une contraction musculaire excentrique est immédiatement suivie par une contraction concentrique du même muscle ou groupe musculaire. En d'autres termes, lorsqu'un muscle est rapidement contracté en s'allongeant puis qu'il est immédiatement ensuite contracté en raccourcissant, il s'agit d'un exercice de pliométrie.

Voici un autre exemple d'exercice pliométrique : il faut sauter d'une marche d'escalier en atterrissant les deux pieds par terre, et enchaîner immédiatement avec un petit bond vers l'avant à pieds joints. L'ensemble s'effectuant en un seul mouvement fluide et continu.

Lorsque vous sautez de la marche pour atterrir par terre, les muscles de vos jambes se contractent de manière excentrique pour amortir et ralentir la chute de votre corps. Ensuite, lorsque vous sautez vers l'avant pour le petit bond, vos muscles se contractent de manière concentrique pour vous décoller du sol. C'est là un exemple classique d'exercice pliométrique.

En quoi les exercices pliométriques sont-ils importants pour la prévention des blessures ?
Les sportifs font souvent appel aux exercices pliométriques pour développer leur puissance, et de nombreux ouvrages ont été publiés à ce sujet. Pourtant, très peu de gens réalisent à quel point les exercices pliométriques sont importants dans la prévention des blessures.

Fondamentalement, les exercices pliométriques forcent le muscle à se contracter rapidement, à partir de sa position en élongation maximale. Il faut savoir que c'est dans cette position que le muscle est le plus fragile, car c'est son point le plus faible. Ainsi, en développant la condition du muscle à partir de sa position la plus faible, celui-ci se trouve bien mieux préparé à affronter ce type de stress, que ce soit à l'entraînement ou dans la vie de tous les jours.

En quoi les exercices pliométriques sont-ils importants pour la rééducation postblessure ?
La plupart des programmes de rééducation ne prennent pas en compte le fait que les contractions excentriques d'un muscle sont jusqu'à trois fois plus difficiles et exigeantes que les contractions concentriques. C'est à ce titre que les exercices pliométriques revêtent toute leur importance, particulièrement dans les phases terminales de rééducation : ils permettent de développer un peu plus encore la bonne condition des muscles, en les confrontant au stress supplémentaire de la contraction excentrique.

Négliger cette phase finale du processus de rééducation peut être la cause de nouvelles blessures, car alors les muscles ne sont pas conditionnés pour supporter les efforts occasionnés par leurs contractions excentriques.

Prudence, prudence, prudence !
La pliométrie n'est pas pour tout le monde. Les exercices pliométriques ne sont pas faits pour les amateurs ou pour les guerriers du week-end. Il s'agit en effet d'une forme avancée de conditionnement athlétique qui inflige des forces très importantes aux muscles, aux articulations et aux os. Si l'organisme n'y est pas correctement préparé, il peut subir de graves conséquences.

Les exercices pliométriques ne devraient être utilisés que par des sportifs dotés d'une très bonne condition physique, et préférablement sous la supervision d'un coach. Si vous désirez ajouter le travail d'exercices pliométriques à votre entraînement régulier, nous vous recommandons de bien prendre en considération les éléments suivants :

- Les enfants et les adolescents encore en période de croissance ne doivent pas travailler de manière intense et/ou répétitive les exercices pliométriques.
- Il est important d'avoir préalablement développé une base solide de force et d'endurance avant d'aborder un programme d'entraînement pliométrique. En fait, le site better-body.com recommande : « Une bonne règle veut que nous soyons capables d'effectuer des flexions avec une charge d'une fois et demie notre propre poids avant d'aborder le travail d'une puissance plus profonde [en pliométrie] ».
- Un échauffement complet préalable est essentiel pour s'assurer que l'athlète est prêt pour la pratique des exercices pliométriques.
- Ne travaillez pas les exercices pliométriques sur du béton, de l'asphalte ou sur toute autre surface dure. Le gazon est la surface idéale pour cette pratique.
- La technique est extrêmement importante. Dès que vous n'arrivez plus à maintenir la forme correcte de vos mouvements, ou que vous commencez à vous sentir fatigué, arrêtez immédiatement.
- N'en faites pas trop. La pliométrie est très intense en soi. Accordez-vous suffisamment de repos entre les sessions, et ne pratiquez jamais les exercices de pliométrie deux jours de suite.

STRETCHING ET SOUPLESSE

1 : En quoi le stretching participe-t-il à la prévention des blessures ?

Le stretching est une activité simple mais efficace qui permet d'améliorer les performances physiques, de diminuer le risque de blessures, et de minimiser les courbatures (ou microdéchirures musculaires). Mais comment diminue-t-il les risques de blessures ?

Augmentation de l'amplitude du mouvement

En plaçant le corps dans certaines positions, nous pouvons accroître la longueur de ses muscles. De cette façon, nous diminuons la tension globale des muscles et augmentons considérablement leur amplitude de mouvement.

En accroissant notre amplitude de mouvement, nous augmentons la distance d'extension que peuvent parcourir nos membres avant que ne survienne la blessure (des muscles, tendons ou ligaments). Par exemple, les muscles et les tendons de la face postérieure de nos cuisses sont mis à rude épreuve lorsque nous shootons dans un ballon de foot. Plus ces muscles et tendons sont souples et flexibles, plus la jambe peut aller loin dans le mouvement avant que ne survienne la distension ou la blessure.

Une amplitude de mouvement accrue est porteuse de nombreux bienfaits : un plus grand confort, une meilleure capacité à bouger librement, et une nette diminution des risques de distension (foulures) des muscles et tendons.

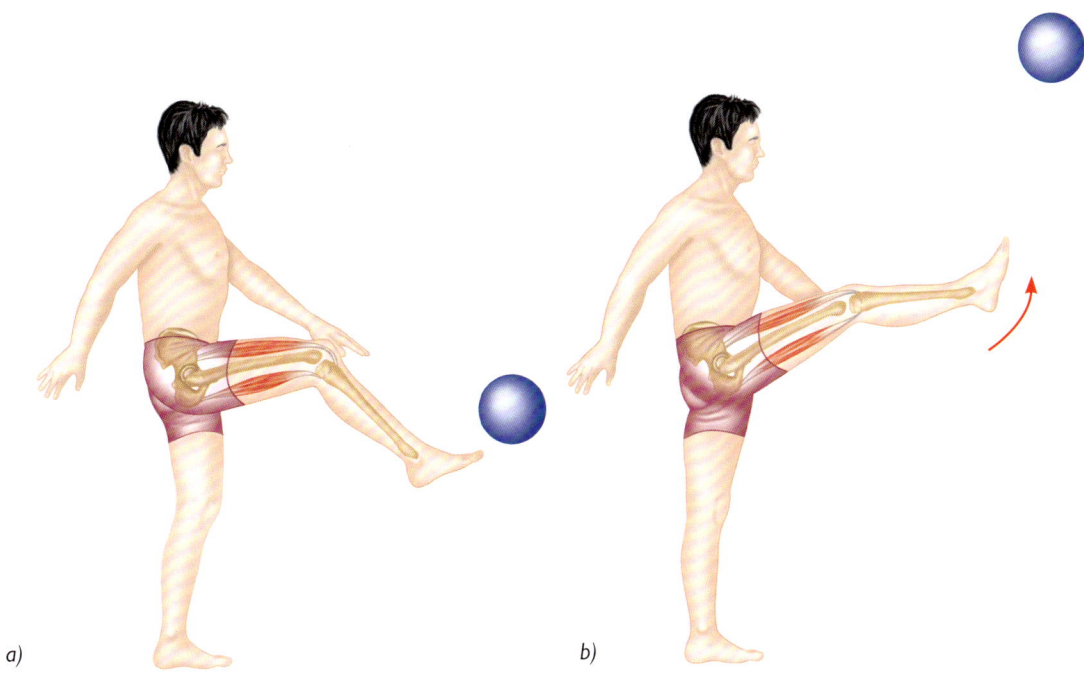

a)   *b)*

Amélioration de l'amplitude du mouvement lorsque l'on shoote dans un ballon :
a) amplitude limitée, b) amplitude accrue grâce au stretching.

Réduction des courbatures après l'effort

Nous savons tous ce qui se produit lorsque nous retournons nous entraîner après quelques mois d'interruption. Le jour suivant, nos muscles sont tendus, douloureux, raides, et nous éprouvons même des difficultés à descendre une volée de marches. Ces douleurs qui suivent l'effort physique sont communément appelées « courbatures » (voir page 30). Les courbatures sont le résultat de microdéchirures au niveau des fibres musculaires, de stagnation de sang et de déchets de combustion tels que l'acide lactique, dans les muscles. Le stretching, intégré dans le retour au calme après l'entraînement, aide à réduire les courbatures, en étirant les fibres musculaires pour les allonger, favorisant la circulation du sang dans les muscles et l'élimination des déchets de combustion.

Réduction de la fatigue

La fatigue est un sujet qui concerne tout le monde, et plus particulièrement les personnes qui s'entraînent. Elle peut diminuer les performances aussi bien physiques que mentales. Une souplesse accrue grâce au stretching a le pouvoir de réduire ce phénomène, en diminuant la pression infligée aux muscles qui travaillent (les muscles agonistes). Par ailleurs, il faut savoir que pour tout muscle dans le corps, il existe un muscle qui lui est opposé (muscle antagoniste). Si les muscles antagonistes sont plus souples, alors les muscles agonistes n'ont pas à développer autant de force pour les contrer. Lorsque c'est le cas, les muscles qui produisent le travail se fatiguent moins.

Bienfaits supplémentaires

En plus des bienfaits que nous venons de citer, un travail régulier du stretching améliore la posture globale, développe la conscience de son corps, améliore la coordination, favorise la circulation du sang, accroît l'énergie dont dispose le corps, et favorise la relaxation et l'élimination du stress.

LA PRÉVENTION DES BLESSURES DANS LE SPORT

2 : Les règles pour un stretching en toute sécurité

Comme pour toute activité physique, il existe des règles et des lignes de conduite qui assurent une pratique sûre et sans risque. Le stretching ne fait pas exception, il peut s'avérer dangereux et destructeur s'il est pratiqué de manière non-appropriée. Il est donc essentiel que les règles de pratique soient bien comprises, et respectées de manière scrupuleuse, autant pour se garder de toute blessure, que pour en tirer un maximum de bienfaits.

Il existe une confusion assez répandue quant à déterminer les « bons » stretchings et les « mauvais » stretchings. Dans la plupart des cas, celui qui pose la question de savoir ce qui est bon et ce qui ne l'est pas, s'entend dire : « Ne pratiquez pas tel ou tel stretching », ou encore « Ceci est un bon stretching et celui-là pas ».

Mais existe-t-il seulement des « bons » ou des « mauvais » stretchings ? Et si cette distinction existe, comment peut-on les séparer les uns des autres, et déterminer que celui-ci est bon, ou que celui-là est mauvais ? Mettons, si vous le voulez bien, et une fois pour toutes, un terme à cette confusion.

Il n'existe pas de « bon » ou de « mauvais » stretching !
Au même titre qu'il n'existe pas de « bon » ou de « mauvais » exercice, il n'existe pas de « bon » ou de « mauvais » stretching. Il n'existe que des exercices et des stretchings appropriés ou non aux besoins d'un individu. Ainsi, un stretching parfaitement adapté à une personne peut ne pas convenir du tout à une autre.

Prenons un exemple concret. Une personne souffrant d'une blessure à l'épaule ne devrait pas pratiquer des pompes lors de son entraînement à la natation. Cela ne veut toutefois pas dire que les pompes sont un mauvais exercice. Envisageons maintenant le même scénario du point de vue du stretching : à cause de sa blessure, cette personne devrait éviter les stretchings de l'épaule. Cela ne veut pas dire que les stretchings de l'épaule sont de mauvais stretchings.

Le stretching en lui-même n'est ni « bon » ni « mauvais ». C'est plutôt la manière dont il est pratiqué, et par qui il l'est, qui fait que le stretching peut être bénéfique et sûr, ou risqué et potentiellement néfaste. Cette classification binaire est absurde et dangereuse. En effet, le simple fait de classer un exercice de stretching comme étant « bon » pourrait inciter les gens à penser qu'ils peuvent le pratiquer comme ils l'entendent, sans aucun risque pour leur intégrité physique.

Ce qui est le plus important sont les besoins spécifiques de chaque individu !
Si les différents exercices de stretching ne sont ni « bons » ni « mauvais », il est quelques vérifications et précautions à prendre avant de s'engager dans leur travail.

1. Avant de déterminer un programme de stretching, il est essentiel d'établir un bilan physique et environnemental de la personne considérée. S'agit-il d'une personne active, ou a-t-elle une vie plutôt sédentaire et inactive ? S'agit-il d'un(e) athlète professionnel(le) ? La personne est-elle en phase de guérison suite à une blessure grave ? Souffre-t-elle de douleurs, de raideurs musculaires ou articulaires dans une partie de son corps ?

2. Ensuite, il est nécessaire de considérer attentivement les muscles, ou groupes de muscles, que l'on souhaite étirer : s'agit-il de muscles sains ? Existe-t-il des dommages au niveau des ligaments, des articulations ou des tendons directement liés à ces muscles ? La région concernée par le stretching a-t-elle été récemment touchée par une blessure, est-elle en phase de récupération suite à un traumatisme ?

Si le groupe musculaire concerné n'est pas à 100 % sain, vous devriez éviter de l'impliquer dans la pratique d'un quelconque stretching. Préférez une forme ou une autre de travail de rééducation, avant de passer à la pratique effective du stretching. En revanche, si la personne est en parfaite santé, et la région à étirer absolument saine, nous recommandons d'appliquer les conseils suivants :

Échauffez-vous avant toute pratique du stretching
Cette première règle, pourtant primordiale, est souvent négligée par les pratiquants et peut engendrer de sérieux problèmes si elle n'est pas correctement respectée. Tenter d'étirer un muscle qui n'a pas été préalablement échauffé revient à étirer un vieux bout de caoutchouc desséché : il est très probable que ce dernier se déchire à l'effort.

Si l'échauffement préalable au stretching est porteur d'une multitude de bienfaits, son objectif premier reste la préparation du corps et de l'esprit à une activité plus exigeante. Afin de permettre une pratique sans danger du stretching, l'échauffement prépare le corps et les muscles en élevant leur température. Ce processus les mène vers un état de plus grande décontraction, souplesse et flexibilité, ce qui permettra de tirer le maximum de bénéfices du stretching mis en œuvre.

Un échauffement correct présente aussi l'avantage d'élever les rythmes cardiaque et respiratoire. Cela a pour effet d'accroître le flux sanguin, et d'augmenter l'approvisionnement de notre musculature en oxygène et autres nutriments essentiels à leur bon fonctionnement. L'ensemble de ces éléments a pour effet de préparer correctement nos muscles à la pratique du stretching.

Un échauffement correct doit être constitué d'une activité physique « légère », dont la durée et l'intensité doivent être définies en fonction du niveau de condition physique de la personne considérée. En moyenne, un échauffement devrait durer environ une dizaine de minutes et provoquer une légère sudation.

Étirez-vous avant et après l'entraînement
Il m'arrive fréquemment d'entendre cette question : « Faut-il pratiquer le stretching avant ou après l'entraînement ? ». En réalité, la problématique ne se pose pas en ces termes : il est primordial de pratiquer le stretching avant ET après l'entraînement. Par ailleurs, c'est une erreur de penser que le stretching effectué après un entraînement peut servir de stretching de « préentraînement » à la séance suivante. Les stretchings pré et postentraînement ne partagent absolument pas les mêmes objectifs.

L'objectif du stretching précédant l'entraînement est de prévenir tout risque de blessure. Il allonge les muscles et les tendons, ce qui augmente l'amplitude des mouvements et permet au corps de bouger plus librement, sans la rigidité qui mènerait à la blessure.

Le stretching postentraînement a des objectifs différents. Il aide les muscles à récupérer des efforts qu'ils ont produits, et à réparer les microblessures qu'ils ont pu subir. Étirer les muscles et les tendons à la fin d'une séance permet en outre d'éviter les raideurs et autres courbatures qui pourraient survenir.

En fin d'entraînement, le stretching devrait être intégré au retour au calme. La durée de cette phase de récupération varie en fonction de l'intensité des efforts fournis pendant la séance (en moyenne cinq à dix minutes suffisent). On préconise ici des mouvements doux et lents, suivis d'une dizaine de minutes de stretching statique.

Une séance de retour au calme ainsi constituée aura pour effet d'aider l'organisme à se débarrasser des toxines accumulées lors de l'entraînement, d'éviter les stagnations de sang, et d'augmenter l'approvisionnement des muscles en oxygène et autres nutriments. L'ensemble de ce processus permet de ramener le corps et sa musculature à une condition optimale, favorisant une récupération complète.

ANATOMIE DES BLESSURES DU SPORTIF

Étirez l'ensemble des muscles majeurs et leurs groupes opposés

Lorsque vous pratiquez le stretching, il est essentiel que vous preniez en considération l'ensemble des groupes musculaires majeurs de votre corps. En effet, ce n'est pas parce qu'un sport met un fort accent sur le travail des jambes qu'il faut négliger les muscles du tronc lors d'une séance de stretching.

Il faut prendre conscience que tous les muscles jouent un rôle important dans les diverses activités physiques. Par exemple, dans la course à pied, les muscles du tronc ont un rôle essentiel dans le maintien de l'équilibre et de la stabilité du corps durant la phase de déplacement rapide. Il est donc important de maintenir ces muscles au mieux de leur souplesse et de leur flexibilité.

Chacun des muscles de notre corps a un muscle qui agit en opposition avec lui. Ainsi, les muscles antérieurs de la cuisse (le quadriceps) ont pour muscles opposés ceux de la face postérieure de la cuisse (les ischio-jambiers). Ces deux groupes musculaires s'offrent mutuellement une résistance, pour maintenir l'équilibre du corps. Si l'un de ces groupes musculaires devient plus fort ou plus souple que l'autre, cela entraîne un déséquilibre qui prédispose la personne aux blessures, et pire encore, à des troubles de la posture.

Les déchirures des ischio-jambiers, par exemple, sont très répandues dans le monde de la course à pied. Elles sont la plupart du temps dues à une trop grande puissance des quadriceps, opposée à une faiblesse et à un manque de souplesse des ischio-jambiers. Ce déséquilibre inflige une pression extrêmement importante aux ischio-jambiers, qui entraîne des déchirures ou des claquages.

Étirez-vous doucement et progressivement

Le stretching, lorsqu'il est effectué de manière douce et progressive, aide à détendre les muscles. Cette détente rend la séance d'étirements plus plaisante, plus efficace, et permet d'éviter les mouvements rapides et heurtés qui causent les microdéchirures.

Ne dépassez pas le point de tension

Le stretching n'est pas une activité conçue pour être douloureuse. Au contraire, il doit être plaisant, décontractant, et surtout bénéfique. Croire qu'il faut maintenir une douleur constante pour tirer le maximum d'un stretching est une erreur. Permettez que je m'explique.

Lorsque les muscles sont étirés jusqu'au point de douleur, l'organisme a recours à un mécanisme de défense : le « réflexe myotatique », ou « réflexe d'étirement ». Ce réflexe est un système corporel de sécurité qui a pour fonction d'éviter les blessures graves au niveau des muscles, des tendons, des ligaments et des articulations. Le réflexe myotatique protège les muscles et les tendons en les contractant afin d'éviter qu'ils ne soient étirés jusqu'au point de rupture. Cela a pour conséquence d'empêcher le stretching d'arriver à ses fins, à savoir l'allongement bénéfique de vos muscles.

Ainsi, pour ne pas déclencher le réflexe d'étirement, ne pratiquez pas le stretching dans la douleur, et ne le poussez jamais au-delà du confortable. Cela n'entraînerait que la contraction de vos muscles et empêcherait l'étirement de se faire dans les meilleures conditions.

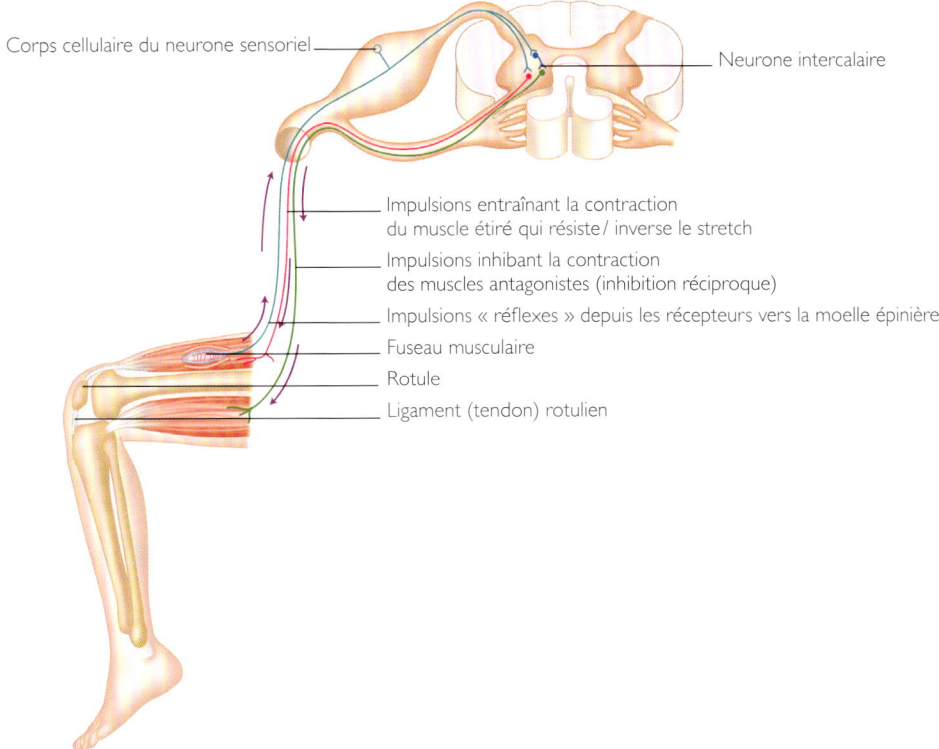

Corps cellulaire du neurone sensoriel

Neurone intercalaire

Impulsions entraînant la contraction
du muscle étiré qui résiste / inverse le stretch

Impulsions inhibant la contraction
des muscles antagonistes (inhibition réciproque)

Impulsions « réflexes » depuis les récepteurs vers la moelle épinière

Fuseau musculaire

Rotule

Ligament (tendon) rotulien

Le processus du réflexe d'étirement.

Respirez lentement et confortablement pendant le stretching

Nombreux sont ceux qui retiennent leur respiration pendant qu'ils s'étirent. Il faut savoir que cela a pour effet d'entraîner des tensions au niveau des muscles, empêchant les étirements de se produire au mieux. Pour éviter cela, respirez lentement et profondément tout le long de vos exercices de stretching. Cela participera à détendre vos muscles, mais aussi à favoriser votre circulation sanguine et l'approvisionnement de vos muscles en oxygène et en nutriments.

Un exemple

Nous allons maintenant vous présenter l'un des exercices de stretching les plus décriés, de manière à prouver que les règles de sécurité de la pratique s'appliquent aux étirements en général. L'exercice que vous pouvez voir sur l'illustration provoque chez de nombreuses personnes une réaction particulièrement négative. Cet étirement est souvent catalogué comme mauvais, particulièrement dangereux, et beaucoup conseillent d'en éviter la pratique. Mais alors pourquoi peut-on voir aux Jeux olympiques et autres championnats mondiaux, un grand nombre d'athlètes pratiquer ce stretching avant leurs performances ? Pour comprendre, tentons d'appliquer les quelques recommandations que nous venons de voir plus haut.

D'abord, considérons la personne qui désire pratiquer cet exercice : est-elle en bonne santé, en bonne condition physique et physiquement active ? Si non, alors elle ne devrait pas pratiquer ce stretching. La personne est-elle âgée, en surpoids ou de condition physique déficiente ? Est-elle encore en période de croissance ? Mène-t-elle une vie sédentaire et peu active ? Si c'est le cas, alors cette personne devrait éviter cet exercice. Cette première approche, à elle seule, élimine naturellement environ 50 % des candidats à la pratique de ce stretching.

Deuxièmement, portons notre attention sur la région du corps concernée : un stress important est porté sur les ischio-jambiers et le bas du dos. Dès lors, si ces deux parties de votre corps ne sont pas à 100 % en bonne santé, vous devriez éviter la pratique de ce stretching.

Cette seconde considération élimine encore 25 % des personnes voulant pratiquer ce stretching. On constate donc que seuls les athlètes bien entraînés, en bonne condition physique et qui ne souffrent d'aucune blessure dans cette région, peuvent pratiquer cet exercice dans de bonnes conditions.

Rappelez-vous que le stretching en lui-même n'est ni « bon » ni « mauvais ». C'est seulement la manière dont il est pratiqué et par qui il l'est qui font qu'un exercice de stretching peut être sûr et efficace ou, à l'inverse, potentiellement dangereux et vain.

3 : Comment s'étirer correctement

Les meilleurs moments pour s'étirer

Pour que le stretching soit pleinement efficace, il faut lui accorder autant d'importance qu'aux autres aspects de l'entraînement. Quel que soit le niveau auquel vous pratiquez le sport, il est primordial que vous réserviez un temps conséquent au travail du stretching. Il faut consacrer des moments à étirer et assouplir les régions de votre corps qui connaissent raideurs et tensions. Plus vous vous impliquez dans la pratique de votre sport, plus vous devez accorder de temps et d'attention au stretching.

Comme nous l'avons vu plus haut, il est important que vous vous étiriez avant et après l'entraînement. Mais quels sont les autres moments propices au stretching, et quels sont les exercices qui répondront le mieux à vos besoins ?

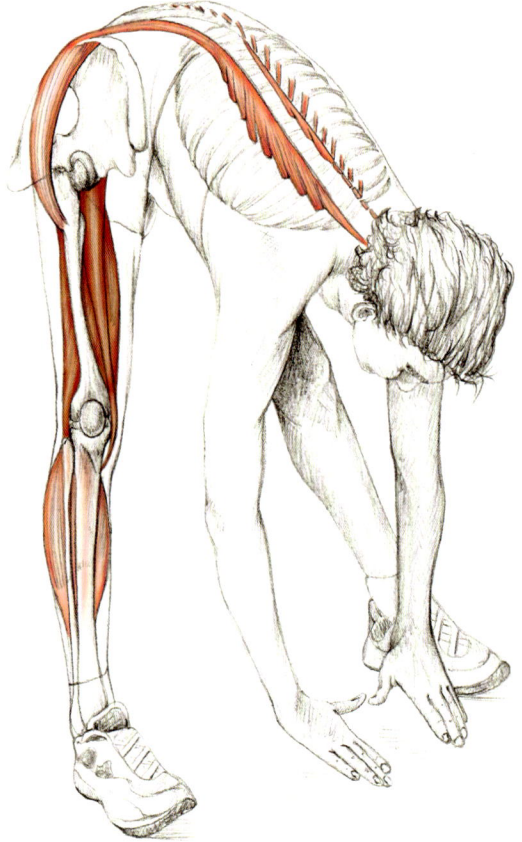

Le choix d'un stretching adapté à vos objectifs fera une grande différence quant à l'efficacité de votre programme d'assouplissement. Voici donc, détaillées ci-dessous, quelques suggestions pour vous aider à faire le bon choix.

Pour l'échauffement, le stretching dynamique est le plus adapté. Pour un retour au calme, choisissez plutôt de pratiquer les stretchings passif, statique ou proprioceptif. Pour ce qui est du développement de l'amplitude de vos mouvements, faites appel aux stretchings proprioceptif et en isolation active. Enfin, pour la rééducation, c'est en combinant les stretchings proprioceptif, isométrique, et en isolation active qu'on obtiendra les meilleurs résultats.

En dehors des séances d'entraînement, quels sont les moments où l'on doit travailler le stretching ? L'idéal est de s'étirer brièvement tout au long de la journée. C'est un excellent moyen de se débarrasser des tensions et du stress de la vie de tous les jours. Par exemple, le temps que vous consacrez à regarder la télévision peut être très productif : commencez par marcher ou courir sur place pendant quelques minutes, avant de vous asseoir devant la télévision et de commencer à vous étirer.

Tenir, compter, et répéter
Combien de temps doit-on tenir un stretching? Quel nombre de répétitions doit-on effectuer?
Combien de temps doit-on s'étirer?
Vous avez là les questions les plus fréquemment posées sur le stretching. Bien qu'il existe de nombreuses réponses – souvent contradictoires, voire conflictuelles – l'auteur s'est ici attaché à vous proposer celles qui lui semblent les plus correctes et bénéfiques. Fruit des recherches menées sur le sujet et de l'expérience concrète de l'auteur, elles vous permettront d'aborder la pratique en toute sécurité.
La question qui génère le plus de contradictions est celle du temps durant lequel il faut tenir un stretching. Certains affirment qu'une dizaine de secondes suffisent. Cela ne peut représenter qu'un strict minimum : dix secondes, c'est à peine le temps qu'il faut à un muscle pour commencer à se détendre et amorcer l'idée d'un allongement. Pour obtenir le meilleur d'un stretching, il est préférable de tenir un étirement entre vingt et trente secondes au minimum.

Le temps accordé à la pratique du stretching devrait être proportionnel au degré d'investissement dans le sport de prédilection. Ainsi, pour les personnes dont l'objectif consiste à améliorer leur santé en général, tenir les différents stretchings durant une vingtaine de secondes est amplement suffisant. En revanche, si vous êtes un athlète confirmé et engagé à un haut niveau, vous devriez tenir vos stretchings au minimum trente secondes, et accroître progressivement ce temps jusqu'à soixante secondes et plus.

"Quel nombre de répétitions doit-on effectuer?"
La réponse à cette question est similaire à la précédente. Le nombre de répétitions de chaque mouvement ou exercice de stretching doit être en rapport avec l'intensité à laquelle une personne pratique sa discipline. Par exemple, le débutant devrait étirer chacun de ses groupes musculaires deux ou trois fois par séance. En revanche, si l'on est un athlète confirmé, alors le nombre de répétitions de chaque stretching peut aller de trois jusqu'à cinq.

"Combien de temps doit-on s'étirer?"
Ici encore, ce sont les mêmes principes qui s'appliquent. Pour un débutant, cinq à dix minutes de pratique sont souvent suffisantes. Pour un athlète confirmé, ce temps peut atteindre jusqu'à deux heures. Si vous vous situez quelque part entre ces deux extrêmes, vous devriez adapter ce temps en fonction de votre niveau et de votre condition physique.
Ne soyez surtout pas impatient quant aux résultats que vous attendez du stretching. Personne ne peut acquérir une bonne condition physique en quelques semaines à peine. N'attendez donc pas de miracles, envisagez plutôt le stretching sur le long terme. Certains groupes musculaires nécessiteront un minimum de trois mois de stretching intense avant d'afficher des résultats tangibles. Alors persévérez, cela en vaut vraiment la peine.

Les séquences de pratique
Lorsque vous commencez un programme de stretching, il est conseillé d'étirer l'ensemble des muscles et groupes musculaires de votre corps, plutôt que de travailler sur quelques muscles spécifiques. L'idée consiste à réduire les tensions musculaires de manière globale, et d'accroître l'amplitude des mouvements articulaires et des membres en général.

L'étape suivante devrait s'attacher à améliorer la souplesse des muscles et tendons, toujours de manière globale, mais en cherchant cette fois à aller légèrement au-delà de leurs efforts habituels. On pourra ensuite se concentrer sur les groupes musculaires particulièrement tendus ou raides, ou bien encore sur ceux qui sont plus spécifiques à votre pratique sportive. Gardez à l'esprit que tout ceci requiert du temps. Cette séquence peut demander plus de trois mois avant de pouvoir en constater les réels bienfaits. C'est particulièrement vrai pour les personnes très musclées, ou qui n'ont pas d'expérience préalable dans le travail de la souplesse.

Pour ce qui est de l'ordre dans lequel il faut pratiquer les exercices de stretching, il n'existe aucune information digne de ce nom. Toutefois, il est souvent recommandé de commencer par les stretchings en position assise, car ils présentent moins de risque de blessure que ceux effectués debout. Pour faciliter le travail, on peut tout à fait choisir de commencer par les chevilles par exemple, pour remonter progressivement jusqu'au cou ; et inversement. L'ordre choisi a peu d'importance tant que l'on s'attache à travailler l'ensemble des muscles majeurs avec leurs muscles antagonistes.

Une fois que l'on a augmenté sa flexibilité globale, et que l'on aborde le travail des muscles ou groupes musculaires spécifiques, il devient important d'isoler ces derniers pour accroître l'efficacité du stretching. Il suffit de concentrer le travail sur un seul groupe musculaire à la fois. Lorsque vous désirez étirer vos ischio-jambiers par exemple, plutôt que de les travailler tous deux en un seul et même exercice, choisissez plutôt de les isoler et de n'appliquer le stretching qu'à l'un des deux. Le stretching, lorsqu'il est pratiqué de cette manière, permet de réduire la résistance opposée par les muscles antagonistes.

Les postures

La justesse des postures et l'alignement corporel sont les éléments de base qui sont le plus souvent négligés. Il est pourtant capital d'être conscient de l'impact que ces postures ont sur le travail du stretching. Une mauvaise posture corporelle peut être la source de déséquilibres au niveau des muscles, et devenir à terme la cause de blessures. Inversement, une posture correcte qui respecte l'alignement du corps, assure le meilleur étirement qui soit au groupe musculaire travaillé.

Les groupes musculaires étant constitués de plusieurs muscles différents, une posture approximative ou mauvaise mettra l'accent sur certains muscles, au détriment d'autres. Le déséquilibre ainsi provoqué peut être à l'origine de diverses blessures.

Par exemple, lorsque vous étirez vos ischio-jambiers (les muscles de la face postérieure de vos cuisses), il est impératif de bien garder vos deux pieds correctement pointés vers le ciel. En effet, si vous laissez vos pieds aller, et s'affaler sur le côté, cela va infliger une tension non-désirée sur une partie de vos ischio-jambiers, entraînant un déséquilibre musculaire potentiellement dangereux.

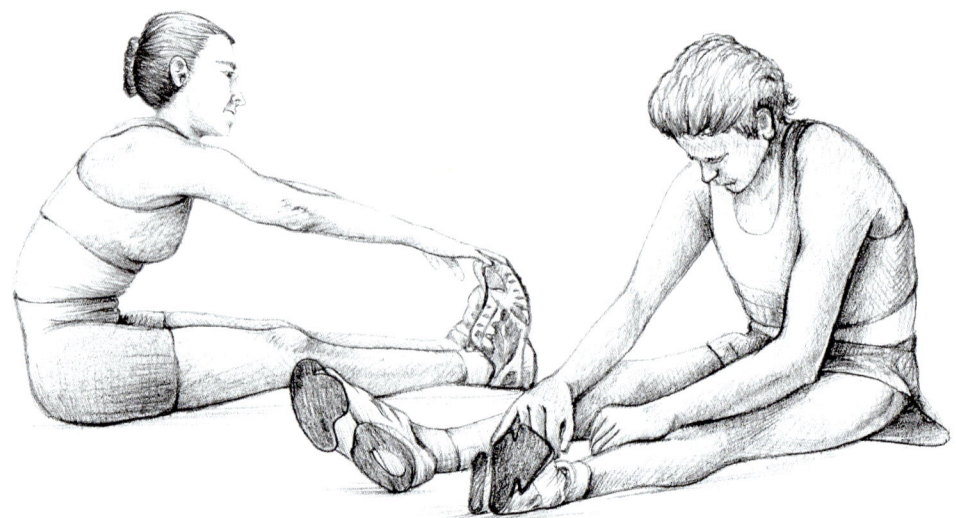

La différence entre une bonne et une mauvaise postures. Notez que l'athlète de gauche a les pieds bien relevés et le dos relativement droit. L'athlète de droite présente plus de risques de provoquer des déséquilibres musculaires pouvant entraîner des blessures.

LIEUX, RÈGLES ET ÉQUIPEMENTS DE PROTECTION

Nombre d'éléments préventifs sont trop souvent négligés. Ils sont pourtant extrêmement importants pour la prévention des blessures dans la pratique du sport.

Aires de jeux et installations sportives
Les aires conçues pour la pratique du sport et de l'athlétisme sont souvent des causes de blessures. En effet, des équipements cassés, défaillants ou d'une conception inadéquate peuvent provoquer de multiples blessures, tout comme les surfaces endommagées ou mal entretenues.

Avant de commencer à vous entraîner, vérifiez donc toujours que les surfaces sur lesquelles vous allez travailler sont en bon état et qu'elles ne présentent aucun obstacle à la sécurité. D'un autre côté, les spectateurs doivent être avertis qu'il est nécessaire de se tenir à une distance respectueuse du terrain de l'évolution sportive.

Les règles
Les règles de sécurité pour les pratiques sportives sont conçues pour offrir la plus grande sûreté possible aux sportifs et à leurs spectateurs. Il est de la responsabilité des coachs, des entraîneurs, des arbitres et des joueurs eux-mêmes de veiller au respect de ces règles.

Un accent tout particulier devrait être mis sur l'esprit de sportivité et de fair-play, en décourageant sévèrement tout comportement dangereux ou violent de la part des sportifs.

Les équipements de sécurité
Les équipements de sécurité sont conçus pour aider à optimiser les performances et à minimiser les risques de blessures. Cela profite à un grand nombre de sports, comme la course à pied, qui est nettement améliorée par le port de chaussures adaptées en termes de support et d'amortissement. Les nageurs peuvent eux tirer avantage des lunettes de nage, aujourd'hui très performantes.

Les équipements de sécurité incluent aussi les protections individuelles : les protège-dents, les casques, les protège-tibias, les protections oculaires, les combinaisons de plongée, les protections pour gardiens de but, ainsi que les sols matelassés pour les sports nécessitant des chutes et autres contacts avec le sol (gymnastique…).

3 Les traitements des blessures sportives et la rééducation

INTRODUCTION À LA GESTION DES BLESSURES DU SPORT

La gestion des blessures du sport comprend le processus de traitement dans son ensemble : depuis le moment où la blessure se produit, jusqu'à ce que le sportif ait complètement récupéré, et qu'il soit à 110 % plus fort et en meilleure condition qu'avant sa blessure. Eh non, ce n'est pas une faute de frappe : 110 % devrait bien être l'objectif de la prise en charge des blessures, afin d'amener la région touchée à atteindre une meilleure condition qu'avant l'accident.

Nous faisons ici référence aux blessures concernant les tissus mous, qui se produisent dans la plupart des activités sportives. Ces blessures incluent : les foulures et distensions, les entorses et les contusions (qui touchent les muscles, les tendons, les ligaments et les articulations, voire aussi l'ensemble des tissus mous de notre corps).

Les blessures des tissus mous les plus communes sont les déchirures des ischio-jambiers, les entorses des chevilles, les claquages des muscles du mollet, les entorses des ligaments de l'épaule, ainsi que les claquages des quadriceps. Rappelez-vous que les entorses font référence aux déchirures ou ruptures des ligaments, et que les foulures et distensions concernent les muscles et tendons.

Néanmoins, le processus de traitement abordé ici ne concerne pas les atteintes de la tête, du cou, du visage et de la moelle épinière, ainsi que les blessures qui impliquent des états de choc, des saignements abondants, et des fractures osseuses. Ce type d'atteinte va au-delà des blessures simples des tissus mous traitées ici et doit systématiquement être suivi de soins médicaux immédiats.

La gestion des blessures du sport comporte quatre phases :

1. Les premiers secours : durant les trois premières minutes
2. Le traitement : durant les trois jours suivants
3. La rééducation : durant les trois semaines suivantes
4. Le reconditionnement : durant les trois mois qui suivent

1. Premiers secours : pendant les trois premières minutes

Les trois premières minutes qui suivent l'apparition d'une blessure sont cruciales. Il s'agit en effet du temps durant lequel un premier diagnostic de la blessure doit être effectué, et des mesures prises pour minimiser le traumatisme et éviter toute aggravation. Ceci est donc la toute première priorité dans le traitement des blessures dues au sport.

Avant d'amorcer la prise en charge de la blessure survenue – que ce soit vous ou quelqu'un d'autre qui s'en charge – commencez par vous ARRÊTER un moment, pour bien prendre en compte ce qui vient de se passer.

Considérez les éléments suivants : L'endroit est-il dénué d'autres dangers ? La vie est-elle mise en danger ? La blessure est-elle suffisamment grave pour appeler les urgences médicales ?

Puis une fois les possibilités d'aggravation éliminées, suivez le processus que nous vous recommandons ci-dessous :

Empêcher : Empêchez le sportif de bouger, et pensez à interrompre la partie ou le jeu si nécessaire.
Parler : Posez des questions telles que : que s'est-il passé ? Comment cela s'est-il produit ? Qu'est-ce que vous ressentez ? Cela fait-il mal ? Avez-vous déjà subi une blessure au même endroit ?
Observer : Cherchez des indices tels que des gonflements, des hématomes, des déformations ou des sensibilités.
Prévention : Prenez les mesures nécessaires pour éviter toute aggravation.

Ensuite, en fonction de tous ces éléments, établissez une première évaluation de la sévérité de la blessure.

S'il s'agit d'une blessure légère, telle qu'un hématome ou une « bosse », qui n'impacte pas les performances sportives du blessé, alors reprenez l'activité en lui offrant quelques mots d'encouragement. Gardez un œil sur sa condition et appliquez les procédures de traitement présentées dans les chapitres 4 à 17, pour assurer un maximum de sécurité.

S'il s'agit d'une blessure de gravité moyenne, comme une entorse ou une contusion sévère qui empêche l'athlète de poursuivre son activité, sortez-le du champ et appliquez dès que possible les procédures décrites dans les chapitres 4 à 17.

S'il s'agit d'une blessure grave, touchant par exemple la tête, le cou, le visage ou la colonne vertébrale, et si elle implique un état de choc, un saignement abondant, ou une fracture, alors contactez immédiatement les services d'urgence pour une prise en charge immédiate. Ces blessures sont hors de portée des processus de traitement des blessures simples que nous vous présentons dans cet ouvrage.

Une fois que l'on a pris quelques instants pour s'assurer que la blessure ne met pas en danger la vie du sportif, il est temps de commencer le traitement de la blessure. Plus vite la procédure de soin est mise en place, et plus le blessé a de chances de récupérer complètement.

2. Le traitement : durant les trois jours suivants

Le traitement initial des blessures des tissus mous est le régime R.G.C.E.C., qui consiste à appliquer (R) du repos, (G) de la glace, (C) une compression, (E) une élévation, et enfin (C) une consultation pour obtenir le bon traitement médical.

Lorsque le régime R.G.C.E.C. est immédiatement appliqué à la suite d'une blessure des tissus mous, il réduit de manière significative le temps de guérison et de récupération des blessés. Le R.G.C.E.C. est la première et probablement la plus importante des étapes du processus de soin, car il pose les meilleures bases possibles pour une récupération complète.

Lorsqu'une blessure des tissus mous survient, d'abondants saignements se produisent tout autour de la zone touchée. Ces saignements provoquent à leur tour des gonflements qui, venant infliger des pressions aux terminaisons nerveuses de la région, génèrent les sensations de douleur. Ce sont précisément ces phénomènes de saignements et de gonflements que le régime R.G.C.E.C. est à même de réduire. Ce régime a donc pour effet de limiter les dommages des tissus et de favoriser le processus de guérison.

Repos

Il est essentiel que la région blessée soit autant que possible tenue immobile. Si cela est nécessaire, servez-vous d'une bandoulière ou d'une attelle pour soutenir la partie du corps touchée.

Glace

C'est là la partie la plus importante de ce régime. L'application limite les saignements, les gonflements, et minimise la douleur. Pour obtenir les meilleurs résultats, appliquez le plus tôt possible la glace sur la zone de la blessure.

Comment appliquer la glace? Le meilleur moyen consiste à piler de la glace et à la placer dans un sac en plastique. Cela dit, un bloc de glace, un « pack de froid » que l'on trouve en pharmacie, ou un sac de petits pois congelés feront tout aussi bien l'affaire. Même de l'eau froide du robinet vaut mieux que rien du tout.

Lorsque vous vous servez de glace, faites attention à ne pas la placer directement sur la peau, car vous risqueriez d'y provoquer des lésions comme les brûlures. Enveloppez la glace dans un tissu humide, afin de protéger la peau de ces désagréments.

Combien de temps? À quelle fréquence? Peu de gens s'accordent sur ces deux points. Nous vous présentons donc ici quelques conseils judicieux, ainsi qu'un avis issu de l'expérience personnelle de l'auteur. On recommande le plus souvent d'appliquer la glace 20 minutes toutes les 2 heures, durant les 48 à 72 premières heures suivant la blessure.

Ces recommandations, si elles représentent de bons points de départ, ne sont là que pour vous donner une idée de la manière de procéder. Il faut leur ajouter certaines précautions, en fonction des personnes considérées. De fait, certains sont plus sensibles au froid que d'autres. Les enfants et les personnes âgées ont une faible tolérance au froid et à la glace, de même que les personnes souffrant de troubles de la circulation sanguine.

La meilleure recommandation est donc que chacun se serve de son propre jugement pour décider du temps d'application de la glace sur ses blessures. Pour certains, 20 minutes est un temps beaucoup trop long, alors que pour un athlète en excellente condition physique, 20 minutes peuvent paraître dérisoires.

Chacun devrait décider du temps d'application de la glace sur ses blessures, en se basant sur des éléments d'appréciation personnels, tels que le confort. Il est évident que la glace appliquée sur la peau génère un certain inconfort, mais il ne doit pas devenir difficilement tolérable ou se transformer en douleur. Il vaut bien mieux appliquer la glace durant trois à cinq minutes plusieurs fois par heure, que pas du tout.

Les compressions

Les compressions produisent deux résultats différents et complémentaires. En premier lieu, elles aident à limiter les saignements et les gonflements autour de la région blessée. Deuxièmement, elles procurent un soutien pour limiter la mobilité de la zone touchée. Pour cela, servez-vous de bandes élastiques larges pour bander la région atteinte, en débordant largement au-dessus et au-dessous de la lésion.

Élévation
Placez autant que possible la région blessée plus haut que le niveau du cœur. Cela a pour effet de réduire les saignements ainsi que les gonflements.

Consultation
Lorsque la blessure est plus sévère, il est essentiel que le sportif blessé consulte un médecin ou un médecin du sport, afin d'établir un diagnostic précis. L'athlète pourra ensuite suivre un traitement approprié de soins et de rééducation, afin de réduire au maximum le temps de guérison définitive.

Un mot d'avertissement !
Avant d'aller plus loin, nous voudrions attirer votre attention sur quelques éléments que vous devriez éviter à tout prix durant les 48 à 72 premières heures suivant la survenue d'une blessure. Ces éléments incluent toute forme de chaleur comme les lampes à chauffer, les crèmes chauffantes, les spas, les jacuzzis, et les saunas. Évitez aussi d'infliger tout mouvement à la zone blessée, tel que les massages. De même, vous devriez aussi exclure toute consommation excessive d'alcool. Ces éléments favorisent les saignements et les gonflements. Évitez-les à tout prix.

3. La rééducation : durant les trois semaines suivantes
Lorsqu'un muscle est endommagé ou déchiré, il est raisonnable de penser que le corps va se charger de le réparer en recréant de nouvelles fibres musculaires, tendineuses, ou ligamentaires. En réalité, ce n'est pas comme cela que vont les choses : les déchirures sont remplacées par des tissus cicatriciels.

Le régime R.G.C.E.C. lorsqu'il est immédiatement appliqué à la survenue de la blessure, est à même de réduire au maximum la production de tissus cicatriciels. Néanmoins, on ne peut pas totalement en empêcher la formation.

Si cela peut sembler ne pas être très important, toute personne ayant subi une blessure des tissus mous vous affirmera le contraire. Il est extrêmement difficile d'éviter les rechutes de cette blessure, des années durant. Les tissus cicatriciels qui n'ont pas été correctement traités sont la plus grande cause de rechute, même si le temps a passé, et que vous êtes sûr d'être totalement guéri.

Les tissus cicatriciels sont formés de fibres peu flexibles et cassantes appelées collagène. Cette matière fibreuse s'attache aux tissus mous endommagés, et tente de rapprocher les fibres de ce tissu les unes des autres. Le résultat se manifeste sous la forme d'une masse bulbeuse de tissus cicatriciels qui entourent complètement la blessure. Dans certains cas, il est même possible de la sentir sous la peau.

Les tissus cicatriciels qui se forment autour de la blessure ne sont jamais aussi forts et résistants que les tissus qu'ils remplacent. Par ailleurs, ils ont tendance à se rétracter et à déformer les tissus environnants. Non seulement la force des tissus endommagés s'en trouve réduite, mais leur élasticité est aussi fortement compromise.

Quel impact cela a-t-il sur le sportif ? Tout d'abord, cela entraîne un raccourcissement des tissus mous, et une perte de la souplesse. Ensuite, cela produit la formation d'un point faible au niveau des tissus mous, qui engendre des risques de rechute.

Pour finir, la formation de tissus cicatriciels va produire une perte de force et de puissance du muscle, tendon ou ligament blessé. Il faut savoir que pour atteindre son degré maximal de puissance, un muscle doit d'abord être étiré au maximum de ses capacités, avant la contraction.

Ainsi, la combinaison entre le raccourcissement et la faible résistance des tissus cicatriciels rend l'étirement maximal et la contraction optimale du muscle tout bonnement impossibles.

Se débarrasser des tissus cicatriciels
Pour accélérer le processus de guérison et de récupération, et se débarrasser des tissus cicatriciels gênants, deux méthodes de traitement peuvent être appliquées.

La première, communément utilisée par les médecins et les kinésithérapeutes, consiste à accroître l'afflux sanguin dans la région de la blessure. L'objectif est d'augmenter l'apport en oxygène et en nutriments vers les tissus endommagés. Pour cela, les kinésithérapeutes font appel à des techniques visant à stimuler la région concernée, comme les ultrasons et la chaleur induite.
Les ultrasons, ou stimulation électrique transcutanée des nerfs, mettent en œuvre des impulsions électriques de faible intensité pour stimuler la région de la blessure. De son côté, la chaleur est produite par des lampes à rayons, et sert à accroître le flux sanguin dans la zone à traiter. En l'absence de matériel adéquat, il est tout à fait possible d'utiliser une bouteille remplie d'eau chaude comme substitut.

Le second traitement généralement utilisé pour éliminer les tissus cicatriciels met en œuvre les massages profonds, et plus particulièrement ceux développés par la médecine du sport. Si les ultrasons et la chaleur sont à même de favoriser la guérison des blessures, ils ne peuvent en aucun cas éliminer les tissus cicatriciels. Seuls les massages profonds en ont la capacité.

Vous pouvez donc, soit trouver quelqu'un pour masser la région de votre blessure, soit si elle vous est accessible, masser vous-même les tissus blessés. Le faire vous-même offre un avantage majeur : c'est votre sensation qui peut guider la profondeur et la force qui doit être appliquée pour vous faire du bien tout en évitant de réveiller la douleur.

Au début, la région sera assez sensible, et vous devrez commencer par des massages légers, avant d'augmenter progressivement le degré de pénétration et la force appliquée, jusqu'à pouvoir masser profondément les tissus blessés. Massez dans le sens des fibres musculaires et insistez plus longuement sur l'endroit exact de la blessure. Enfin, servez-vous de vos pouces afin de bénéficier d'un maximum de force de pénétration pour aller « casser » les tissus cicatriciels.

Pour accroître la guérison des tissus mous après une blessure, on recommande souvent l'utilisation d'une crème ou d'un onguent à base d'arnica. Les extraits de cette plante utilisés dans les crèmes sont extrêmement efficaces pour traiter les lésions des tissus mous (foulures, distension, entorses et déchirures) et sont disponibles sous différentes formes comme les crèmes ou autres gels de massage.

Enfin, hydratez-vous abondamment pendant la période de guérison, cela drainera et éliminera tous les déchets accumulés dans la région de la blessure.

Rééducation active
Durant la période de rééducation, le sportif devra effectuer divers exercices et activités qui aideront à accélérer la guérison. Certains appellent cette partie du processus de guérison la rééducation active, car durant cette phase, c'est l'athlète qui endosse la responsabilité de sa rééducation.

L'objectif de cette phase consiste, pour l'athlète, à retrouver et rétablir toutes les composantes de sa condition physique perdues à cause de la blessure et de la période d'immobilisation qui a suivi. Il doit ainsi travailler à retrouver sa souplesse, sa force, sa puissance, son endurance musculaire, son équilibre, et sa coordination.

Sans cette phase essentielle de la rééducation, on ne peut pas espérer une guérison complète et totale de la blessure. Pour appuyer cette affirmation, voici une citation tirée de l'ouvrage *Sporting Injuries* de Dornan P. et Dunn R. :

> « *Les symptômes des blessures disparaissent complètement après que le patient a suivi un programme d'exercices visant à étirer, renforcer et rétablir l'ensemble des composantes de la structure endommagée. Plus encore, si l'athlète suit ensuite un programme de stretching spécifique, réorganisant de manière permanente les fibres cicatricielles et favorisant le retour d'une circulation sanguine normale, les symptômes douloureux disparaissent de manière définitive* ». (Ibid, 42-3)

Permettez-nous d'attirer votre attention sur un point essentiel : il faut absolument demeurer actif durant toute la période de guérison et de rééducation. Trop souvent les médecins et les spécialistes recommandent aux victimes de blessures du sport d'observer un repos complet. C'est la pire chose que puisse faire un athlète blessé, car la région endommagée ne peut alors pas recevoir le sang nécessaire à sa réparation. Une circulation sanguine « active » procure aux tissus lésés tout l'oxygène et les nutriments nécessaires à leur réparation et leur guérison.

Toute forme d'activité douce produit deux effets positifs : l'accroissement de la circulation sanguine, et l'activation du système lymphatique. Le système lymphatique est prépondérant dans l'évacuation des déchets de combustion et des toxines qui s'accumulent dans l'organisme à la suite d'une blessure. L'activité est le seul véritable moyen d'activer le système lymphatique. Les auteurs Dornan et Dunn soutiennent eux aussi cette approche :

> « *Il n'est pas nécessaire d'attendre la guérison anatomique totale avant de reprendre l'entraînement des muscles blessés. L'entraînement doit être repris de manière extrêmement progressive et peut déjà commencer pendant la période de guérison. Le même principe s'applique pour les blessures des tendons et des ligaments* ». (Ibid, 39)

Un mot d'avertissement !
N'accomplissez jamais une activité qui puisse endommager la région blessée ou y générer de la douleur. Bien sûr, il peut se produire des sensations gênantes lorsque l'on mobilise la région, mais n'allez jamais jusqu'à déclencher de la douleur. Le processus de guérison et de récupération complète est un long chemin. Alors ne faites pas de pas en arrière en stimulant trop excessivement la région blessée. Soyez précautionneux et n'oubliez jamais que la douleur est un signe d'avertissement. Ne l'ignorez pas !

LES COMPOSANTES DU RETOUR À UNE BONNE CONDITION PHYSIQUE

Il est maintenant temps de s'occuper à retrouver la condition physique perdue à cause de la blessure et du temps de guérison. Les principaux domaines à travailler sont : l'amplitude des mouvements, la souplesse, la force et la coordination.
Quel que soit l'athlète, ces éléments doivent impérativement constituer sa plus grande priorité dans le processus de récupération de sa condition physique. Une fois qu'il a commencé à retrouver de la force, de la souplesse et une meilleure coordination, il peut entreprendre d'exécuter des exercices plus spécifiques à son sport de prédilection.

L'amplitude des mouvements
Le sportif devrait commencer par retrouver une amplitude maximale de mouvement. C'est extrêmement important car cela rétablit les fondements nécessaires aux exercices plus intenses et plus contraignants qui viendront dans les phases suivantes.

Grâce aux premières étapes de rééducation, la blessure commence à guérir et l'athlète peut maintenant introduire dans son programme quelques mouvements et exercices simples et doux. Il peut commencer par fléchir et étirer la zone blessée, puis lorsque cela devient confortable, aborder des mouvements en rotation, dans un sens puis dans l'autre. Dornan et Dunn placent ici un accent tout particulier :

> « Il est important de mettre en place le plus tôt possible, de doux exercices de stretching, lorsqu'il est besoin de retrouver une souplesse initiale perdue. Par exemple, en étirant activement les contusions de la cuisse, jusqu'au seuil de la douleur. Les problèmes d'adhérence s'en trouvent limités, rendant aux muscles de la cuisse toute l'amplitude de mouvement qu'ils connaissaient avant la blessure ». (Ibid, 39)

Une fois que les exercices visant à retrouver l'amplitude du mouvement peuvent être effectués sans douleur, il est temps de passer à la phase suivante de la rééducation active.

Étirer et renforcer

Il faut maintenant intensifier les exercices visant l'amélioration de l'amplitude du mouvement. L'objectif est ici de redonner un peu de souplesse et de force aux tissus blessés.

Lorsque vous essayez d'améliorer la souplesse et la force de la région touchée, assurez-vous de procéder de manière progressive, et d'augmenter peu à peu la charge d'efforts demandée aux tissus à rééduquer. Prenez garde à ne pas trop en faire. Le maître mot de cette phase, et de tout le processus de retour à la normale, est « patience ».

L'utilisation des appareils de musculation peut être particulièrement efficace pour le renforcement des tissus de la zone blessée, car ils procurent une certaine stabilité au niveau des articulations et des muscles.

Les exercices de musculation isométriques sont aussi un moyen sûr et efficace pour commencer à renforcer les zones blessées. Ce sont là des exercices qui maintiennent les muscles touchés en position statique (immobile), tout en leur imposant un certain degré de contraction, pour répondre à la force qui leur est imprimée.

Un exemple : asseyez-vous sur une chaise que vous avez placée devant un mur, en appuyant vos pieds contre ce dernier. Dans cette position, vous pouvez exercer une poussée contre le mur, mais sans que les articulations de vos chevilles puissent bouger. Vos muscles se contractent à votre demande, mais vos chevilles ne bougent pas. Vous avez là un exercice isométrique de musculation.

À ce stade de la rééducation, il est important d'introduire quelques exercices doux de stretching. Cela améliorera la souplesse de la région blessée, tout en la préparant aux activités un peu plus soutenues à venir.

Gardez à l'esprit que pendant que vous travaillez à retrouver la souplesse des tissus lésés, il est nécessaire que vous vous attachiez à retrouver la souplesse des groupes musculaires environnants. Dans l'exemple présenté plus haut, les exercices d'étirement devraient inclure aussi bien les muscles du mollet que ceux de la face antérieure de la jambe, autour du tibia.

Équilibre et proprioception

L'équilibre et la proprioception (sens du mouvement et de la conscience du corps dans l'espace) sont fréquemment affectés suite aux blessures des tissus mous. Cet aspect du processus de rééducation est trop souvent négligé, alors qu'il est la principale cause de la récurrence des blessures.

Il est important de savoir que lors des blessures des tissus mous, il se produit toujours des dommages plus ou moins importants des terminaisons nerveuses de la région concernée.

LES TRAITEMENTS DES BLESSURES SPORTIVES ET LA RÉÉDUCATION

Du coup, recevant moins d'informations proprioceptives, le cerveau obtient moins de données quant au positionnement dans l'espace des articulations des membres. Cela a dès lors pour effet de diminuer fortement l'efficacité des muscles environnants. Lorsque la proprioception est affectée, cela affecte l'équilibre, la coordination, la force et la stabilité articulaire. Dans ces conditions, les tissus mous de la région sont bien plus exposés aux foulures comme aux entorses, et peuvent voir les anciennes blessures se reproduire, et même longtemps après leur guérison complète.

Lorsque la souplesse et la force commencent à revenir de manière convaincante, il est temps d'aborder les exercices d'équilibre. Ces exercices sont importants pour la rééducation et la redynamisation des nerfs de la région blessée. Commencez par des exercices simples, comme marcher le long d'une ligne tracée au sol, ou marcher et s'équilibrer sur une poutre. Ensuite progressez vers des exercices plus exigeants comme le fait de se tenir en équilibre sur une jambe, puis reprenez le même travail en fermant les yeux.

Lorsque vous aurez retrouvé une certaine aisance essayez de passer à des exercices plus difficiles, mettant en œuvre des appareils tels que la planche à bascule, le rouleau américain, les swiss ball, les coussins de stabilité, et les rouleaux de mousse.

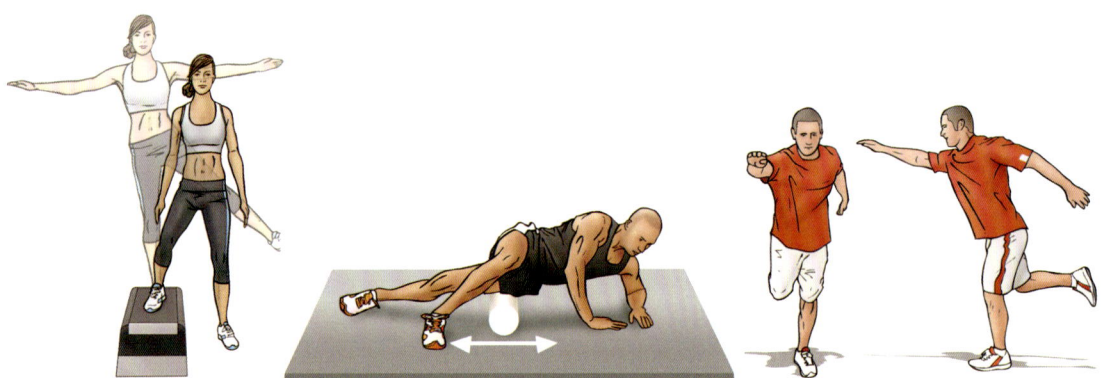

Exemples d'exercices d'équilibre et de proprioception.

La préparation finale
Cette dernière étape de la rééducation a pour objectif d'amener les tissus lésés à leur état précédant la blessure. À la fin de cette phase, la région blessée devrait être aussi forte, voire plus, qu'avant que la blessure ne se produise.

Il est temps d'incorporer dans le travail quelques exercices dynamiques et explosifs, afin de véritablement renforcer les tissus blessés et d'améliorer la proprioception de l'ensemble de la zone. Reprenez l'ensemble des exercices accomplis tout au long des phases précédentes, mais en y mettant plus d'intensité cette fois.

Par exemple, si vous avez jusque-là travaillé des exercices légers en isométrie pour renforcer votre tendon d'Achille et les muscles de votre mollet, commencez à appliquer plus de force, et à utiliser des poids pour accroître l'intensité des efforts demandés à la région blessée.

Ensuite, vous pourrez introduire des exercices plus exigeants. Les exercices spécifiques au sport que vous pratiquez sont un bon point de départ, car conjugués à des exercices d'agilité et d'aptitude, ils ont l'avantage de vous permettre de jauger de manière concrète les progrès que vous accomplissez sur le chemin de la récupération.

Pour mettre une touche finale à votre rééducation, incorporez ensuite quelques exercices simples de pliométrie. Ces exercices explosifs qui ont l'avantage d'allonger et de contracter les muscles de manière simultanée s'appellent « exercices de contractions musculaires excentriques ». Les exemples les plus courants en sont les sauts, les petits bonds, et le saut à la corde.

Attention car ces exercices sont assez intenses. Vous devriez donc commencer en restant dans la zone « de confort » de la région blessée, et augmenter la force et l'intensité du travail progressivement. Ne vous laissez pas emballer par les premières réussites, et évitez d'en faire trop. Gardez à l'esprit qu'en matière de rééducation, la patience et le bon sens sont des clefs essentielles.

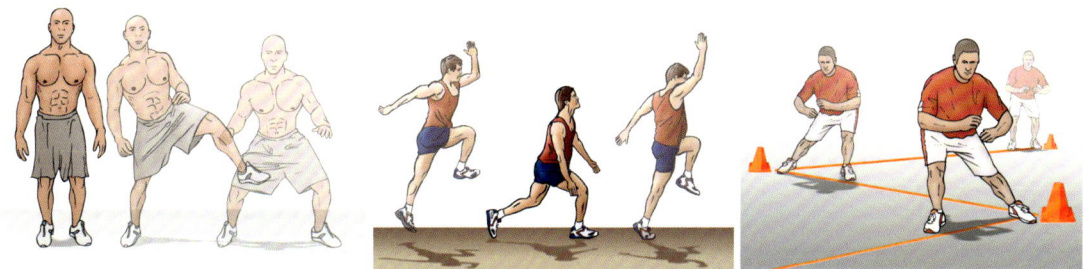

Ajoutez quelques exercices plus explosifs à votre rééducation active pour favoriser votre complète récupération.

4. Condition physique : les trois mois suivants

Lorsque l'ensemble des procédures que nous venons de détailler ont été correctement appliquées, la plupart des blessures des tissus mous doivent être complètement guéries, et le sportif doit être capable de reprendre normalement ses activités. Toutefois il demeure important de continuer à essayer d'accroître la force et la condition de la région blessée, afin d'éviter toute rechute potentielle.

L'objectif des trois mois suivants consiste à découvrir les causes sous-jacentes de la blessure, et les raisons pour lesquelles elle s'est produite. Identifier les causes permettra de mettre en œuvre les exercices de conditionnement adéquats, qui éviteront que cette blessure se reproduise.

Pour accomplir cette phase, il est important de commencer par comprendre les raisons pour lesquelles se produisent les blessures dans le sport. Il existe trois causes principales à la survenue des blessures du sport : 1. L'accident, 2. La surcharge, et 3. Les déséquilibres biomécaniques.

Les accidents

Les accidents comprennent des événements tels que de marcher dans un trou et se faire une entorse de la cheville, de tomber et se blesser l'épaule ou le coude, ou de percuter un équipement de sport. S'il est quasiment impossible d'éviter certains accidents, il faut tenter de minimiser autant que possible leur apparition. Pour cela, un minimum de bon sens et l'application des principes énoncés dans le chapitre 2, peuvent tout à fait minimiser l'envergure des blessures causées par des accidents.

La surcharge

Les surcharges sont très fréquentes dans l'univers du sport et se produisent quand les structures corporelles atteignent un certain degré de fatigue, soumises à un travail trop intensif. Ces structures perdent leur capacité à remplir correctement les tâches qui leur sont demandées, ce qui a pour résultat de « surcharger » les autres parties du corps.

Par exemple, lorsque le muscle tenseur du fascia lata et la bande ilio-tibiale, tous deux localisés au niveau de la cuisse, se fatiguent et qu'ils subissent une surcharge de travail, ils perdent leur capacité à stabiliser l'ensemble de la jambe. Ceci applique une plus grande pression au niveau de l'articulation du genou, y causant l'apparition de dommages et de douleurs.

La plupart des symptômes de surcharge peuvent être rapidement inversés grâce au repos et à la relaxation. Toutefois il existe un certain nombre de paramètres déclencheurs qu'il faut absolument éviter :

- S'entraîner sur des surfaces dures telles que le béton
- S'entraîner sur une surface irrégulière
- Attaquer brutalement un programme d'exercices après une longue période d'interruption
- Augmenter trop rapidement l'intensité et la durée de l'entraînement
- S'entraîner avec des chaussures trop usées ou mal ajustées
- Courir en changeant trop souvent de déclivité (monter et descendre)

Les déséquilibres biomécaniques

Les déséquilibres biomécaniques sont souvent la cause de blessures chroniques, et se produisent lorsque certaines structures corporelles ne fonctionnent pas comme elles le devraient.

L'un des troubles biomécaniques les plus fréquents est le déséquilibre musculaire. Ce déséquilibre se produit lorsqu'un muscle, ou un groupe de muscles est plus fort ou plus souple que son muscle, ou groupe musculaire, opposé (antagoniste). Ces déséquilibres peuvent être latéraux (gauche-droite) ou antéro-postérieurs (avant-arrière).

Par exemple, un joueur de basket droitier aura naturellement tendance à surdévelopper les muscles de son épaule et de son bras droits, au détriment de son bras gauche. Cela peut exercer une traction anormale de sa colonne vertébrale vers son côté doit, et engendrer des douleurs chroniques au niveau de son épaule, de son cou, et de son dos.

On voit aussi fréquemment des déséquilibres musculaires au niveau de la partie supérieure de la jambe. Lorsque les quadriceps (muscles de la cuisse) sont forts et puissants, et que les muscles ischio-jambiers, (situés sur la face postérieure de la cuisse), sont faibles et peu souples, se produisent alors des distensions et des déchirures des muscles ischio-jambiers.

D'autres déséquilibres biomécaniques :

- Les différences de longueur des jambes
- Les contractures ou raideurs des muscles
- Les problèmes structurels du pied, comme les pieds plats
- Les déséquilibres structurels de la marche comme la pronation ou la supination

Une fois que les éléments qui ont causé l'apparition de la blessure ont été identifiés, il devient possible de mettre en place un programme d'entraînement pour régler le problème à sa source. Si la cause originelle est la contracture ou la faiblesse d'un groupe de muscles, alors des exercices de renforcement musculaire ou d'assouplissement auront un effet positif. Il est également possible de corriger les déséquilibres biomécaniques en faisant appel à des semelles orthopédiques, dans les cas de pronation, de supination, ou de différence de longueur des jambes. Enfin, de bons résultats peuvent être obtenus en modifiant le programme d'entraînement de l'athlète, afin d'éviter toute surcharge d'efforts.

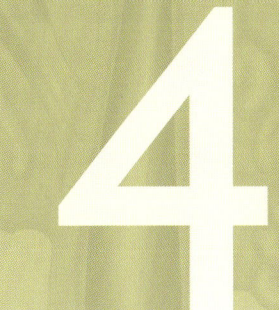

4

Les blessures de la peau dans le sport

ANATOMIE ET PHYSIOLOGIE

La peau est l'organe le plus important en taille du corps humain et assure de nombreuses fonctions. Son rôle principal consiste à produire une enveloppe protectrice. Celle-ci est constituée de trois épaisseurs que sont : l'épiderme, le derme, et l'hypoderme.

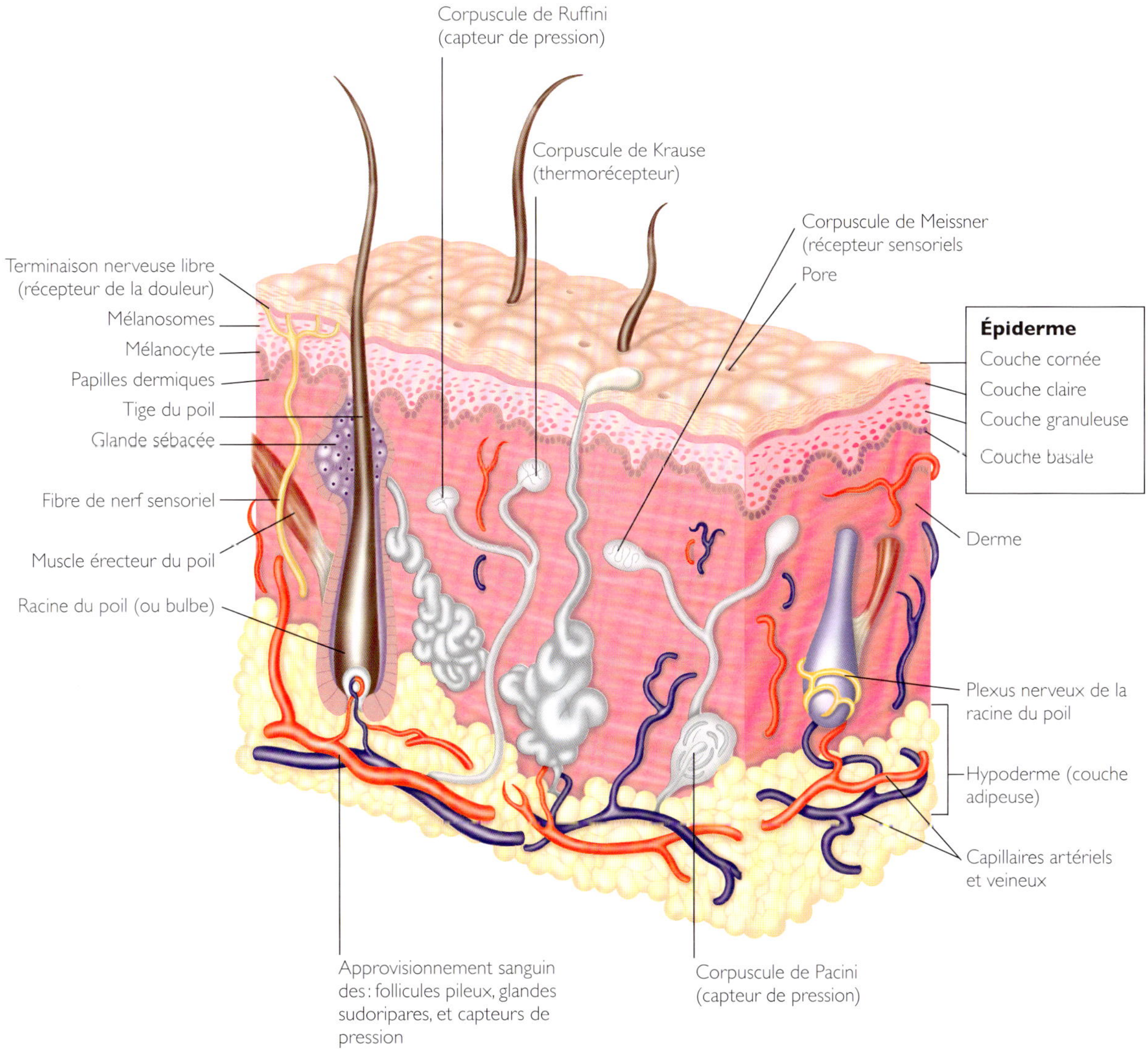

Corpuscule de Ruffini
(capteur de pression)

Corpuscule de Krause
(thermorécepteur)

Corpuscule de Meissner
(récepteur sensoriels)

Pore

Terminaison nerveuse libre
(récepteur de la douleur)

Mélanosomes

Mélanocyte

Papilles dermiques

Tige du poil

Glande sébacée

Fibre de nerf sensoriel

Muscle érecteur du poil

Racine du poil (ou bulbe)

Épiderme

Couche cornée

Couche claire

Couche granuleuse

Couche basale

Derme

Plexus nerveux de la
racine du poil

Hypoderme (couche
adipeuse)

Capillaires artériels
et veineux

Approvisionnement sanguin
des : follicules pileux, glandes
sudoripares, et capteurs de
pression

Corpuscule de Pacini
(capteur de pression)

L'épiderme, constitué de plusieurs couches cellulaires, constitue l'aspect le plus superficiel de la peau. L'épaisseur de ces différentes couches cellulaires varie en fonction de leurs localisations sur le corps. Les couches les plus épaisses se trouvent au niveau de la paume des mains et de la plante des pieds, et les plus fines constituent les paupières ou les lèvres par exemple. L'épiderme ne contient ni vaisseaux sanguins ni terminaisons nerveuses, mais n'en demeure pas moins extrêmement sensible pour ce qui est du toucher.

L'épiderme connaît un renouvellement cellulaire grâce à la formation, dans ses couches les plus profondes, de nouvelles cellules qui vont migrer vers la superficie et atteindre la couche cornée. Durant cette migration, et au fur et à mesure que les nouvelles cellules traversent les différents étages de l'épiderme, elles meurent progressivement. Durant ce processus, ces cellules voient leurs noyaux se détériorer et perdent progressivement leurs liquides, qui est alors remplacé par de la kératine. Les cellules les plus superficielles sont constamment soumises à « l'usure » et sont donc régulièrement remplacées par de nouvelles cellules. Il faut 28 jours pour que ce processus continu renouvelle entièrement la peau.

Le derme, qui est la couche la plus épaisse de la peau, se situe juste en dessous de l'épiderme et a pour fonction de supporter et de nourrir l'épiderme. Le derme est constitué de tissus conjonctifs denses ayant la particularité d'être solides, hautement élastiques et très souples. Il est donc formé par un tissu fibreux et très sensible. Le derme contient encore des fibres collagènes, des fibres d'élastine, des vaisseaux sanguins et lymphatiques, un réseau de nerfs sensitifs et moteurs, des follicules pileux, des glandes sudoripares et sébacées, ainsi que des muscles érecteurs de poils.

L'hypoderme, qui est la couche la plus profonde de la peau, se trouve en dessous du derme et a pour fonction de produire et de stocker des graisses. Il est constitué de deux couches formées par des tissus adipeux d'une part et des tissus aréolaires de l'autre. L'hypoderme est plus épais chez la femme que chez l'homme. Les graisses étant de mauvais conducteurs thermiques, cette couche de la peau participe à réduire les pertes calorifiques à travers la peau et dès lors, à maintenir la température corporelle. Enfin, l'hypoderme a aussi pour fonction de protéger les nerfs et les vaisseaux sanguins.

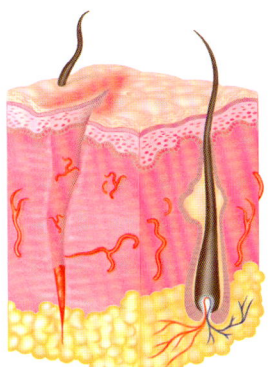

Coupure

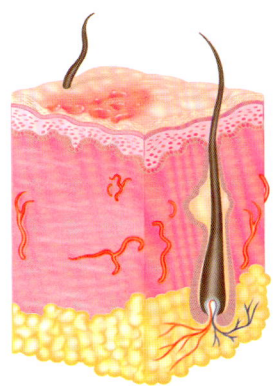

Abrasion

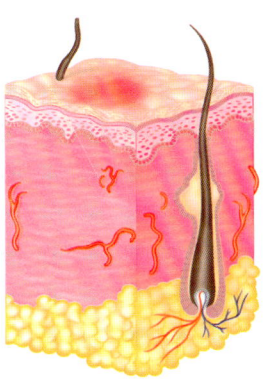

Irritation

Les coupures, abrasions, et irritations de la peau sont des phénomènes assez répandus, elles concernent des athlètes d'une grande variété de disciplines. Ces blessures sont considérées comme des atteintes superficielles de la peau. Dans certains cas de coupures, et parfois d'abrasions sévères, on constate une rupture de la peau. Les irritations, elles, sont uniquement un phénomène superficiel.

La peau est constituée de deux couches principales. L'épiderme, qui est composé de cellules assez compactes, contient la mélanine (pigment), la peau, les ongles, les glandes sébacées, ainsi que les glandes sudoripares. Son épaisseur dépend de la région du corps, mais aussi de l'exposition à la friction de ces différentes zones. Le derme est lui composé de tissus conjonctifs denses et irréguliers, et s'étend entre l'épiderme et la couche adipeuse sous-cutanée. Il assure un rôle de support structurel et nutritif pour l'épiderme et contient du collagène (la protéine qui assure l'adhérence des cellules et des tissus entre eux). La couche supérieure du derme contient des fibres élastiques imbriquées dans ses tissus conjonctifs, ainsi que des terminaisons nerveuses sensibles au toucher. En dernier lieu, la couche inférieure du derme contient les follicules pileux, les glandes sébacées, les conduits des glandes sudoripares, et enfin des fibres nerveuses sensorielles.

Si les coupures sont généralement dues à des impacts infligés à la peau, les abrasions et les irritations sont, elles, des formes de dermatites inflammatoires superficielles. Les frictions infligées à la peau provoquent une humidification excessive de cette dernière et, à terme, une macération. Cette réponse de la peau provoque une séparation de la kératine qui se détache de la couche granuleuse de l'épiderme, avec parfois comme résultat, des lésions inflammatoires suintantes. D'une manière générale, les coupures, abrasions et irritations ne s'étendent pas au-delà de la couche épidermique de la peau, contrairement aux excoriations qui peuvent, elles, atteindre les couches les plus profondes. Enfin, les coupures et les abrasions peuvent entraîner des saignements en fonction de leur gravité. Les abrasions profondes peuvent même produire des tissus cicatriciels en guérissant.

Causes les plus fréquentes

Les causes principales des abrasions sont les frictions occasionnées par les équipements sportifs (dont les protections et les chaussures) mais aussi par les chutes sur des surfaces dures ou rugueuses, et les collisions avec d'autres athlètes. Elles peuvent encore se produire à cause des frictions des vêtements sur la peau, combinées à la transpiration ou à d'autres sources d'humidité.

Signes et symptômes

Rougeurs, douleurs, irritations, démangeaisons, sensations de brûlure, et saignements.

Complications en l'absence de soins

Les blessures de la peau, lorsqu'elles ne sont pas correctement traitées, peuvent entraîner de sérieuses infections car, lorsqu'on y ajoute l'humidité de la transpiration, elles forment un milieu idéal pour la prolifération des bactéries et des virus. Les infections sont encore plus favorisées lorsque les vêtements empêchent la peau de respirer.

Traitement immédiat

Nettoyez la région affectée avec de l'eau et du savon, et séchez-la correctement. Appliquez un anti-inflammatoire stéroïdien si besoin, et bandez les plaies ouvertes.

Rééducation et prévention

Les coupures sont souvent le résultat d'accidents difficiles à éviter, comme les chutes. Porter des vêtements appropriés et assécher les régions du corps propices à la transpiration à l'aide de talc ou de poudre d'alun, permet de limiter les irritations et les abrasions. La plupart des coupures, abrasions et irritations de la peau guérissent naturellement toutes seules, à condition que l'on ait pris soin d'en éviter l'infection.

Pronostic à long terme

Dans les cas les plus extrêmes, ces atteintes de la peau peuvent avoir un impact négatif sur les performances du sportif. Cela dit, dans la plupart des cas, l'athlète récupère complètement après la guérison de ces blessures.

002 : COUP DE SOLEIL

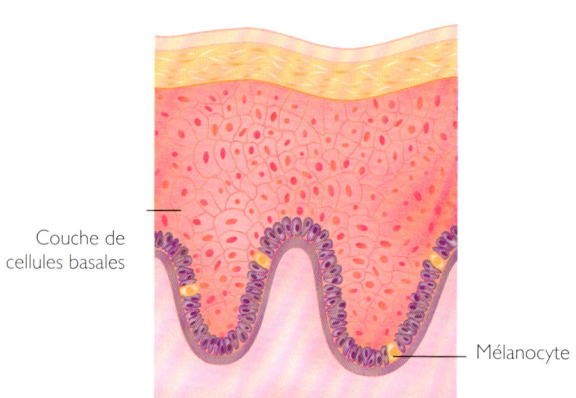

Couche de
cellules basales

Mélanocyte

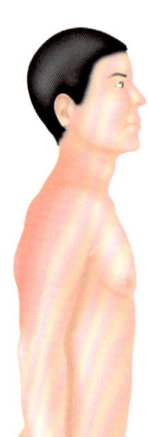

Les rayons ultraviolets du soleil peuvent endommager la peau, y provoquant ce que l'on appelle communément des « coups de soleil », dont la gravité peut aller de légère à bien plus sévère. Tous les sportifs pratiquant des sports d'extérieur sont exposés aux coups de soleil, plus particulièrement encore ceux dont les sports se pratiquent en altitude, là ou la couche atmosphérique est moins dense, et donc beaucoup moins protectrice qu'elle ne l'est plus près du niveau de la mer.

Dans la région la plus profonde de l'épiderme, se trouvent des cellules dendritiques plus connues sous le nom de mélanocytes. L'exposition de la peau au soleil active ces cellules qui produisent alors la mélanine, autrement dit, les pigments responsables de la coloration de la peau. Si une exposition progressive aux rayons du soleil produit le « bronzage », une exposition excessive peut endommager les mélanocytes et déclencher un cancer de la peau connu sous le nom de mélanome.

Causes les plus fréquentes

Les coups de soleil ont pour origine les expositions aux rayons du soleil, combinées à l'absence de protection de la peau – que ce soit un vêtement ou une crème solaire protectrice – lors d'une exposition prolongée.

Signes et symptômes

Rougeurs, douleurs, et cloques. La peau est aussi chaude au toucher.

Complications en l'absence de soins

Les complications les plus sévères qu'engendrent les coups de soleil sont les mélanomes, un cancer de la peau potentiellement mortel. Les moins sévères impliquent des dommages des vaisseaux sanguins sous-cutanés, un vieillissement prématuré de la peau, et une perte d'élasticité de la peau.

Traitement immédiat

Protégez-vous immédiatement des rayons du soleil, et prenez des bains d'eau fraîche ou appliquez des crèmes et autres produits hydratants sur les zones touchées, comme ceux qui contiennent de l'aloe vera par exemple.

Rééducation et prévention

Les coups de soleil se soignent généralement sans qu'il soit besoin de faire appel à un professionnel de la santé, à condition que l'atteinte ne soit pas vraiment sévère. On peut appliquer des crèmes hydratantes sur la peau pour en éviter le dessèchement et la desquamation, mais surtout pas dans les toutes premières phases suivant le coup de soleil, alors que la peau tente de se débarrasser de la chaleur qu'elle a emmagasinée. Pour prévenir les coups de soleils, il suffit de porter un vêtement couvrant, d'enduire la peau de crèmes solaires protectrices et/ou de porter un chapeau.

Pronostic à long terme

La plupart des coups de soleil guérissent en quelques jours, même si la peau présente des cloques puis se met à peler, car une nouvelle peau va rapidement remplacer les couches mortes. Cette nouvelle peau, il faut le savoir, est particulièrement vulnérable aux dommages du soleil. Il faut alors lui éviter toute exposition aux rayons de ce dernier. Les surexpositions répétées au soleil augmentent le risque de voir se développer un cancer de la peau, ou mélanome.

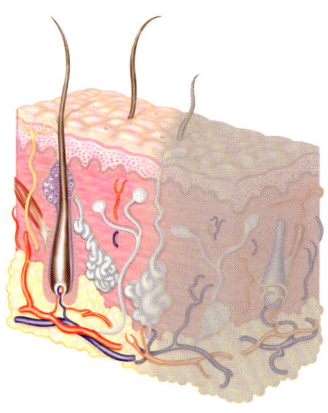

Cristallisation due au froid entraînant les gelures et la mort des tissus

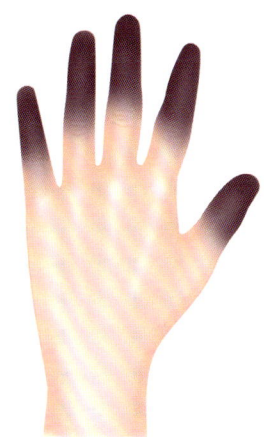

Les athlètes dont l'activité se produit en extérieur et dans le froid sont bien sûr les plus exposés aux gelures, une atteinte provoquée par la congélation des tissus corporels, qui entraîne des dommages de la peau et de ses couches sous-cutanées. Les skieurs et les alpinistes sont plus particulièrement exposés aux gelures, qui ont tendance à toucher les régions exposées de la peau telles que les oreilles, le nez, ou les extrémités des membres. Néanmoins, tout sportif mal équipé ou mal protégé contre une exposition prolongée au froid, s'expose à subir des gelures.

Les gelures font référence à une condition clinique dans laquelle les molécules d'eau contenues dans les tissus humains gèlent et se cristallisent, entraînant la mort des cellules et des tissus qu'elles composent. Les premiers stades des gelures sont causés par la formation de glace au niveau des tissus extracellulaires. Cela provoque alors des dommages au niveau des membranes cellulaires, et par extension, la mort des cellules, et donc des tissus qu'elles forment. Une exposition encore plus sévère au froid provoque un transfert de l'eau intracellulaire vers les espaces extracellulaires, provoquant une déshydratation des cellules et des dommages souvent irréversibles.

Causes les plus fréquentes

Les expositions prolongées au froid, les vêtements qui accumulent l'humidité puis qui gèlent, et une circulation sanguine ralentie (lorsque l'on est plongé dans de l'eau très froide par exemple).

Signes et symptômes

La peau devient blanche, un engourdissement ou des picotements au niveau des mains ou des pieds se font sentir, et la peau se détend et noircit lorsqu'elle est détruite par la gelure.

Complications en l'absence de soins

Les gelures les plus sévères peuvent entraîner des dommages permanents qui peuvent avoir comme résultat l'apparition de la gangrène. Dans certains cas, l'amputation de la région gelée peut s'avérer nécessaire.

Traitement immédiat

Immergez la région gelée dans de l'eau tiède ou appliquez-y des compresses tièdes. Prévoir aussi des analgésiques pour la douleur.

Rééducation et prévention

Décongeler une région gelée doit être fait avec une grande prudence. Pour cela, évitez de frotter la région gelée et si des cloques sont apparues, c'est l'ensemble de la région qui doit être entourée d'un bandage stérile. Ne tentez pas de décongeler une région qui risque d'être à nouveau exposée au froid, sous peine de provoquer des dommages encore plus sévères sur les tissus concernés. Enfin, la prévention contre les gelures voudrait que l'on évite de trop longues expositions au froid, ainsi que les activités conduites dans des températures négatives extrêmes.

Pronostic à long terme

Les gelures légères à modérées peuvent, une fois guéries, voir la sensibilité au froid de l'athlète s'exacerber et augmenter les risques de rechute lors d'expositions de moindre importance. Les gelures les plus sévères peuvent entraîner des dommages irréversibles allant jusqu'à nécessiter l'amputation. Toutefois, ces cas extrêmes ne concernent généralement que les pratiquants des sports de très haute montagne, et plus particulièrement les alpinistes.

004 : LE PIED D'ATHLÈTE (*TINEA PEDIS*)

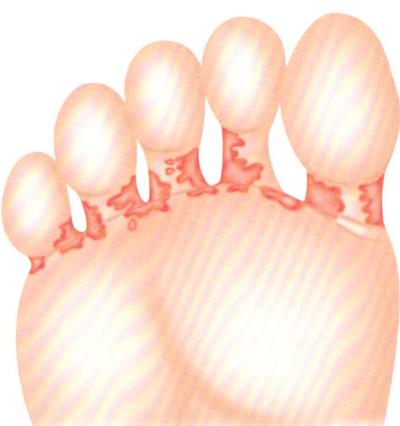

Le pied d'athlète a pour cause un champignon infectieux, produit par une catégorie de parasites de la peau connue sous le nom de dermatophytes. Cette affection est très répandue chez les sportifs et prolifère dans les conditions humides produites par la transpiration. Cette atteinte entraîne des rougeurs et des démangeaisons dues aux éruptions cutanées, et se transmet facilement aux autres. La forme la plus commune de cette affection est connue sous le nom de intertrigo interorteils.

La région du pied la plus souvent affectée par cette atteinte se trouve entre les quatre et cinquième orteils, où elle provoque des irritations, une macération, des fissures et une desquamation des couches supérieures de la peau. L'infection peut ensuite se propager vers les faces dorsale ou plantaire du pied, mais aussi sous les ongles, où elle commence par jaunir l'extrémité et/ou le pourtour de ces derniers. Le champignon responsable de cette infection est un organisme fongique (*tinea pedis*). L'apparition supplémentaire de bactéries peut aggraver les symptômes et l'infection.

Causes les plus fréquentes

Transpiration excessive, transmission contagieuse, manque de nettoyage et de séchage correct des pieds.

Signes et symptômes

La peau affiche des rougeurs, des crevasses et une desquamation. Se produisent aussi des démangeaisons, des brûlures, et des sensations de picotement. Enfin, on peut noter l'apparition de mauvaises odeurs des pieds.

Complications en l'absence de soins

Sans les soins appropriés, le pied d'athlète peut s'aggraver en creusant de plus en plus les crevasses de la peau inter-palmaire, et se propager à l'ensemble du pied, affectant tour à tour la plante du pied, les ongles et allant parfois jusqu'à se répandre sur les mains. Les sensations de brûlure et de démangeaison augmentent en même temps que se développent une mauvaise odeur et un risque accru de transmission aux autres.

Traitement immédiat

Lavez et séchez complètement le pied et appliquez un antifongique local, comme le Lamicil, sur les lésions et au-delà, pour éviter la propagation du champignon.

Rééducation et prévention

Le pied d'athlète est bien plus répandu qu'on le croit et peut affecter jusqu'à 70 % de la population en fonction des saisons. Il répond généralement bien avec un minimum d'attention, comme laver régulièrement les pieds et s'assurer d'un séchage parfait, et le maintien au sec durant la journée lorsque cela est possible. Si les ongles sont infectés, alors cela peut devenir très difficile à traiter et nécessite une intervention plus agressive. Lorsque l'affection des ongles devient chronique, elle peut nécessiter l'intervention d'un podologue qui devra les retirer.

Pronostic à long terme

La plupart des cas de pied d'athlète se résolvent avec un peu d'attention et l'application de produits pharmaceutiques antifongiques. Les cas les plus sévères, en revanche, peuvent nécessiter un traitement à long terme, une médication orale, voire même l'extraction de l'ongle pour se débarrasser de l'affection.

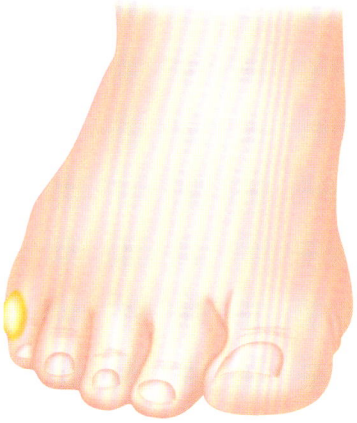

Les ampoules sont des blessures communes à un grand nombre de sports où l'athlète est exposé à des frictions, que ce soit au niveau des chaussures (course à pied, skateboard, ou ski), à cause des « outils » utilisés pour la pratique, tels que les battes de baseball et les raquettes de tennis, ou encore à cause des appareils de gymnastique. Sous l'effet de frictions excessives, il se forme sur la peau de petites bulles, ou vésicules, remplies d'un liquide. Ce liquide est généralement translucide, mais peut parfois être coloré de rouge ou de bleu lorsqu'un peu de sang vient s'y mêler.

Les ampoules se forment lorsque survient une séparation entre le derme et l'épiderme, ou entre les différentes couches constituantes du derme lui-même. Dans ce cas, l'espace créé entre les tissus est immédiatement rempli par du sérum, du liquide lymphatique, du sang ou par les liquides extracellulaires. Lorsque cela se produit, une fine paroi translucide se forme autour de la zone, entraînant son gonflement. Bien entendu, l'ampoule peut devenir sensible au toucher et même douloureuse.

Causes les plus fréquentes

Les frictions dues aux chaussures dans les sports où l'on court beaucoup, celles qui affectent les paumes et dues aux clubs de golf, aux raquettes de tennis ou aux appareils de gymnastique.

Signes et symptômes

Il apparaît des bulles, ou vésicules sur la peau, à l'endroit des frictions, ainsi que des douleurs, des picotements et une sensibilité accrue de la région. Lorsque la bulle est déchirée, il s'en écoule un liquide translucide.

Complications en l'absence de soins

Si l'activité sportive est poursuivie sans une attention appropriée accordée à l'ampoule, elle peut se déchirer et générer une irritation supplémentaire de la peau, qui entraîne à son tour des douleurs plus importantes encore. Les ampoules mal soignées font courir le risque de voir apparaître une infection des tissus, car une plaie ouverte est un terrain de prolifération idéal pour les microbes et autres germes.

Traitement immédiat

Nettoyez délicatement l'ampoule, ou les ampoules, avec du savon et de l'eau tiède, et drainez-en le liquide si nécessaire, puis recouvrez la blessure à l'aide d'un bandage stérile.

Rééducation et prévention

Les ampoules se soignent de manière relativement facile avec un minimum d'attention, à condition qu'elles ne s'infectent pas. Pour en prévenir l'apparition, il est recommandé pour les coureurs de porter des chaussettes et des chaussures parfaitement ajustées. Les autres sportifs, et plus particulièrement les gymnastes, peuvent se servir de craie pour enduire leurs mains et réduire ainsi les frictions à l'origine de ces ampoules. Enfin, rectifier sa technique dans l'exécution des gestes sportifs peut aussi aider à minimiser l'apparition des ampoules.

Pronostic à long terme

Les ampoules nécessitent quelques jours à une semaine pour guérir complètement, à condition qu'une infection n'apparaisse pas. Toutefois, tant qu'elles ne sont pas guéries, la douleur et/ou le désagrément qu'elles engendrent peuvent affecter les performances du sportif.

006 : COR, CALLOSITÉ ET VERRUE

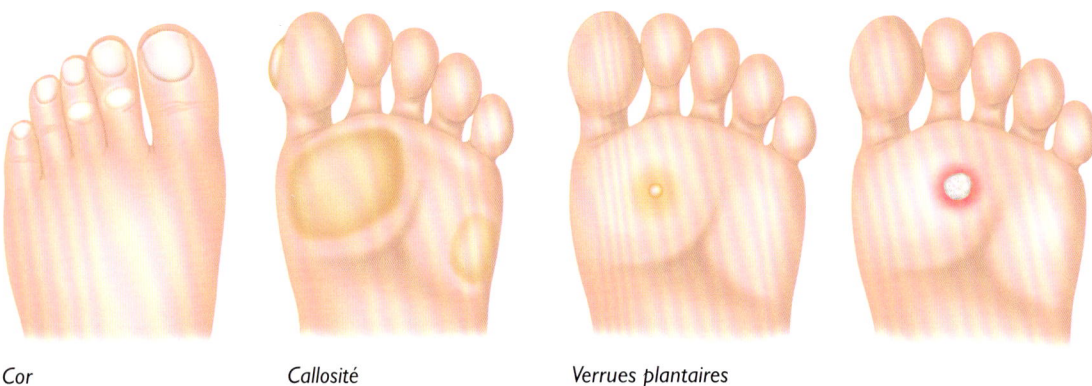

Cor   *Callosité*   *Verrues plantaires*

Les cors et les callosités sont tous deux le fruit de frictions ou de pressions. Chez les athlètes, ils sont généralement dus aux frictions/pressions occasionnées par les chaussures ou par le port de charges importantes. Les verrues et les verrues plantaires sont, elles, dues au papillomavirus humain (PVH).

Les cors sont un épaississement de couche cornée de la peau des orteils, et les callosités sont des épaississements localisés de la couche cornée de l'épiderme. Tous deux sont dus à un traumatisme physique. Les callosités apparaissent généralement sur les régions de la plante du pied qui subissent les charges, et peuvent être dues à un mauvais alignement des os du métatarse sur l'appui avant du pied. Les cors et les callosités peuvent avoir un « cœur » profond, ou nucléation, qui a tendance à être extrêmement tendre, dont la particularité est de se recouvrir progressivement d'un épaississement puis d'un durcissement de la peau. Ils peuvent éventuellement provoquer des démangeaisons. Les verrues, elles, sont le résultat d'une infection par le papillomavirus, très hautement contagieux. Elles sont donc des lésions épidermiques de la couche cornée de la peau, et peuvent apparaître dans différents endroits du corps, y compris la plante des pieds, où elles sont connues sous le nom de « verrues plantaires ».

Causes les plus fréquentes

Les frictions à répétition, le port de charges lourdes et, pour ce qui est des verrues, une transmission contagieuse.

Signes et symptômes

Des épaississements au niveau des os proéminents du pied qui frottent contre les chaussures (cors). Des épaississements et des durcissements de la peau de la plante des pieds (callosités). Des élévations ou des protubérances disgracieuses au niveau de la peau de l'appui avant du pied, du talon, ou de la face inférieure du gros orteil (verrues plantaires).

Complications en l'absence de soins

Dans le cas des cors et des callosités, la condition peut empirer et éventuellement conduire à une intervention médicale. Les verrues, elles, peuvent se propager au reste du corps, voire être transmises à d'autres personnes.

Traitement immédiat

Dans le cas des cors et des callosités, réduisez ou éliminez les sources de friction au niveau du pied. Dans le cas des verrues, appliquez une médication antivirale en prenant soin de bien couvrir la zone environnante.

Rééducation et prévention

Les cors et les callosités sont des blessures directement liées aux pressions subies par les pieds. Ils se soignent donc en réduisant ou en éliminant ces sources de pression, en adaptant les chaussures ou en réduisant les charges infligées aux pieds. Les cors et les callosités répondent plutôt bien aux traitements, alors que les verrues, elles, ont tendance à être récurrentes. De bonnes chaussures de sport et une plus grande attention apportée à la technique sportive concernant les pieds permettent d'éviter l'apparition de ces phénomènes cutanés. Les verrues peuvent être évitées grâce à une hygiène régulière et attentionnée, mais aussi, en évitant les environnements favorables au papillomavirus.

Pronostic à long terme

Les cors et les callosités représentent généralement des inconvénients mineurs pour les athlètes, et disparaissent complètement lorsque l'on en a éliminé les causes. Lorsqu'ils deviennent une source de douleur ou d'un incessant inconfort, ils peuvent être éliminés grâce à la cryothérapie, l'excision, la chirurgie laser, ou d'autres méthodes encore.

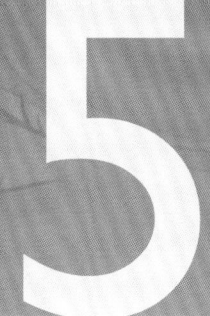

5 Les blessures de la tête et du cou dans le sport

LA TÊTE

Le crâne, du grec *kranion*, est composé de huit grands os plats : deux paires et quatre singuliers. Ensemble, ils forment une « boîte » qui contient et abrite le cerveau. Ces os sont :

L'os frontal : qui forme le front, les excroissances osseuses des sourcils et la partie supérieure de l'orbite oculaire.

Les pariétaux : sont une paire d'os formant les parois latérales supérieures de la boîte crânienne. Ils se rejoignent au sommet et au milieu du crâne, à la suture sagittale, et s'attachent à l'os frontal, de part et d'autre du front, à la suture coronale.

Les temporaux : sont une paire d'os situés juste en dessous des pariétaux. Ils présentent trois importantes aspérités : a) l'apophyse styloïde qui est une éminence grêle et allongée sur laquelle plusieurs muscles du cou viennent s'attacher, b) l'apophyse zygomatique qui forme un arc osseux tout en finesse, reliant le pariétal à l'os zygomatique juste au-dessus de la mandibule supérieure, c) l'apophyse mastoïde qui forme une « bosse » en arrière et en dessous de l'apophyse styloïde (juste en arrière du lobe de l'oreille).

L'os occipital : il est l'os le plus postérieur de la boîte crânienne et forme la paroi postérieure de celle-ci. À ses extrémités antérieures, il s'attache aux os pariétaux au niveau des sutures lambdoïdes. À sa partie inférieure, se trouve une grande ouverture, le *foramen magnum* ou trou occipital, à travers lequel passe la moelle épinière pour aller se relier au cerveau. Enfin, de part et d'autre du *foramen magnum*, se trouvent les condyles occipitaux qui viennent s'appuyer sur la première vertèbre cervicale (l'atlas).

L'os sphénoïde : est un os unique, en forme de papillon, et qui couvre toute la largeur du crâne pour constituer le « plancher » de la cavité crânienne. Certaines de ses parties forment la partie inférieure des orbites oculaires ainsi qu'une part de l'aspect latéral du crâne.

L'os éthmoïde : est un os unique se situant en avant du sphénoïde et en dessous de l'os frontal. Il forme une partie des fosses nasales ainsi que les cornets moyen et supérieur.

Les os de la face

La face, ou massif facial, est composée de quatorze os, dont douze sont des paires. Les os principaux de la face sont :

Les os propres du nez : sont une paire d'os rectangulaires formant l'arête du nez (la partie inférieure du nez étant constituée de cartilage).

Les os zygomatiques : sont une paire d'os, communément appelés les pommettes, et qui forment entre autres une grande part des aspects latéraux des orbites oculaires.

Les os maxillaires supérieurs : sont soudés entre eux en leur partie antérieure pour former la mâchoire supérieure, dans laquelle s'enfichent les dents.

Les os maxillaires inférieurs (mandibule) : l'os de la mâchoire inférieure est l'os le plus solide du visage. Il se rattache aux os temporaux de chaque côté de la face pour former la seule articulation mobile du crâne. La partie horizontale de la mandibule inférieure, ou corps de l'os, vient former le menton et supporte les dents inférieures. Les parties verticales de ces os s'élèvent pour aller relier la mandibule aux os temporaux.

a)

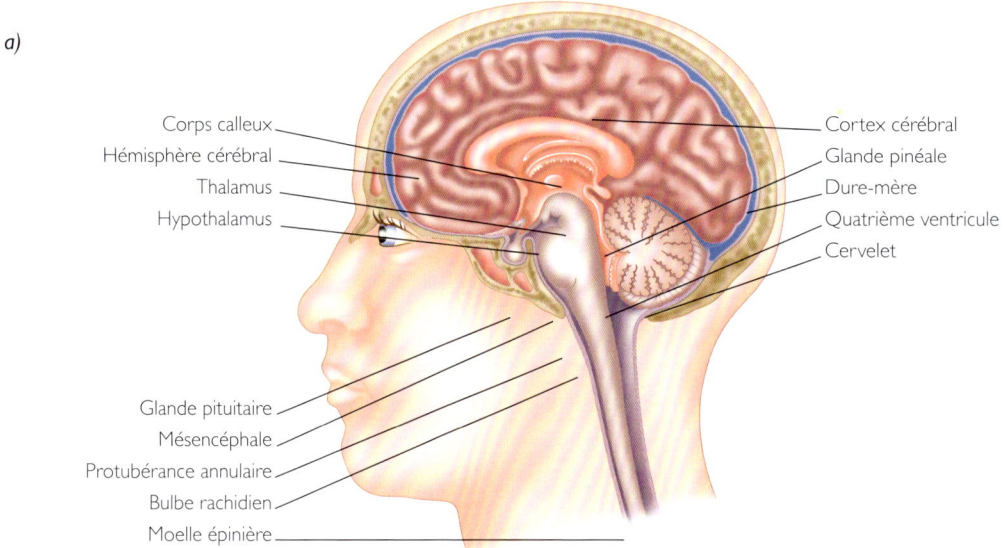

b)

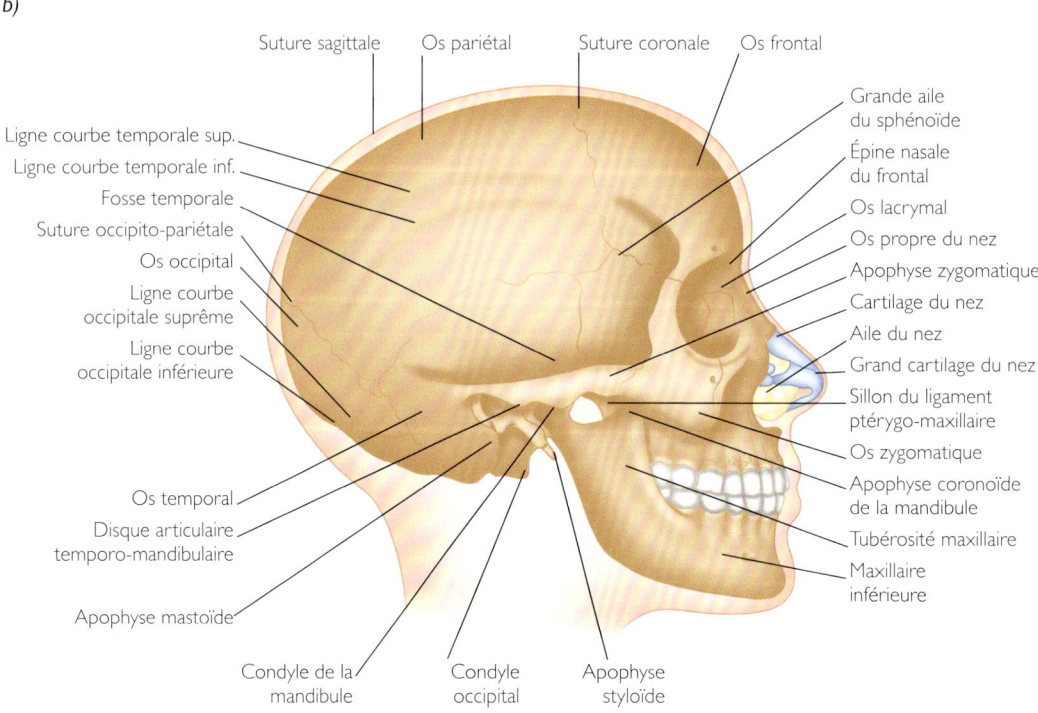

Vue latérale d'une coupe sagittale de la tête, et b) du crâne.

Les dents

Les dents sont de très dures structures calcifiées qui sont implantées dans les processus alvéolaires de la mandibule et du maxillaire. Chaque dent est constituée d'une couronne, d'un collet, et de racines. La partie solide de la dent est principalement composée de dentine, qui forme la plus grande part de la dent, de l'émail, qui recouvre la couronne, et du cément, qui entoure les racines. Au cœur de la dent se trouve la pulpe dentaire dans laquelle circulent des vaisseaux sanguins et lymphatiques ainsi que des nerfs.

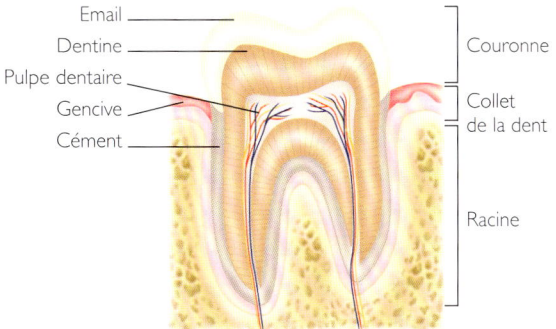

Les yeux

Les yeux font partie des structures corporelles les plus délicates, même s'ils sont naturellement protégés des blessures et autres traumatismes. L'œil est formé d'une grosse sphère enfichée dans une orbite, elle-même entourée par de solides arcades osseuses, qui ne laissent dépasser qu'un segment réduit de la sphère, la cornée. Les paupières, elles, ont la capacité de se fermer de manière extrêmement rapide pour protéger les yeux de toutes projections qui pourraient les atteindre. Plus encore, les yeux sont conçus pour pouvoir encaisser un minimum d'impacts sans subir de gros dommages.

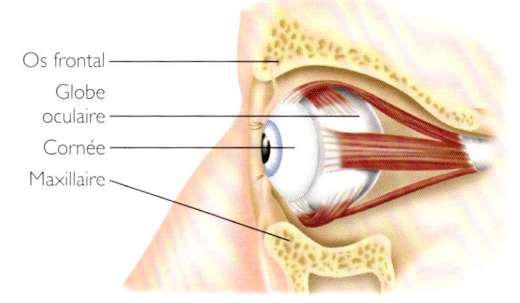

Les oreilles

L'oreille humaine est l'organe responsable de l'ouïe, et joue un rôle prépondérant dans notre équilibre. Une blessure de l'oreille peut donc avoir un impact négatif sur ces deux fonctions. La partie externe de l'oreille est constituée de cartilage (le pavillon), et du conduit auditif (pinna). La partie médiane de l'oreille est constituée du tympan, des osselets, de la cavité médiane de l'oreille, ainsi que de la trompe d'Eustache.

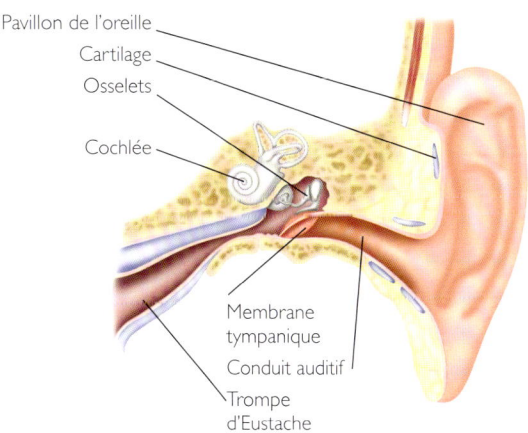

Le nez

Le nez est composé d'os et de cartilages. Les cloisons nasales sont souvent blessées dans la pratique du sport. Leurs éléments constituants sont le vomer (lame perpendiculaire de l'ethmoïde), ainsi que le cartilage quadrangulaire. Une paire de protrusions issues de l'os frontal et les processus ascendants du maxillaire complètent la structure osseuse du nez, alors que le cartilage latéral et celui de l'aile du nez viennent compléter la structure cartilagineuse et donc non-osseuse du nez.

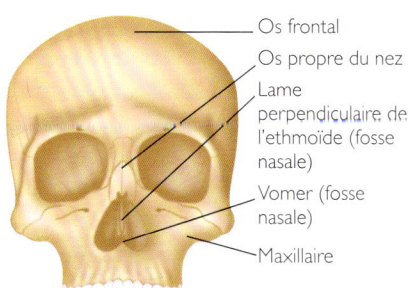

LE COU

La colonne cervicale est constituée de sept vertèbres, qui commencent à la base du crâne (C1) et qui forment une courbe en descendant vers le thorax pour rejoindre les vertèbres dorsales (C7, D1). Les muscles qui courent depuis la cage thoracique et les clavicules en direction des vertèbres cervicales, de la mâchoire et du crâne viennent s'ancrer sur la face antérieure (avant) de la colonne cervicale. Les muscles cervicaux postérieurs, eux, recouvrent la face postérieure des vertèbres où ils forment l'essentiel des tissus de la nuque.

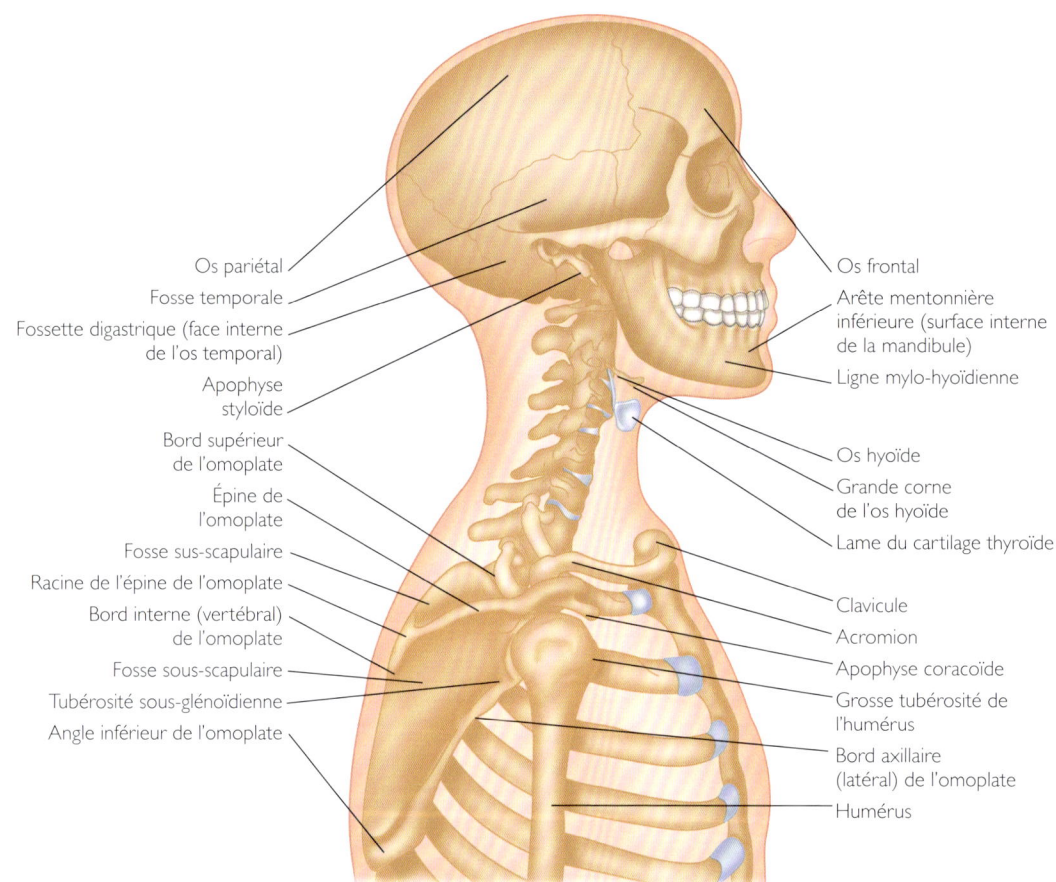

Os pariétal

Fosse temporale

Fossette digastrique (face interne de l'os temporal)

Apophyse styloïde

Bord supérieur de l'omoplate

Épine de l'omoplate

Fosse sus-scapulaire

Racine de l'épine de l'omoplate

Bord interne (vertébral) de l'omoplate

Fosse sous-scapulaire

Tubérosité sous-glénoïdienne

Angle inférieur de l'omoplate

Os frontal

Arête mentonnière inférieure (surface interne de la mandibule)

Ligne mylo-hyoïdienne

Os hyoïde

Grande corne de l'os hyoïde

Lame du cartilage thyroïde

Clavicule

Acromion

Apophyse coracoïde

Grosse tubérosité de l'humérus

Bord axillaire (latéral) de l'omoplate

Humérus

Du crâne à l'humérus, vue latérale.

Le plexus brachial est un réseau de filets nerveux organisé de manière complexe. Les nerfs qui le composent émergent des vertèbres cervicales pour s'étendre vers les structures périphériques incluant les muscles et la peau, pour leur transmettre des impulsions motrices et sensorielles. Constitué par les branches antérieures des 5e, 6e, 7e, et 8e nerfs cervicaux, le plexus brachial donne naissance aux nerfs qui vont alimenter les épaules, les bras, les coudes, les avant-bras, les poignets, les mains et les doigts.

Entre les vertèbres cervicales, se trouvent des disques intervertébraux qui ont pour rôle d'absorber les chocs, de faciliter le mouvement et de participer au support de la colonne cervicale. Ces disques sont constitués d'un noyau pulpeux au centre, lui-même entouré par un anneau fibreux. Ces disques sont présents entre chacune des vertèbres allant de C2 à D1 (première vertèbre dorsale). Entre C1 et C2, il n'y a pas de disque, mais une capsule articulaire et des ligaments.

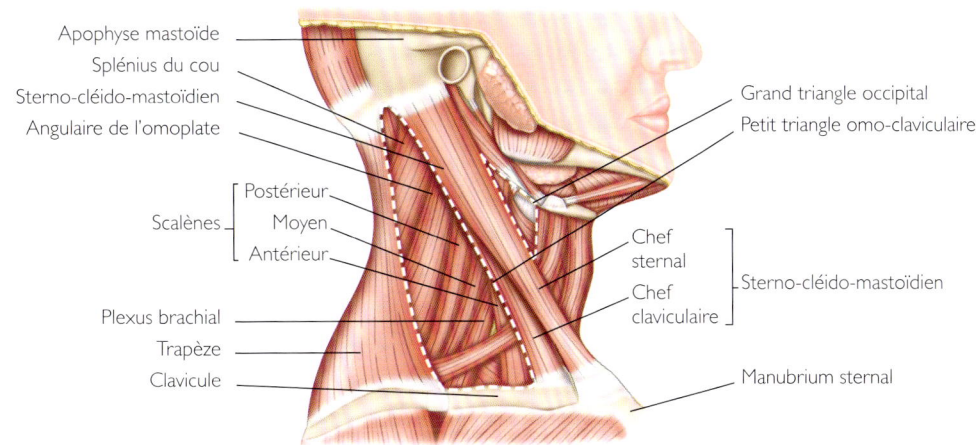

Apophyse mastoïde
Splénius du cou
Sterno-cléido-mastoïdien
Angulaire de l'omoplate
Scalènes — Postérieur / Moyen / Antérieur
Plexus brachial
Trapèze
Clavicule

Grand triangle occipital
Petit triangle omo-claviculaire
Chef sternal
Chef claviculaire
Sterno-cléido-mastoïdien
Manubrium sternal

Vue latérale des muscles du cou.

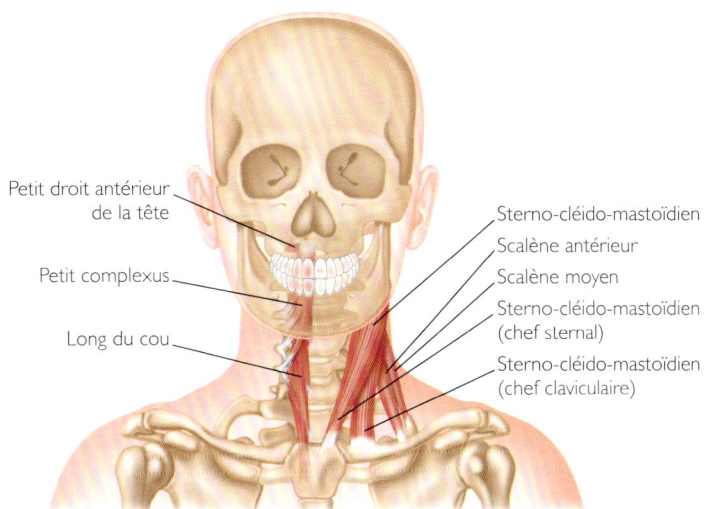

Petit droit antérieur de la tête
Petit complexus
Long du cou

Sterno-cléido-mastoïdien
Scalène antérieur
Scalène moyen
Sterno-cléido-mastoïdien (chef sternal)
Sterno-cléido-mastoïdien (chef claviculaire)

Vue antérieure des muscles du cou.

La plupart des muscles antérieurs de la colonne cervicale participent à fléchir la tête vers l'avant et le bas. En position debout ou assise, le poids de la tête et la gravité favorisent cette flexion. Si la position fléchie en avant devient une habitude, elle peut engendrer des faiblesses au niveau des muscles antagonistes que sont les extenseurs de la colonne. La puissance des sterno-cléido-mastoïdiens, alliée aux petits muscles profonds du cou (petit droit antérieur, petit complexus et long du cou) peuvent aussi bien tirer la tête vers l'avant que participer à la soutenir.

Les muscles extenseurs, situés sur la face postérieure du cou, doivent se contracter pour relever la tête. Ce redressement de la tête implique la mise en action de nombreux muscles : les splénius, les scalènes, les spinaux (des gouttières vertébrales), les demi-épineux de la nuque, les muscles postérieurs profonds de la nuque, les obliques de la tête, et même le trapèze. Ces muscles assurent par ailleurs aussi les flexions latérales (avec l'angulaire de l'omoplate) ainsi que les rotations de la tête. Ils sont donc relativement faciles à renforcer, du fait même des nombreuses actions dont ils sont capables.

007 : COMMOTION CÉRÉBRALE, CONTUSION, HÉMORRAGIE ET FRACTURE

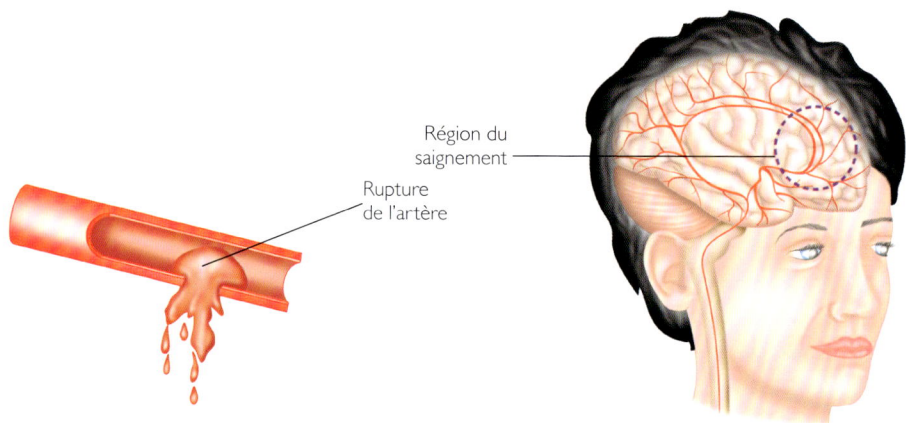

Région du saignement

Rupture de l'artère

Les traumatismes de la tête font partie des blessures les plus graves que puissent subir les sportifs. Parmi celles-ci, on trouve les commotions, qui impliquent une soudaine et violente accélération de la tête, les contusions, ou meurtrissures des tissus cérébraux, ainsi que les hémorragies, ou saignements internes du crâne, et les fractures des os de la tête. Bien entendu, les athlètes engagés dans les sports de contact tels que le football (européen ou américain), le rugby, la crosse, le hockey, et la boxe, sont les plus exposés à ce type de blessures.

Si la force du coup reçu est suffisamment importante, le crâne peut se fracturer et voir certains de ses morceaux aller exercer des pressions sur les tissus cérébraux. Qu'il y ait eu fracture ou non, cela peut provoquer des saignements, ou hémorragies à l'intérieur de la boîte crânienne. Lorsqu'un vaisseau sanguin situé entre le crâne et le cerveau vient à rompre, il peut se former un caillot de sang, ou hématome, qui va alors exercer une pression contre les tissus cérébraux. Un caillot se formant entre la boîte crânienne et l'enveloppe protectrice du cerveau, ou dure-mère, porte le nom d'hématome épidural, alors que celui qui se forme entre la dure-mère et le cerveau, est appelé hématome sous-dural. Enfin, les hémorragies se produisant aux niveaux les plus profonds du cerveau peuvent provoquer des contusions ou meurtrissures des tissus cérébraux.

Causes les plus fréquentes
Les fortes collisions avec d'autres athlètes dans la pratique de sports de contact, les chutes sévères avec impact sur la tête, et les traumatismes dus aux coups de poing (boxe).

Signes et symptômes
État de choc, perte de conscience, confusion, et perte de mémoire.

Complications en l'absence de soins
Les blessures à la tête nécessitent une prise en charge médicale immédiate, faute de quoi il peut se produire au niveau du cerveau des dommages permanents qui, dans les cas les plus sévères, peuvent entraîner la mort.

Traitement immédiat
En tout premier lieu, il faut immobiliser le blessé et l'allonger dans un endroit calme, avec la tête et les épaules légèrement surélevées. Épongez les saignements si besoin, et appelez aussi vite que possible un médecin.

Rééducation et prévention
La rééducation des blessures à la tête dépend grandement de la nature même de l'accident subi. Les contusions, mêmes mineures, peuvent entraîner des syndromes postcontusion pouvant affecter le sportif jusqu'à six mois ou un an après le choc. Les blessures et traumatismes les plus sévères peuvent engendrer une grande variété de symptômes plus ou moins permanents. Les casques et autres équipements de protection de la tête et du visage peuvent limiter sinon éviter de telles blessures.

Pronostic à long terme
Les pronostics concernant les atteintes de la tête sont particulièrement difficiles à établir, car des troubles et désordres peuvent apparaître lors des mois, voire des années qui suivent le choc. Dans les cas de blessures légères, le pronostic à long terme est généralement bon, bien que des symptômes tels que des maux de tête, des étourdissements ou un certain degré d'amnésie puissent perdurer un certain temps. Les caillots sanguins, les hémorragies et les fractures crâniennes nécessitent généralement une intervention chirurgicale.

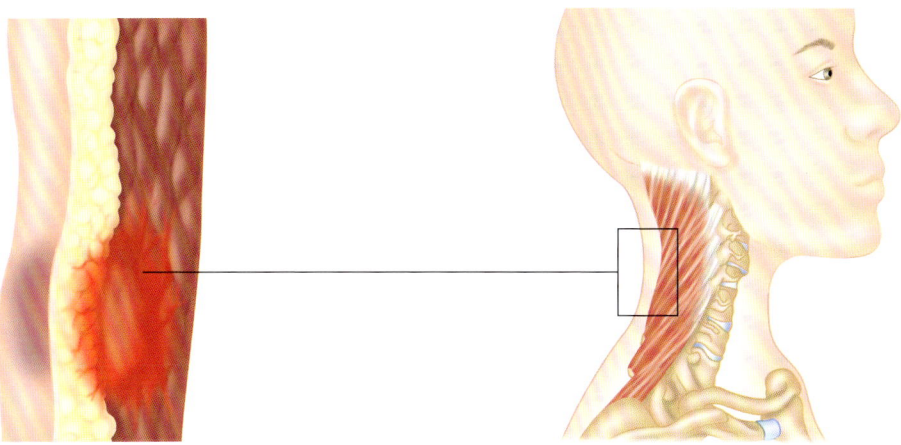

Les blessures de la nuque peuvent être particulièrement sérieuses, surtout lorsqu'il y a fracture d'une ou plusieurs vertèbres. Les distensions et entorses de la nuque, moins graves et beaucoup plus communes, impliquent, elles, des atteintes des muscles, tendons et ligaments de la nuque. Les contusions et les meurtrissures de la peau et des muscles sous-jacents sont généralement le fruit de coups reçus dans la zone.

Causes les plus fréquentes

Les vrilles soudaines et violentes du cou, les chutes sévères et, pour ce qui est des contusions, les coups reçus directement dans le cou ou sur la nuque.

Signes et symptômes

Des douleurs au niveau de la tête, du cou et des épaules. Des sensations de craquements dans la nuque, ainsi qu'une perte de tonus et de mobilité de la nuque.

Complications en l'absence de soins

Les atteintes de la nuque sont potentiellement très dangereuses, et méritent vraiment une consultation médicale dans les plus brefs délais. Il faut savoir que les effets secondaires des blessures de la nuque incluent des paralysies de long terme, une perte de la motricité et de la coordination, des calcifications et l'ostéoporose, entre autres. Dans les cas de fractures, cela peut aller jusqu'à la paraplégie, et parfois même, la mort.

Traitement immédiat

Immobilisez immédiatement le sportif pour protéger sa colonne vertébrale, et administrez des antalgiques pour la douleur.

Rééducation et prévention

Pour ce qui est des entorses de la nuque, il peut être décidé d'immobiliser le cou pendant quelques semaines, en portant une minerve. Dans les cas de fractures, la vertèbre peut être consolidée à l'aide de vis, et le patient est ensuite parfois immobilisé dans un plâtre. Les thérapies physiques tentent ensuite d'aider le patient à retrouver l'amplitude des mouvements de sa nuque, de la souplesse et de la force. En termes de prévention, les casques et autres équipements de protection de la tête et du visage peuvent limiter sinon éviter les blessures du cou et de la nuque.

Pronostic à long terme

L'issue définitive des atteintes du cou et de la nuque varie grandement en fonction de la nature et de la sévérité des blessures. Dans les cas de fractures, le pronostic est généralement plus grave, du fait des traumatismes secondaires infligés aux parties supérieures de la colonne cervicale.

Les foulures, distensions et entorses de la nuque affichent généralement des pronostics au long terme bien plus cléments, à condition que les soins et la rééducation aient été effectués avec attention et sérieux. Les entorses les plus sévères, dans lesquelles les attaches entre les muscles, tendons, ligaments et les os ont été rompues, nécessitent généralement une intervention chirurgicale.

009 : SYNDROME PLEXULAIRE INTÉRESSANT LE PLEXUS BRACHIAL

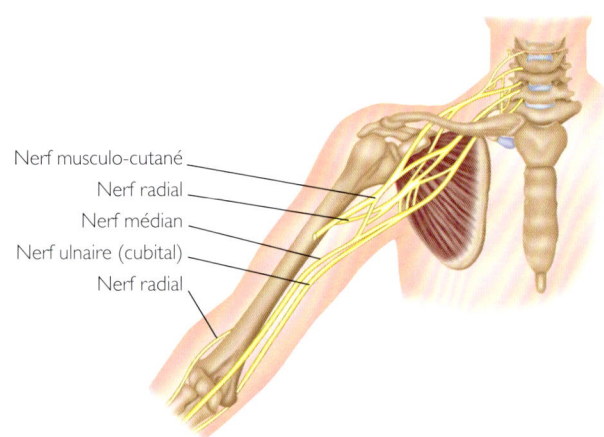

Nerf musculo-cutané
Nerf radial
Nerf médian
Nerf ulnaire (cubital)
Nerf radial

Le syndrome plexulaire du plexus brachial est le résultat d'un étirement (élongation) ou d'une compression du plexus brachial ; un complexe nerveux localisé entre le cou et l'épaule. Cette blessure est fréquente dans les sports de contact tels que le hockey, le football, la lutte et le rugby. Les blessures du plexus brachial sont caractérisées par une sensation de brûlure, qui court vers le bas et la partie supérieure du bras. Les symptômes peuvent durer de quelques minutes à plusieurs semaines.

Causes les plus fréquentes

Les coups reçus contre la tête ou l'épaule, spécialement lors de tacles dans le rugby, par exemple. Les flexions latérales de la tête avec rotation (compression des nerfs cervicaux), et les hyperextensions du cou.

Signes et symptômes

Les symptômes les plus courants sont : des douleurs sévères qui irradient depuis le cou jusque dans les bras et même les doigts, une paresthésie de l'épaule et du bras (perte de sensibilité), des engourdissements, des picotements, des brûlures, ainsi que des sensations rampantes sur la peau et une faiblesse musculaire du bras.

Complications en l'absence de soins

Lorsque cette atteinte du plexus brachial n'est pas soignée, la sensation de brûlure cuisante se prolonge dans le temps et s'aggrave, et les nerfs périphériques peuvent subir des dommages supplémentaires. Attention, car ces mêmes symptômes peuvent signer une atteinte de la moelle épinière, avec tout ce que cela comporte comme complications nettement plus graves.

Traitement immédiat

Immobilisez la région du cou et de l'épaule, et appliquez-y de la glace. Il est aussi recommandé de faire appel aux anti-inflammatoires et aux analgésiques pour gérer la douleur.

Rééducation et prévention

Les soins et la rééducation d'un syndrome plexulaire du plexus brachial impliquent la mise en œuvre de thérapies médicales. Une fois la blessure guérie, ces thérapies s'efforcent à redonner de l'amplitude aux mouvements, et à renforcer la musculature de la nuque – cela en portant une attention toute particulière aux muscles « soutien » qui entourent ce plexus nerveux. Enfin, le port d'équipements de protection, l'affinement des techniques sportives, et un renforcement musculaire régulier de la partie supérieure du bras peuvent, combinées, minimiser le risque de blessure touchant ce plexus.

Pronostic à long terme

Le pronostic à long terme pour ce type de blessure est généralement bon, bien que certains athlètes développent une forme chronique de cette atteinte, avec un taux de rechute assez élevé. Dans de très rares cas, la blessure du plexus brachial peut nécessiter une intervention en microchirurgie pour réparer les nerfs touchés.

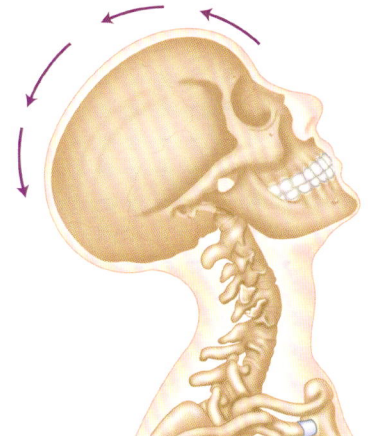

Les entorses de la nuque, plus connues sous le nom de « coup du lapin », se produisent lorsque la tête, et donc la nuque, sont violemment projetées vers l'avant et/ou vers l'arrière, induisant une forte flexion ou extension de la nuque. Cela se produit généralement lorsque l'athlète est poussé par-derrière pendant la pratique d'un sport de contact par exemple. Dans ces conditions, les tissus mous de la nuque comme les articulations intervertébrales, les disques, les ligaments, les muscles cervicaux, et les racines des nerfs peuvent subir des dommages entraînant des douleurs, des raideurs et une perte de mobilité du cou.

Les hanches, le dos et le tronc sont les premiers segments corporels et articulations à subir le mouvement « agressif » du coup du lapin. En effet, l'accélération vers l'avant de ces parties du corps est toujours accompagnée d'un mouvement vertical remontant vers la nuque, où il produit une forte compression au niveau de la colonne cervicale. Cette combinaison de mouvements provoque une forte bascule de la tête vers l'arrière. Elle génère des tensions opposées : au niveau des vertèbres cervicales inférieures, qui connaissent une extension, ainsi qu'au niveau des vertèbres cervicales supérieures qui connaissent, elles, une violente flexion opposée. Sous l'effet de ces forces contradictoires, les structures antérieures de la colonne cervicale subissent un « arrachement » par extension, et les parties postérieures, incluant les facettes articulaires postérieures, subissent, elles, un violent « écrasement ».

Causes les plus fréquentes

Les causes les plus fréquentes des entorses de la nuque sont les tacles par-derrière, comme dans le football, les fortes collisions avec d'autres athlètes ou contre des équipements sportifs, ou encore, les coups à la tête comme dans la boxe.

Signes et symptômes

Les signes et symptômes des entorses de la nuque sont les douleurs et les raideurs de la nuque, de la région des épaules, ou entre les omoplates, mais aussi des acouphènes, une vision trouble, et enfin, une certaine irritabilité et une sensation de fatigue.

Complications en l'absence de soins

Si le coup du lapin n'est pas rapidement traité, il produit des symptômes de douleurs chroniques, une perte de la souplesse et de l'amplitude de mouvement du cou, ainsi qu'une aggravation des symptômes associés que sont : la fatigue, une perte du sommeil, de la concentration et de la mémoire, et à terme, la dépression. L'ensemble de ces symptômes peut aussi signer des atteintes plus sévères de la colonne cervicale elle-même, avec des conséquences potentiellement plus sérieuses.

Traitement immédiat

Appliquez immédiatement le régime R.G.C.E.C., (R) du repos, (G) de la glace, (C) une compression, (E) une élévation, et enfin (C) une consultation médicale. Immobilisez la nuque à l'aide d'une minerve cervicale.

Rééducation et prévention

Les soins de cette atteinte comprennent généralement le port d'une minerve cervicale pendant les premiers temps, cependant, un rapide retour au mouvement est tout de même recommandé pour éviter l'installation de raideurs. Une fois les tendons, disques et ligaments guéris, la rééducation devrait voir l'athlète travailler des exercices doux pour retrouver la force et la souplesse de la nuque. Les risques de subir une entorse cervicale peuvent être minimisés par le port d'équipements de protection, ainsi qu'en mettant en place un échauffement complet avant l'activité. Malgré tout, il est vraiment difficile de prévenir ce genre de blessure dans les sports de contact.

Pronostic à long terme

Les pronostics à long terme pour la plupart des entorses de la nuque sont généralement bons, si tant est que l'on ait correctement soigné le patient. Toutefois, certains symptômes peuvent persister et la nuque peut s'en trouver sujette aux rechutes.

011 : TORTICOLIS AIGU

Le torticolis aigu est une atteinte douloureuse de la nuque. Il est généralement provoqué par une brutale rotation de la tête et du cou, qui inflige une forte compression aux nerfs de la colonne cervicale. Ces nerfs, ainsi comprimés, entraînent à leur tour un spasme des muscles de la région, générant des douleurs et une perte de la mobilité. Si de nombreux sports peuvent être sources de torticolis, ce dernier peut aussi se produire pendant le sommeil, avec des douleurs plus ou moins sévères au réveil. Dans le cas d'accidents sportifs, il s'agit généralement d'un problème d'origine articulaire. Pour ce qui est du torticolis du réveil, il s'agit plutôt d'un problème de disque intervertébral.

Si l'irritation des disques de la colonne cervicale, ou un prolapsus (rupture) d'un de ces disques peut entraîner un torticolis aigu, une blessure soudaine, notamment lors de la pratique d'un sport, a généralement pour effet de comprimer les nerfs de la nuque, ou de provoquer une entorse au niveau d'une ou plusieurs des facettes articulaires. Dans ce second cas, le cou se retrouve bloqué dans une position, et souvent avec la tête inclinée vers le côté et l'avant, maintenu là par la contraction des muscles cervicaux.

Causes les plus fréquentes

Les causes les plus fréquentes à l'origine des torticolis aigus sont les violentes rotations de la tête lors de la pratique de sports de contact, les chutes impliquant une soudaine torsion de la nuque, ainsi que les coups directs contre la tête, entraînant une soudaine vrille de la nuque.

Signes et symptômes

Les signes et symptômes les plus fréquents sont des douleurs et des raideurs, une perte de la mobilité du cou, ou encore le blocage de la nuque dans une certaine position.

Complications en l'absence de soins

Le torticolis, lorsqu'il n'est pas immédiatement et correctement soigné peut s'aggraver, et même devenir chronique. Attention toutefois, car les symptômes du torticolis peuvent aussi être le signe d'une atteinte des vertèbres cervicales, des disques intervertébraux ou des nerfs et des articulations de la nuque. Dans de tels cas, il est fortement recommandé de consulter le corps médical.

Traitement immédiat

Immobilisez immédiatement la nuque du sportif à l'aide d'une minerve cervicale, administrez-lui des analgésiques pour soulager les douleurs et appliquez de la glace pour éviter les gonflements.

Rééducation et prévention

Il est extrêmement difficile de discerner la gravité des blessures de la nuque et d'éliminer du diagnostic les conditions sous-jacentes qui pourraient nécessiter une intervention médicale lourde, voire chirurgicale. Néanmoins, une fois les dangers importants éliminés, un kinésithérapeute pourra utiliser des lampes à infrarouge et des massages vertébraux pour aider à retrouver la mobilité du cou. Enfin, le port d'équipements de protection de la tête, un renforcement musculaire du haut du corps et de la nuque, et une attention accentuée accordée aux techniques mises en œuvre, peuvent travailler de concert pour réduire la probabilité de voir se produire les torticolis.

Pronostic à long terme

Les torticolis se soignent généralement en une semaine, ou un peu moins, bien que les spasmes musculaires de la nuque puissent être assez handicapants. S'il existe quelques cas de torticolis chroniques, dans la plupart des cas, on peut s'attendre à une récupération complète lorsqu'il n'y a pas d'atteintes sous-jacentes plus sérieuses.

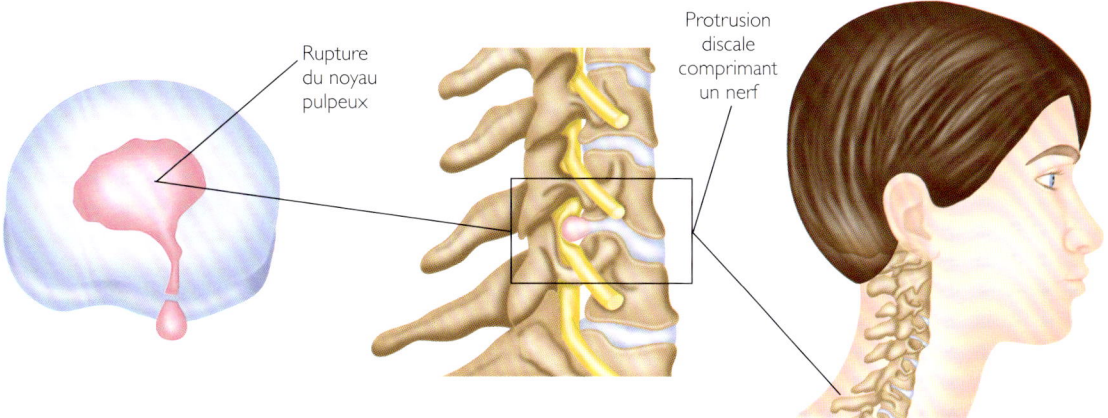

Rupture
du noyau
pulpeux

Protrusion
discale
comprimant
un nerf

Les disques intervertébraux des cervicales sont des « coussins » amortisseurs de chocs, qui protègent les os de la colonne cervicale. Ces disques peuvent subir toute une variété de blessures et traumatismes ayant pour résultat la limitation de la mobilité de la nuque et l'apparition de sévères douleurs. Les hernies discales se produisent lorsque la substance gélatineuse qui forme le cœur du disque se met à fuir, suite à une déchirure ou à une rupture du disque. Cette substance échappée peut alors venir exercer une pression soit sur la moelle épinière, soit sur les racines des nerfs de la colonne cervicale.

Les disques intervertébraux absorbent les chocs, facilitent les mouvements, et assurent le support de la colonne cervicale. Ces disques sont composés d'un cœur appelé noyau pulpeux (ou gélatineux), lui-même entouré par un anneau fibreux. Ils séparent les vertèbres cervicales entre elles, depuis C2 jusqu'à D1. Entre C1 et C2, il n'y a pas de disque, mais uniquement des ligaments et une capsule articulaire. Les pathologies des disques intervertébraux, ou les hernies de ces derniers, peuvent entraîner des blessures au niveau de la moelle épinière et des racines nerveuses émergeant des vertèbres concernées.

Causes les plus fréquentes

Les causes les plus fréquentes des atteintes des disques intervertébraux sont les dégénérescences et pertes d'élasticité des disques, les contraintes répétitives (plus particulièrement les charges trop lourdes ou le manque de justesse des techniques pour les soulever), et enfin, les traumatismes soudains et brutaux infligés aux vertèbres cervicales.

Signes et symptômes

Les symptômes des atteintes des disques intervertébraux sont les picotements et une faiblesse anormale, un engourdissement ou des douleurs dans le cou, les épaules, les bras, et/ou les mains avec une perte de force des muscles alimentés par les nerfs concernés.

Complications en l'absence de soins

Les hernies discales peuvent infliger des pressions plus ou moins importantes à la moelle épinière, qui est une structure extrêmement sensible et délicate. Les moindres dommages qui lui sont infligés peuvent être graves et parfois irréparables. Ainsi, ignorer les blessures des disques intervertébraux peut mener à de sévères dégradations, avec les douleurs et les pertes de mobilité qui leur sont associées.

Traitement immédiat

Cessez immédiatement les activités mobilisant les vertèbres cervicales et leurs disques. Reposez-vous, appliquez de la glace sur la nuque, et prenez des anti-inflammatoires.

Rééducation et prévention

Dans la plupart des atteintes touchant les disques intervertébraux, le choix de traitement se porte sur le recours au repos et le port d'une minerve en soutien de la colonne cervicale, le temps de la guérison. Ensuite, la rééducation par un kinésithérapeute fera appel à des étirements, un renforcement musculaire, des exercices de proprioception, et parfois même un travail en efforts pour réajuster la posture. Les exercices du haut du corps permettent d'éviter le durcissement ou les dégénérescences des disques intervertébraux, alors que le renforcement musculaire des muscles de soutien du cou peut, lui, diminuer le risque de rupture des disques.

Pronostic à long terme

La plupart des hernies discales et des dommages qu'elles engendrent guérissent sans recours à la chirurgie. Le plus souvent, les athlètes peuvent espérer une guérison complète après une période de repos suivie d'une rééducation appropriée. Cependant, les symptômes de cette atteinte peuvent parfois réapparaître, les disques dégénérés ayant une tendance accrue à la rechute.

013 : PINCEMENT DE NERFS (NÉVRITE RADICULAIRE)

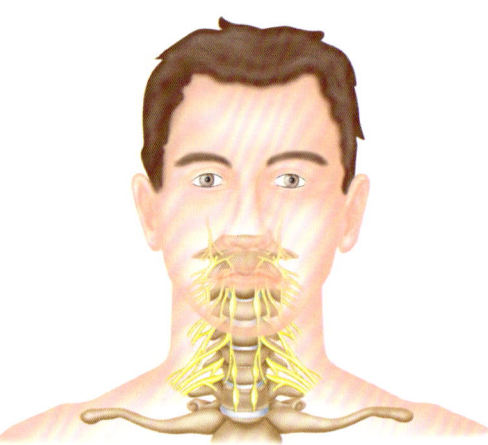

Les nerfs qui contrôlent les épaules, les bras et les mains prennent tous leur origine au niveau de la moelle épinière de la région cervicale. Les inflammations et les compressions de l'une de ces structures engendrent des blessures, que l'on connaît sous le nom de « nerfs pincés », ou névrite radiculaire. Ces névrites ont pour résultat des douleurs, une faiblesse, et une perte de mobilité. Les hernies discales – souvent causées par un stress répétitif – peuvent elles aussi engendrer des pincements des nerfs cervicaux et entraîner des blessures de ces derniers.

Les névrites radiculaires cervicales se produisent lorsqu'un disque vertébral de l'une des sept vertèbres cervicales vient exercer une pression contre la racine d'un nerf émergeant de la moelle épinière. Ces nerfs, il faut le savoir, sortent de la moelle épinière pour aller innerver de nombreuses régions du corps. Ainsi, les symptômes d'une névrite radiculaire cervicale peuvent irradier depuis la source du nerf, jusque dans l'ensemble des zones qu'il dessert. En fonction du nerf touché par un tel pincement, les douleurs peuvent se produire au niveau des bras, du thorax, du cou ou des épaules.

Causes les plus fréquentes

Les causes les plus fréquentes des pincements des nerfs sont les disques herniés qui compriment la racine d'un nerf, les irritations d'un nerf dues à un stress répétitif, la formation de becs-de-perroquet, ou les dégénérescences de vertèbres qui compriment une racine nerveuse.

Signes et symptômes

Les symptômes des névrites radiculaires sont la douleur, une faiblesse, une perte de mobilité au niveau du cou, l'engourdissement des doigts, et une perte de tonus musculaire dans les bras et au niveau du thorax.

Complications en l'absence de soins

Les inflammations et les douleurs associées aux pincements des nerfs peuvent continuer et même s'aggraver si l'on ne soigne pas la source de la blessure. Si l'on ne fait rien, le nerf pincé peut subir des dommages irréversibles, et entraîner d'autres complications, potentiellement sérieuses, au niveau des vertèbres ou de la moelle épinière elle-même.

Traitement immédiat

Cessez immédiatement l'activité contraignante pour les vertèbres cervicales, prenez du repos, servez-vous de glace, d'analgésiques et d'anti-inflammatoires.

Rééducation et prévention

À condition d'avoir reçu les bons soins, les pronostics concernant la guérison des névrites radiculaires sont généralement bons. Les cas les plus légers répondent habituellement bien aux thérapies physiques, en coordination avec une médication composée d'anti-inflammatoires (à base de stéroïdes ou non).

Pronostic à long terme

La plupart des névrites radiculaires guérissent toutes seules et sans intervention médicale majeure. Toutefois, les cas qui persistent, ou qui montrent une atteinte plus sérieuse peuvent nécessiter une intervention chirurgicale pour éliminer la pression infligée à la racine du nerf concerné.

Formation d'éperons
(bec-de-perroquet)

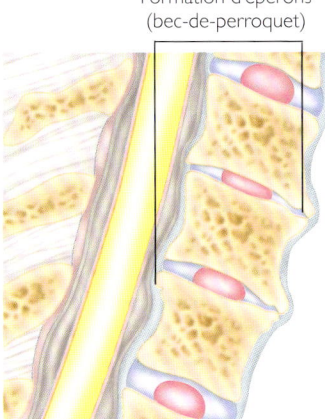

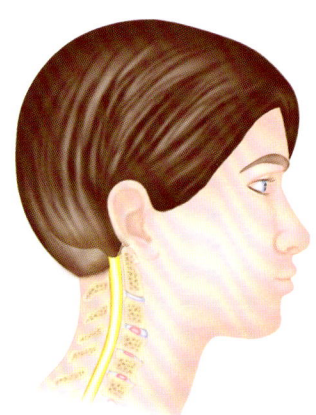

La spondylose cervicale est une dégénérescence chronique de la colonne cervicale et de ses disques intervertébraux. L'âge et les contraintes répétitives entraînent un dessèchement, un amincissement et une perte d'élasticité des disques intervertébraux. Lorsqu'en résultat les ligaments environnant perdent une partie de leur action de support, les vertèbres, en compensation, développent alors des éperons osseux (ostéophytes), sous forme de projections osseuses se formant au niveau de l'articulation.

Ces éperons osseux sont en réalité une tentative du corps pour stabiliser une articulation dégénérescente, et leur apparition est souvent associée à de l'arthrose ou à des usures prématurées engendrées par la pratique de sports à forts impacts tels que le rugby. Ces éperons peuvent parfois venir exercer des frictions sur la moelle épinière ou sur les racines des nerfs, y entraînant douleurs et autres limitations de mobilité des articulations.

Causes les plus fréquentes

Les causes les plus fréquentes d'apparition des becs-de-perroquet sont l'usure répétitive des vertèbres cervicales, l'excès de charges soulevées et/ou une mauvaise technique pour ce faire, ainsi que les protrusions (hernies) des disques intervertébraux.

Signes et symptômes

Les symptômes occasionnés par l'apparition de becs-de-perroquet sont des douleurs qui se propagent vers les épaules et les bras, des pertes d'équilibre, ainsi que des maux de tête localisés dans la partie postérieure de celle-ci.

Complications en l'absence de soins

Les spondylites cervicales sont souvent la cause de dysfonctions de la moelle épinière chez les personnes âgées. Si cet état n'est pas traité, il peut s'aggraver et devenir permanent. Les becs-de-perroquet et les hernies discales peuvent pincer les nerfs cervicaux et infliger des pressions plus ou moins importantes au niveau de leurs racines, produisant ainsi des picotements, des sensations de brûlure, des faiblesses et des engourdissements des bras et des mains. Il arrive parfois que les excroissances osseuses se détachent et « flottent » dans les tissus environnants, venant interférer avec le bon fonctionnement des articulations.

Traitement immédiat

Immobiliser la colonne cervicale à l'aide d'une minerve et administrer des anti-inflammatoires non stéroïdiens.

Rééducation et prévention

Les cas de spondylites cervicales les moins sévères répondent plutôt bien aux exercices prescrits par les kinésithérapeutes, et visent à étirer et à renforcer les muscles de la nuque. Les exercices d'aérobie à faible impact comme la marche et la natation peuvent eux aussi participer à améliorer la condition du sportif. Enfin, si les spondylites cervicales dues au vieillissement sont difficiles à prévenir, on peut minimiser les risques d'apparition des becs-de-perroquet au niveau des cervicales en réduisant les activités à fort impact, en mettant en place un entraînement spécifique pour le haut du dos et en accordant une attention toute particulière à la posture.

Pronostic à long terme

Les spondylites cervicales les moins sévères répondent généralement bien à l'immobilisation suivie de thérapies physiques appropriées. Les cas les plus sévères peuvent cependant nécessiter l'injection de corticostéroïdes au cœur des facettes articulaires des vertèbres, et parfois une intervention chirurgicale pour éliminer les éperons osseux – surtout lorsque ceux-ci se sont détachés du corps de la vertèbre et qu'ils « flottent » dans les tissus environnants.

LES BLESSURES DE LA TÊTE ET DU COU DANS LE SPORT

015 : LES DENTS

Les blessures des dents sont un risque particulier qu'encourent les sportifs impliqués dans des activités impliquant des projectiles, tels que des balles ou des palets, qui peuvent heurter le visage. Ces sports sont le hockey, la crosse, ou le football par exemple. La plupart de ces accidents infligés aux dents ont pour résultat des fractures, des déplacements, ou des avulsions (arrachement) des dents. Enfin, les traumatismes dentaires sont souvent accompagnés d'autres blessures de la tête et du visage, telles que les fractures des os de la face, des commotions, des abrasions de la peau, des meurtrissures, des lacérations des tissus mous avec saignements, ainsi que des problèmes au niveau de l'articulation de la mâchoire.

Les dents sont de très dures structures calcifiées qui sont implantées dans les processus alvéolaires de la mandibule et du maxillaire. Chaque dent est constituée d'une couronne, d'un collet, et de racines. La partie solide de la dent est principalement composée de dentine, qui forme la plus grande part de la dent, de l'émail, qui recouvre la couronne, et du cément, qui entoure les racines. Au cœur de la dent, se trouve la pulpe dentaire. Les dents peuvent être ébréchées ou littéralement arrachées sous le coup d'une batte, d'une balle etc. La dent arrachée peut parfois être rejetée par l'organisme qui la considère comme un corps étranger lorsque l'on tente de la replacer. Il est donc important de bien l'aseptiser avant de la remettre fermement en place dans son logement et ce, le plus tôt possible après l'accident.

Causes les plus fréquentes

Les projectiles tels qu'une balle, un palet ou tout autre objet percutant les dents. Les coups directs reçus dans la boxe. Les coups infligés par les équipements sportifs tels que les battes, les raquettes, etc.

Signes et symptômes

Des douleurs dans la bouche, des dents branlantes, ainsi que des saignements buccaux.

Complications en l'absence de soins

Les blessures des dents devraient impérativement recevoir une attention médicale immédiate et ce, plus particulièrement lorsqu'une dent a été arrachée lors de la pratique du sport, car le phénomène de rejet pourrait très bien empêcher son replacement. Il existe d'autres dangers inhérents aux atteintes des dents, comme le fait d'avaler la dent arrachée, ou les infections de la bouche si la blessure n'est pas correctement nettoyée et désinfectée.

Traitement immédiat

Lorsque la dent a été arrachée, nettoyez-la dans une solution saline et replacez-la fermement dans son emplacement. Rincez abondamment la bouche, administrez des analgésiques, et appliquez de la glace pour gérer douleurs et gonflements.

Rééducation et prévention

La guérison et la rééducation suite à un accident dentaire dépendent directement de la nature et de la sévérité de la blessure. Les dents ébréchées ou cassées peuvent être réparées par un dentiste, et les dents perdues, tout simplement remplacées. Le sportif devrait alors éviter les activités qui mettent en danger sa dentition le temps nécessaire à une complète guérison. En termes de prévention, utilisez des protège-dents, surtout ceux qui sont adaptables à votre bouche, pour assurer à vos dents un maximum de protection lors de votre pratique des sports à risques.

Pronostic à long terme

La plupart des blessures aux dents, bien que très douloureuses, ne mettent pas en danger la carrière du sportif, surtout s'il a reçu les soins médicaux et dentaires appropriés. Une dent arrachée a de bonnes chances d'être replantée de manière viable, à condition que cela soit fait dans la première demi-heure suivant l'accident. Au-delà de deux heures, le pronostic de viabilité pour ce qui est de « replanter » une dent arrachée est bien moins certain, car l'organisme a tendance à rejeter la dent, la considérant comme un corps étranger.

Les blessures des yeux sont toujours potentiellement dangereuses. De nombreux sports comportent des risques pour les yeux, notamment ceux qui mettent en œuvre des balles, des palets, des bâtons, des battes, des raquettes, et d'autres appareils encore, tels que des fleurets. Les sports qui produisent le plus grand nombre d'accidents oculaires sont le basketball et le baseball, alors que les disciplines les moins risquées pour les yeux sont les sports de piste et de champs, la natation, la gymnastique et le cyclisme. L'exposition des yeux aux rayons ultraviolets du soleil peut aussi être source de dommages oculaires, et nécessite que les sportifs qui y sont exposés, comme les skieurs et les alpinistes, portent des lunettes de protection.

Les yeux font partie des structures corporelles les plus délicates, même s'ils sont naturellement protégés des blessures et autres traumatismes. L'œil est formé d'une grosse sphère enfichée dans une orbite, elle-même entourée par de solides arcades osseuses, qui ne laissent dépasser qu'un segment réduit de la sphère, la cornée. Les paupières, elles, ont la capacité de se fermer de manière extrêmement rapide pour protéger les yeux de toutes projections qui pourraient les atteindre. Plus encore, les yeux sont conçus pour pouvoir encaisser un minimum d'impacts sans subir de gros dommages. En revanche, des blessures même mineures infligées aux yeux peuvent perturber la vision et engendrer des complications qui peuvent aller jusqu'à une perte de l'acuité visuelle, partielle ou totale.

Causes les plus fréquentes

Les coupures infligées à l'aide d'équipements sportifs ou du fait d'un contact direct avec la cornée, comme dans la lutte par exemple, les objets pénétrant la cavité orbitale, ou les dommages infligés par une surexposition aux rayons du soleil.

Signes et symptômes

Une vision trouble, ou une perte de la vision, des douleurs et une sensibilité extrême des yeux, ainsi que les traumatismes secondaires évidents tels que les saignements ou les contusions.

Complications en l'absence de soins

Les blessures concernant les yeux nécessitent une prise en charge médicale immédiate. Tout manquement à recourir à la médecine peut avoir pour résultat une perte partielle ou totale de la vision, plus particulièrement lorsqu'une hémorragie se produit, que ce soit dans le globe oculaire ou dans son orbite.

Traitement immédiat

Appliquez immédiatement des compresses froides, évitez toute pression contre l'œil, et assurez le plus rapidement possible une prise en charge médicale.

Rééducation et prévention

La rééducation des blessures des yeux varie grandement en fonction de la nature et de la sévérité du traumatisme. Les blessures les plus légères se guérissent généralement toutes seules, là où les blessures les plus sévères peuvent aller jusqu'à nécessiter une intervention chirurgicale ophtalmique et une rééducation lourde. Pour prévenir les blessures oculaires lors de la pratique de sports tels que le baseball, la lutte, le football et le football américain, le hockey, la crosse, le paintball, le basketball, et les sports de raquette incluant le tennis, il est fortement recommandé de porter des lunettes de protection, des casques avec des écrans protecteurs pour les yeux, et toute autre forme de lunettes spécialement conçue pour la pratique des différents sports.

Pronostic à long terme

Concernant les blessures des yeux, les pronostics à long terme varient en fonction de la nature et de la sévérité de l'atteinte. Les blessures mineures qui n'ont pas affecté les structures sous-jacentes de l'œil guérissent généralement toutes seules, lorsqu'elles reçoivent les attentions appropriées. Les blessures les plus graves en revanche, et spécialement les blessures par pénétration, comportent des risques quant à la perte partielle ou totale de la vision, et doivent être prises en charge par la médecine aussi vite que possible après l'accident.

017 : LES OREILLES

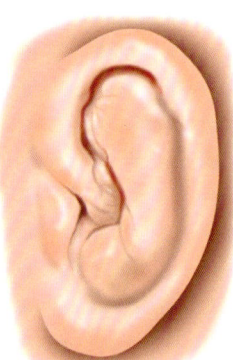

Les blessures des oreilles se produisent lorsque celles-ci sont directement exposées aux traumatismes causés par une balle, un palet, un bâton ou tout autre objet nécessaire à la pratique, par un coup direct (en boxe), ou en résultat d'une infection, comme dans le cas particulier de « l'oreille du nageur » ou otite externe. Les contusions, ecchymoses, gonflements, coupures et autres lacérations de l'oreille sont possibles dans toute une variété de disciplines sportives, et plus particulièrement dans les sports de contact. Enfin, le tympan peut parfois lui aussi être blessé, bien que cette atteinte soit plutôt rare dans le monde du sport.

L'oreille humaine est l'organe responsable de l'ouïe, et joue un rôle prépondérant dans notre équilibre. Une blessure de l'oreille peut donc avoir un impact négatif sur ces deux fonctions. La partie externe de l'oreille est constituée de cartilage (le pavillon), et du conduit auditif (*pinna*). La partie médiane de l'oreille est constituée du tympan, des osselets, de la cavité médiane de l'oreille, ainsi que de la trompe d'Eustache. Les blessures et traumatismes infligés lors des différentes pratiques sportives ont naturellement tendance à affecter les parties externe et médiane de l'oreille, plutôt que les parties profondes où résident la cochlée et les autres structures qui lui sont attachées. Ainsi par exemple, l'oreille en chou-fleur a pour cause des chocs répétitifs contre le pavillon de l'oreille, qui voit alors se former un hématome entre le périchondre et le cartilage du pavillon.

Causes les plus fréquentes

Les coups reçus contre l'oreille par une balle ou tout autre projectile, un soudain changement de pression qui a pour résultat une rupture du tympan, ou des traumatismes dus à la pratique de la boxe.

Signes et symptômes

Des saignements, des gonflements, une perte d'audition, des tintements dans les oreilles, et enfin des étourdissements ainsi que des pertes d'équilibre.

Complications en l'absence de soins

Les blessures des oreilles entraînent de potentielles complications des plus sérieuses, et ne devraient pas être prises à la légère. Les ruptures ou perforations des tympans peuvent générer des infections dont les implications peuvent aussi être concernantes.

Traitement immédiat

Appliquez une pression sur l'oreille lorsqu'il y a saignement, et placez un coton stérile dans le conduit externe pour garder l'oreille aussi propre que possible.

Rééducation et prévention

Les coupures, les abrasions et les oreilles en chou-fleur guérissent généralement bien avec un minimum d'attention médicale. Les perforations du tympan, elles, nécessitent des soins particuliers pour éviter les infections. Les infections, telles que celles que l'on connaît sous le nom d'« oreille du nageur », nécessitent l'utilisation d'antibiotiques et d'éviter le contact de l'eau, en tout cas jusqu'à la guérison complète de l'atteinte. Pour finir, l'utilisation de casques ou de protections spécifiques pour la tête dans la pratique des sports de contact est un bon moyen pour prévenir les traumatismes directs des oreilles.

Pronostic à long terme

La plupart des sportifs ayant subi une blessure aux oreilles peuvent espérer une guérison complète. Seules les perforations des tympans peuvent entraîner une perte partielle ou totale de l'ouïe. Dans tous les cas, il est important de faire appel à une prise en charge médicale pour toute blessure de l'oreille.

Les blessures du nez sont parmi les plus courantes dans le sport. C'est en partie dû à la protubérance que forment les os du nez, au milieu du visage. Les accidents concernant le nez ont souvent pour cause l'impact d'une balle, de basketball ou baseball, ou de tout autre accessoire tels que les battes et autres raquettes. Les chutes dans lesquelles le visage prend l'impact en premier en sont une autre raison fréquente. En plus des abrasions, coupures et lacérations superficielles, les blessures du nez peuvent impliquer une fracture de ses os. Enfin, des caillots de sang peuvent apparaître, se formant sous les muqueuses des cloisons nasales, que l'on connaît sous le nom d'hématome septal.

Le nez est composé d'os et de cartilages. Les cloisons nasales sont souvent blessées dans la pratique du sport. Leurs éléments constituants sont le vomer (lame perpendiculaire de l'ethmoïde), ainsi que le cartilage quadrangulaire. Une paire de protrusions issues de l'os frontal et les processus ascendants du maxillaire complètent la structure osseuse du nez, alors que le cartilage latéral et celui de l'aile du nez viennent compléter la structure cartilagineuse et donc non-osseuse du nez. Enfin, lorsque les vaisseaux sanguins des cloisons internes du nez sont rompus, il se produit un saignement du nez, appelé epistaxis.

Causes les plus fréquentes

Les coups reçus directement sur le nez, qu'ils soient occasionnés par une balle ou tout autre appareil utilisé pour pratiquer le sport, les coups reçus lors des combats de boxe, ou dans les sports de contact, et les chutes visage en premier.

Signes et symptômes

Une déformation du nez, des saignements, des douleurs, une difficulté à respirer, des gonflements et des lacérations de la peau.

Complications en l'absence de soins

Les blessures du nez sont potentiellement dangereuses et réclament une prise en charge médicale immédiate. Des caillots de sang peuvent en effet s'accumuler dans les espaces sous-périchondraux et y former un hématome septal. Les pressions que génère cet hématome contre les cartilages sous-jacents peuvent à leur tour provoquer d'irréversibles nécroses des cloisons nasales, avec tous les risques d'infection que cela comporte. Si la blessure a entraîné des dommages au niveau de la lame criblée de l'ethmoïde, le patient risque de perdre du liquide céphalo-rachidien, s'exposant ainsi à des complications sévères, dont la méningite.

Traitement immédiat

Appliquez de la glace sur le nez et élevez la tête. Servez-vous de décongestionnants nasaux pour réduire les gonflements et les congestions des muqueuses.

Rééducation et prévention

La plupart des blessures du nez se guérissent relativement bien. Toutefois, durant la période de guérison, l'athlète devrait absolument éviter les contacts et les risques induits par la pratique sportive. Les fractures demandent à être réduites, mais ne nécessitent pas de recours à la chirurgie le plus souvent. Enfin, le port des casques qui présentent une bonne protection du visage est toujours recommandé pour les pratiques dans lesquelles le nez est exposé.

Pronostic à long terme

Les blessures les plus légères permettent généralement un retour au sport (sans contact) dans les deux semaines suivant l'accident. Les fractures du nez se consolident habituellement en trois semaines et ne laissent aucune séquelle esthétique ou fonctionnelle.

Étirement latéral

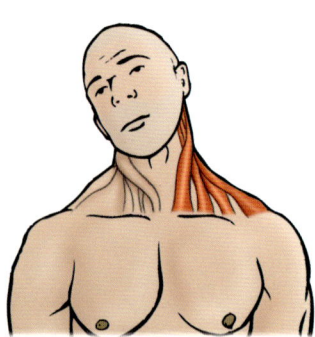

Regardez droit devant vous en maintenant la tête bien droite. Amenez alors lentement votre oreille vers l'épaule. Gardez les mains derrière le dos et ne relevez pas l'épaule vers l'oreille.

Étirement en extension

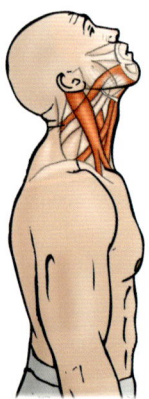

En position debout, levez la tête pour regarder vers le haut, comme si vous vouliez pointer quelque chose avec votre menton. Détendez bien les épaules et maintenez vos bras le long du corps.

Étirement vers l'avant

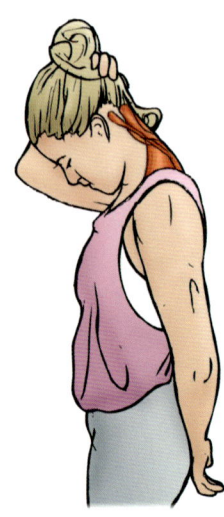

En position debout, laissez votre menton tomber naturellement vers l'avant et votre thorax. Détendez vos épaules et gardez les bras le long du corps.

Traction d'un bras avec haltère

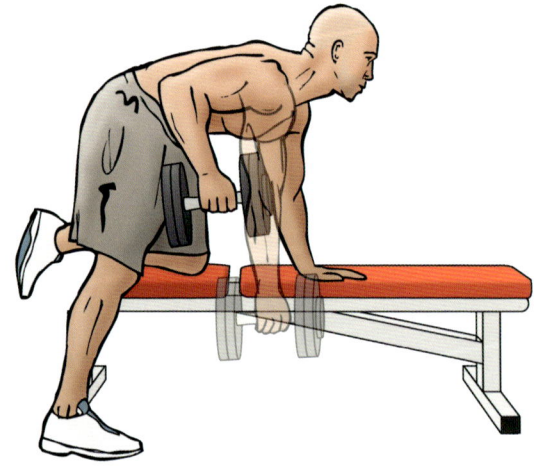

Placez le genou et la main gauches sur un banc en maintenant l'autre pied au sol. Saisissez alors l'haltère de la main droite et commencez à soulever celle-ci en amenant votre coude droit à un angle de 90°, un peu comme si vous démarriez une tondeuse. Relâchez lentement puis recommencez.

Exercice isométrique latéral du cou

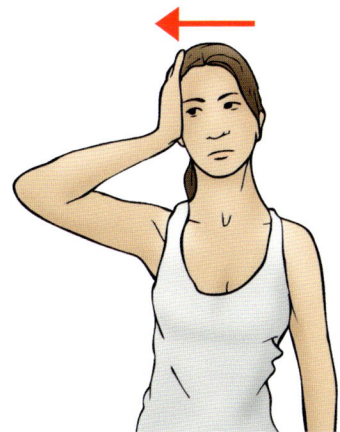

Avec les deux pieds fermement ancrés au sol, placez l'une de vos mains sur le côté de la tête, juste au-dessus de l'oreille. Poussez alors doucement la tête contre votre main, jusqu'à ressentir une tension au niveau de votre cou. Relâchez alors la pression et recommencez de l'autre côté.

Exercice isométrique en rotation du cou

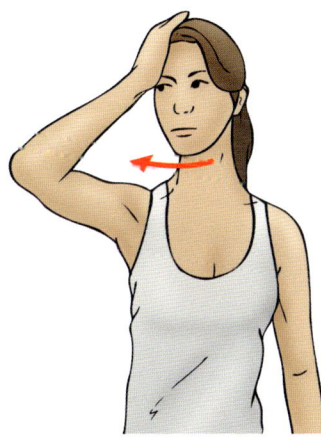

Avec les deux pieds fermement ancrés dans le sol, placez l'une de vos mains sur le côté de la tête et légèrement en avant de votre oreille. Imprimez alors une progressive rotation à votre tête, contre votre main, jusqu'à ressentir une tension dans votre cou. Relâchez la pression et recommencez de l'autre côté.

Exercice isométrique frontal du cou

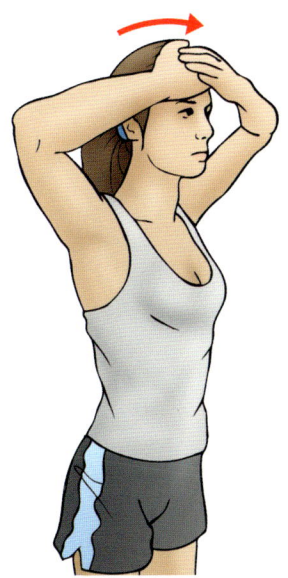

Avec les deux pieds fermement ancrés au sol, placez vos deux mains contre votre front et poussez doucement votre tête contre celles-ci, jusqu'à ressentir une tension au niveau de la partie antérieure de votre cou.

Exercice isométrique du cou, vers l'arrière

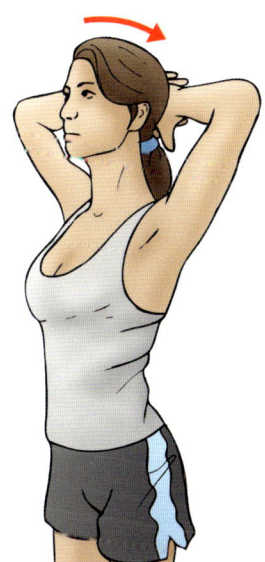

Entrecroisez les doigts de vos mains derrière votre tête et exercez une pression progressive contre ces dernières en reculant votre tête et ce, jusqu'à ressentir une tension dans votre cou.

6 Les blessures des mains et des doigts dans le sport

ANATOMIE ET PHYSIOLOGIE

Les cinq os métacarpiens courent depuis le poignet vers les phalanges, où ils forment les os avec lesquels on frappe lorsque le poing est fermé, et qui sont en réalité, les têtes des métacarpiens. Chaque os métacarpien est formé, en partant du poignet vers les doigts, d'une base, d'un corps, d'un col et d'une tête.

Le premier métacarpien est le plus court et le plus agile. Il se connecte à l'os trapèze, à l'extrémité proximale du pouce. Les quatre autres métacarpiens, eux, se relient respectivement à l'os trapézoïde, au grand os de la main et à l'os crochu ; mais aussi entre eux, au niveau de leurs surfaces latérales et internes. Ensuite, viennent les doigts qui sont composés de trois phalanges, sauf le pouce qui n'en a que deux, et ce pour un total de quatorze phalanges en tout.

Les doigts de la main sont composés d'un certain nombre d'articulations dont le rôle est de permettre un contrôle affiné de leurs fonctions motrices. Les articulations métacarpo-phalangiennes (MCP) sont des articulations condyloïdes qui sont serties de capsules articulaires et renforcées par de solides ligaments collatéraux. L'articulation carpo-métacarpienne (CM) du pouce est une articulation en selle, et les articulations carpo-métacarpiennes (CM) des doigts sont des articulations arthrodiales. Les articulations inter-métacarpiennes (IM) sont elles aussi des articulations arthrodiales, et sont entourées de capsules articulaires. Enfin, les articulations inter-phalangiennes (IP), qu'elles soient distales (DIP) ou proximales (PIP) sont toutes des articulations charnières.

Le ligament latéral interne du pouce relie l'os du métacarpe à la première phalange du pouce (qui en possède deux). Sa fonction consiste à empêcher le pouce de trop s'écarter de la main et des autres doigts. Enfin, ce ligament a pour essentielle fonction de permettre les gestes de pincer et de saisir.

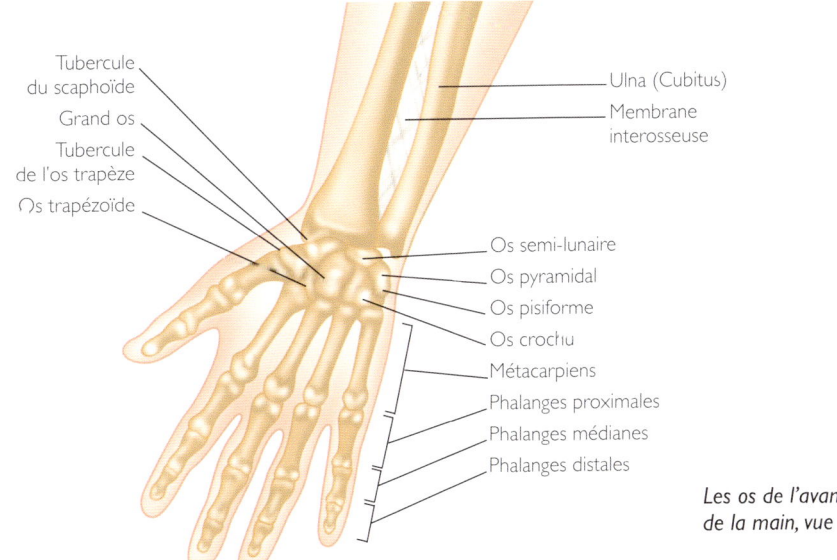

Tubercule du scaphoïde
Grand os
Tubercule de l'os trapèze
Os trapézoïde
Ulna (Cubitus)
Membrane interosseuse
Os semi-lunaire
Os pyramidal
Os pisiforme
Os crochu
Métacarpiens
Phalanges proximales
Phalanges médianes
Phalanges distales

Les os de l'avant-bras et de la main, vue antérieure.

Les tendons extenseurs sont de petits tendons situés aux extrémités des muscles extenseurs de la main et des doigts. Ils sont responsables de la précision et de la coordination des mouvements de la main et des doigts. Localisés sur la face dorsale de la main et des doigts, ils permettent l'extension de la main et des doigts, pouce compris. Ces tendons sont reliés aux muscles extenseurs de la main et des doigts, situés au niveau de l'avant-bras.

Les muscles de la main peuvent être distingué en quatre groupes : 1) les muscles intrinsèques, constitués des interosseux reliant entre eux les métacarpien et agissants sur les 4 doigts et le pouce, ainsi que les lombricaux qui émergent des tendons fléchisseurs profonds des doigts et qui eux aussi agissent sur les 4 doigts ; 2) les muscles de l'éminence hypothénar ; 3) les muscles de l'éminence thénar ; et 4) l'adducteur du pouce.

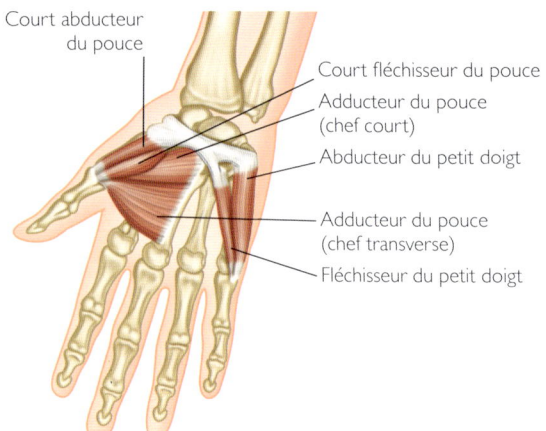
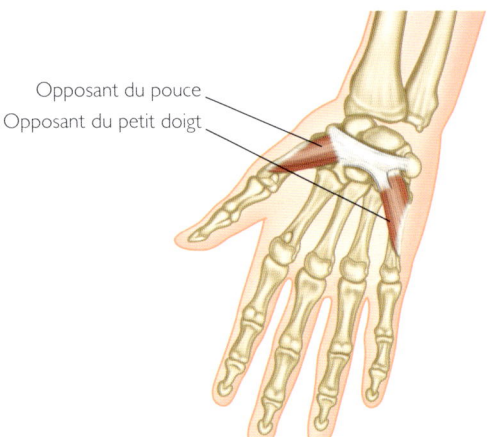

Court abducteur du pouce

Court fléchisseur du pouce

Adducteur du pouce (chef court)

Abducteur du petit doigt

Adducteur du pouce (chef transverse)

Fléchisseur du petit doigt

Opposant du pouce

Opposant du petit doigt

Muscles de la main.

Les fractures des os du métacarpe peuvent avoir pour origine toute une variété d'événements. Elles sont par exemple assez communes chez les joueurs de basketball et de football américain. Les métacarpiens sont vulnérables face à des chocs directs, comme les coups de poing donnés contre une personne ou contre une surface dure. Ce type de fracture est appelé « fracture du boxeur ». Les os du métacarpe peuvent se casser au niveau de leur base, du corps de l'os, ou du col. Les fractures métacarpiennes les plus fréquentes se produisent au niveau du col du cinquième métacarpien.

Les cinq os métacarpiens courent depuis le poignet vers les phalanges, où ils forment les os avec lesquels on frappe lorsque le poing est fermé, et qui sont en réalité, les têtes des métacarpiens. Chaque os métacarpien est formé, en partant du poignet vers les doigts, d'une base, d'un corps, d'un col et d'une tête. Le premier métacarpien est le plus court et le plus agile. Il se connecte à l'os trapèze, à l'extrémité proximale du pouce. Les quatre autres métacarpiens, eux, se relient respectivement à l'os trapézoïde, au grand os de la main et à l'os crochu ; mais aussi entre eux, au niveau de leurs surfaces latérales et internes. Ensuite, viennent les doigts qui sont composés de trois phalanges, sauf le pouce qui n'en a que deux, et ce pour un total de quatorze phalanges en tout. Les doigts sont reliés aux têtes des os métacarpiens, où ils forment les protubérances osseuses dont on se sert pour frapper lorsque le poing est fermé.

Causes les plus fréquentes

Un coup direct contre la main, une chute avec les mains en avant, et une force d'impact longitudinale transmise au travers d'un poing fermé lorsque l'on délivre un coup de poing.

Signes et symptômes

Des douleurs et des gonflements locaux, des contusions et une difformité de l'articulation ou de l'os cassé ainsi qu'une perte de la mobilité et du fonctionnement de la région.

Complications en l'absence de soins

Se servir d'une main qui n'est pas correctement immobilisée suite à une fracture des métacarpiens peut engendrer des difformités durables de la main, une perte de fonctionnalité, ainsi que des dommages plus ou moins permanents des tissus environnants tels que les nerfs, les muscles, les tendons, les vaisseaux sanguins et les ligaments.

Traitement immédiat

Nettoyez immédiatement toute blessure associée pour éviter l'infection et appliquez de la glace pour limiter le gonflement. Surélevez la main blessée et évitez de vous en servir.

Rééducation et prévention

La prévention des fractures des métacarpiens requiert d'éviter toute activité susceptible de les casser, et plus particulièrement le fait de frapper sur des objets durs avec le poing. Prévenir l'aggravation des blessures et des fractures des métacarpiens déjà cassés se fait en immobilisant la main, soit avec une attelle, soit avec un plâtre court, en fonction de la nature de la fracture. Ensuite, des exercices spécifiquement conçus pour améliorer la mobilité, la souplesse, la flexion et l'extension du poignet ou des doigts, permettront de retrouver l'usage normal de la main.

Pronostic à long terme

La plupart des fractures des métacarpiens se rétablissent parfaitement à condition que l'on ait rapidement fait appel à la médecine pour réduire la fracture en cas de besoin, et immobilisé la main. Lorsque les os fracturés ont aussi été déplacés, il est nécessaire de recourir à la chirurgie pour rétablir leur alignement et les maintenir en place grâce à des broches par exemple.

020 : ENTORSE DU POUCE (LIGAMENT LATÉRAL INTERNE DU POUCE)

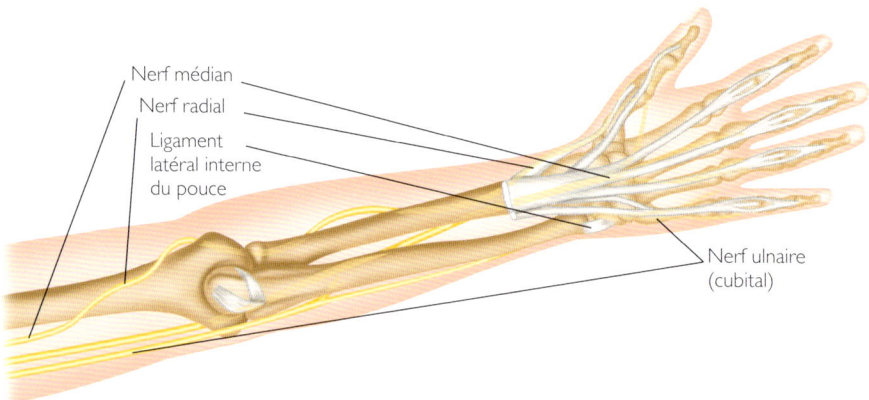

Nerf médian
Nerf radial
Ligament latéral interne du pouce
Nerf ulnaire (cubital)

De nombreuses activités sportives peuvent provoquer une soudaine séparation du pouce des autres doigts, en infligeant une élongation ou même une rupture partielle de ses ligaments. Cette blessure est courante chez les skieurs par exemple, à tel point qu'elle est parfois appelée le « pouce du skieur ». Cela dit, certaines activités répétitives peuvent graduellement user et irriter le ligament latéral interne du pouce, induisant une forme chronique de blessure.

Une entorse du pouce implique une bande de tissu fibreux située sur la face interne du pouce et connue sous le nom de ligament latéral interne du pouce. Ce ligament relie l'os du métacarpe à la première phalange du pouce (qui en possède deux). Sa fonction consiste à empêcher le pouce de trop s'écarter de la main et des autres doigts. Enfin, ce ligament a pour essentielle fonction de permettre les gestes de pincer et de saisir.

Causes les plus fréquentes

Le pouce qui s'accroche sur un partenaire de pratique, un équipement sportif, ou qui se trouve latéralement écartelé lors d'une chute au sol ; une gestuelle de la main qui à force de répétition finit par user le ligament latéral interne du pouce. Et enfin, toute activité qui expose le pouce à un arrachement brutal, comme les chutes en ski par exemple.

Signes et symptômes

Des douleurs locales et des gonflements au niveau du ligament blessé, une difficulté à saisir des objets et à les tenir fermement, et une instabilité du pouce qui se prend alors sans cesse dans les vêtements ou tout autre objet.

Complications en l'absence de soins

Si le ligament latéral interne du pouce déchiré n'est pas soigné, il peut engendrer des douleurs, une instabilité du pouce ou une perte de mobilité de ce dernier, et établir un terrain favorable à de nombreuses rechutes.

Traitement immédiat

Élevez le pouce et appliquez une demi-heure de glace toutes les deux heures. Immobilisez l'articulation du pouce à l'aide d'une attelle.

Rééducation et prévention

Bander le pouce pour l'accoler à l'index, surtout pour les sports de contact, peut éviter de blesser à nouveau le ligament latéral interne du pouce. Par ailleurs, il est recommandé de pratiquer des exercices de rééducation, jusqu'à récupération complète de toutes les fonctionnalités et de la force du pouce.

Pronostic à long terme

En principe, on préconise la possibilité de retrouver une activité sportive sans contact au bout de six semaines, et la reprise des sports de contact au bout de trois mois, mais cela dépend bien sûr de la sévérité de l'atteinte.

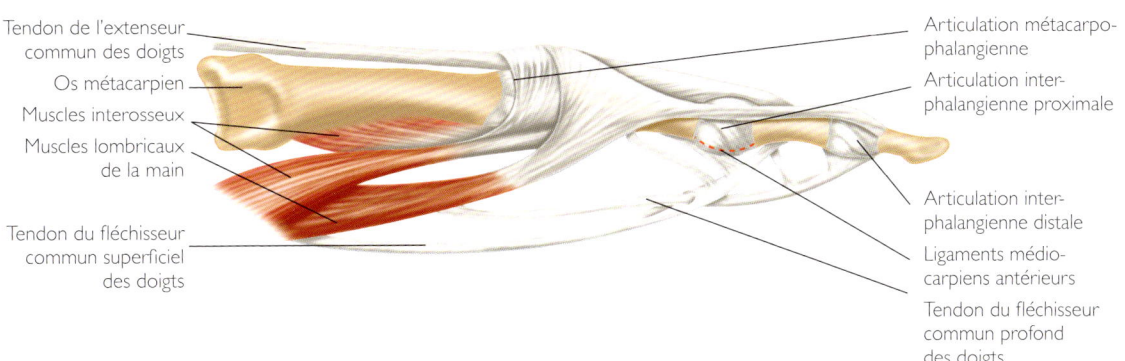

Tendon de l'extenseur commun des doigts

Os métacarpien

Muscles interosseux

Muscles lombricaux de la main

Tendon du fléchisseur commun superficiel des doigts

Articulation métacarpo-phalangienne

Articulation inter-phalangienne proximale

Articulation inter-phalangienne distale

Ligaments médio-carpiens antérieurs

Tendon du fléchisseur commun profond des doigts

Les tendons extenseurs des doigts sont assez vulnérables, étant situés juste sous la surface de la peau et directement contre les os du dos de la main. Ces tendons peuvent aisément être arrachés lorsqu'un ou plusieurs doigts subissent une violente compression, arrachant l'ancrage de ces tendons au niveau des os. Ce type de blessure est par exemple fréquent au début de la saison de basketball, avec pour cause première, un ballon percutant les extrémités des doigts du joueur, ce qui inflige à ces derniers une violente flexion ayant pour résultat d'en déchirer les tendons extenseurs. Par ailleurs, les coupures subies au niveau du dos de la main ou des doigts peuvent également endommager les tendons extenseurs.

Les tendons extenseurs sont de petits tendons situés aux extrémités des muscles extenseurs de la main et des doigts. Ils sont responsables de la précision et de la coordination des mouvements de la main et des doigts. Localisés sur la face dorsale de la main et des doigts, ils permettent l'extension de la main et des doigts, pouce compris. Ces tendons sont reliés aux muscles extenseurs de la main et des doigts, situés au niveau de l'avant-bras. Lorsqu'un objet vient percuter le bout des doigts, la violente flexion qu'il inflige aux phalanges distales peut arracher les bandes latérales du mécanisme extenseur, et ce au niveau de l'ancrage distal des tendons extenseurs.

Causes les plus fréquentes

Les coupures et lacérations affectant les tendons extenseurs ; les ballons du football, basketball, volleyball, les balles du baseball, ou tout autre objet venant heurter l'extrémité des doigts alors que les tendons extenseurs sont tendus ; ainsi que le fait de se cogner les doigts contre un obstacle immobile tel qu'une porte, un mur, etc.

Signes et symptômes

Incapacité à étendre le ou les doigts, des contusions, des douleurs et un gonflement du doigt concerné, ou un affaissement de l'extrémité du doigt.

Complications en l'absence de soins

Si l'on ne soigne pas les atteintes des tendons extenseurs des doigts, une déformation esthétique permanente peut demeurer. Lorsque le doigt n'est pas soutenu grâce à une attelle, cela peut engendrer une certaine raideur et une incapacité à étendre complètement le doigt. Les interventions chirurgicales sont ici fortement déconseillées, car elles entraînent souvent des complications telles que des raideurs, des dommages du lit de l'ongle, ainsi que des infections et autres douleurs chroniques.

Traitement immédiat

Appliquez le régime R.G.C.E.C. durant les deux premiers jours suivant l'accident, et enchaînez avec un traitement à base de chaleur. Immobilisez les doigts avec une attelle en attendant la prise en charge médicale.

Rééducation et prévention

En principe, il est recommandé de porter une attelle jusqu'à ce que le ou les tendons extenseurs soient complètement guéris. Il faut souvent jusqu'à plusieurs mois pour que les gonflements et les érythèmes se dissipent totalement. Il est conseillé d'accorder une attention toute particulière aux extrémités des doigts lors de la pratique de sports où les balles et ballons fusent, ou lorsque l'on se sert d'objets contondants.

Pronostic à long terme

Grâce aux soins et aux attentions postblessures, y compris le port d'une attelle pour immobiliser le doigt atteint, les sportifs retrouvent généralement l'entière fonctionnalité du doigt, ainsi qu'une apparence normale de ce dernier.

022 : ENTORSE DES DOIGTS

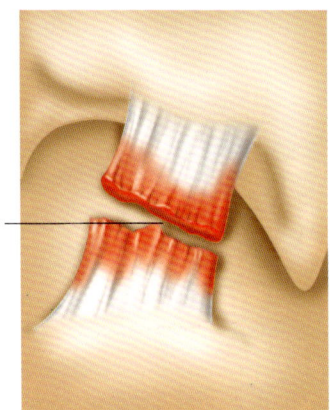

Rupture d'un ligament

Les entorses des doigts sont des atteintes subies par les articulations et qui entraînent une distension ou une déchirure de l'un ou plusieurs de ses ligaments. Les ligaments sont des bandes de tissus résistants qui relient les os entre eux. Ces entorses sont fréquentes dans toute une variété de sports, tels que le football, le basketball, le cricket, et le handball. Ces entorses des doigts incluent les entorses métacarpo-phalangiennes et inter-phalangiennes, les doigts en maillet, ainsi que les boutonnières.

Les doigts de la main sont composés d'un certain nombre d'articulations dont le rôle est de permettre un contrôle affiné de leurs fonctions motrices. Les articulations métacarpo-phalangiennes (MCP) sont des articulations condyloïdes qui sont serties de capsules articulaires et renforcées par de solides ligaments collatéraux. L'articulation carpo-métacarpienne (CM) du pouce est une articulation en selle, et les articulations carpo-métacarpiennes (CM) des doigts sont des articulations arthrodiales. Les articulations inter-métacarpiennes (IM) sont elles aussi des articulations arthrodiales, et sont entourées de capsules articulaires. Enfin, les articulations inter-phalangiennes (IP), qu'elles soient distales (DIP) ou proximales (PIP) sont toutes des articulations charnières.

Les blessures subies par l'articulation inter-phalangienne proximale (PIP) (l'articulation du milieu du doigt) sont les plus fréquentes et peuvent être le résultat d'une hyper-extension de cette articulation. Cela peut alors entraîner une déchirure ou une rupture du ligament médio-carpien antérieur (voir page 82), un ligament reliant les phalanges proximale et médiane aux ligaments collatéraux situés de part et d'autre de l'articulation PIP.

Causes les plus fréquentes

Des coups reçus sur la main et au niveau des articulations, une hyper-extension de l'articulation, endommageant le ligament médio-carpien, ou une hyper-extension latérale des ligaments collatéraux.

Signes et symptômes

Des douleurs du doigt et une sensibilité au toucher, une mobilisation douloureuse de l'articulation, un gonflement de l'articulation PIP, et une difformité dans le cas où l'articulation a été démise.

Complications en l'absence de soins

Le fait de permettre à la déformation du doigt provoquée par l'entorse de devenir chronique, réduit notablement les chances de pouvoir régler chirurgicalement le problème. D'autant plus que le risque de voir s'installer un déficit fonctionnel permanent du doigt existe vraiment.

Traitement immédiat

Administrez des antalgiques et/ou des anti-inflammatoires pour réduire les douleurs et les gonflements. Appliquez de la glace pendant 20 à 30 minutes toutes les 3 ou 4 heures, pendant 2 ou 3 jours, jusqu'à ce que la douleur disparaisse.

Rééducation et prévention

La plupart des entorses des doigts, en fonction de leur sévérité, nécessitent la pose d'attelles ou d'un bandage les joignant au doigt voisin afin d'immobiliser la zone touchée. Les entorses des doigts sont par nature particulièrement imprévisibles et donc impossibles à prévenir. Cela dit, l'affinement des techniques sportives et l'utilisation d'équipements adéquats peut limiter leur survenue. Enfin, il est recommandé de pratiquer des exercices d'assouplissement, de mobilité et de renforcement des doigts en guise de rééducation, une fois que la blessure est guérie.

Pronostic à long terme

Dans la plupart des cas d'entorses des doigts, le sportif récupérera entièrement de sa blessure et retrouvera la totalité des fonctions de son ou ses doigts.

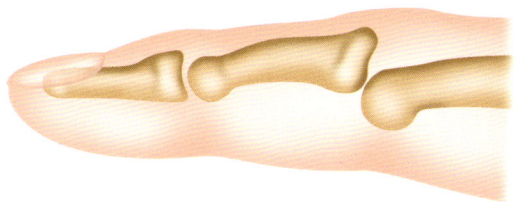

Les dislocations des doigts sont des blessures plus graves que les entorses, car elles entraînent un déboîtement d'une ou plusieurs articulations, altérant l'alignement correct de l'ossature du doigt. De ce fait, l'articulation doit impérativement être remise en place avant d'immobiliser le doigt à l'aide d'un plâtre, d'une attelle ou d'un strapping. Ces immobilisations permettent aux ligaments et aux capsules articulaires de guérir correctement. Les dislocations des doigts sont communes à un grand nombre de sports dans lesquels les mains du sportif entrent en contact physique avec les autres participants (football, lutte), ou dans les sports qui mettent l'accent sur l'utilisation des mains, tels que le volleyball, le baseball, le basketball, la gymnastique, le karaté, etc.

La dislocation des articulations des doigts implique un déchirement des ligaments et des capsules articulaires entourant l'articulation touchée. Les déboîtements articulaires peuvent se produire au niveau de chacune des articulations de chacun des doigts. Les dislocations des articulations inter-phalangiennes sont fréquentes dans le basketball et le football, alors que les dislocations des articulations métacarpo-phalangiennes (MCP) et des articulations carpo-métacarpiennes basilaires (CM) se produisent, elles, lors de chutes où la main se voit infliger une brutale hyper-extension.

Causes les plus fréquentes

Un coup reçu sur les doigts par un ballon de football ou de basketball, etc.; une chute sur une main en hyper-extension, une violente force d'abduction infligée au pouce, comme lors d'une chute en ski.

Signes et symptômes

Des douleurs et gonflements immédiats, un aspect tordu du doigt, ainsi qu'une incapacité à étendre ou fléchir le doigt disloqué.

Complications en l'absence de soins

Si la dislocation d'un doigt n'est pas traitée, elle peut entraîner une difformité permanente de ce dernier, avec tout ce que cela comporte comme perte de fonctionnalité, et de risque de voir s'y développer de l'arthrite. Si certaines dislocations peuvent se corriger d'elles-mêmes et sans intervention médicale, la plupart d'entre elles nécessitent d'être remises en place par un médecin, puis d'être immobilisées le temps nécessaire à la guérison.

Traitement immédiat

Appliquez le traitement R.G.C.E.C immédiatement après l'accident, et évitez tout mouvement inutile du doigt blessé.

Rééducation et prévention

Il arrive parfois que les ligaments ne guérissent pas correctement à la suite d'une dislocation, et nécessitent dès lors une intervention chirurgicale pour réparer les structures endommagées. En général, les dislocations des doigts se traitent très bien en remettant en place les articulations et en immobilisant la région grâce à une attelle, le temps nécessaire à la guérison complète des ligaments locaux et des capsules articulaires. Bien entendu, il est recommandé de pratiquer des exercices de stretching, de mobilité et de renforcement musculaire de la région en guise de rééducation, afin d'éviter l'installation de raideurs et autres pertes de mobilité.

Pronostic à long terme

La plupart des dislocations des doigts n'entraînent pas de déformation des doigts ou de perte de fonctionnalité. C'est pourquoi les pronostics à long terme, pour peu que l'on ait correctement soigné la blessure, sont excellents.

024 : TENDINITE DE LA MAIN ET DES DOIGTS

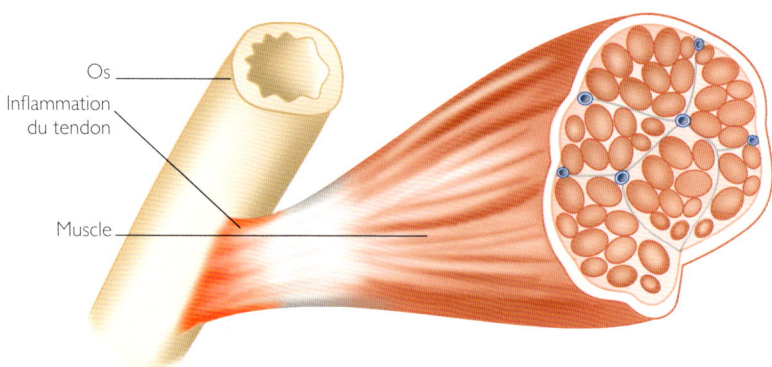

Os

Inflammation du tendon

Muscle

Les tendinites affectant les tendons de la main ou des doigts ont souvent pour cause des irritations ou des inflammations de ces mêmes tendons. Cette atteinte est particulièrement fréquente lorsqu'il y a une sur-utilisation des tendons, mais elle peut aussi être liée à des pathologies sous-jacentes telles que le diabète et la polyarthrite rhumatoïde.

Les tendons sont composés de tissus particulièrement solides, en forme de « cordes », et ont pour rôle de relier les muscles aux os, mais aussi de transmettre la force des muscles au squelette. Cela, bien entendu, implique qu'ils soient capables d'encaisser de très fortes charges mécaniques. La sollicitation excessive des tendons peut provoquer une inflammation du tendon, mais aussi de sa gaine, qui est plus spécialement associée avec les tendinites. Ces dernières sont souvent accompagnées de nécroses fibrinoïdes et de dégénérescences myxoïdes (condition dans laquelle du mucus vient s'accumuler dans les tissus conjonctifs).

Causes les plus fréquentes

Les sollicitations intenses et répétitives des tendons du poignet et de la main ; un temps de récupération trop court entre les sollicitations sportives ; ainsi que les températures trop froides ou de constantes vibrations infligées à la main et au poignet.

Signes et symptômes

Sensibilité accrue, inflammation, et sensations de grincements sous la peau.

Complications en l'absence de soins

Si l'on continue à solliciter la région touchée par la tendinite, cet état peut devenir chronique, et subir des dommages permanents de la structure du tendon lésé.

Traitement immédiat

Administrez des anti-inflammatoires, et placez de la glace sur le tendon atteint, pendant les 24 ou 48 premières heures suivant l'apparition de la tendinite.

Rééducation et prévention

Après avoir pris le temps de reposer le tendon atteint et pris les mesures pour réduire l'inflammation, on peut commencer à étirer et renforcer à nouveau la région, à condition que la douleur ait disparu. En termes de prévention, et pour éviter la récurrence de cette affection, il est recommandé d'éviter les sollicitations excessives et surtout répétitives de la région, mais aussi de s'assurer des temps de repos suffisants entre les séances d'exercices impliquant les poignets et les mains.

Pronostic à long terme

Des soins appropriés de la tendinite peuvent habituellement réduire l'inflammation et la douleur, et permettre une récupération complète du mouvement. Toutefois, cette condition peut devenir chronique chez les athlètes de haut niveau, dont le programme d'entraînement requiert de permanentes sursollicitations des tendons.

Pression des doigts (flexion)

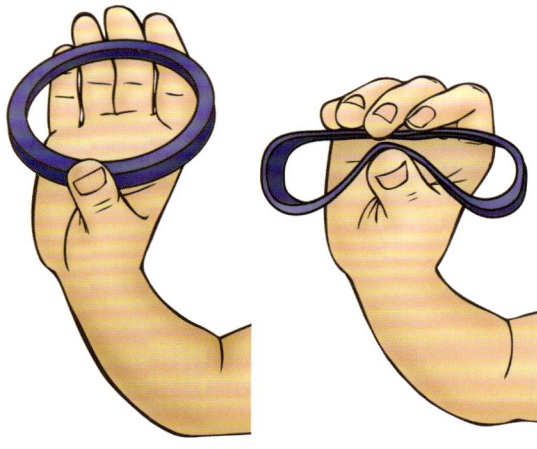

Saisissez l'anneau prévu pour cet exercice, avec les 4 doigts par-dessus, et le pouce par-dessous. Resserrez alors les doigts contre le pouce, puis relâchez et recommencez.

Extension des doigts

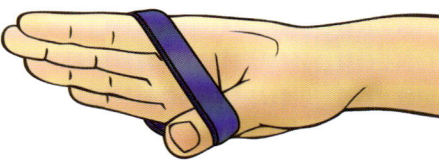

Placez vos doigts à l'intérieur de l'anneau d'exercice mais sans dépasser la première rangée d'articulations phalangiennes. Ecartez alors les doigts en essayant d'éloigner autant que possible le majeur du pouce.

Étirement des avant-bras, paumes ouvertes devant

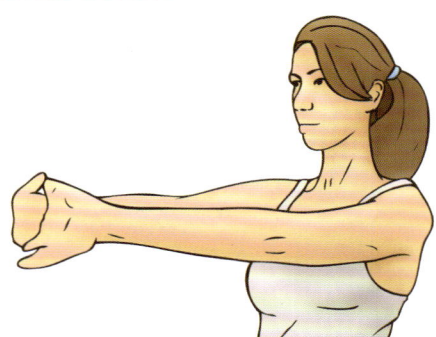

Entrecroisez les doigts de vos mains devant la poitrine puis étendez vos bras vers l'avant en tournant les paumes vers l'extérieur et l'avant.

Étirement des doigts

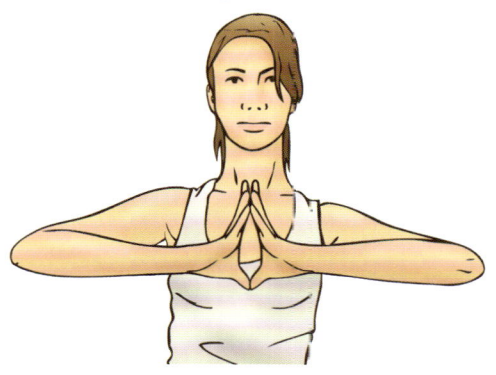

Placez les extrémités des doigts de vos deux mains en opposition puis pressez vos mains l'une contre l'autre.

Étirement du pouce

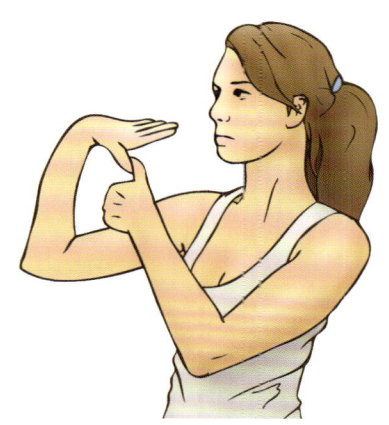

Commencez avec les doigts pointés vers le ciel et le pouce sorti sur le côté, puis servez-vous de l'autre main pour exercer une traction descendante sur votre pouce pour l'étirer.

Les blessures des poignets et des avant-bras dans le sport

ANATOMIE ET PHYSIOLOGIE

Le poignet participe à tenir et orienter la main. De ce fait, on peut considérer le poignet comme un « complexe multiarticulaire ». La plupart des mouvements du poignet se produisent au niveau de l'articulation radio-carpienne, une articulation du type ellipsoïde (ou condylienne). La surface distale du radius et le disque articulaire s'articulent avec le rang proximal des os du carpe : le scaphoïde, le semi-lunaire, et le pyramidal.

Ces mouvements se font en combinaison avec les articulations intercarpiennes. Les articulations inter-carpiennes forment une série d'articulations arthrodiales, qui s'articulent aussi avec les deux rangs carpiens (articulations médio-carpiennes), ainsi qu'avec les articulations interosseuses du rang carpien proximal et du rang carpien distal. L'articulation radio-ulnaire est immédiatement adjacente à l'articulation radio-carpienne. Un disque cartilagineux sépare l'extrémité distale de l'ulna (ou cubitus), du radius et des os semi-lunaire et pyramidal. Les fractures du poignet se produisent au niveau de l'un ou de plusieurs de ces os. C'est un entrecroisement complexe de ligaments et de tendons qui maintient ensemble les os du poignet, tout en permettant une parfaite coordination de l'ensemble. Les tendons des muscles qui traversent l'articulation du poignet sont entourés de gaines connues sous le nom de gaines synoviales.

Trois nerfs majeurs sont responsables de l'approvisionnement de la peau et des muscles de l'avant-bras : le nerf médian, le nerf radial et le nerf ulnaire (cubital). Ces trois nerfs sont vulnérables aux blessures et aux compressions, en plusieurs points le long de leurs trajets.

Le canal carpien est un espace creux et rigide formé à la base de la main, par les os du carpe et les ligaments qui les entourent. Le nerf médian et les tendons des fléchisseurs de la main traversent ce canal, le rendant susceptible de subir des compressions à ce point de passage exigu. Le nerf médian transmet les informations sensorielles de la face palmaire du pouce et des deux ou trois premiers doigts, mais alimente aussi un certain nombre de muscles de la main.

Le coude présente deux pointes osseuses, l'olécrâne et l'épicondyle médial de l'humérus, qui sont souvent impliquées dans les compressions du nerf ulnaire (cubital) (syndrome du canal ulnaire). L'espace situé entre ces deux protrusions osseuses est connu sous le nom de « canal ulnaire ». Le nerf ulnaire traverse justement ce canal pour se propager le long de l'avant-bras et dans la main. Le nerf ulnaire agit sur le muscle adducteur du pouce, qui tire le pouce vers la paume, mais transmet aussi les informations sensorielles en provenance du bord médial de la main et des 4e et 5e doigts.

La face antérieure de l'avant-bras accueille trois groupes de muscles moteurs : les pronateurs de l'avant-bras, les fléchisseurs du poignet, ainsi que les longs fléchisseurs des doigts et du pouce. Ces groupes sont disposés en trois couches superposées : la couche superficielle comprend les quatre muscles suivants : le rond pronateur, le grand palmaire, le petit palmaire, et le cubital antérieur. La couche médiane, elle, ne comprend que le muscle fléchisseur commun superficiel des doigts. La couche la plus profonde comporte les muscles : fléchisseur commun profond des doigts, long fléchisseur propre du pouce, et le carré pronateur.

ANATOMIE DES BLESSURES DU SPORTIF

Sur la face dorsale de l'avant-bras, on trouve deux groupes de muscles. Le groupe superficiel comprend, ordonnés depuis le côté radial vers le côté ulnaire, les muscles : huméro-stylo-radial, premier radial externe, deuxième radial externe, extenseur commun des doigts, extenseur propre du petit doigt et le cubital postérieur. Le muscle huméro-stylo-radial forme un « ventre » proéminent lorsqu'il travaille contre une résistance. Enfin, la couche profonde comporte les muscles : supinateur, long abducteur du pouce, court extenseur propre du pouce, long extenseur propre du pouce et l'extenseur propre de l'index.

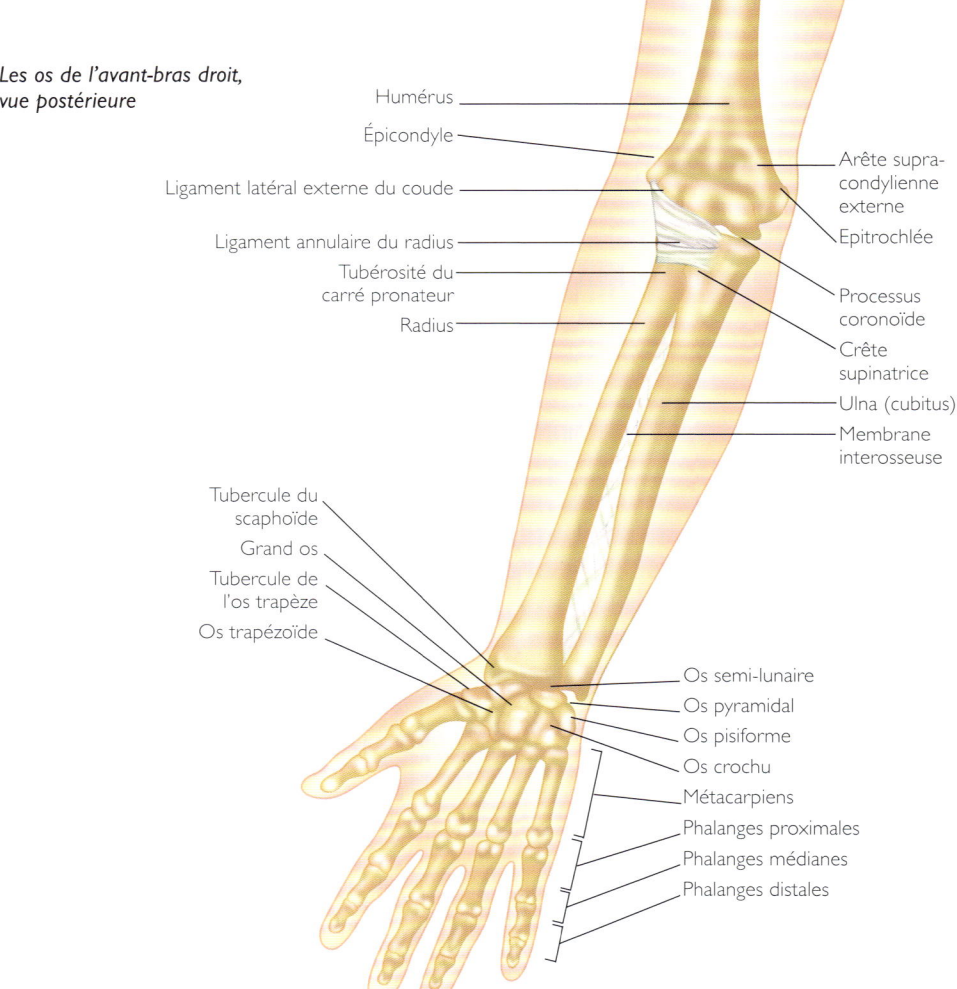

Les os de l'avant-bras droit, vue postérieure

Humérus
Épicondyle
Ligament latéral externe du coude
Ligament annulaire du radius
Tubérosité du carré pronateur
Radius

Arête supra-condylienne externe
Epitrochlée
Processus coronoïde
Crête supinatrice
Ulna (cubitus)
Membrane interosseuse

Tubercule du scaphoïde
Grand os
Tubercule de l'os trapèze
Os trapézoïde

Os semi-lunaire
Os pyramidal
Os pisiforme
Os crochu
Métacarpiens
Phalanges proximales
Phalanges médianes
Phalanges distales

Les articulations du poignet et de la main, vue coronale.

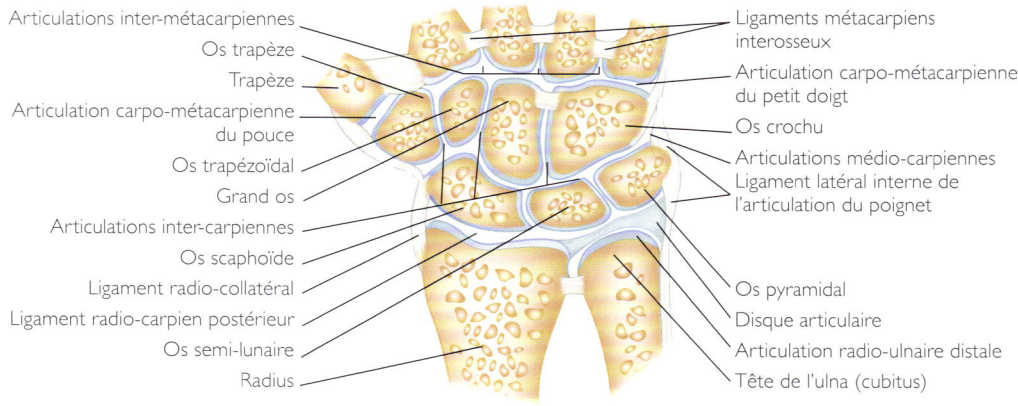

Articulations inter-métacarpiennes
Os trapèze
Trapèze
Articulation carpo-métacarpienne du pouce
Os trapézoïdal
Grand os
Articulations inter-carpiennes
Os scaphoïde
Ligament radio-collatéral
Ligament radio-carpien postérieur
Os semi-lunaire
Radius

Ligaments métacarpiens interosseux
Articulation carpo-métacarpienne du petit doigt
Os crochu
Articulations médio-carpiennes
Ligament latéral interne de l'articulation du poignet
Os pyramidal
Disque articulaire
Articulation radio-ulnaire distale
Tête de l'ulna (cubitus)

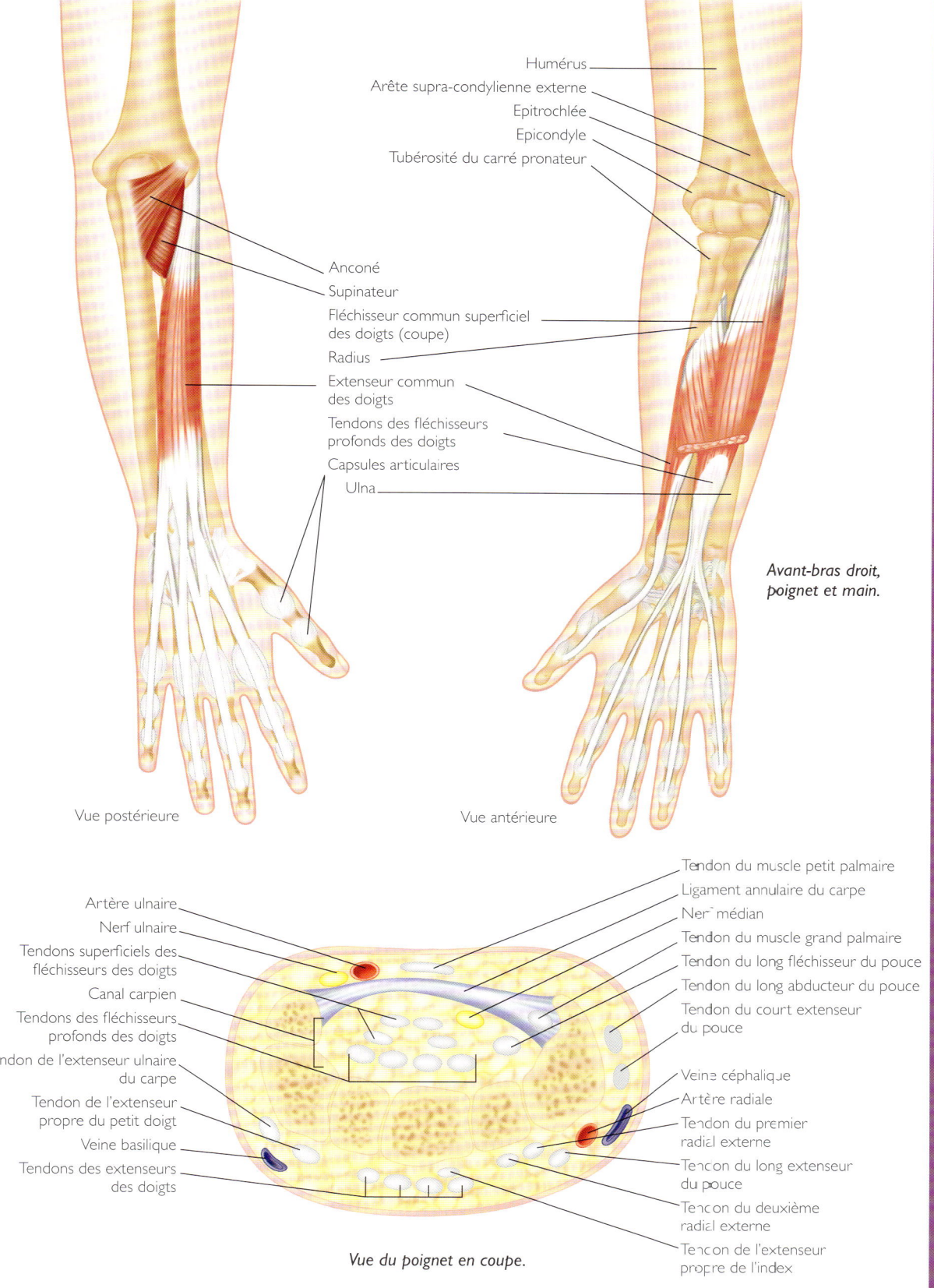

Humérus

Arête supra-condylienne externe

Epitrochlée

Epicondyle

Tubérosité du carré pronateur

Anconé

Supinateur

Fléchisseur commun superficiel des doigts (coupe)

Radius

Extenseur commun des doigts

Tendons des fléchisseurs profonds des doigts

Capsules articulaires

Ulna

Avant-bras droit, poignet et main.

Vue postérieure

Vue antérieure

Artère ulnaire

Nerf ulnaire

Tendons superficiels des fléchisseurs des doigts

Canal carpien

Tendons des fléchisseurs profonds des doigts

Tendon de l'extenseur ulnaire du carpe

Tendon de l'extenseur propre du petit doigt

Veine basilique

Tendons des extenseurs des doigts

Tendon du muscle petit palmaire

Ligament annulaire du carpe

Nerf médian

Tendon du muscle grand palmaire

Tendon du long fléchisseur du pouce

Tendon du long abducteur du pouce

Tendon du court extenseur du pouce

Veine céphalique

Artère radiale

Tendon du premier radial externe

Tendon du long extenseur du pouce

Tendon du deuxième radial externe

Tendon de l'extenseur propre de l'index

Vue du poignet en coupe.

025 : FRACTURES DU POIGNET ET DE L'AVANT-BRAS

Lorsqu'un athlète tombe sur un poignet en hyper-extension, il peut se produire une fracture des os du poignet ou de l'avant-bras. Les sports qui exposent le plus le pratiquant à de tels dommages sont la course à pied, le cyclisme, le skateboard, le rollerblade, et toute autre activité pouvant nécessiter l'utilisation de la main pour briser les chutes.

Le poignet est constitué de toute une série d'articulations radio-carpiennes et intercarpiennes. Toutefois, la plupart des mouvements du poignet se produisent au niveau de l'articulation radiocarpienne, une articulation du type ellipsoïde (ou condylienne). La surface distale du radius et le disque articulaire s'articulent avec le rang proximal des os du carpe : le scaphoïde, le semi-lunaire, et le pyramidal. Ces mouvements se font en combinaison avec les articulations intercarpiennes. Les articulations intercarpiennes forment une série d'articulations arthrodiales, qui s'articulent aussi avec les deux rangs carpiens (articulations médio-carpiennes), ainsi qu'avec les articulations interosseuses du rang carpien proximal et du rang carpien distal. L'articulation radio-ulnaire est immédiatement adjacente à l'articulation radiocarpienne. Un disque cartilagineux sépare l'extrémité distale de l'ulna (ou cubitus), du radius et des os semi-lunaire et pyramidal. Les fractures du poignet se produisent au niveau de l'un ou de plusieurs de ces os. Les deux fractures les plus fréquentes sont la fracture de Pouteau-Colles, qui se produit près de l'extrémité distale du radius, et la fracture du scaphoïde, qui implique comme son nom l'indique, l'os scaphoïde (ou naviculaire de la main) situé du côté du pouce et qui s'articule au radius.

Causes les plus fréquentes

Les chutes réceptionnées sur un poignet en hyper-extension ; un coup violent contre le poignet ; ou une rotation extrême infligée au poignet.

Signes et symptômes

Une déformation du poignet, des douleurs et des gonflements, et une sévère limitation de la mobilité du poignet et du pouce.

Complications en l'absence de soins

Les fractures du poignet se ressoudent souvent toutes seules, mais des complications peuvent survenir si elles ne sont pas correctement traitées. Ces complications peuvent se manifester sous la forme de limitations : des mouvements du poignet, de la rotation de l'avant-bras, ainsi que de la pronation et de la supination. L'absence de soins appropriés peut aussi favoriser l'apparition d'arthrose autour des os, mais aussi, faire courir le risque de voir le scaphoïde ne pas se ressouder.

Traitement immédiat

Appliquez de la glace sur la fracture pour réduire les gonflements, élevez le poignet ou l'ensemble de l'avant-bras et placez-le dans une gouttière, en attendant la prise en charge médicale.

Rééducation et prévention

En général, ce type de fracture nécessite la mise en place d'un plâtre pour permettre aux os de se ressouder dans la bonne position, associé à un suivi régulier à l'aide de rayons X pour juger des progrès effectués. S'il y a besoin d'une intervention chirurgicale, alors on utilisera des lames, broches et autres vis afin de réaligner les fragments osseux pour leur permettre de se ressouder.

Pronostic à long terme

Les pronostics dans les cas de fractures du radius ou de l'ulna (cubitus) dépendent des complications directement liées à la morphologie de la fracture elle-même. Les fractures ouvertes (ou lorsque la peau a été déchirée par les os) ont tendance à afficher des pronostics moins encourageants. Enfin, la plupart des fractures du scaphoïde guérissent en principe complètement, à condition qu'elles aient été immobilisées immédiatement après l'accident, et qu'il leur soit accordé entre 8 à 12 semaines de guérison.

LES BLESSURES DES POIGNETS ET DES AVANT-BRAS DANS LE SPORT

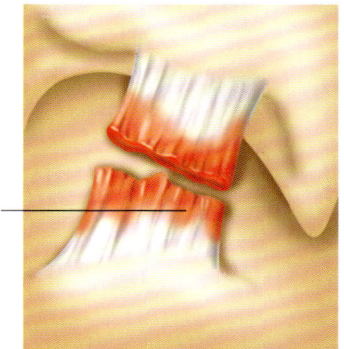

Rupture d'un ligament

Les entorses du poignet sont des blessures qui impliquent les ligaments du poignet. Ces entorses se produisent souvent lorsque la main est étendue, comme pour briser une chute par exemple. Les ligaments ont un rôle essentiel dans la stabilisation des articulations du poignet et de la main, mais aussi pour le contrôle de leurs fonctions motrices. Les entorses du poignet peuvent être légères ou plus graves, le second cas pouvant voir une rupture totale des ligaments, avec pour résultat une totale instabilité de l'articulation qu'il contrôle. Ces blessures sont courantes chez les sportifs engagés

dans des disciplines telles que le football, le basketball, le ski, le snowboard, le rollerblade, ainsi que dans toute une variété de sports dans lesquels les mains sont exposées.

Les huit os carpiens sont interconnectés entre eux par des ligaments – des bandes de tissus fibreux. Ces ligaments relient aussi les os du carpe avec le radius et l'ulna (cubitus) d'un côté, et les os du métacarpe de l'autre. L'harmonieuse coordination de l'ensemble de ces os se trouve rompue lorsqu'un ou plusieurs ligaments subissent des dommages.

Causes les plus fréquentes
La pratique de sports à haut potentiel de chute, tels que le rollerblade, le Snowboard, le cyclisme, le football, le football américain, le baseball, et le volleyball. L'absence de protections adaptées comme les protections de poignet, ainsi que les faiblesses ou atrophies musculaires.

Signes et symptômes
Des douleurs lorsque l'on bouge le poignet, des sensations de brûlure et/ou de picotements, ainsi que des hématomes et autres décolorations de la peau.

Complications en l'absence de soins
Les entorses du poignet, modérées ou plus sévères, qui ne seraient pas correctement traitées, peuvent engendrer un déficit de la mobilité et de la force de cette articulation, et à terme, l'apparition d'arthrite dans la région.

Traitement immédiat
Appliquez immédiatement le régime R.G.C.E.C., et immobilisez l'articulation du poignet pour en empêcher tout mouvement.

Rééducation et prévention
Après la guérison des ligaments, il est recommandé de faire appel à un kinésithérapeute pour améliorer, grâce à des exercices spécifiques, l'amplitude des mouvements et la souplesse du poignet. Une intervention chirurgicale peut s'avérer nécessaire lorsque les ligaments ont été totalement rompus ou que l'entorse a été accompagnée d'une fracture. Le port de protections de poignets et une attention toute particulière au développement de l'équilibre dans la pratique de la discipline choisie peuvent aider à éviter ce type de blessures.

Pronostic à long terme
À condition que la blessure ait été correctement soignée, la plupart des entorses du poignet guérissent complètement et sans séquelles.

027 : DISLOCATION DU POIGNET

Bien que l'ensemble de ces os constituants puissent être impliqués dans la dislocation du poignet, c'est l'os semi-lunaire qui est le plus souvent concerné. Lorsqu'un os se disloque, le contact entre lui et les os voisins ne se fait plus de manière normale. Cette lésion affecte les tissus mous environnants, incluant les muscles, les nerfs, les tendons, les ligaments ainsi que les vaisseaux sanguins.

Le poignet est constitué d'une série d'articulations radio-carpiennes et inter-phalangiennes. La plupart des mouvements du poignet se produisent au niveau de l'articulation radio-carpienne, une articulation ellipsoïde. La surface distale du radius et le disque articulaire s'articulent avec le rang proximal des os du carpe, qui sont le scaphoïde, le semi-lunaire, et le pyramidal. Ces mouvements se font en combinaison avec les articulations intercarpiennes. Les articulations intercarpiennes sont une série d'articulations arthrodiales qui articulent les deux rangs des os carpiens (articulations médio-carpiennes), mais aussi chacune des surfaces proximales du premier rang, et les surfaces distales du second rang des os carpiens. L'articulation radio-ulnaire distale est immédiatement adjacente à l'articulation radio-carpienne. Un disque articulaire sépare les extrémités distales du radius et de l'ulna (cubitus) des os semi-lunaire et pyramidal. Enfin, un complexe élaboré de ligaments permet de tenir conjointement l'ensemble de ces articulations et d'en permettre une mobilité coordonnée. Les ligaments de la face dorsale du poignet sont les plus faibles et sont potentiellement plus enclins à être impliqués dans les dislocations des articulations de cette région.

Causes les plus fréquentes
Des complications suite à une ou plusieurs entorses sévères, une chute violente réceptionnée sur une main en extension, des déformations congénitales, incluant la malformation des surfaces articulaires.

Signes et symptômes
Perte de motricité et de mobilité de la main et du poignet, des douleurs sévères du poignet, un engourdissement ou une paralysie en dessous de la dislocation, lorsqu'il y a eu déchirure ou rupture de vaisseaux sanguins ou des nerfs.

Complications en l'absence de soins
Les conséquences du non-traitement des dislocations du poignet sont particulièrement imprévisibles, avec dans certains cas, une récupération complète de la mobilité. Toutefois, les complications qui peuvent en découler incluent une restriction plus ou moins importante du mouvement articulaire, des douleurs s'installant dans le temps, des raideurs de l'articulation, un certain inconfort, et une flexibilité réduite.

Traitement immédiat
Appliquez immédiatement le régime R.G.C.E.C.

Rééducation et prévention
Les exercices conçus pour renforcer les muscles et les ligaments du poignet peuvent éviter la récurrence des dislocations. Le port de protections de poignets, des poignets de force, ou de strappings peut participer à réduire la probabilité d'une dislocation du poignet durant la pratique du sport.

Pronostic à long terme
Les pronostics à long terme dépendent directement de la gravité de la dislocation et des dégâts secondaires qu'elle a entraînés, y compris les fractures. Néanmoins, lorsque la dislocation a été correctement prise en charge et ce immédiatement après l'accident, les chances d'une récupération complète sont généralement très élevées.

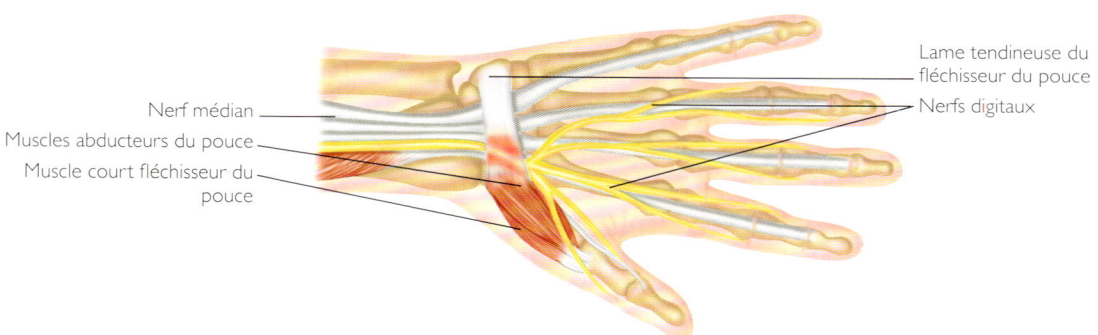

Lame tendineuse du fléchisseur du pouce

Nerfs digitaux

Nerf médian

Muscles abducteurs du pouce

Muscle court fléchisseur du pouce

Le syndrome du canal carpien (SCC) est une affection progressive qui a pour cause soit un traumatisme direct soit une sollicitation excessive des mains et des poignets qui peut avoir pour résultat la compression du nerf médian au niveau du poignet. Cette affection a trois fois plus de chances de se produire chez la femme, du fait des tâches qui leur sont généralement attribuées, comme l'utilisation quotidienne d'un clavier par exemple. Enfin, la grossesse et le diabète sont aussi des facteurs de risques.

Le canal carpien est une structure étroite et rigide, composée d'os et de ligaments, et située à la base de la main. Le nerf médian de l'avant-bras, venant pénétrer la main, véhicule les informations sensorielles de la face palmaire du pouce et des doigts, et transmet les impulsions motrices en direction de certains muscles moteurs de la main. Le nerf médian pénètre dans la main au travers du canal carpien, des os du carpe et de leurs tendons. Le rétrécissement du canal carpien peut se produire en résultat de l'irritation ou de l'inflammation des tendons avoisinants, avec pour résultat une compression du nerf médian, engendrant de la douleur et un affaiblissement ou un engourdissement de la main – qui peut en s'aggravant, irradier en remontant dans le bras. Cette atteinte nerveuse est l'une des nombreuses afflictions nerveuses connues sous l'appellation de « syndromes canalaires », syndromes qui impliquent la compression ou les traumatismes infligés aux nerfs périphériques.

Causes les plus fréquentes

Les activités sportives qui impliquent de répétitives flexions et extensions du poignet, comme le cyclisme, les sports de lancer, les sports de raquette, et la gymnastique ; les prédispositions congénitales ; les blessures ou traumatismes incluant les fractures et les entorses ; les tâches de la vie quotidienne, privée ou professionnelle.

Signes et symptômes

Des sensations de brûlure, des engourdissements ou des picotements au niveau de la paume ; des sensations de gonflement des doigts ou de la paume ; une perte de la force de préhension ; ainsi que des douleurs pouvant réveiller durant la nuit.

Complications en l'absence de soins

Sans un traitement adapté, le syndrome du canal carpien peut provoquer une réduction ou une absence de sensation au niveau de certains doigts, et un affaiblissement permanent du pouce, au fur et à mesure que ses muscles dégénèrent. Dans certains cas, on peut même observer une diminution, voire une disparition des perceptions sensorielles de la chaleur ou du froid.

Traitement immédiat

Cesser les activités stressantes responsables de cette atteinte, et immobilisez l'articulation du poignet à l'aide d'une attelle ou d'un bandage, pour éviter l'aggravation des irritations.

Rééducation et prévention

Arrêtez les activités stressantes et/ou répétitives, et accordez un temps de repos et de récupération à la région du poignet, une fois que le diagnostic a confirmé le syndrome du canal carpien. On peut utiliser une attelle ou un bandage pour immobiliser la main affectée. Réduisez les tensions infligées au poignet durant la pratique du sport et travaillez les exercices favorisant la mobilité et retardant l'apparition de raideurs : ces deux précautions peuvent en combinaison prévenir l'aggravation des premiers signes d'apparition du syndrome du canal carpien.

Pronostic à long terme

La récurrence du syndrome carpien après un traitement correct est rare, sauf dans certains cas de pathologies sous-jacentes telles que le diabète, ou les désordres endocriniens, etc. La majorité des patients ayant correctement pris en charge cette affection récupèrent complètement et sans séquelles.

029 : SYNDROME DU CANAL ULNAIRE

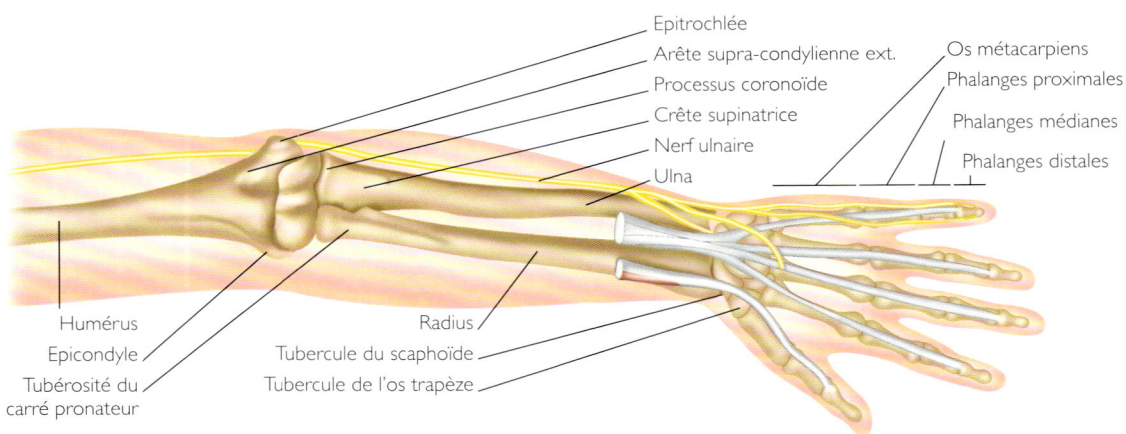

Epitrochlée
Arête supra-condylienne ext.
Processus coronoïde
Crête supinatrice
Nerf ulnaire
Ulna
Os métacarpiens
Phalanges proximales
Phalanges médianes
Phalanges distales
Humérus
Epicondyle
Tubérosité du carré pronateur
Radius
Tubercule du scaphoïde
Tubercule de l'os trapèze

L'un des trois nerfs majeurs responsables des fonctions motrices et sensorielles de la main, le nerf ulnaire (anciennement cubital) court le long de la face interne de l'avant-bras, pour pénétrer la main et se disperser dans l'ensemble de la paume, mais aussi dans les deux derniers doigts, l'annulaire et l'auriculaire. Les pressions subies par le nerf ulnaire peuvent engendrer des douleurs, un affaiblissement des muscles et une perte de sensibilité au niveau de la main.

L'humérus, l'os de la partie supérieure du bras, possède trois tubérosités (bosses ou pointes), qui sont souvent associées aux blessures comme les distensions et les entorses. Deux de ces tubérosités sont plus particulièrement impliquées dans le syndrome du canal de l'ulna, l'olécrâne et l'épicondyle médial, toutes deux situées au niveau du coude. L'espace situé entre ces deux protrusions osseuses est connu sous le nom de canal de l'ulna, et plus souvent sous l'appellation française de gouttière épitrochléo-olécranienne. Le nerf ulnaire agit sur le muscle qui fléchit le pouce en direction de la paume, il contrôle aussi les petits muscles intrinsèques de la main. Il traverse le canal ulnaire, ou gouttière épitrochléo-olécranienne, au niveau du coude, et court le long de l'avant-bras pour pénétrer la main. Il est l'un des trois nerfs majeurs du bras, les deux autres étant le nerf radial et le nerf médian.

Causes les plus fréquentes

La sollicitation excessive des muscles et des tendons de l'avant-bras, et plus particulièrement dans le golf et les sports impliquant des lancers ; des excroissances anormales au niveau du poignet, comme un kyste par exemple ; et les traumatismes directs infligés au nerf ulnaire au niveau de la gouttière épitrochléo-olécranienne.

Signes et symptômes

Des faiblesses et des engourdissements croissants de la main, côté auriculaire ; des difficultés à saisir des objets ; ainsi que des picotements le long de la face externe de l'avant-bras, surtout lorsque le coude est fléchi.

Complications en l'absence de soins

Lorsque le syndrome du canal ulnaire est laissé sans traitement, il peut engendrer des dommages permanents du nerf ulnaire, avec des affaiblissements et des engourdissement croissants, dus à la diminution de l'approvisionnement sanguin du nerf, lorsque le coude est en flexion.

Traitement immédiat

Cessez au plus vite les activités qui génèrent de la pression contre le nerf ulnaire, et évitez de maintenir le coude en position pliée ; utilisez une attelle ou des cales durant la nuit, afin de maintenir le bras en position étendue.

Rééducation et prévention

Dans les cas où le syndrome du canal ulnaire est dû à des croissances anormales au niveau du poignet, comme un kyste par exemple, la nécessité d'une intervention chirurgicale est probable pour éliminer le kyste responsable de la condition. Dans le cas où ce sont des activités stressantes et répétitives qui ont entraîné une irritation ou une inflammation du nerf ulnaire, alors des thérapies non-chirurgicales peuvent s'appliquer. Entre autres, les exercices de rééducation incluant un travail de renforcement, peuvent apporter d'excellents résultats en 4 à 6 semaines. On peut parallèlement mettre en place une attelle ou des cales afin d'éviter les flexions du coude durant la nuit.

Pronostic à long terme

Dans le cas où le syndrome du canal ulnaire reçoit une attention immédiate et appropriée, les pronostics quant à une guérison complète sont excellents. Attention toutefois, car si on permet à cette atteinte de s'installer dans le temps, elle peut provoquer de sévères dommages du nerf ulnaire.

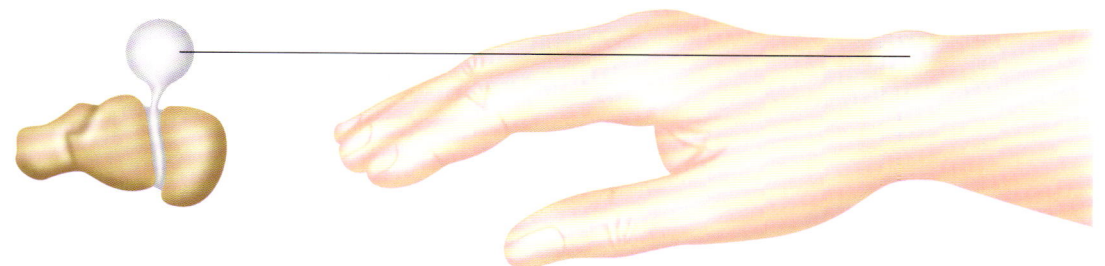

Un kyste ganglion (du grec : nœud tissulaire) est une bosse ou une masse qui se forme sous la peau. Les kystes ganglions peuvent apparaître au niveau de n'importe quelle articulation ou autres gaines de tendons, mais se produisent généralement sur la face dorsale du poignet, de la main et des doigts. Ces kystes ganglions sont les « bosses » les plus fréquentes à apparaître sur le dos de la main. La plupart du temps, les kystes ganglions apparaissent chez les personnes appartenant à la tranche d'âge 25-45 ans, et sont plus fréquents chez les femmes que chez les hommes. Les kystes ganglions sont des tumeurs bénignes (qui ne se propagent pas aux tissus environnants) dont la cause est inconnue. Ils sont parfois appelés hernie synoviale, ou kyste synovial, de par leur étroite relation avec les cavités articulaires. Enfin, on leur attribue quelquefois encore le nom de kyste sous-chondral.

Les kystes ganglions sont de fines capsules de tissus fibreux contenant un liquide muqueux translucide. Ils procurent au toucher une sensation de souplesse et de mobilité sous la peau. Ils sont composés d'une paroi souple et transparente, généralement connectée à l'articulation ou au ligament sous-jacents par l'intermédiaire d'une tige. Les kystes ganglions peuvent impliquer une ou plusieurs articulations du poignet ou de la main, mais se produisent le plus souvent au niveau d'une aponévrose ou d'un tendon, et sont palpables entre les tendons extenseurs de la face dorsale du poignet. Les kystes ganglions se forment lorsque les tissus entourant une articulation connaissent une inflammation et qu'ils se gonflent de liquide. Lorsque cela se produit, le ganglion en forme de ballon croît dans les tissus conjonctifs de l'articulation, ou au niveau des membranes qui recouvrent les tendons environnants. Ces kystes ganglions sont souvent associés aux ligaments reliant l'os scaphoïde au semi-lunaire, ou au ligament reliant le scaphoïde à l'os trapèze. Enfin, la plupart des kystes ganglions se produisent au niveau de la face dorsale du poignet, de sa face antérieure, ou de la face palmaire de la région interphalangienne.

Causes les plus fréquentes

Des fuites synoviales des capsules articulaires, des imperfections au niveau des gaines des tendons, ou des traumatismes infligés aux tissus de la région.

Signes et symptômes

Apparition d'une bosse en forme de sac, dont la taille se modifie et qui peut produire des douleurs ou non ; des faiblesses au niveau du poignet.

Complications en l'absence de soins

La plupart des ganglions disparaissent sans traitement, bien que dans certains cas, ils puissent périodiquement réapparaître. De tels kystes n'entraînent généralement pas de risques sérieux pour la santé, même sans soins, mais les douleurs et les faiblesses du poignet peuvent, elles, persister si elles ne sont pas traitées.

Traitement immédiat

Placez de la glace sur le kyste deux à trois fois par jour, et administrez des antalgiques ou des anti-inflammatoires.

Rééducation et prévention

Un médecin peut tout à fait drainer le liquide contenu dans un kyste ganglion, ce que le patient ne devrait surtout pas tenter de faire lui-même. Si ces kystes peuvent souvent disparaître tout seul, sans drainage ni intervention chirurgicale, ils peuvent cependant réapparaître périodiquement. Si le kyste est douloureux, il faut envisager de limiter ou cesser la pratique sportive impliquant une sollicitation soutenue du poignet, jusqu'à ce que le kyste ait diminué ou se soit complètement résorbé.

Pronostic à long terme

Les kystes peuvent être asymptomatiques et autolimités. S'ils requièrent toutefois une intervention chirurgicale, les pronostics à long terme sont toujours excellents.

031 : TENDINITE DU POIGNET

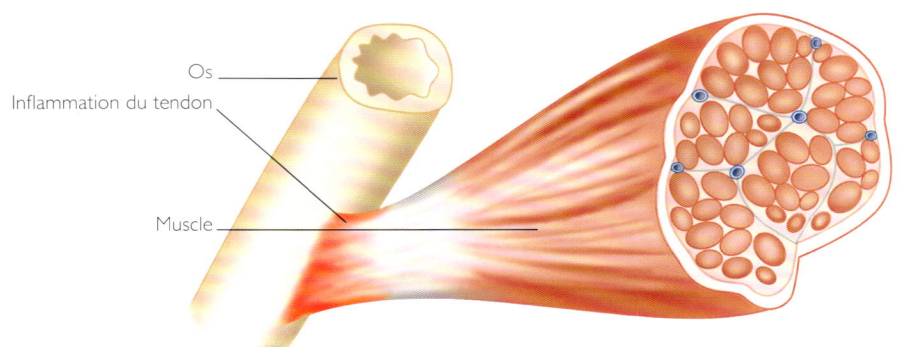

Os

Inflammation du tendon

Muscle

Les tendinites du poignet sont dues à l'inflammation d'un ou plusieurs tendons entourant l'articulation du poignet. Elles se produisent la plupart du temps aux endroits où les tendons se croisent, ou aux endroits où les tendons affleurent les structures osseuses. Ils affectent les personnes engagées dans des entraînements exigeants et répétitifs.

L'articulation du poignet est formée à son extrémité proximale par les surfaces articulaires du radius et de l'ulna (cubitus), ainsi que par un disque cartilagineux. À son extrémité distale, elle se compose des surfaces articulaires des os scaphoïde, semi-lunaire, et pyramidal. Le poignet permet d'orienter et de soutenir la main. Les tendons du poignet sont enserrés dans des gaines connues sous le nom de gaines synoviales. Ces gaines permettent aux tendons de glisser sans friction autour du poignet. Les gonflements, irritations et inflammations de la gaine synoviale entraînent un épaississement de cette dernière, ce qui tend à limiter la liberté de mouvement du tendon qu'elle enserre. Cela a pour effet de déclencher une affection connue sous le nom de ténosynovite, entraînant les douleurs qui lui sont associées. La plupart des tendinites se produisent aux endroits où les tendons traversent un tunnel étroit et où ils circulent entre des fascias. Les quatre sites du poignet les plus fréquemment touchés par les tendinites sont le premier compartiment des extenseurs (ténosynovite de Quervain), les tendons fléchisseurs des doigts (doigt à ressaut), le tendon du muscle fléchisseur radial du carpe, ainsi que l'épicondylite latérale (associée avec le tennis-elbow). Les tendons du court abducteur du pouce et du court extenseur du pouce sont eux aussi souvent affectés par les tendinites.

Causes les plus fréquentes

Les sports impliquant une sollicitation extrême du poignet, incluant l'ensemble des sports de balle ou ballon, les sports de raquette, la rame, l'haltérophilie, la gymnastique, etc.

Signes et symptômes

Des douleurs au poignet, et plus particulièrement au niveau de l'articulation ; une inflammation de la région du tendon affecté ; et une certaine perte de la mobilité du poignet.

Complications en l'absence de soins

Si l'activité ayant provoqué la tendinite est poursuivie et que cette dernière n'est pas traitée, l'inflammation et les douleurs qui lui sont associées peuvent empirer, et conduire à un affaiblissement permanent du ou des tendons impliqués.

Traitement immédiat

Immobilisez le poignet et appliquez le régime R.G.C.E.C. ; administrez des antalgiques et/ou des anti-inflammatoires.

Rééducation et prévention

La plupart du temps, le médecin placera une attelle ou un bandage afin d'empêcher tout mouvement du poignet affecté. Dans le milieu de l'athlétisme, les tendinites ont souvent pour cause un manque de précision des gestes techniques. La meilleure thérapie pour soigner les tendinites du poignet consiste à réduire ou temporairement interrompre l'activité qui a provoqué l'inflammation du ou des tendons.

Pronostic à long terme

Dans la majeure partie des cas, lorsqu'il a été accordé suffisamment de temps aux tendons pour récupérer, les sportifs connaissent une complète guérison de cette atteinte des tendons.

Flexion des poignets avec haltères

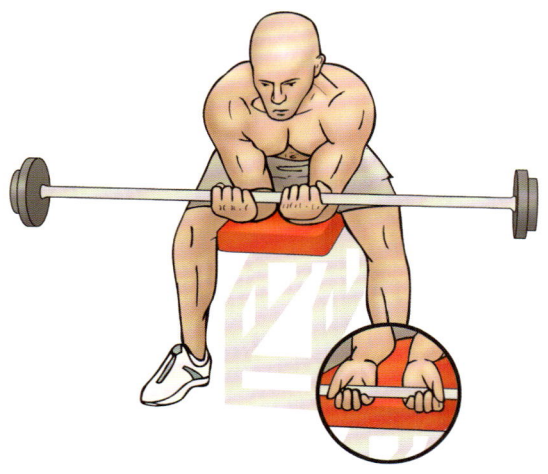

Assis sur un banc, fléchissez le tronc pour venir poser les coudes sur vos genoux. Tenez une barre de musculation avec les paumes face au ciel. Détendez alors vos avant-bras en laissant descendre la barre, puis soulevez cette dernière mais sans décoller les coudes de vos genoux. Répétez ensuite le même mouvement.

Flexion inversée des poignets avec haltères

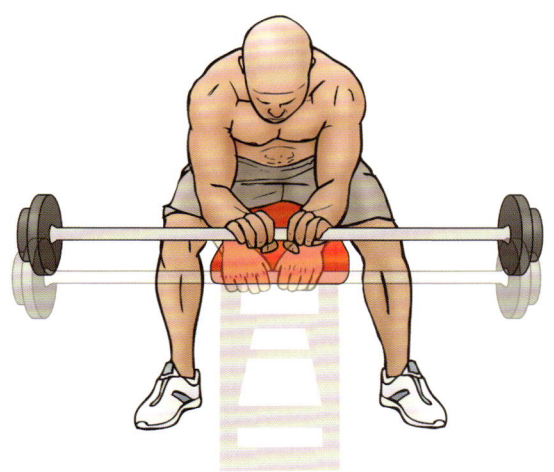

Assis sur un banc, fléchissez le tronc pour venir poser les coudes sur vos genoux. Tenez une barre de musculation avec les paumes face au sol. Détendez alors vos avant-bras en laissant descendre la barre, puis soulevez cette dernière mais sans décoller les coudes de vos genoux. Répétez ensuite le même mouvement.

Travail du grip (saisie)

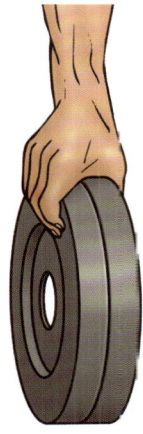

De l'une de vos mains, saisissez au moins deux disques de poids entre le pouce et vos doigts. Serrez votre prise autant que possible.

Étirement du poignet

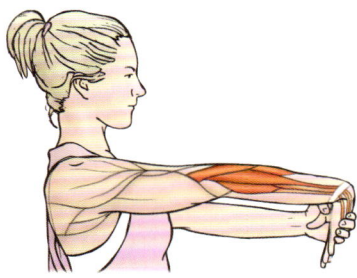

Saisissez les doigts de la ma n du bras tendu, puis tirez-les en arrière pour étirer les muscles de vos avant-bras.

EXERCICES DE RÉÉDUCATION

Enroulement d'une corde

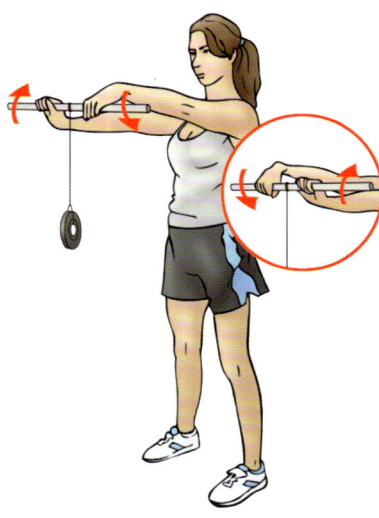

Commencez avec la corde lestée complètement déroulée. Saisissez la barre avec vos deux mains, paumes tournées vers le sol. Faites alors tourner la barre pour enrouler la corde et remonter le poids. Ensuite, tournez la barre dans l'autre sens pour dérouler la corde.

Étirement en rotation du poignet

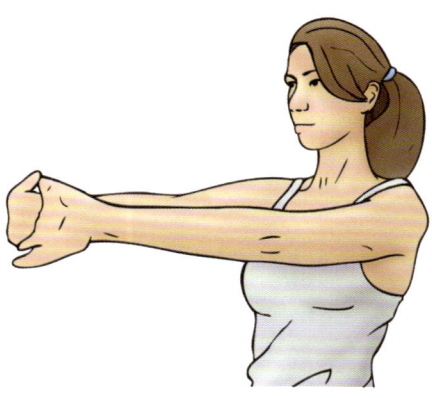

Étendez l'un de vos bras devant vous et parallèle au sol. Pivotez alors votre main vers le bas et le côté extérieur. Partant de là, servez-vous de votre autre main pour faire pivoter encore plus loin et vers le haut cette fois, la main concernée par l'étirement.

Étirement en rotation du poignet

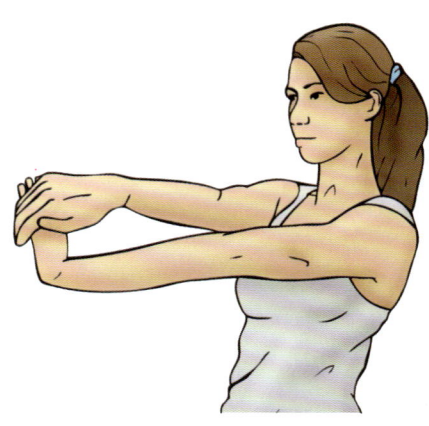

Étendez l'un de vos bras devant vous et parallèle au sol. Imprimez alors à votre poignet une rotation vers l'extérieur et le bas, puis utilisez votre autre main pour accentuer la rotation, vers le haut cette fois.

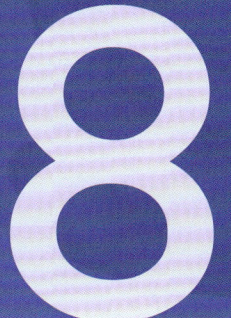
ANATOMIE ET PHYSIOLOGIE

Le coude est une articulation charnière composée de trois extrémités osseuses que sont l'os du bras ou humérus, et les deux os de l'avant-bras, le radius et l'ulna. Des os de l'avant-bras, l'ulna est le plus gros, il est situé du côté interne (côté auriculaire). À l'extrémité distale de l'humérus, se trouvent la trochlée et le condyle de l'humérus, qui forment la jonction de l'humérus avec les os de l'avant-bras, le radius et l'ulna.

Le coude est renforcé par plusieurs ligaments, dont les deux plus importants sont le ligament collatéral ulnaire (médial/interne) et le ligament collatéral radial (latéral/externe). Le ligament collatéral médial est composé de trois solides bandes qui viennent renforcer l'aspect interne de la capsule articulaire. Le ligament collatéral latéral est un ligament triangulaire qui a pour rôle de renforcer l'aspect externe de la capsule articulaire. Ces ligaments, reliant l'humérus à l'ulna (cubitus) œuvrent ensemble pour stabiliser le coude. Enfin, le ligament annulaire du radius vient, lui, envelopper la tête du radius pour la tenir fermement contre l'ulna et former ainsi l'articulation radio-ulnaire proximale.

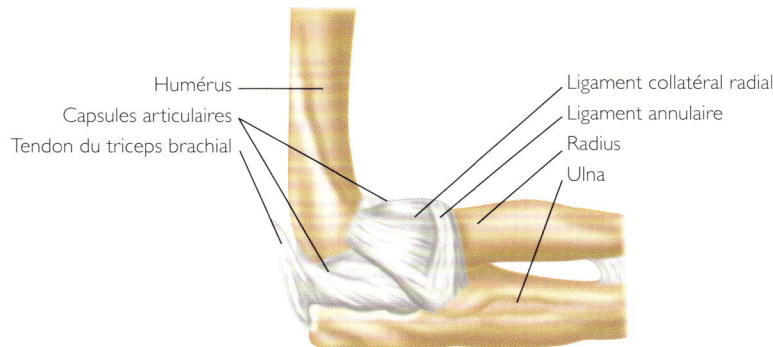

Humérus	Ligament collatéral radial
Capsules articulaires	Ligament annulaire
Tendon du triceps brachial	Radius
	Ulna

Articulation du coude, bras droit, coupe latérale.

Le coude permet les mouvements de flexion et d'extension, mais aussi la pronation et la supination. Si cette articulation possède une grande amplitude de mouvement, elle n'en est pas moins extrêmement puissante et nécessite de grandes forces pour la disloquer.

La proéminence osseuse formant la pointe du coude porte le nom de processus olécrâne de l'ulna (cubitus). Cette pointe osseuse est recouverte d'une poche remplie de liquide appelée bourse séreuse rétro-olécrânienne. C'est la plus volumineuse des bourses séreuses du coude. Elle a pour fonction de protéger l'os sous-jacent.

ANATOMIE DES BLESSURES DU SPORTIF

L'épicondyle latéral de l'humérus est une importante proéminence osseuse, située au niveau de la face externe de l'articulation du coude. De nombreux muscles et tendons viennent s'y ancrer : le tendon commun des muscles extenseurs de l'avant-bras, le muscle anconé et le muscle supinateur, responsables de la supination de l'avant-bras (rotation de l'avant-bras pour pivoter la paume vers le ciel).

L'épicondyle médial (interne, anciennement épitrochlée) est une proéminence osseuse localisée sur la face interne de l'articulation du coude. Elle est le point d'insertion des muscles fléchisseurs du poignet et des doigts, ainsi que des muscles responsables de la pronation de l'avant-bras (rotation de l'avant-bras pour pivoter la paume face au sol).

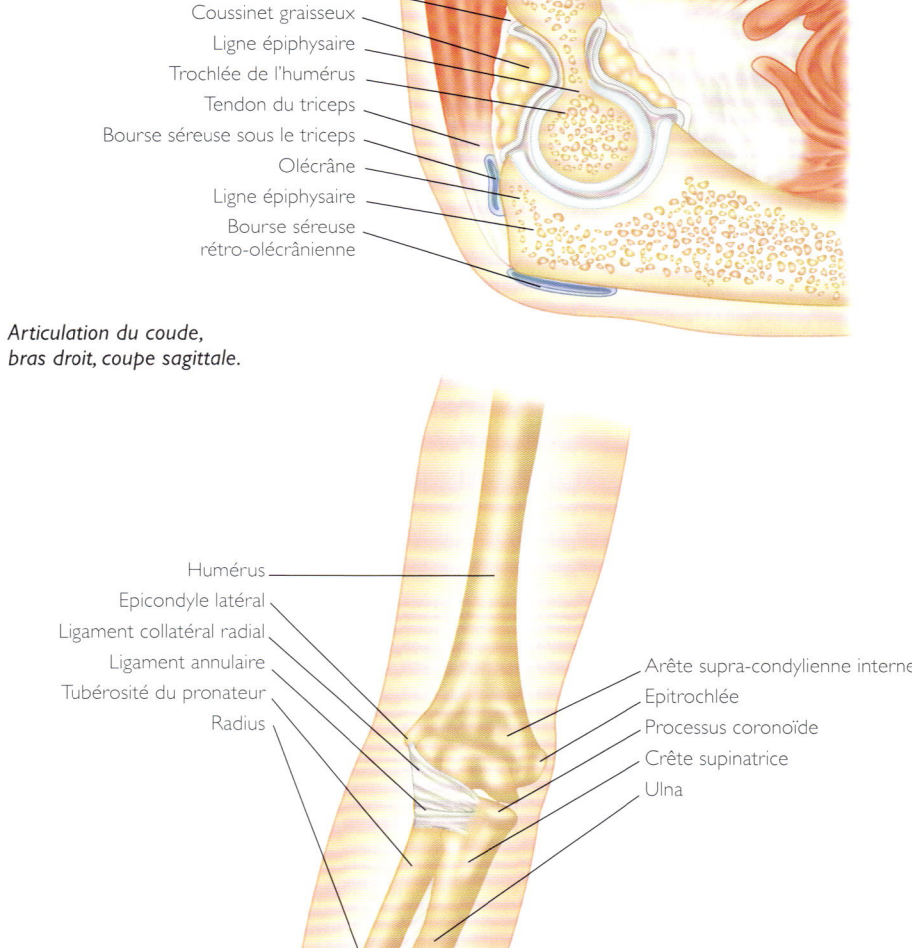

Capsule fibreuse
Coussinet graisseux
Ligne épiphysaire
Trochlée de l'humérus
Tendon du triceps
Bourse séreuse sous le triceps
Olécrâne
Ligne épiphysaire
Bourse séreuse
rétro-olécrânienne

*Articulation du coude,
bras droit, coupe sagittale.*

Humérus
Epicondyle latéral
Ligament collatéral radial
Ligament annulaire
Tubérosité du pronateur
Radius

Arête supra-condylienne interne
Epitrochlée
Processus coronoïde
Crête supinatrice
Ulna

*Vue antérieure de
l'articulation du coude.*

Les muscles du bras prennent leur origine au niveau de l'omoplate et/ou de l'humérus et s'insèrent au niveau du radius et/ou de l'ulna (cubitus) pour agir sur l'articulation du coude. Ces muscles sont : le biceps brachial, le brachial antérieur et l'anconé. (Bien qu'il n'agisse que sur l'articulation de l'épaule, nous avons aussi inclus le muscle coraco-brachial du fait de sa proximité avec les muscles de ce groupe). Le biceps brachial est le principal supinateur de l'avant-bras et présente deux chefs à son origine, ainsi que deux insertions tendineuses. Le chef court du biceps brachial forme avec le coraco-brachial et l'humérus, la paroi latérale (externe) de l'aisselle. Le brachial antérieur, postérieur en dessous, du biceps brachial, est le principal fléchisseur de l'articulation du coude. Le triceps brachial, qui a trois chefs comme origine, est le seul muscle de la face postérieure du bras et son tendon est responsable de l'extension (puissante) du coude lors de certaines activités comme les pompes par exemple. Le tendon du triceps prend naissance à peu près au milieu du muscle et se compose de deux segments, l'un couvrant la partie postérieure de la moitié inférieure du muscle et l'autre, plus profond, court au cœur même du muscle. Ces deux segments du tendon se rejoignent juste au-dessus du coude pour s'insérer sur l'olécrâne.

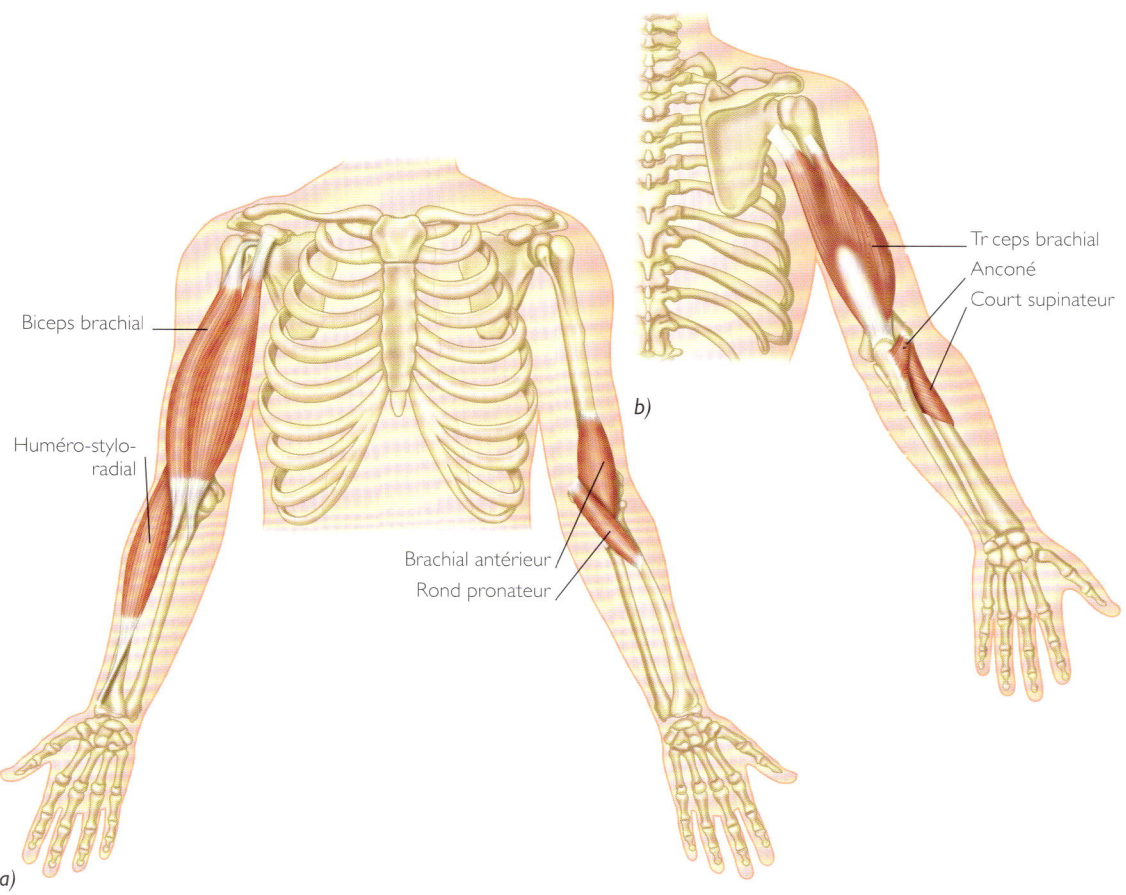

Les muscles de l'articulation du coude ; a) vue antérieure, b) vue postérieure.

032 : FRACTURE DU COUDE

Les fractures du coude sont des fractures qui touchent l'un ou l'autre des trois os qui forment le bras et qui œuvrent ensemble pour former l'articulation du coude. Ces fractures peuvent avoir pour causes des chocs violents reçus directement au niveau du coude, ou faire suite à une chute réceptionnée sur cette articulation. Communes dans les sports de contact, on retrouve ces fractures dans le football américain ou le rugby par exemple. Elles sont classées en trois catégories distinctes, en fonction de l'os qui s'est fracturé : les fractures distales de l'humérus, les fractures radiales, et les fractures ulnaires (cubitales) – sachant que les fractures de la tête du radius sont les plus fréquentes.

Le coude est une articulation charnière composée de trois extrémités osseuses que sont l'os du bras ou humérus, et les deux os de l'avant-bras, le radius et l'ulna. Des os de l'avant-bras, l'ulna est le plus gros, il est situé du côté interne (côté auriculaire). À l'extrémité distale de l'humérus, se trouvent la trochlée et le condyle de l'humérus, qui forment la jonction de l'humérus avec les os de l'avant-bras, le radius et l'ulna. Un ligament annulaire vient enserrer les têtes du radius et de l'ulna pour former l'articulation radio-ulnaire proximale.

Causes les plus fréquentes

Les chutes réceptionnées sur le coude, les traumatismes et chocs affectant directement le coude, ainsi que les torsions extrêmes lui étant infligées et emmenant cette articulation bien au-delà de son amplitude de mouvement normale.

Signes et symptômes

Des douleurs et gonflements de la région du coude, une déformation du coude due à la fracture de l'un de ses os, et une perte de la mobilité de l'articulation.

Complications en l'absence de soins

Sans une attention médicale appropriée, une fracture du coude ne se guérira pas correctement, et verra l'os se ressouder de travers. Cela peut entraîner une perte de mobilité et de force permanente du coude et du bras, mais aussi instaurer des conditions de vulné-rabilité accrues de la soudure non-alignée, ainsi qu'une difformité de l'articulation.

Traitement immédiat

Appliquez immédiatement de la glace sur la région gonflée, et immobilisez le bras à l'aide d'une attelle ou d'une écharpe en attendant la prise en charge médicale de la blessure.

Rééducation et prévention

Les fractures du coude se produisent suite à des chocs ou traumatismes soudains dont la prévention est pour ainsi dire impossible. Cela dit, le fait d'éviter la pratique sportive durant les périodes d'extrême fatigue, ou de porter des protections des coudes est prudent. La consommation de calcium et la pratique d'exercices de renforcement osseux peuvent partiellement prévenir ce type de fracture.

Pronostic à long terme

Les pronostics à long terme pour les fractures du coude dépendent grandement de la nature et de la sévérité de celles-ci, mais aussi de l'âge et des antécédents médicaux du sportif. Il est possible de voir apparaître des infections, un raidissement de l'articulation du coude, de l'arthrite, et même de voir les os ne pas se ressouder ou se ressouder de travers. Dans les cas les moins graves des fractures du coude, on peut s'attendre à une récupération compète, bien que le processus de guérison puisse parfois être très long et nécessiter plusieurs mois.

Les ligaments sont constitués de bandes de tissus particulièrement solides et servent à relier entre eux les os et les différents aspects des articulations. Dans le cas présent, ils servent à stabiliser l'articulation du coude. Une entorse se produisant au niveau de cette articulation implique une distension ou une déchirure de l'un ou plusieurs des tendons du coude, et parfois même, du tendon collatéral interne. De nombreux sports exposent l'athlète à ce type de blessure, et plus particulièrement les sports de lancer et la gymnastique.

Le coude est composé de plusieurs ligaments essentiels, dont les deux plus importants sont le ligament collatéral ulnaire (interne) et le ligament collatéral radial (externe). Le ligament collatéral ulnaire est composé de trois solides bandes qui viennent renforcer l'aspect interne de la capsule articulaire. Le ligament collatéral radial est lui un ligament triangulaire puissant, qui a pour fonction de renforcer l'aspect externe de la capsule articulaire. Ces ligaments se connectent à l'humérus et à l'ulna pour stabiliser le coude. De plus, le ligament annulaire radial vient envelopper la tête du radius pour le tenir fermement contre l'ulna (cubitus).

Causes les plus fréquentes

Les soudaines et anormales torsions infligées au coude, les chutes réceptionnées sur un bras en extension, ainsi que les faiblesses des muscles et des ligaments du bras.

Signes et symptômes

Des douleurs, des gonflements de la région articulaire du coude, des hématomes et une limitation de l'amplitude du mouvement du coude.

Complications en l'absence de soins

Les entorses, et plus particulièrement celles qui sont sévères, peuvent générer des douleurs et des handicaps particulièrement pénibles comme une instabilité et une faiblesse de l'articulation, une limitation de l'amplitude du mouvement, et occasionnellement, de l'arthrite.

Traitement immédiat

Appliquez le régime R.G.C.E.C. pour réduire les gonflements et soulager la douleur, et immobilisez le coude blessé à l'aide d'une attelle ou d'une bandoulière.

Rééducation et prévention

La précision dans la gestuelle technique, le fait d'éviter la pratique sportive durant les périodes de fatigue prononcée, et le port d'équipements de protection peuvent tous aider à minimiser les risques d'entorses du coude. Après la guérison initiale des tendons, il est recommandé de pratiquer des exercices focalisés sur l'amplitude du mouvement, et de retourner progressivement à la pratique de son sport, pour retrouver toute la souplesse du coude. Il est encore possible de porter une coudière pendant un certain temps après la guérison, pour éviter les surentorses.

Pronostic à long terme

En fonction de la sévérité de l'entorse et de la condition physique générale du sportif, les entorses mineures guérissent complètement et sans complications ultérieures. Chez les sportifs d'un âge plus avancé, et qui ont subi une entorse sévère accompagnée ou non d'une fracture ou d'une dislocation de l'articulation, il peut subsister après guérison, des gênes au niveau de la mobilité ainsi que des douleurs associées à l'arthrite.

034 : DISLOCATION DU COUDE

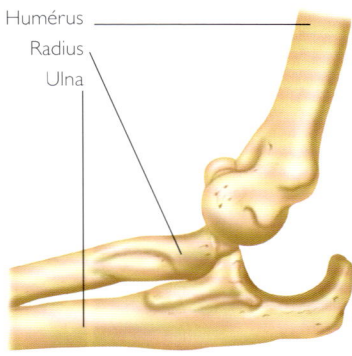

Humérus
Radius
Ulna

(a) Dislocation du coude.

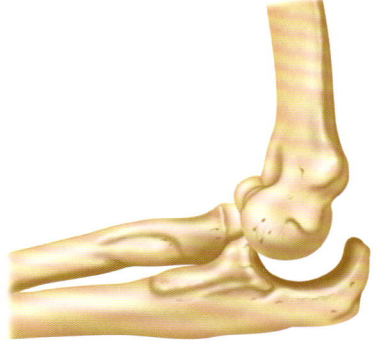

(b) Subluxation du coude.

La dislocation du coude se produit lorsque l'os du bras, l'humérus, se déboîte entièrement de son logement articulaire contre le radius et l'ulna. Ces trois os se réunissent pour former l'articulation du coude, qui se trouve disloquée par le déboîtement de l'humérus. Cette atteinte provoque des douleurs considérables, des gonflements, et une perte de la mobilité du bras blessé. Les sports de contact sont les activités les plus susceptibles de provoquer la dislocation du coude. Pour finir, les cas de dislocation les plus sévères peuvent s'accompagner de fractures osseuses et de dommages infligés aux artères et aux nerfs de la région. Les dislocations partielles sont appelées subluxations.

Le coude procure au bras sa capacité de flexion et d'extension, mais aussi celle de pronation et de supination, ce qui permet une grande amplitude de mouvement. Pour disloquer le coude, il faut qu'une très grande force soit appliquée contre cette articulation charnière. La liaison entre l'humérus et l'ulna est généralement stable, puisque renforcée par un puissant ligament : le ligament collatéral ulnaire, qui est lui-même composé de trois solides bandes ligamentaires (oblique intérieure, oblique extérieure, et transverse) qui ont pour rôle de renforcer l'aspect interne de la capsule articulaire du coude. De l'autre côté de l'articulation se trouve le ligament collatéral radial, qui renforce, lui, l'aspect externe de la capsule articulaire. Ces ligaments s'insèrent sur l'humérus et sur l'ulna pour stabiliser l'articulation du coude.

Causes les plus fréquentes
Les coups ou les traumatismes touchant directement le coude, les chutes réceptionnées sur un bras en extension, les contacts violents du coude avec un autre athlète ou avec un objet.

Signes et symptômes
De sévères douleurs dans le coude, des gonflements, et une perte de la flexibilité du bras ; une perte de sensation dans la main et des dommages artériels ou nerveux, lorsque le coude a subi un très violent traumatisme.

Complications en l'absence de soins
Sans soins appropriés, le coude peut ne pas guérir, avec pour résultats probables des dommages aux vaisseaux sanguins et aux nerfs, de l'arthrite, des douleurs persistantes, une perte de la mobilité du bras, et une distorsion de l'articulation du coude. Enfin, des infections peuvent apparaître dans la région de la dislocation, plus particulièrement s'il y a aussi eu une fracture.

Traitement immédiat
Vérifiez qu'il n'y a pas d'atteinte artérielle en prenant le pouls du blessé, et soignez la blessure en appliquant de la glace et en l'immobilisant dans une attelle ou une bandoulière, en attendant une prise en charge médicale aussi rapide que possible.

Rééducation et prévention
Il est important d'appliquer de la glace pour réduire la douleur et les gonflements initiaux, en attendant la prise en charge médicale. Le coude doit être aussi immobile que possible et régulièrement élevé. En termes de prévention, il est conseillé de porter une attention particulière à la précision de la gestuelle technique lors de la pratique, et de porter des protections adéquates, spécialement pour la pratique des sports de contact.

Pronostic à long terme
En général, les dislocations du coude sans complications supplémentaires telles que les lésions des vaisseaux sanguins ou des nerfs, guérissent complètement – à condition que l'ont ait eu recours aux soins médicaux appropriés et que l'on ait effectué correctement les exercices de rééducation.

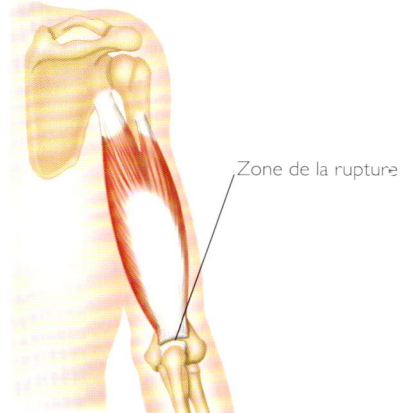

Zone de la rupture

Le tendon du triceps brachial est situé sur la face postérieure du bras, et descend le long de celui-ci pour venir s'insérer sur la face postérieure du coude. Une chute réceptionnée sur un bras en extension peut déchirer et rompre ce tendon. Lorsque la rupture se produit au niveau de l'insertion du tendon sur l'os, elle est appelée avulsion tendineuse. La rupture du tendon du triceps brachial est assez fréquente chez les haltérophiles ou les ailiers du rugby, qui infligent d'importantes tensions à leurs triceps brachiaux, dues aux charges qu'ils imposent à ces derniers.

Le tendon du triceps brachial attache le volumineux muscle du triceps brachial à l'os ulnaire de l'avant-bras. C'est à ce tendon que nous devons la force d'extension de nos bras, comme lorsque nous faisons des pompes par exemple. Ce tendon naît au niveau du milieu du triceps brachial, et se compose de deux segments, ou lames. L'une de ces deux lames court sur la face postérieure de la moitié inférieure du triceps, alors que la seconde est localisée plus profondément dans le muscle. Ces deux segments du tendon se rejoignent ensuite juste au-dessus de l'articulation du coude, pour aller s'insérer sur l'ulna, au niveau de l'olécrâne. On pense aujourd'hui que la consommation de stéroïdes anabolisants pourrait augmenter les risques de rupture des tendons.

Causes les plus fréquentes

Les chutes réceptionnées sur une main en extension et avec le coude en semi-flexion, un excès de charges soulevées, ou des atteintes par des maladies telles que l'hyperparathyroïdie et le diabète.

Signes et symptômes

Des douleurs et des gonflements dans la région du coude, une mobilité réduite de l'articulation, ainsi que des spasmes musculaires.

Complications en l'absence de soins

Cette blessure nécessite une intervention chirurgicale pour réparer et recoudre le tendon. Laissée sans soins, la rupture du tendon du triceps brachial peut engendrer une déficience permanente de ce tendon, avec pour effet un affaiblissement considérable de son muscle, des douleurs permanentes, et la perte de mobilité du bras et de la capacité à soulever des charges.

Traitement immédiat

Appliquez le régime R.G.C.E.C. pour réduire les gonflements et soulager les douleurs, et immobilisez le bras à l'aide d'une attelle ou d'une bandoulière jusqu'à l'intervention d'un médecin.

Rééducation et prévention

Après l'intervention chirurgicale visant à réparer le tendon du triceps brachial, les exercices de rééducations peuvent permettre de retrouver graduellement une amplitude normale du mouvement du bras, de la souplesse, et de la force. En prévention, il est recommandé d'accorder une attention toute particulière à la précision des gestes techniques dans la pratique du sport, cela étant plus spécifiquement valable pour les haltérophiles et les bodybuilders qui soulèvent de lourdes charges. À ce sujet, il faut savoir que l'on pense aujourd'hui que l'utilisation d'anabolisants stéroïdes a tendance à accroître les risques de voir les tendons se rompre sous l'effort.

Pronostic à long terme

Après l'intervention chirurgicale rapide et une rééducation complète et en bonne et due forme, les ruptures du tendon du triceps brachial guérissent parfaitement, bien qu'il faille tenir compte de complications telles que les fractures survenues en même temps, pour établir de manière sûre un pronostic à long terme.

036 : TENNIS-ELBOW (ÉPICONDYLITE LATÉRALE)

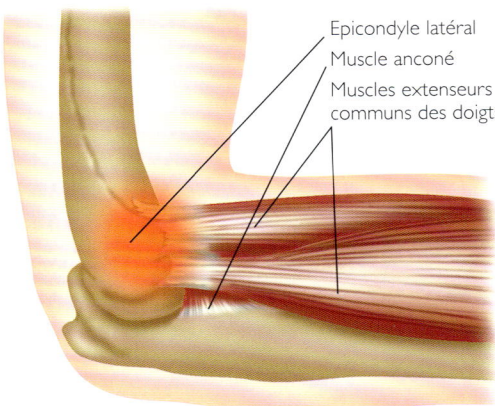

Epicondyle latéral
Muscle anconé
Muscles extenseurs
communs des doigts

Le tennis-elbow, encore connu sous le nom d'épicondylite latérale, est l'une des blessures les plus fréquentes en termes de sursollicitation du coude chez l'adulte, et se traduit par des douleurs et une sensibilité handicapantes au niveau de cette articulation. Cette atteinte est généralement due à un excès de sollicitation des muscles qui s'attachent aux os du coude ou, moins fréquemment, à un choc ou traumatisme directement infligé au coude. Ce sont fréquemment les muscles extenseurs de la main qui s'attachent au coude, qui subissant de fortes charges de travail, finissent par connaître une inflammation et générer des douleurs.

Les tendons qui s'attachent aux os du coude peuvent connaître des tensions anormales qui les raccourcissent et y entraînent une inflammation. Le condyle latéral est une protubérance osseuse située sur la partie supérieure de l'avant-bras, près du coude, et sur laquelle viennent s'attacher plusieurs muscles de l'avant-bras et de la main. Ces muscles incluent le muscle anconé et le muscle court supinateur, tous deux chargés de la rotation de l'avant-bras pour tourner la paume vers le haut. Enfin, les distensions musculaires et l'excès de charge de travail, infligés aux muscles extenseurs (qui relèvent le poignet vers la face dorsale de l'avant-bras), peuvent aussi être à l'origine d'un tennis-elbow.

Causes les plus fréquentes
Les sur-sollicitations des muscles qui s'attachent au coude, les blessures ou traumatismes touchant directement le coude, ainsi que l'arthrite, les rhumatismes, et la goutte.

Signes et symptômes
La face externe du coude est douloureuse et sensible au toucher, le mouvement est douloureux, et le coude est enflammé.

Complications en l'absence de soins
Le tennis-elbow se traite généralement sans recours à la chirurgie. S'il n'est pas traité, l'inconfort et les douleurs qu'il engendre s'aggravent et peuvent entraîner des dommages supplémentaires au (x) tendon(s) touché(s) et aux muscles auxquels ils sont liés.

Traitement immédiat
Évitez les activités qui génèrent un stress répétitif au niveau du coude, appliquez le régime R.G.C.E.C. pendant les 24 ou 48 heures suivant l'apparition de tennis-elbow, et administrez des antalgiques et/ou des anti-inflammatoires.

Rééducation et prévention
Une attelle ou une bandoulière seront souvent mises en place pour limiter les mouvements ou immobiliser l'articulation du coude. Les activités sollicitant le coude ou les muscles extenseurs de l'avant-bras devraient être évitées jusqu'à ce que la condition s'améliore. S'il y a eu intervention chirurgicale, alors il est recommandé d'accorder au bras une période de repos, pouvant aller jusqu'à six semaines, avant de commencer à travailler les exercices de rééducation et de renforcement.

Pronostic à long terme
Très peu de patients souffrant d'un tennis-elbow nécessitent un recours à la chirurgie, et parmi ce faible nombre, 80 à 90 % d'entre eux connaissent une très nette amélioration de leur condition.

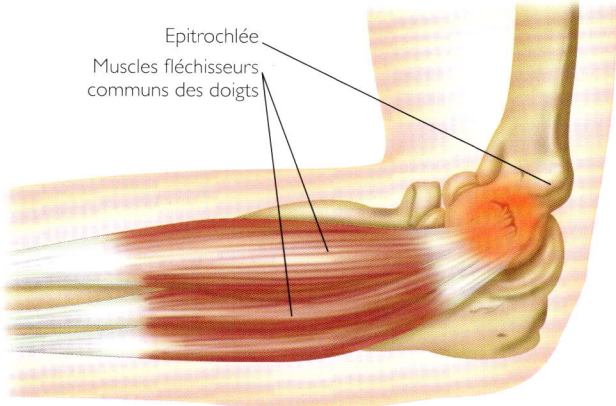

Epitrochlée
Muscles fléchisseurs communs des doigts

Le golfer's elbow, ou coude du golfeur, est encore connu sous le nom d'épicondylite médiale. Il s'agit d'une tendinite assez similaire à celle du tennis-elbow, si ce n'est qu'ici c'est la face interne de l'articulation du coude qui est concernée par les douleurs et les inflammations – plus précisément, autour de la proéminence osseuse de l'aspect interne de l'articulation. En plus du golf, un grand nombre d'activités sportives sont capables d'infliger une sursollicitation aux muscles et aux tendons de l'avant-bras, et donc de provoquer ce type de blessure.

L'épicondyle médial, anciennement épitrochlée, est une proéminence osseuse située sur la face interne du coude. Elle est le point d'insertion pour les muscles de l'avant-bras qui servent à fléchir la main et le poignet vers le bas. Ainsi, une activité impliquant de fortes et répétitives flexions du poignet et des doigts peut, à la longue, provoquer de petites déchirures au niveau des muscles ou des tendons de la région du coude. Si le swing du golf entraîne de fortes contractions des muscles et tendons fléchisseurs de l'avant-bras pouvant provoquer une épicondylite médiale, d'autres activités peuvent aussi engendrer ce type de blessure.

Causes les plus fréquentes

Des traumatismes ou chocs directement infligés au coude, un stress répétitif des muscles et des tendons du poignet, des stress répétitifs demandés au bras lors des phases d'accélération dans le geste du lancer, ainsi que des pathologies sous-jacentes telles que des problèmes au niveau du cou, les rhumatismes, l'arthrite ou la goutte.

Signes et symptômes

Sensibilité accrue et douleurs au niveau de l'épicondyle médial, empirant lorsque le poignet est fléchi ; des douleurs se manifestant lors de la saisie d'objet ou durant l'effort pour les élever ; ainsi que des difficultés à étendre le bras à cause de l'inflammation.

Complications en l'absence de soins

Le coude du golfeur, bien que généralement soulagé et guéri grâce à une mise au repos de la région, peut engendrer de cuisantes douleurs, qui vont en augmentant si l'activité qui les a provoquées n'est pas interrompue. Cette affection nécessite rarement une intervention chirurgicale, et répond très bien à une rééducation adaptée. Si toutefois une intervention chirurgicale était requise, il serait alors essentiel d'éliminer les tissus cicatriciels se formant au niveau du coude, à nouveau grâce à la rééducation.

Traitement immédiat

Évitez ou cessez l'activité qui a généré le stress répétitif du coude, appliquez le régime R.G.C.E.C. pendant les 48 ou 72 heures suivant la blessure, et administrez des antalgiques et/ou des anti-inflammatoires.

Rééducation et prévention

Dans le cas du golf, l'affection peut être réduite en termes de douleur et de sévérité, voire même complètement évitée, en accordant une plus grande attention à la précision et à l'exactitude des gestes techniques effectués. Bien entendu, cette blessure est plus fréquente en début de saison, au moment où les muscles et les tendons ne sont pas encore au sommet de leur condition. La rééducation implique généralement une simple cessation de l'activité qui provoque la douleur, le temps nécessaire à la guérison des muscles et des tendons. Utilisez des antidouleurs et des anti-inflammatoires pour réduire les symptômes. Une fois guéri, il est recommandé de pratiquer des exercices de rééducation pour restaurer la force de la région.

Pronostic à long terme

Les sportifs ayant souffert d'un golfer's elbow, récupèrent complètement l'usage du bras atteint, sans intervention chirurgicale ou attention médicale poussée, à condition d'avoir accordé à leur bras un temps de repos suffisant.

038 : COUDE DU LANCEUR (ÉPITROCHLÉALGIE)

Les athlètes impliqués dans les sports de lancer sont susceptibles de contracter cette affection, qui est le résultat de stress violents et répétitifs infligés au coude. Les lanceurs du baseball, les tennismen, les joueurs de volleyball et de cricket, et enfin les lanceurs de javelots, sont tout particulièrement exposés à subir une épitrochléalgie, autrement dit, un coude du lanceur. Les compressions violentes subies par les structures externes du coude, combinées avec les tensions infligées aux structures internes de ce dernier, peuvent avec le temps provoquer de douloureuses distensions des ligaments du coude, l'apparition d'excroissances osseuses, et même l'éclatement du périoste (au niveau de l'ancrage de ces ligaments).

Bien que l'articulation du coude soit habituellement considérée comme une articulation charnière, il faut savoir qu'elle est en réalité composée de trois articulations différentes qui sont : l'huméro-ulnaire, l'huméro-radiale, et l'articulation radio-ulnaire proximale. Ces articulations concernent les trois os du bras, qui sont l'humérus, l'ulna (cubitus), et le radius. Le geste puissant du lancer peut endommager ces os, ainsi que les muscles, tendons et ligaments du coude qui leur sont associés. Le geste du lancer inflige de fortes compressions à l'aspect latéral (ou externe) de l'articulation du coude, et impose simultanément de fortes élongations aux structures internes (ou médiales) du coude. Cela peut provoquer l'apparition d'éperons osseux, ou de petits éclatements du périoste aux points d'ancrage des tendons ou des ligaments. Les distensions des ligaments de la face interne du coude peuvent être très douloureuses et assez handicapantes.

Causes les plus fréquentes

Les stress répétitifs dus au geste du lancer, les coups reçus directement sur l'articulation du coude, ainsi que le manque de précision dans la technicité du geste.

Signes et symptômes

Des douleurs aux deux faces du coude, externe et interne ; un affaiblissement, des raideurs et un engourdissement du coude ; ainsi qu'une limitation du mouvement au niveau du coude blessé.

Complications en l'absence de soins

Lorsque le coude du lanceur n'est pas soigné, il peut entraîner des dommages nombreux et croissants dans la région. Ces dommages sont : une réduction de la mobilité du bras générant de constantes douleurs et inflammations, la formation d'éperons osseux ou l'apparition d'éclats du périoste, la formation de dépôts calcaires, ainsi que la formation de tissus cicatriciels gênants. Sans un bon traitement et une rééducation adaptée, les pressions dues à l'inflammation, qui sont infligées aux nerfs et aux muscles, peuvent à terme inhiber la circulation sanguine et pincer durablement les nerfs qui contrôlent les muscles de l'avant-bras.

Traitement immédiat

Évitez l'activité qui provoque le stress répétitif infligé au coude, appliquez le régime R.G.C.E.C. durant les 48 à 72 heures suivant la blessure, et administrez des antalgiques et/ou des anti-inflammatoires.

Rééducation et prévention

Parmi les différentes mesures de prévention possibles, un échauffement complet des muscles et des tendons avant la pratique, des exercices de souplesse et d'étirement intégrés à part entière dans la préparation athlétique, ainsi que le bandage ou le strapping du coude sont à même de limiter la survenue de l'épitrochléalgie, ou coude du lanceur. Il est par ailleurs essentiel d'accorder une attention toute particulière à la justesse des gestes techniques et au choix des équipements utilisés. Après la période de guérison et de récupération, il est recommandé de procéder à une rééducation visant à renforcer, assouplir, et retrouver l'endurance des muscles, tendons et ligaments de la région du coude.

Pronostic à long terme

Grâce aux soins adaptés et à une bonne rééducation, les sportifs ayant souffert d'une épitrochléalgie récupèrent en principe complètement de cette blessure. Toutefois, si l'on permet à cette condition de s'aggraver, elle peut entraîner des dommages permanents et restreindre la mobilité du bras. Ce qui peut signifier, dans les cas extrêmes, la fin de la carrière sportive de l'athlète.

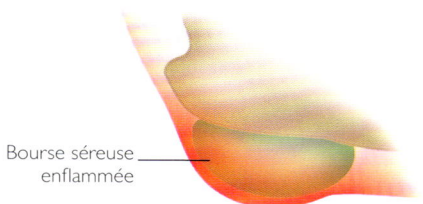

Bourse séreuse
enflammée

Les bursites du coude, aussi connues sous le nom de bursites rétro-olécrâniennes, sont des inflammations des petites poches remplies de liquide, appelées bourses séreuses. La fonction de ces bourses est de produire des surfaces glissantes pour lubrifier les frictions entre les différents tissus corporels. Les bourses séreuses sont la plupart du temps situées au niveau des tendons des principales articulations, telles que les hanches, les genoux, les épaules et les coudes. La bursite du coude se produit lorsque la bourse séreuse située sous la pointe du coude connaît une inflammation due à une surstimulation ou à un choc violent.

La proéminence osseuse située à la pointe du coude, qui est formée par l'extrémité de l'ulna (ex cubitus), porte le nom de processus olécrâne. La poche de liquide, ou bourse séreuse, située au sommet de l'olécrâne est la plus grosse des bourses séreuses de la région du coude, et porte le nom de bourse rétro-olécrânienne. Cette bourse assure la lubrification de l'os qu'elle recouvre. Les bourses séreuses ne sont généralement pas visibles, à moins qu'une bursite ne les ait amenées à gonfler, les rendant ainsi observables. Les bursites non-inflammatoires sont dues à de répétitifs traumatismes infligés à ces poches de liquide, comme le fait de s'accouder trop souvent. Les bursites inflammatoires sont, elles, le résultat d'infections ou de conditions inflammatoires pathologiques des tissus environnants, comme dans le cas de rhumatismes.

Causes les plus fréquentes

Un choc violent contre la pointe du coude qui entraîne un gonflement de la bourse séreuse ; s'accouder sur la pointe du coude pendant une période trop importante, ainsi que les blessures entraînant une rupture de la peau, rendant possible une infection des tissus sous-jacents, dont la bourse séreuse.

Signes et symptômes

Des douleurs dans la région du coude, au repos comme dans l'action ; un rapide et douloureux gonflement de la face postérieure du coude (rouge et chaud s'il y a infection). Le gonflement peut avoir pour origine un saignement ou une fuite du liquide au niveau de l'enveloppe de la bourse ; enfin, une perte de la mobilité de l'articulation du coude.

Complications en l'absence de soins

En plus des douleurs constantes, de l'inconfort et de la perte de mobilité du coude, une bursite rétro-olécrânienne qui n'est pas soignée peut engendrer de sérieuses complications, surtout si elle est accompagnée d'une infection locale. Dans ce cas, le liquide contenu dans la bourse peut se transformer en pus, et voir l'infection s'intensifier, pour se propager et devenir une affection connue sous le nom de bursite septique. Cette complication nécessite un traitement médical plus agressif (incluant l'utilisation d'antibiotiques, et même une intervention chirurgicale pour retirer la bourse séreuse infectée – bursectomie).

Traitement immédiat

Mettez le coude blessé au repos en lui évitant toute pression inutile, appliquez de la glace et administrez des antalgiques et/ou des anti-inflammatoires.

Rééducation et prévention

Les gonflements des bourses séreuses peuvent nécessiter l'utilisation d'une seringue pour drainer l'excès de liquide. On injecte parfois aussi de la cortisone pour éviter de nouvelles accumulations de fluides dans la bourse. Hormis les cas d'infections sérieuses, ces étapes suffisent généralement pour soigner les bursites rétro-olécrâniennes. En prévention, il est conseillé de porter des protections des coudes ou un bandage, et d'éviter de s'appuyer trop longuement sur la pointe du coude.

Pronostic à long terme

Les pronostics de guérison à long terme sont généralement très bons, même s'ils dépendent évidemment de la nature et de la sévérité de la blessure. La plupart des patients récupèrent complètement, bien que des complications puissent survenir – plus particulièrement lorsqu'il y a infection, ce qui peut aisément se produire lorsqu'une prise en charge médicale n'est pas promptement mise en place.

EXERCICES DE RÉÉDUCATION

Flexions des bras avec haltères

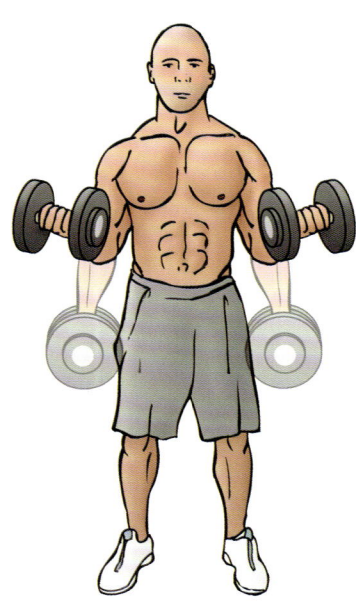

Tenez-vous debout avec les pieds à l'aplomb des épaules et un haltère dans chaque main. Commencez avec les bras pendant naturellement le long du corps, puis pivotez vos mains de manière à ce qu'elles se tournent vers le ciel lorsque vous fléchissez les coudes pour amener les haltères vers vos épaules.

Développé-couché, mains serrées

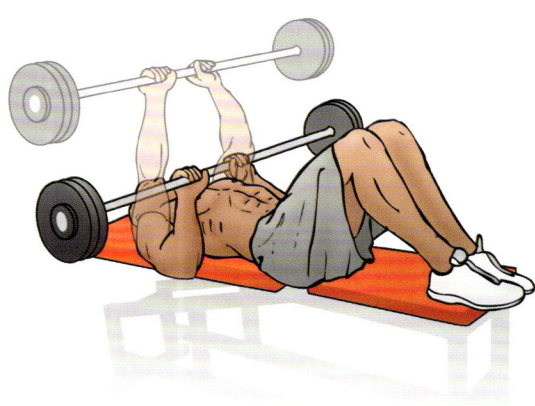

Allongé sur un banc, laissez la barre reposer naturellement sur votre torse, et placez les coude le long du corps. Resserrez autant que possible vos mains sur la barre et développez la charge directement vers le haut.

Traction descendante

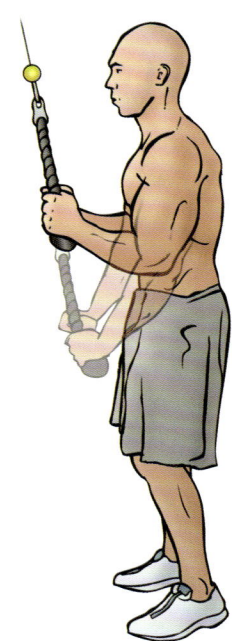

Les pieds fermement ancrés dans le sol, saisissez la corde avec les bras fléchis à 90°. Tirez alors la corde vers le bas par extension du coude pour abaisser vos mains vers le sol.

Extension des avant-bras, buste penché

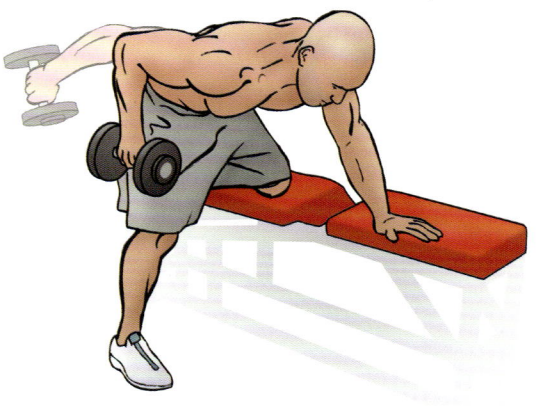

Posez le genou et la main du même côté sur un banc. De l'autre main, saisissez un haltère et placez votre bras à l'horizontale avec le coude fléchi à 90°. Redressez alors votre bras en remontant l'avant-bras et l'haltère aussi loin que possible vers l'arrière. Revenez alors à la position de départ, dans un mouvement contrôlé et sans laisser l'haltère retomber.

Extension de l'avant-bras avec haltère, par-dessus la tête

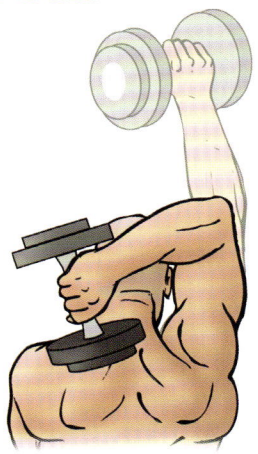

Tenez un haltère d'une main et placez-le derrière la nuque en le laissant naturellement peser vers le sol. Le coude bien pointé vers le ciel, levez l'haltère aussi haut que possible, jusqu'à ce que votre coude atteigne sa pleine extension. Ramenez alors lentement l'haltère à sa position de départ, puis recommencez.

Étirement des triceps par-dessus la tête

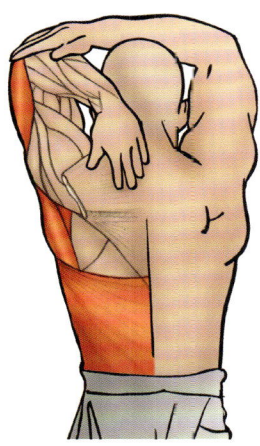

En position debout, placez l'une de vos mains derrière votre cou, le coude bien pointé vers le ciel, puis servez-vous de votre autre main pour presser votre coude vers le bas.

Étirement en rotation avec un bâton

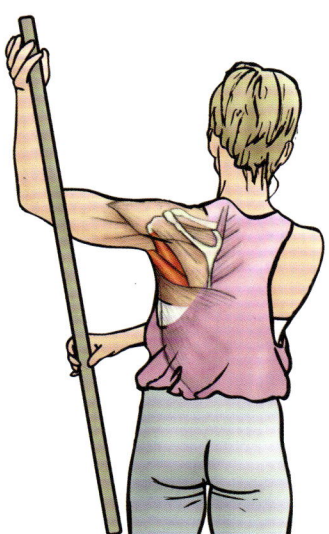

En position debout, tenez un bâton dans votre main avec le bras étendu horizontalement vers le côté et l'avant-bras à 90°, main pointée vers le ciel. Puis, à l'aide de votre autre main, exercez une traction vers l'avant sur la partie inférieure du bâton.

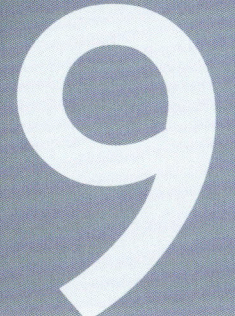

Les blessures de l'épaule et du bras dans le sport

ANATOMIE ET PHYSIOLOGIE

La région de l'épaule est en réalité composée de cinq articulations : l'articulation sterno-claviculaire (SC), l'articulation coraco-claviculaire, l'articulation acromio-claviculaire (AC), l'articulation gléno-humérale (GH), et l'articulation scapulo-thoracique, qui permet à l'omoplate de glisser sur la paroi thoracique. L'articulation à laquelle on fait spécifiquement référence en parlant de l'articulation de l'épaule est l'articulation gléno-humérale. Les autres articulations de l'épaule sont généralement appelées ceinture scapulaire. La structure de l'épaule permet donc un très large éventail de mouvements du bras et des mains.

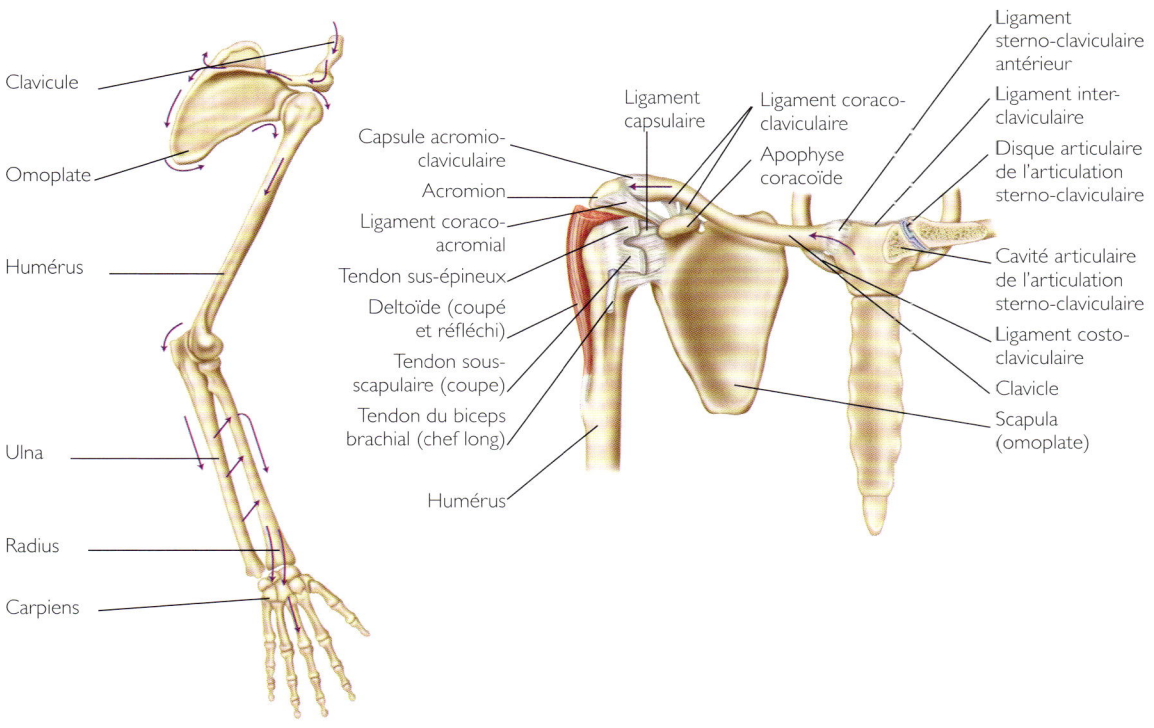

La région de l'épaule.

ANATOMIE DES BLESSURES DU SPORTIF

L'articulation gléno-humérale est formée d'une sphère (la tête de l'humérus) et d'une cavité (cavité glénoïde). Si l'articulation gléno-humérale est l'une des articulations les plus mobiles du corps, elle est aussi l'une des plus instables du fait que la cavité glénoïde ne peut contenir qu'environ un tiers de la tête de l'humérus, même si cette cavité est rendue un peu plus profonde par la présence d'une lèvre de fibrocartilage, le bourrelet glénoïdien. L'articulation gléno-humérale est stabilisée par sa capsule articulaire, les ligaments gléno-huméral, coraco-huméral et huméral transverse, ainsi que par le bourrelet glénoïdien et les muscles de la coiffe des rotateurs.

La clavicule est un os fin et courbe qui agit comme une entretoise attachant l'épaule au tronc, et qui œuvre de concert avec l'omoplate pour augmenter l'amplitude des mouvements de l'épaule. À son extrémité médiale, la clavicule s'attache au sternum, formant l'articulation Sterno-claviculaire (SC), et à son extrémité latérale, à l'apophyse acromiale de l'omoplate pour former l'articulation acromio-claviculaire (AC). L'articulation AC est une articulation arthrodiale dans laquelle un disque fibro-cartilagineux sépare les cavités articulaires et absorbe les forces et les compressions infligées à l'épaule. L'articulation AC est stabilisée par le muscle deltoïde antérieur et le trapèze, ainsi que par de puissants ligaments stabilisateurs.

L'articulation SC est une énarthrose qui, à la différence de la plupart des autres surfaces articulaires, présente des cartilages constitués de fibrocartilage plutôt que de cartilage hyalin. L'articulation sterno-claviculaire est entourée d'une capsule articulaire, antérieurement et postérieurement renforcée par de solides ligaments stabilisateurs. Cette articulation est puissante et présente une très forte résistance à la dislocation. Elle offre une grande amplitude de mouvement.

Le biceps brachial est localisé sur la face antérieure du bras. Sa principale fonction consiste à produire la flexion du coude et la supination de l'avant-bras, permettant à ce dernier de supporter les charges qui lui sont appliquées. Les deux chefs de ce muscle, chef long et chef court, ont des points d'attache différents sur l'omoplate et, en leurs extrémités distales, s'attachent au radius grâce à un tendon et aux fascias de l'avant-bras par le biais d'une aponévrose. Le tendon du long chef du biceps brachial est étroitement lié aux mouvements de l'articulation gléno-humérale (GH).

La coiffe des rotateurs de l'épaule est composée de quatre muscles : sous-scapulaire, sus-épineux, sous-épineux, et petit rond. Ces muscles permettent la stabilisation de l'articulation GH en maintenant la tête de l'humérus dans la cavité glénoïde. La bourse séreuse sous-acromiale (poche remplie de liquide) est la pus volumineuse de l'épaule et celle qui est le plus souvent blessée. Elle a pour charge de protéger le tendon du muscle sus-épineux à son passage dans l'espace sous-acromial, où il est plus particulièrement exposé aux pincements.

Associé au petit pectoral, le muscle grand pectoral forme la paroi antérieure de l'aisselle. Ce muscle a une origine médiale étendue, s'attachant à la clavicule, au sternum et aux six premiers cartilages costaux. Latéralement, le grand pectoral vient s'insérer au sillon bicipital de l'humérus. Le grand pectoral a pour fonction l'adduction et la rotation médiale du bras et ce, au niveau de l'épaule. Sa portion claviculaire permet d'élever le bras à l'horizontale et ses fibres sterno-costales permettent au bras d'être étendu contre une résistance, comme lorsque l'on fait des pompes par exemple. Ce muscle revêt une grande importance dans l'escalade, les lancers, et les coups de poing.

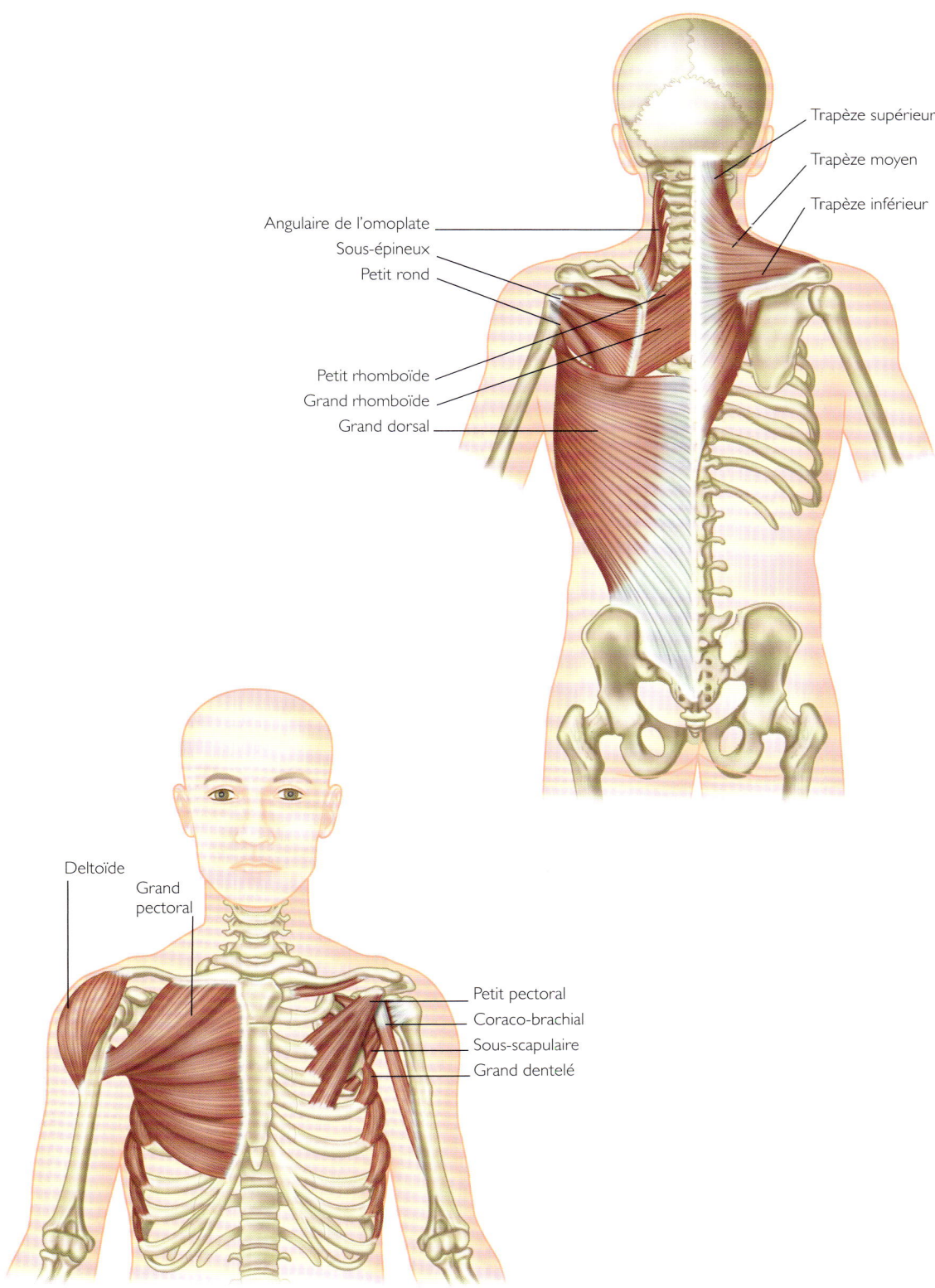

Trapèze supérieur

Trapèze moyen

Trapèze inférieur

Angulaire de l'omoplate
Sous-épineux
Petit rond

Petit rhomboïde
Grand rhomboïde
Grand dorsal

Deltoïde
Grand
pectoral

Petit pectoral
Coraco-brachial
Sous-scapulaire
Grand dentelé

Les muscles ceinturant l'épaule.

040 : FRACTURE (CLAVICULE, HUMÉRUS)

Les fractures de l'épaule impliquent généralement une fracture de la clavicule, du col anatomique de l'humérus, ou des deux à la fois. La plupart du temps, ce type de fracture se produit suite à un choc violent reçu au niveau de l'épaule, ou à une chute. Les sports de contact et les sports collectifs, dont le football américain et le rugby, peuvent provoquer ce genre de fracture lorsque deux joueurs se percutent violemment.

La clavicule est un os fin à double courbure, qui s'attache médialement (au centre) au manubrium du sternum pour former l'articulation stérno-claviculaire, et latéralement à l'acromion de l'omoplate pour former l'articulation acromio-claviculaire. La clavicule protège les structures qui lui sont sous-jacentes, telles que le plexus brachial, la capsule pleurale, ainsi que les gros vaisseaux sanguins et nerveux des membres supérieurs. Les fractures des clavicules sont relativement fréquentes et ont la plupart du temps pour cause une chute, sur le côté externe de l'épaule, ou avec un bras en extension. L'humérus en revanche, est l'os le plus long et le plus solide du membre supérieur. Il s'attache en son extrémité proximale avec l'omoplate, au niveau de la cavité glénoïde de l'omoplate. Les fractures de l'humérus sont généralement dues à une chute avec le bras en pleine extension.

Causes les plus fréquentes

Les chutes réceptionnées sur un bras en extension ; un choc violent reçu directement sur la clavicule ; ainsi que les collisions entre deux athlètes comme dans le rugby par exemple.

Signes et symptômes

Des douleurs sévères, des rougeurs et contusions autour du site du traumatisme, et une incapacité à lever le bras.

Complications en l'absence de soins

Les complications dues à ce type de fracture ne sont pas fréquentes. Toutefois, la clavicule étant très proche de la plèvre qui entoure les poumons, sa rupture peut engendrer de graves dommages aux nerfs du plexus brachial et aux vaisseaux sous-claviculaires mais aussi, perforer la plèvre et provoquer un pneumothorax (épanchement d'air dans la cavité pleurale) ou un hémothorax (épanchement de sang dans la cavité pleurale), conditions qui nécessitent une prompte intervention chirurgicale. Lorsque la blessure ne s'est pas vu accorder suffisamment de temps de guérison, il peut apparaître des douleurs chroniques et/ou une limitation de l'amplitude du mouvement due à l'apparition d'une arthrose.

Traitement immédiat

Appliquez de la glace sur le traumatisme et administrez des antalgiques et/ou des anti-inflammatoires. Immobilisez la région à l'aide d'une bandoulière pour tenir le bras.

Rééducation et prévention

Il est important qu'avant toute chose les os de la clavicule et de l'humérus soient correctement réalignés, pour assurer une bonne soudure. La guérison se produit petit à petit, en maintenant la clavicule et l'humérus en place grâce à une attelle ou à une bandoulière. Une fois les os reconstitués, il est important de rééduquer la région en faisant appel à des thérapies physiques visant à améliorer la mobilité et l'amplitude des mouvements de la région, ainsi qu'à retrouver la souplesse et la force des muscles environnants.

Pronostic à long terme

La plupart des fractures de l'épaule sont soignées sans recours à la chirurgie, bien que celle-ci soit parfois nécessaire dans les cas de fractures de la clavicule. Pour les fractures les moins sévères, on peut raisonnablement espérer une récupération complète de la mobilité, et de la force de la région. Dans les cas les plus sévères, et plus particulièrement chez les personnes âgées, on peut observer une certaine perte de mobilité et la possibilité de voir apparaître de l'arthrite.

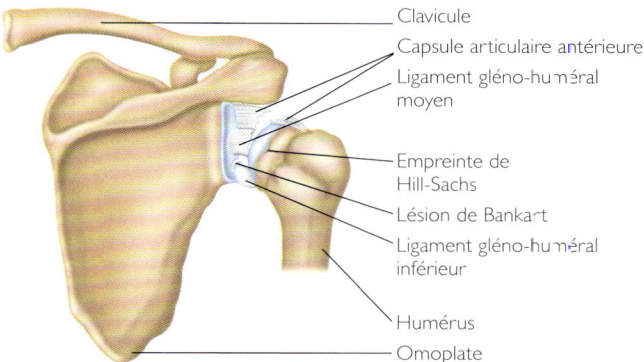

Clavicule
Capsule articulaire antérieure
Ligament gléno-huméral moyen
Empreinte de Hill-Sachs
Lésion de Bankart
Ligament gléno-huméral inférieur
Humérus
Omoplate

Les dislocations de l'épaule peuvent survenir lorsqu'un athlète fait une chute et se réceptionne sur un bras en extension, ou lors d'une abduction accompagnée d'une rotation externe du bras. À moins qu'il ne s'agisse d'une épaule précédemment endommagée, il faut qu'une grande force soit appliquée contre le bras pour que l'épaule se disloque. La dislocation, en soi, signifie que la partie supérieure de l'os du bras, l'humérus, sort de sa cavité articulaire qui le lie à l'omoplate.

S'il existe de nombreux types de dislocation de l'épaule, dans quatre-vingt-quinze pour cent des cas, il s'agit d'une dislocation antérieure. Dans cette forme de dislocation, les structures en charge de la stabilisation antérieure de l'articulation de l'épaule, incluant la capsule antérieure et le ligament gléno-huméral inférieur, se trouvent arrachées de leur ancrage sur les os. Les fractures par compression de l'aspect postéro-interne de la tête de l'humérus, connues sous le nom de fractures de Hill-Sach, ainsi que les avulsions (arrachements) du bourrelet glénoïdien antérieur, peuvent toutes deux se produire lors d'une dislocation antérieure de l'articulation de l'épaule.

Causes les plus fréquentes

De violents contacts avec les autres sportifs ou des objets fixes ; une chute réceptionnée sur un bras en extension ; ou une soudaine et violente torsion du bras et de l'épaule.

Signes et symptômes

Des douleurs sévères au niveau de l'épaule, un bras qui se tient écarté du corps vers le côté, avec l'avant-bras tourné vers l'extérieur, ainsi qu'un aspect irrégulier des contours du muscle deltoïde.

Complications en l'absence de soins

Les dislocations de l'épaule provoquent la déchirure ou la rupture des ligaments de l'épaule, avec pour résultat une réduction ou une perte de la stabilité de cette articulation. Cela a pour principal effet de rendre la capsule articulaire de l'épaule beaucoup plus sujette à de nouvelles dislocations lors de la pratique sportive. L'immobilisation de l'épaule pendant la période de guérison ne suffit généralement pas à éviter cette potentielle vulnérabilité, et il peut être nécessaire d'intervenir chirurgicalement, car souvent les ligaments immobilisés ne se réparent pas dans la bonne position. Il peut encore se produire des dommages au niveau de l'artère et des nerfs axillaires, entraînant un affaiblissement du muscle deltoïde.

Traitement immédiat

Il faut immédiatement remettre en place, ou réduire, la dislocation de l'épaule, puis immobiliser l'articulation et administrer des antalgiques pour réduire la douleur.

Rééducation et prévention

La plupart des « premières » dislocations de l'épaule sont soignées sans recours à la chirurgie, alors que les dislocations suivantes, elles, nécessitent une attention chirurgicale. Nombreux sont les sportifs qui, suite à ce type d'atteinte, subissent toute une variété de conséquences néfastes. Une alternative aux interventions chirurgicales, la prolothérapie, consiste à injecter des produits visant à stimuler la réparation naturelle des tissus mous atteints, en l'occurrence, la capsule articulaire antérieure de l'épaule, ainsi que les ligaments gléno-huméraux moyen et inférieur. Cela offre aux athlètes une meilleure restauration de la mobilité, une nette réduction de la douleur et un retour accéléré à leurs pratiques sportives. Enfin, cette technique a l'avantage de ne pas produire de tissus cicatriciels tels qu'ils apparaissent après la chirurgie.

Pronostic à long terme

Un grand nombre de sportifs ne pourront pas poursuivre normalement leurs activités physiques sans risquer de nouvelles dislocations, rendant l'intervention chirurgicale nécessaire. De plus, les athlètes qui se font opérer de l'épaule ne sont généralement pas en mesure de retrouver leur niveau de performance précédant l'accident. La technique de la prolothérapie peut, elle, offrir un meilleur degré de guérison, ainsi qu'une plus grande efficacité quant au retour à l'entraînement.

042 : SUBLUXATION DE L'ÉPAULE

Le complexe de l'épaule, du fait de sa structure anatomique, permet une mobilité extrême, mais n'offre qu'une stabilité réduite à l'articulation elle-même. Les subluxations de l'épaule sont de partielles dislocations de l'articulation énarthrose de l'épaule, qui est maintenue en place et stabilisée par un ensemble de ligaments. Lorsque ces ligaments viennent à rompre ou à être arrachés, la tête de l'humérus peut partiellement sortir de sa cavité articulaire, et engendrer une subluxation de l'épaule.

La région de l'épaule est en réalité composée de cinq articulations : l'articulation sterno-claviculaire (SC), l'articulation coraco-claviculaire, l'articulation acromio-claviculaire (AC), l'articulation gléno-humérale, et l'articulation scapulo-thoracique, qui permet à l'omoplate de glisser sur la paroi thoracique. L'articulation à laquelle on fait spécifiquement référence en parlant de l'articulation de l'épaule est l'articulation gléno-humérale. Les autres articulations de l'épaule sont généralement appelées ceinture scapulaire. La structure de l'épaule permet donc un très large éventail de mouvements du bras et des mains. L'instabilité du complexe articulaire de l'épaule, aggravée par une première dislocation, favorise la survenue de subluxations.

Causes les plus fréquentes
Des coups directs reçus contre l'épaule, une chute réceptionnée sur un bras en extension, ou le placement forcé du bras dans une position anormale.

Signes et symptômes
Des sensations de « grincement » dans et en dehors de l'articulation, une perte importante de la tenue de l'épaule, des douleurs, faiblesses et engourdissements de l'épaule et du bras.

Complications en l'absence de soins
Si elles ne sont pas traitées, les subluxations de l'épaule peuvent provoquer une usure, et conséquemment des dommages sur les différentes structures qui la composent. Cela peut aller jusqu'à nécessiter une intervention chirurgicale, et à engendrer une perte plus ou moins importante de la mobilité, des douleurs constantes, et des complications de type arthritique.

Traitement immédiat
Appliquez le régime R.G.C.E.C pour réduire l'inflammation. Administrez des anti-inflammatoires et des antalgiques pour gérer la douleur (ibuprofène par exemple).

Rééducation et prévention
Après la période d'immobilisation et de guérison, il est recommandé de travailler des exercices de renforcement. La récupération dépend d'un certain nombre de facteurs tels que l'âge, la santé, l'historique des blessures, et la sévérité de la subluxation. Si l'épaule connaît de fréquentes subluxations, il faut alors envisager un programme approfondi de rééducation, ou une intervention chirurgicale.

Pronostic à long terme
L'activité sportive peut être reprise lorsque le sportif est capable d'exécuter des gestes allant jusqu'à l'amplitude maximale de l'articulation sans provoquer une nouvelle subluxation. Les pronostics à long terme dépendent essentiellement de la sévérité de la subluxation, mais aussi de l'historique des blessures du sportif en question. Les subluxations sont souvent dues à de précédentes blessures de l'épaule, et le fait de reprendre l'activité sportive avant la guérison totale ne peut qu'entraîner de nouvelles subluxations, de plus en plus sévères bien sûr.

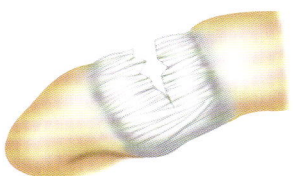

Les luxations acromio-claviculaires sont des atteintes (distension, rupture partielle ou complète) des ligaments qui relient la clavicule aux autres os de l'épaule (jonction connue sous le nom d'acromion). Les blessures de l'articulation acromio-claviculaire (AC) se produisent notamment lors du travail de renforcement et de musculation du bras, mais aussi dans différents sports de lancer, et dans les sports de contact tels que le rugby et le hockey sur glace. Les athlètes les plus exposés appartiennent à la tranche d'âge de 30 à 40 ans.

Le bras est relié au squelette axial par l'intermédiaire de l'articulation acromio-claviculaire. Elle relie le bord externe de la clavicule au bord interne de l'acromion de l'omoplate. Un disque articulaire divise partiellement la cavité articulaire, et a pour rôle d'absorber les forces et les compressions infligées à l'articulation acromio-claviculaire. Cette articulation est stabilisée par l'aspect antérieur du muscle deltoïde, par le muscle trapèze qui prend sa source à l'acromion, et enfin par un certain nombre de ligaments stabilisateurs.

Causes les plus fréquentes

Les chutes réceptionnées sur la pointe de l'épaule, celles qui sont réceptionnées sur un bras en extension, ainsi que les coups reçus directement sur l'articulation.

Signes et symptômes

Des douleurs, une sensibilité au toucher et un gonflement au niveau de l'articulation acromio-claviculaire ; une déformation visible de la région de l'épaule, ainsi que des douleurs plus marquées lors de l'abduction du bras (emmener le bras vers l'épaule opposée).

Complications en l'absence de soins

Sans traitement, les luxations acromio-claviculaires peuvent engendrer des anomalies dégénératives de l'articulation, des douleurs chroniques, des raideurs et une limitation de l'amplitude du mouvement, pouvant aller jusqu'à nécessiter une intervention chirurgicale.

Traitement immédiat

Immobiliser la blessure en posant le bras dans une bandoulière, appliquer de la glace, mettre au repos et administrer des anti-inflammatoires et des antalgiques pour la douleur.

Rééducation et prévention

Les luxations acromio-claviculaires les moins sévères se soignent avec succès sans intervention chirurgicale, bien qu'une période de repos pouvant aller jusqu'à 6 ou 8 semaines doive être envisagée. Après quoi, il est recommandé de rééduquer l'articulation grâce à des exercices visant à retrouver l'amplitude initiale du mouvement, et éviter de voir s'installer des raideurs. En termes de prévention et de stabilité de l'articulation, il est recommandé de faire un travail de renforcement musculaire de l'épaule et des muscles du haut du dos. Enfin, le port de protections d'épaules lors de la pratique sportive, de contact en particulier, peut tout à fait limiter la survenue de nouvelles luxations de la région.

Pronostic à long terme

Lorsque l'on accorde suffisamment de temps de guérison et de rééducation aux luxations acromio-claviculaires, elles peuvent très bien guérir, sans intervention chirurgicale. Si cette dernière est toutefois nécessaire, apparaissent alors des risques d'infection, de douleurs continues. Le temps de guérison de l'athlète s'en trouve nettement augmenté.

044 : LUXATION STÉRNO-CLAVICULAIRE

Les luxations sterno-claviculaires se produisent lorsqu'un ou plusieurs des ligaments qui relient la clavicule au sternum viennent à rompre, partiellement ou complètement, affectant ainsi la rotation de cette articulation. Les luxations sterno-claviculaires surviennent généralement dans la pratique de sports de contact, lorsque l'épaule percute violemment le sol, ou qu'un autre athlète tombe lourdement sur votre épaule alors que vous étiez à terre. En outre, les luxations peuvent se produire de manière antérieure ou postérieure (en avant ou en arrière du sternum).

L'articulation sterno-claviculaire (SC) est essentiellement une énarthrose, mais à la différence de la plupart des surfaces articulaires, ses cartilages sont des fibrocartilages et non des cartilages hyalins. L'articulation SC est entourée d'une capsule articulaire, qui est elle-même renforcée antérieurement et postérieurement, par des ligaments : le sterno-claviculaire antérieur, le sterno-claviculaire postérieur, le costo-claviculaire, et l'inter-claviculaire. L'articulation sterno-claviculaire est puissante et généralement très résistante aux dislocations, elle offre une grande amplitude de mouvement.

Causes les plus fréquentes

Les coups directs contre le sternum ; les chutes sur l'épaule ou réceptionnées sur un bras en extension ; un choc de l'épaule percutant le sol ou un autre athlète tombant lourdement sur le haut de l'épaule.

Signes et symptômes

Des douleurs, gonflements et une sensibilité accrue de la région de l'articulation sterno-claviculaire ; des mouvements anormaux entre la clavicule et le sternum, et un possible déplacement de la clavicule vers l'avant ou l'arrière du sternum.

Complications en l'absence de soins

Laissée sans traitement, une luxation de l'articulation sterno-claviculaire peut entraîner une perte de mobilité, des douleurs constantes, des raideurs locales, et un affaiblissement de l'épaule et du bras. Plus encore, si la clavicule s'est déboîtée vers l'arrière du sternum, elle peut provoquer de sévères dommages aux vaisseaux sanguins sous-jacents et affecter les poumons ou le cœur. Dans cette situation, une intervention chirurgicale est absolument nécessaire.

Traitement immédiat

Réduire la luxation lorsque nécessaire, et immobiliser à l'aide d'une bandoulière. Appliquer le régime R.G.C.E.C. pour réduire les gonflements, le traumatisme et la douleur.

Rééducation et prévention

Cette blessure étant généralement provoquée par des accidents lors de la pratique du sport, sa prévention est quasiment impossible. Dans les cas de lésion antérieure de l'articulation sterno-claviculaire (la plus commune), la blessure se guérit généralement très bien, sans complications – à condition toutefois que l'on ait accordé un temps adéquat à la guérison. Dans les cas les plus sévères, il est parfois nécessaire d'avoir recours à une intervention chirurgicale. Ensuite, une fois la blessure guérie, il est recommandé de rééduquer la région grâce à des exercices travaillant l'amplitude des mouvements pour retrouver une condition normale de la région.

Pronostic à long terme

Avec un temps de guérison et de rééducation adapté, la plupart des athlètes récupèrent complètement. Lorsque la blessure a été plus sérieuse, comme lors d'une dislocation postérieure de la clavicule, il peut subsister une instabilité de l'articulation, pouvant même nécessiter une intervention chirurgicale.

Des stress répétitifs, et plus particulièrement le levage de charges trop importantes, peuvent provoquer des irritations et des microdéchirures des tendons du biceps brachial. Ces tendons relient l'extrémité proximale du biceps brachial à l'épaule, et son extrémité distale au coude. Les ruptures des tendons du biceps brachial sont le résultat d'un traumatisme soudain infligé au tendon, avec pour résultat d'arracher ce dernier de son ancrage sur l'os. Cette blessure se produit plus communément au niveau de l'ancrage proximal du tendon brachial, autrement dit au niveau de l'épaule. Les ruptures des tendons du biceps brachial sont très fréquentes chez les haltérophiles ou les bodybuilders, mais aussi dans les sports de lancer. Elles sont en revanche très rares chez les jeunes sportifs. Chez les personnes les plus âgées, les ruptures des tendons sont souvent dues à la dégénérescence de ces derniers ou a de précédentes blessures.

Le muscle biceps brachial est situé sur la face antérieure du bras et a une action sur trois articulations différentes. Sa fonction principale consiste à fléchir le bras et à soutenir les charges soulevées par le bras. Ce muscle est composé de deux parties, connues sous les noms de chef long et chef court, toutes deux reliées aux os grâce aux tendons brachiaux. La rupture de l'un de ces tendons empêche le muscle d'exercer les tractions sur les os, ce qui limite les mouvements. Chez les personnes les plus âgées, les ruptures des tendons sont souvent dues à la dégénérescence de ces derniers.

Causes les plus fréquentes

Les faiblesses dues à des déchirures au niveau de la coiffe des rotateurs ; les gestes de lancer ; le soulèvement de poids.

Signes et symptômes

Une saillie (ou bosse) au niveau du bras, une incapacité à pivoter la main vers le haut ou le bas, et une douleur aiguë et soudaine au niveau de l'épaule.

Complications en l'absence de soins

La rupture d'un tendon proximal du biceps brachial n'entraîne généralement qu'une perte fonctionnelle minimale, car le muscle possède deux ancrages au niveau de l'épaule, l'un compensant en principe la défection de l'autre. Ainsi, il est rarement nécessaire d'intervenir chirurgicalement, et les complications sont plutôt rares. Cela dit, sans des soins adaptés, il y a de fortes chances pour que de nouvelles ruptures s'y produisent, entraînant à terme une certaine dégénérescence du tendon affecté.

Traitement immédiat

Administrez des anti-inflammatoires et des antalgiques, comme l'Ibuprofène par exemple pour réduire la douleur, et appliquez le régime R.G.C.E.C immédiatement après la blessure. Ensuite, chauffez la région pour favoriser la circulation sanguine et la guérison.

Rééducation et prévention

Après le repos et la guérison du tendon, il est recommandé d'entreprendre une rééducation composée d'exercices d'assouplissement et de renforcement, dans le but de récupérer la capacité de mouvement normale de l'épaule. En prévention, il est conseillé d'éviter les efforts soudains pour soulever des charges dépassant ses capacités, ainsi que le stress violent des gestes de lancer.

Pronostic à long terme

La plupart des ruptures de l'un des tendons du biceps brachial se résolvent d'elles-mêmes, lorsqu'on leur accorde un temps de guérison suffisant. Chez les jeunes athlètes qui ont un programme d'entraînement particulièrement chargé, une intervention chirurgicale peut s'avérer utile pour réparer la rupture. Les déchirures et les ruptures de l'extrémité distale des tendons du biceps brachial sont plus rares mais peuvent s'avérer plus sévères, nécessitant une opération chirurgicale. Quoi qu'il en soit, dans les deux cas, les pronostics de complète guérison sont excellents

046 : CONTUSION DU BICEPS BRACHIAL

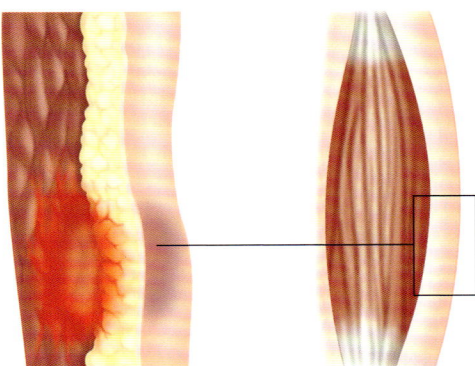

Les contusions, ou ecchymoses, du biceps brachial peuvent se produire suite à une déchirure, une rupture du tendon, ou à un choc direct reçu par le muscle. Les tendons du biceps brachial relient ce muscle aux os de la région de l'épaule. Les déchirures et les contusions du biceps brachial sont souvent dues à un stress excessif exigé par le travail avec des poids et des haltères, mais aussi aux gestes techniques des lancers, aux traumatismes directs du muscle, à des chutes ou des collisions avec un autre pratiquant.

Le muscle biceps brachial est situé sur la face antérieure du bras et a une action sur trois articulations différentes. Sa fonction principale consiste à fléchir le bras et à soutenir les charges soulevées par le bras. Ce muscle est composé de deux parties, connues sous les noms de chef long et chef court, tous deux connectés aux os grâce à leurs tendons. Ce muscle court sur la face antérieure du bras et permet la flexion de l'avant-bras en direction de l'épaule. Le biceps brachial permet aussi la rotation de l'avant-bras et de la main, vers le haut ou le bas, actions que l'on connaît aussi sous les noms de pronation et supination de l'avant-bras.

Causes les plus fréquentes

Les coups reçus directement contre le biceps brachial, les déchirures ou claquage du biceps brachial, ainsi que les microdéchirures répétitives infligées à ce muscle ou à ses tendons.

Signes et symptômes

Une coloration anormale de la région du biceps brachial, des douleurs, des raideurs et des limitations de mouvement du bras et de l'épaule.

Complications en l'absence de soins

Les ecchymoses du biceps brachial guérissent généralement d'elles-mêmes, sans traitement particulier. Les sports impliquant un usage intensif du biceps brachial, tels que les sports de contact, le travail avec poids et haltères, et les sports de lancer devraient être évités le temps nécessaire à la guérison de la contusion.

Traitement immédiat

Appliquez le régime R.G.C.E.C. pour réduire l'inflammation et les douleurs, et immobilisez le bras dans une bandoulière pour éviter les mouvements inutiles.

Rééducation et prévention

Le repos et l'interruption des activités génératrices du stress du biceps brachial pendant la phase de guérison, sont généralement suffisants pour récupérer pleinement. Ensuite, il convient de rééduquer le muscle grâce à des exercices favorisant l'amplitude du mouvement et la force musculaire, afin de récupérer la pleine puissance du muscle et ses capacités précédentes. En termes de prévention, il est recommandé d'étirer correctement ce muscle avant toute activité sportive, pour éviter les blessures et les contusions.

Pronostic à long terme

Les contusions du biceps brachial sont des blessures mineures qui guérissent d'elles-mêmes, sans recours à la chirurgie, à condition qu'il leur soit attribué un temps de repos et de guérison adapté. Elles peuvent néanmoins occasionner un déficit de force dans le bras, mais cela ne dure généralement pas longtemps.

047 : DISTENSION DES MUSCLES (BICEPS BRACHIAL, PECTORAUX)

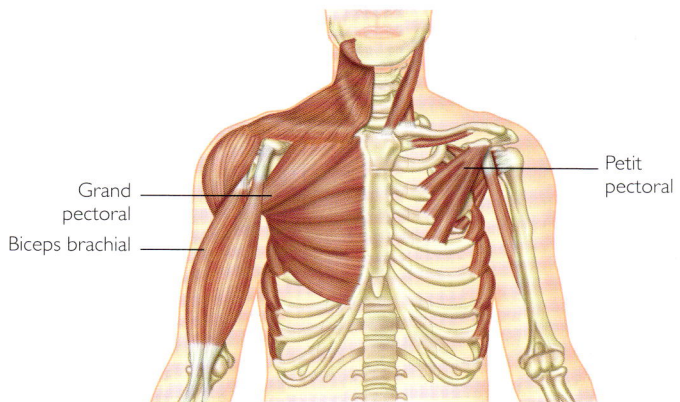

Grand pectoral
Biceps brachial
Petit pectoral

Les distensions, ou foulures, sont les blessures les plus courantes dans la pratique du sport. Elles sont le résultat d'une extension au-delà de la normale, d'une articulation. Cela entraîne des dommages au niveau des muscles et des autres tissus mous environnants. Les muscles du torse (les pectoraux, petit et grand), rejoignent le biceps brachial au niveau de l'articulation de l'épaule. Le travail avec des poids et haltères, les torsions violentes et soudaines de l'épaule lors de gestes du lancer, et les forces soudaines infligées à la jonction entre le biceps brachial et les pectoraux (comme lorsque l'on étend le bras pour éviter la charge d'un adversaire en hockey sur glace), peuvent tous produire de telles blessures.

Le muscle biceps brachial est situé sur la face antérieure du bras et a une action sur trois articulations différentes. Sa fonction principale consiste à fléchir le bras et à soutenir les charges soulevées par le bras. Ce muscle est composé de deux parties, connues sous les noms de chef long et chef court, tous deux connectés aux os grâce à leurs tendons.
Avec le petit pectoral, le grand pectoral forme la paroi antérieure de l'aisselle. Cette paroi musculaire s'attache à la clavicule, au sternum, aux six premiers cartilages costaux, et s'insère dans la grande tuberosité de l'humérus. Ces muscles servent à la flexion, à l'adduction et à la rotation interne de l'épaule et du bras. Ils rejoignent le biceps brachial au niveau de l'articulation de l'épaule.

Causes les plus fréquentes
Les mouvements soudains qui provoquent des déchirures musculaires, des contraintes importantes infligées aux muscles, ou le fait de repousser, avec le bras tendu, une charge en hockey sur glace, ou un placage en rugby.

Signes et symptômes
Des douleurs et une sensibilité accrue au niveau des muscles touchés, des raideurs, ainsi que des douleurs lorsque le muscle est sollicité.

Complications en l'absence de soins
Les distensions musculaires guérissent généralement d'elles-mêmes, à condition de leur accorder un temps de repos et de guérison adéquat. Si le temps de guérison n'est pas suffisant, on s'expose à de nouvelles foulures, à l'accroissement des risques de blessures plus graves, ainsi qu'à des transformations dégénératives du muscle dans le temps.

Traitement immédiat
Appliquez le régime R.G.C.E.C. pour réduire l'inflammation et diminuer la douleur, administrez des anti-inflammatoires en combinaison avec des antalgiques pour gérer la douleur. Plus tard, chauffez la région pour favoriser la circulation sanguine et le processus de guérison.

Rééducation et prévention
Après la guérison, les exercices de stretching peuvent aider à récupérer la pleine mobilité de la région. Les exercices de renforcement musculaire ont eux le pouvoir d'éviter les rechutes. En termes de prévention, les exercices de stretching, un échauffement complet, et une attention particulière accordée à la justesse des gestes techniques lors de la pratique (surtout avec des poids et des haltères), peuvent vous aider à éviter ce type de blessure.

Pronostic à long terme
Les distensions musculaires impliquant les muscles pectoraux et/ou le biceps brachial sont communes, et pour peu qu'il leur soit accordé suffisamment de temps pour guérir, elles ne représentent pas de menace sérieuse pour l'athlète. Cela dit, les distensions sévères, ou répétitives, peuvent engendrer des douleurs chroniques et mener à des dysfonctionnements des muscles atteints.

048 : SYNDROME D'EMPIÉTEMENT DE L'ÉPAULE

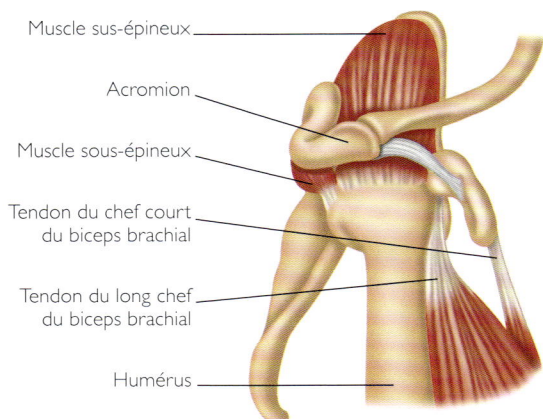

Muscle sus-épineux

Acromion

Muscle sous-épineux

Tendon du chef court du biceps brachial

Tendon du long chef du biceps brachial

Humérus

Le syndrome d'empiétement de l'épaule est un état chronique engendré par des tâches répétitives effectuées avec le bras au-dessus de la tête, comme le geste des lanceurs par exemple. Il endommage le bourrelet glénoïdien, le long chef du biceps brachial, ainsi que la bourse séreuse sous-acromiale. Ainsi, lorsque l'espace entre la coiffe des rotateurs et l'acromion vient à se réduire, des douleurs et une limitation de l'amplitude du mouvement viennent à apparaître. La réduction de cet espace est essentiellement due à une faiblesse d'une ou plusieurs composantes de la coiffe des rotateurs – qui est un groupe de muscles et de tendons ayant pour fonction de relier le bras à l'épaule, permettant la libre rotation du bras.

La coiffe des rotateurs est composée de quatre muscles : le sous-scapulaire, le sus-épineux, le sous-épineux, et le petit rond, ainsi que de leurs ancrages tendineux. La bourse séreuse sous-acromiale (une poche remplie de liquide), chargée d'offrir une lubrification de la coiffe des rotateurs, est la plus grosse bourse de l'épaule, mais aussi la plus fréquemment endommagée. La coiffe des rotateurs a pour rôle de stabiliser l'articulation gléno-humérale. Les dommages, incluant les déchirures de la coiffe des rotateurs, permettent par faiblesse la migration de la tête de l'humérus vers le haut lorsque le bras est élevé, entraînant à force le syndrome d'empiétement.

Causes les plus fréquentes

Les mouvements répétitifs du bras par-dessus la tête comme dans le tennis, la natation, le golf ou l'haltérophilie ; l'irritation de la coiffe des rotateurs due aux sports de lancer, y compris le basketball ; ainsi que certaines prédispositions telles que la polyarthrite rhumatoïde.

Signes et symptômes

Des douleurs de l'épaule avec difficulté à lever le bras en l'air ; des douleurs nocturnes lorsque le bras est enroulé ; ainsi que des douleurs lors des mouvements en rotation, comme lorsque l'on cherche à atteindre une poche arrière.

Complications en l'absence de soins

Lorsque le syndrome d'empiétement de l'épaule est laissé sans soins, il peut entraîner des raideurs de plus en plus sévères dans l'articulation, et une perte proportionnellement importante de la mobilité de celle-ci. La reprise de l'activité sportive avant guérison complète peut provoquer des déchirures au niveau des tendons de la coiffe des rotateurs. Il faut enfin savoir que des tendinites et des bursites se développent souvent en même temps que le syndrome d'empiétement, et doivent être considérées comme des signes avant-coureurs.

Traitement immédiat

Mettre l'articulation au repos, appliquer de la glace et administrer des anti-inflammatoires. Il peut parfois s'avérer nécessaire de procéder à des infiltrations de corticostéroïdes sous l'acromion pour réduire les inflammations les plus sévères.

Rééducation et prévention

Après la période de soin et de guérison, il est nécessaire de rééduquer l'épaule afin de retrouver toute la mobilité et la force de la coiffe des rotateurs. En prévention, il est recommandé d'éviter ou de limiter les activités qui provoquent l'irritation de la coiffe des rotateurs, et parallèlement de travailler des exercices de renforcement musculaire légers, pour dynamiser et consolider les muscles de la coiffe.

Pronostic à long terme

En principe, cette atteinte montre de nettes améliorations au bout de 6 à 12 semaines. Dans les cas où la guérison ne s'est pas produite au-delà de 6 à 12 mois, il est recommandé d'avoir recours à une intervention chirurgicale pour relâcher les ligaments. Bien entendu, l'acte chirurgical est suivi par une thérapie physique de rééducation, sachant que même alors, il peut s'avérer nécessaire de modifier certains gestes sportifs afin d'éviter la rechute.

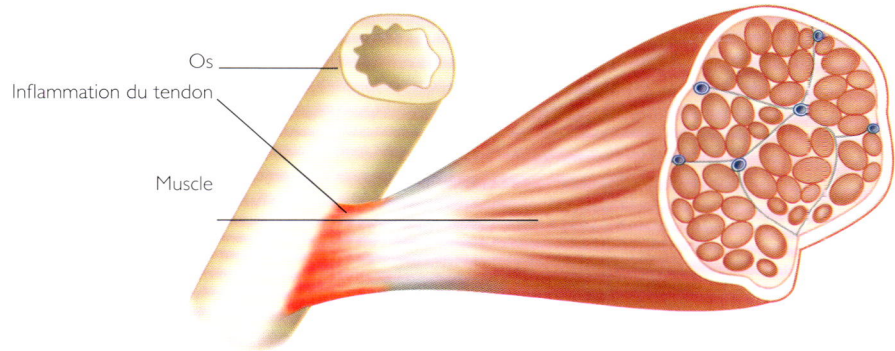

Os

Inflammation du tendon

Muscle

Les tendinites de la coiffe des rotateurs sont le résultat d'irritation ou d'inflammation des tendons de l'épaule, et plus précisément, de la région située sous l'acromion. Cette atteinte est parfois appelée « l'épaule du lanceur », bien qu'elle soit une blessure commune à tous les sports impliquant des mouvements du bras au-dessus de la tête, comme le tennis, le volleyball, la natation, l'haltérophilie ou le baseball.

L'articulation de l'épaule, ou gléno-humérale, est une articulation énarthrose formée par la tête supérieure de l'humérus et la pointe supérieure de l'omoplate (scapula). La coiffe des rotateurs a pour fonction « d'aligner » la tête de l'humérus afin qu'elle s'adapte parfaitement au logement qui lui est réservé au niveau de l'omoplate. Il arrive parfois qu'après une sollicitation excessive de cette coiffe des rotateurs, la tête de l'humérus vienne pincer les rotateurs en s'élevant plus que la normale. Cela provoque une irritation de la bourse séreuse sous-acromiale qui sert de coussin/tampon pour la coiffe des rotateurs, et pour la jonction humérus/acromion.

Causes les plus fréquentes

Les inflammations des tendons de l'épaule dues au tennis, baseball, natation, etc.; les irritations de la bourse séreuse sous-acromiale dues à des mouvements de bras au-dessus de la tête trop répétitifs qui provoquent inflammation et gonflement au niveau de l'espace sous-acromial; ainsi que les prédispositions du terrain, incluant les malformations anatomiques.

Signes et symptômes

Des faiblesses ou des douleurs lors des mouvements du bras au-dessus de la tête, comme pour se brosser les cheveux, des sensations de craquement et de bruit secs (« plop ») dans l'épaule, des douleurs de l'épaule blessée, plus particulièrement lorsque l'on est couché dessus.

Complications en l'absence de soins

Sans soins appropriés, les tendinites de la coiffe des rotateurs peuvent empirer de manière sévère, entraînant une inflammation croissante des tendons et de la bourse séreuse. Le mouvement du bras devient alors de plus en plus limité, et dans certains cas, les déchirures des tendons peuvent même générer des douleurs chroniques. Plus encore, l'acromion peut réagir à une exposition prolongée aux frottements, et développer des excroissances osseuses (éperons) qui, à leur tour, accentuent la limitation de la mobilité du bras.

Traitement immédiat

Appliquez de la glace et administrez des anti-inflammatoires, cessez toute activité provoquant la douleur de la coiffe des rotateurs, et plus tard appliquez de la chaleur pour favoriser la circulation sanguine et la guérison.

Rééducation et prévention

Après avoir accordé le temps nécessaire au repos et à la guérison de l'épaule, il est recommandé de la rééduquer en s'attachant à renforcer les muscles de la région; plus particulièrement ceux qui forment la coiffe des rotateurs. Il est parfois nécessaire de faire appel à des injections de stéroïdes pour réduire la douleur et l'inflammation. En prévention, il est conseillé de réduire la sollicitation de la coiffe des rotateurs, d'accorder au corps le temps de repos adéquat entre les séances d'entraînement, et de travailler au renforcement musculaire de toute la région.

Pronostic à long terme

Avec un temps de repos suffisant, une thérapie physique appropriée et, lorsqu'il en est besoin, des injections de stéroïdes pour gérer inflammation et douleur, la plupart des athlètes récupèrent complètement de cette tendinite. Dans les rares cas de déchirure sérieuse des tissus composant la coiffe, une intervention chirurgicale peut s'avérer nécessaire, avec de très grandes chances de retour à la normale.

050 : BURSITE DE L'ÉPAULE

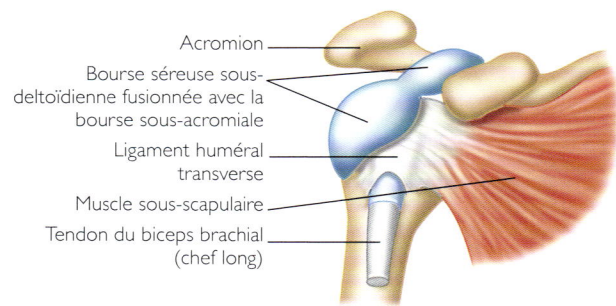

Acromion

Bourse séreuse sous-deltoïdienne fusionnée avec la bourse sous-acromiale

Ligament huméral transverse

Muscle sous-scapulaire

Tendon du biceps brachial (chef long)

Les bursites de l'épaule ne sont généralement pas des atteintes isolées. Elles sont la plupart du temps associées à des déchirures de la coiffe des rotateurs, ou aux syndromes d'empiétement de l'épaule. Les bursites surviennent lorsque la région située entre la tête proximale de l'humérus et la pointe de l'épaule, ou acromion, connaît une inflammation. Le tennis, le baseball et les poids et haltères exposent souvent leurs pratiquants aux bursites de l'épaule.

Les tendons de la coiffe des rotateurs agissent pour faire pivoter le bras, mais aussi pour l'élever, en tirant la tête de l'humérus vers le bas, en même temps que le muscle deltoïde tire le bras vers le haut. Ce processus peut générer des irritations lorsque le ligament coraco-huméral exerce une tension trop importante, avec pour effet l'augmentation significative de la pression entre l'acromion et la tête de l'humérus. Par voie de conséquence, cette irritation affecte la bourse séreuse sous-acromiale (une poche remplie de liquide qui sert de tampon et de lubrificateur entre les os et les tendons de l'épaule), y provoquant une inflammation ou une augmentation de la quantité de liquide qu'elle contient. Cela a pour effet de limiter encore plus la mobilité de l'articulation. La bourse séreuse sous-acromiale est la bourse la plus importante en taille dans la région de l'épaule, mais aussi, celle qui est le plus souvent blessée.

Causes les plus fréquentes

Une sollicitation intense et répétitive de l'épaule due aux mouvements de lancer, au tennis, à la natation, ou au baseball ; une chute réceptionnée sur un bras en extension ; ou tout simplement une infection de la bourse séreuse de l'épaule.

Signes et symptômes

Des douleurs dans l'épaule, surtout lorsqu'on lève le bras ; des douleurs lorsque l'on se retourne dans le lit en prenant appui sur l'épaule blessée ; ainsi qu'une perte de la force et de la mobilité de l'épaule.

Complications en l'absence de soins

Lorsque la bursite de l'épaule n'est pas soignée, elle entraîne une aggravation de l'atteinte, sous la forme d'un épaississement des tendons et de la bourse séreuse, qui en retour, provoque des irritations et des douleurs croissantes. L'athlète court dès lors le risque de voir s'installer une pathologie chronique, ainsi qu'une infection du liquide de la bourse séreuse : une situation potentiellement sérieuse qui peut aller jusqu'à nécessiter une intervention chirurgicale.

Traitement immédiat

Cessez toute activité ayant causé l'inflammation de l'épaule et appliquez le régime R.G.C.E.C. pour réduire l'inflammation et les douleurs. Plus tard, chauffez la région pour favoriser la circulation sanguine et la guérison.

Rééducation et prévention

Le sportif devrait éviter toute pression infligée à l'épaule et à la bourse séreuse touchées par l'inflammation durant toute la période de soins et de guérison. Il ne faut ensuite recommencer à exercer la région que lorsque les médecins en donnent l'autorisation, et ce afin de travailler à renforcer musculairement l'épaule et à en retrouver toute la mobilité. En prévention, il est préconisé de bien s'échauffer avant toute pratique sportive, avec un accent plus particulier mis sur le stretching, car le renforcement musculaire, la souplesse et le relâchement de l'épaule participent grandement à éviter l'apparition des bursites de l'épaule.

Pronostic à long terme

Les bursites de l'épaule tendent à s'améliorer avec les soins adaptés et une rééducation légère. Une récupération totale est généralement observée chez les athlètes, surtout lorsqu'il n'y a pas eu d'infection de la bourse séreuse. Dans certains cas toutefois, les médecins recommandent une aspiration d'une partie du liquide contenu dans la bourse à l'aide d'une aiguille, pour réduire l'inflammation et vérifier l'absence d'infection.

Les tendinites bicipitales sont le résultat d'une irritation ou d'une inflammation du tendon du biceps brachial, qui se situe en avant de l'épaule. Le biceps brachial court sur la face antérieure du bras, il permet la flexion du coude ainsi que la supination de l'avant-bras. La sollicitation excessive et/ou trop répétitive du biceps brachial peut entraîner une inflammation de son tendon, au niveau de l'épaule, comme on le voit couramment chez les golfeurs, les haltérophiles, les rameurs et tous les « lanceurs » de manière plus générale.

Les tendons sont constitués de tissus fibreux puissants et résistants, et ont pour rôle primordial d'attacher les muscles aux os. L'irritation due à une sursollicitation du tendon bicipital, à l'endroit où il va et vient dans la gouttière bicipitale de l'humérus, peut générer l'inflammation de ce tendon (tendinite) et/ou celle de sa gaine. La jonction tendino-musculaire du biceps brachial est particulièrement sensible aux blessures provoquées par une sursollicitation, spécialement lorsqu'il s'agit d'activités répétitives impliquant le levage de charges.

Causes les plus fréquentes

Les techniques approximatives, particulièrement pour l'haltérophilie ; une soudaine augmentation de l'intensité ou de la durée de l'entraînement ; ainsi que les syndromes d'empiétement de l'épaule.

Signes et symptômes

Des douleurs au niveau de la gouttière bicipitale lorsque le tendon est passivement étiré, ou durant une supination en résistance ou la flexion du coude ; des douleurs et une sensibilité accrue le long du tendon, ainsi que des raideurs après l'exercice.

Complications en l'absence de soins

Lorsque l'on laisse courir une tendinite bicipitale sans la soigner, la condition empire avec de croissantes irritations et inflammations du tendon, empêchant de plus en plus la pratique de toute activité sportive, à cause de douleurs de plus en plus importantes. La poursuite de l'entraînement avant la guérison du tendon peut provoquer la rupture de ce dernier, et avec le temps une sérieuse dégénérescence de ses tissus constitutifs.

Traitement immédiat

Appliquez le régime R.G.C.E.C. pour soulager la douloureuse inflammation, et administrez des anti-inflammatoires et des antalgiques. Plus tard, appliquez de la chaleur pour favoriser la circulation sanguine et la guérison.

Rééducation et prévention

Si l'on accorde à cette tendinite un temps de repos suffisant et un minimum d'attention médicale, elle guérit plutôt bien. Après guérison complète de l'atteinte, il est recommandé de rééduquer la région en s'attachant à travailler des exercices visant à améliorer la souplesse, la proprioception, et la force musculaire. Pour éviter ce type de blessure, il est important de préparer la pratique du sport par un échauffement complet incluant du stretching, d'établir un programme d'entraînement équilibré et continu afin d'éviter les accroissements soudains d'intensité et de durée du travail, et d'accorder une attention toute particulière aux gestes techniques de son activité.

Pronostic à long terme

En règle générale, il est pronostiqué un rétablissement complet du sportif, à condition qu'il ait accordé suffisamment de temps à son tendon pour en réduire l'inflammation et établir une guérison durable. Il arrive toutefois que cette tendinite devienne récurrente, mais cela n'entraîne généralement pas le besoin d'un recours à la chirurgie. On fait parfois appel à des injections de stéroïdes ou de cortisone pour réduire la douleur, encore qu'il faille vraiment procéder avec parcimonie et précaution, car elles augmentent les risques d'affaiblissement et de rupture du tendon.

052 : INFLAMMATION DE L'INSERTION DES MUSCLES PECTORAUX

Le muscle grand pectoral est sollicité dans un grand nombre de sports, qui impliquent de pousser ou repousser un poids vers le côté (bodybuilding), ou un autre sportif (dans les sports de contact). La sollicitation répétitive des pectoraux, comme dans le développé couché en musculation, peut provoquer l'irritation de ce muscle ou du point d'insertion de son tendon au niveau de l'épaule, entraînant un inconfort, des douleurs, et une perte partielle de la mobilité.

Le volumineux muscle grand pectoral forme la paroi antérieure de l'aisselle, et prend ses origines médiales à la clavicule, au sternum, et aux six premiers cartilages costaux, pour aller s'insérer à son extrémité latérale, à la grosse tubérosité de l'humérus. Ce muscle a pour fonction l'adduction et la rotation médiale de l'humérus. Sa portion claviculaire, en fléchissant, entraîne la rotation médiale de l'articulation de l'épaule, et génère l'adduction de l'humérus vers l'épaule opposée. La portion sterno-claviculaire du grand pectoral imprime une adduction oblique à l'humérus, en direction de la hanche opposée. Ce muscle est l'un des plus importants pour l'escalade, et les tractions du corps vers le haut sur un (ou deux) bras fixé(s).

Causes les plus fréquentes
Les charges excessives infligées au grand pectoral, spécialement dans les développés couchés ; les forces excessives demandées au grand pectoral lors de poussées effectuées dans les sports de contact ; ainsi que les chutes réceptionnées sur un bras en extension.

Signes et symptômes
Des douleurs et des faiblesses de l'épaule, des difficultés à élever le bras, ainsi que des douleurs et des raideurs lorsque l'on tente de soulever des charges.

Complications en l'absence de soins
Si l'inflammation de l'insertion du grand pectoral n'est pas soignée, l'irritation qu'il subit ne peut que s'aggraver et entraîner des déchirures du muscle ou de son tendon, avec son cortège de douleurs et d'affaiblissement, ainsi qu'une potentielle dégénérescence de ces tissus à long terme. Lorsque les déchirures deviennent sévères au niveau de l'insertion du muscle, le recours à la chirurgie devient incontournable.

Traitement immédiat
Cessez immédiatement les activités qui ont provoqué l'inflammation de l'insertion du grand pectoral, et appliquez le régime R.G.C.E.C. pour réduire l'inflammation et les douleurs. Plus tard, appliquez de la chaleur pour favoriser la circulation sanguine et la guérison.

Rééducation et prévention
Il est important d'accorder un temps de guérison particulièrement conséquent au muscle et au tendon du grand pectoral. Une fois la guérison acquise, le travail de renforcement musculaire avec des haltères légers, et des exercices calisthéniques progressifs peuvent aider le sportif à retrouver ses aptitudes précédentes ; à condition qu'il n'y ait pas eu de rupture tendineuse ou musculaire accompagnant l'inflammation de l'insertion du pectoral. Pour éviter ce genre de blessure, il est recommandé d'ajuster les charges soulevées en fonction de ses capacités, et d'augmenter celles-ci de manière progressive pour ne pas infliger de stress brusque à l'insertion du grand pectoral.

Pronostic à long terme
Avec les soins appropriés et un temps de guérison et de récupération suffisants, suivis d'une reprise progressive du travail de renforcement musculaire du grand pectoral ainsi que du complexe musculaire de l'épaule, le sportif retrouve généralement la pleine capacité à reprendre ses activités habituelles.

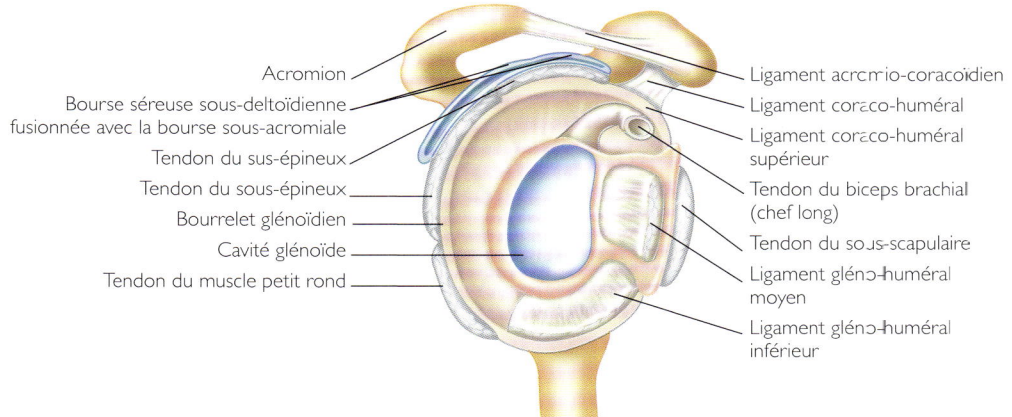

Acromion
Bourse séreuse sous-deltoïdienne fusionnée avec la bourse sous-acromiale
Tendon du sus-épineux
Tendon du sous-épineux
Bourrelet glénoïdien
Cavité glénoïde
Tendon du muscle petit rond

Ligament acromio-coracoïdien
Ligament coraco-huméral
Ligament coraco-huméral supérieur
Tendon du biceps brachial (chef long)
Tendon du sous-scapulaire
Ligament gléno-huméral moyen
Ligament gléno-huméral inférieur

L'épaule gelée, ou capsulite rétractile, provoque de sérieuses restrictions des mouvements de l'épaule, à cause des douleurs qu'elle entraîne. Cette atteinte est le résultat de la formation anormale de bandes de tissus au cœur de l'articulation, y produisant de vives douleurs. Le liquide synovial, qui sert généralement à lubrifier l'espace articulaire entre l'humérus et l'épaule pour permettre le glissement harmonieux des surfaces articulaires entre elles, est déficitaire chez les victimes de cette atteinte. La capsulite rétractile touche plus les femmes que les hommes.

L'épaule gelée implique une blessure, avec les limitations de mouvement qui l'accompagnent. Elle touche l'épaule elle-même ou l'articulation gléno-humérale. Cette articulation, qui est une énarthrose, est composée d'une « balle » formée par la tête de l'humérus, et d'une cavité nommée cavité glénoïde. Si l'articulation gléno-humérale est l'articulation la plus mobile du corps, elle est aussi relativement instable, car la cavité glénoïde n'englobe environ qu'un tiers de la tête de l'humérus – bien qu'elle soit rendue légèrement plus profonde par la présence tout autour du bourrelet glénoïdien, qui est un anneau fibro-cartilagineux. Dans cette pathologie, il semble que la capsule articulaire soit la cause la plus importante de la limitation du mouvement. En effet, des tissus cicatriciels se formant au niveau des espaces articulaires peuvent tout à fait en restreindre la mobilité, et provoquer la « gelure » qui rétracte l'articulation en limitant drastiquement sa mobilité.

Causes les plus fréquentes

La formation de tissus cicatriciels suite à une blessure de l'épaule, l'apparition d'adhérences suivant une opération de l'épaule, ainsi que les déchirures répétitives des tissus mous entourant l'articulation gléno-humérale.

Signes et symptômes

Des douleurs sourdes dans la région de l'épaule, s'aggravant souvent la nuit, des limitations des mouvements de l'épaule, ainsi que des douleurs quand on lève le bras.

Complications en l'absence de soins

Sans un traitement adéquat et un temps de repos et de guérison suffisants, l'épaule gelée a tendance à s'aggraver dans le temps. Poursuivre les activités athlétiques peut entraîner une rétraction encore plus prononcée de l'articulation, avec ce que cela implique de douleurs et de limitations supplémentaires. La production de tissus cicatriciels peut parfois nécessiter une intervention chirurgicale, pour les éliminer.

Traitement immédiat

Appliquez une chaleur humide contre l'épaule pour détendre et relâcher l'articulation affectée. Il est aussi possible d'administrer des relaxants musculaires pour détendre les muscles de l'épaule et du bras.

Rééducation et prévention

L'application de chaleur humide devrait être accompagnée d'exercices de stretching pour rétablir la mobilité de l'épaule. Ainsi, la thérapie par la chaleur devrait être combinée avec de la kinésithérapie, supervisée par un professionnel de la santé. Il est recommandé, en prévention, de mobiliser quotidiennement l'épaule pour l'amener progressivement à retrouver son amplitude maximale, et d'utiliser en combinaison des exercices de renforcement musculaire. Les blessures de l'épaule devraient toujours recevoir une prompte attention médicale afin d'y éviter, autant que possible, l'apparition de tissus cicatriciels.

Pronostic à long terme

Le temps de guérison et de récupération complète suite à une capsulite rétractile varie grandement en fonction des causes sous-jacentes, de l'âge du sportif, et de son passé médical. Si la pathologie ne rentre pas dans l'ordre au bout de 4 à 6 mois, alors une intervention chirurgicale est à envisager. Après la guérison, un peu d'inconfort, ainsi que de légers troubles du mouvement peuvent subsister.

EXERCICES DE RÉÉDUCATION

Développé debout avec haltères

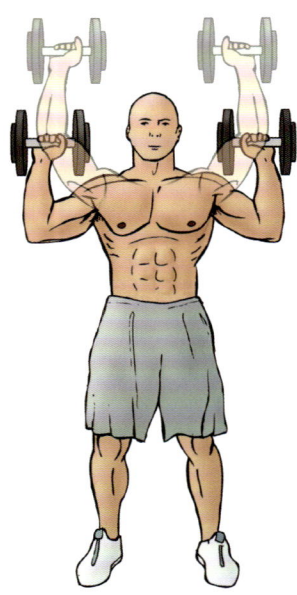

En position debout, tenez les haltères au niveau de vos oreilles avec les paumes tournées vers l'avant. Développez alors les bras vers le haut, puis laissez-les redescendre lentement en contrôlant la descente et sans permettre aux haltères de descendre plus bas que vos oreilles.

Élévation latérale

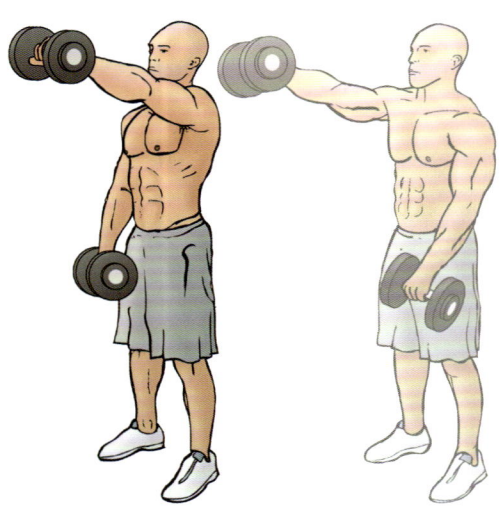

Avec un haltère dans chaque main, paumes face à face, écartez et levez les bras vers les côtés jusqu'à ce qu'ils atteignent l'horizontale, les paumes face au sol. Abaissez ensuite lentement les haltères jusqu'à la position initiale, puis répétez le mouvement.

Élévation frontale alternée

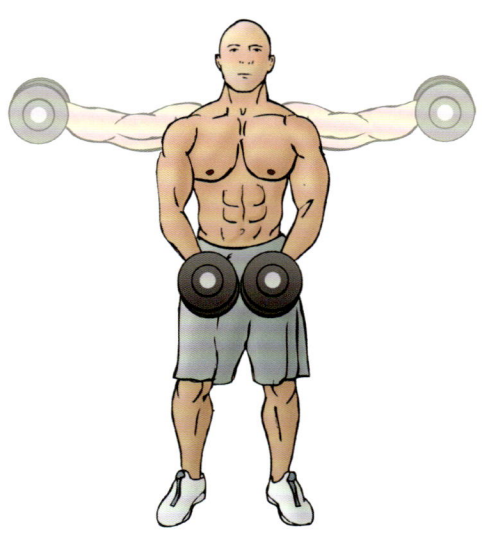

Un haltère dans chaque main, tenez les bras de manière à reposer les haltères contre vos cuisses. Élevez alors l'un des haltères droit devant vous en maintenant votre paume bien face au sol. Puis, abaissez l'haltère pour le ramener à sa position initiale et recommencez avec l'autre bras.

Flexion alternée des bras avec haltères

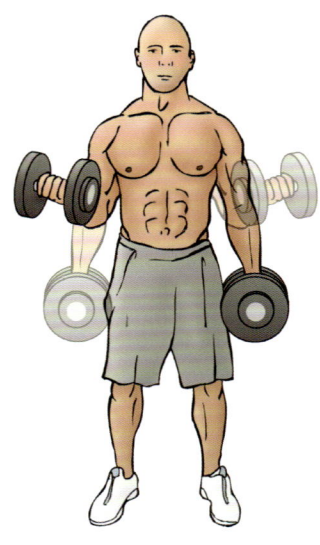

Avec un haltère dans chaque main, laissez vos bras pendre naturellement le long du corps. Soulevez alors l'un des haltères en fléchissant le coude pour élever et amener l'haltère vers votre poitrine. Abaissez ensuite l'haltère vers sa position initiale et recommencez avec l'autre bras.

Les pompes

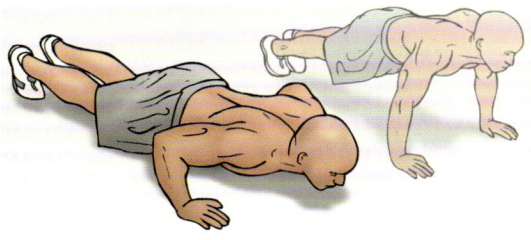

Allongé face au sol, placez vos mains par terre et proches de vos épaules. Soulevez alors votre corps en poussant des bras contre le sol, jusqu'à ce que vos coudes atteignent leur complète extension. Redescendez alors lentement jusqu'à effleurer le sol de votre buste, et recommencez.

Étirement du torse avec l'aide d'un mur

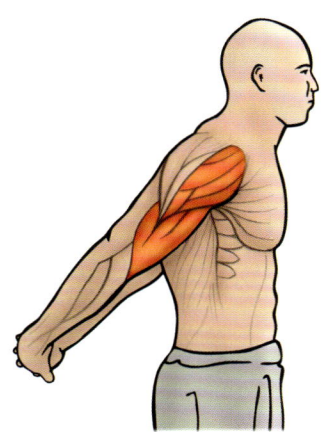

En position debout, bien droit, entrecroisez les doigts de vos deux mains dans votre dos. À partir de là, levez progressivement vos bras vers le ciel.

Étirement inversé des épaules

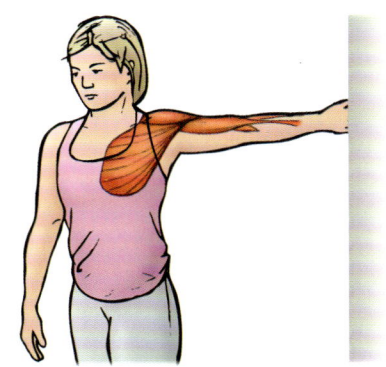

En position debout avec le bras horizontal et légèrement en arrière, calez votre main contre tout objet immobile. En maintenant la position ainsi fixée de votre bras, pivotez vos épaules et votre tronc en les éloignant du bras étendu.

10

Les blessures du dos et de la colonne vertébrale dans le sport

ANATOMIE ET PHYSIOLOGIE

La colonne vertébrale est constituée d'une série d'os appelés vertèbres, ces os étant eux-mêmes séparés par des disques intervertébraux faits de fibrocartilage. La colonne vertébrale est composée de 33 vertèbres : 7 cervicales, 12 thoraciques (dorsales), 5 lombaires (les plus volumineuses), 5 sacrées (soudées) et 3 ou 4 vertèbres formant le coccyx. Si les vertèbres n'ont qu'une mobilité réduite entre elles, l'ensemble de la colonne en revanche, est capable d'une très grande amplitude de mouvement. Les disques intervertébraux sont constitués d'un épais anneau de cartilage fibreux, appelé anneau fibreux, qui entoure un noyau constitué d'une matière gélatineuse appelée noyau pulpeux – l'ensemble procurant à la colonne vertébrale sa souplesse, l'amortissement des chocs qu'elle encaisse, ainsi qu'une certaine protection. Le canal rachidien court, lui, au centre des vertèbres et contient la moelle épinière qui s'étend depuis le tronc cérébral jusqu'au niveau de la première ou de la seconde vertèbre lombaire.

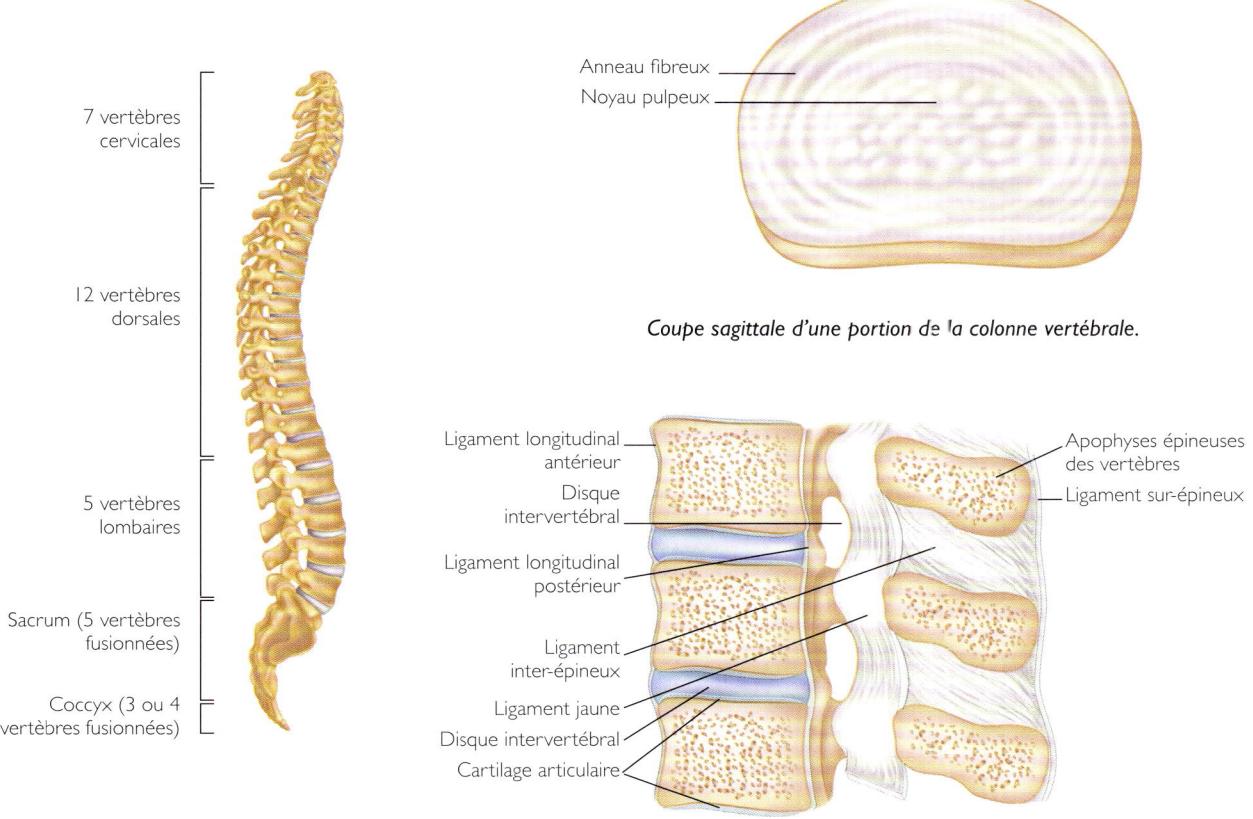

Coupe sagittale d'une portion de la colonne vertébrale.

Vue latérale de la colonne vertébrale.

Coupe transverse d'un disque intervertébral.

ANATOMIE DES BLESSURES DU SPORTIF

Les ligaments sont des bandes de tissus fibreux particulièrement solides. Ils ont pour principale fonction de relier entre eux les os, avec force et souplesse. Les ligaments longitudinaux antérieurs et postérieurs relient entre eux les corps vertébraux des régions cervicales, thoraciques et lombaires. Le ligament sur-épineux s'attache aux apophyses épineuses des vertèbres et s'élargit dans la région cervicale, où il est connu sous le nom de ligament cervical postérieur. Les ligaments jaunes, qui s'étendent le long de la face antérieure des processus épineux de la colonne vertébrale, s'attachent aux lames vertébrales de deux vertèbres adjacentes, de C2/C3 à L5/S1. Les ligaments, les muscles, et les tendons œuvrent de concert pour gérer les forces infligées à la colonne vertébrale et au dos – surtout lors des mouvements en flexion ou lorsque l'on soulève des charges.

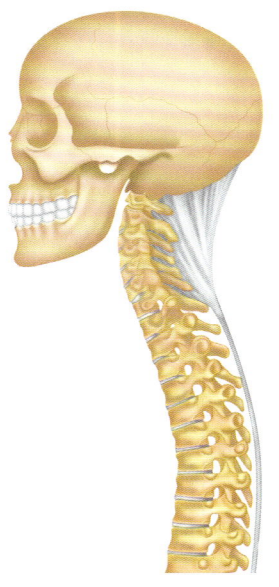

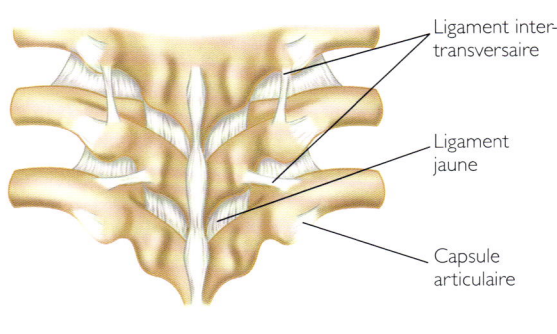

Ligament inter-transversaire

Ligament jaune

Capsule articulaire

Cartilage articulaire.   *Articulations vertébrales typiques, vue postérieure.*

Les muscles entourant la colonne ont pour responsabilité première de maintenir la cohérence de cette structure ainsi que son maintien vertical. Les muscles du dos et des flancs permettent à la colonne vertébrale et au tronc dans son ensemble, les mouvements de flexion avant/arrière, de flexion latérale, d'extension, d'hyper-extension et de rotation.

Le grand dorsal, muscle le plus volumineux du dos, est le principal muscle servant à grimper car il a pour rôle de tirer l'épaule vers le bas et l'arrière, ou inversement, de lever le tronc en direction des bras fixés en hauteur comme sur une barre par exemple. Il est donc énormément sollicité dans les sports tels que l'escalade, la gymnastique (en particulier aux anneaux et aux barres), la natation et l'aviron. Les muscles rhomboïdes qui doivent leur nom à leur forme (losange), sont situés entre l'omoplate et la colonne vertébrale. Le carré des lombes s'étend de la crête iliaque et du ligament ilio-lombaire, aux côtes inférieures et aux apophyses transverses des vertèbres L1 à L4. Son rôle est double : imprimer une flexion latérale au tronc, et résister aux tractions latérales infligées à ce dernier.

Les muscles intercostaux sont constitués de fines couches musculaires reliant les côtes entre elles. Les muscles intercostaux externes des côtes inférieures peuvent parfois fusionner avec les fibres des muscles grands obliques de l'abdomen qui les recouvrent, pour former une véritable paroi musculaire. Enfin, les muscles intercostaux internes, eux, courent de manière oblique dans la profondeur, sous les intercostaux externes.

Les muscles érecteurs de la colonne vertébrale, encore appelés sacro-spinaux (anciennement « spinaux »), sont composés de trois ensembles musculaires organisés en « colonnes ». Du centre vers le côté ces muscles sont : l'épineux, le long dorsal, et l'ilio-costal. Le long dorsal représente la partie intermédiaire ou médiane de l'ensemble érecteur de la colonne, et peut être distingué en 3 portions : long dorsal, transversaire du cou et petit complexus. Le muscle épineux, lui, est la partie la plus médiale (interne) de cet ensemble musculaire, et peut lui aussi être divisé en 3 portions : épineux du dos, épineux de la nuque, et grand complexus.

Les muscles transversaires épineux sont un composé de trois petits groupes musculaires situés sous les érecteurs de la colonne vertébrale. Contrairement à ces derniers, ces groupes sont disposés en couches superposées plutôt que juxtaposées. De la superficie vers la profondeur, ces groupes de muscles sont : les demi-épineux, les multifides (du rachis), et les rotateurs du dos. Leurs fibres s'étendent en général vers le haut et le centre, en partant des processus transverses pour s'attacher aux processus (apophyse) épineux supérieurs. Les multifides font partie du groupe musculaire des transversaires épineux situés dans les sillons entre les apophyses épineuses des vertèbres et leurs processus transverses. Ils sont localisés dans la profondeur, en dessous des muscles demi-épineux et des muscles spinaux. Enfin, les muscles rotateurs de la colonne représentent, eux, la couche la plus profonde du groupe musculaire des transversaires épineux.

Les muscles inter-épineux sont de petits muscles courts localisés de part et d'autre du ligament inter-épineux. Comme les muscles inter-épineux, les inter-transversaires sont aussi de petits muscles courts. Les régions cervicale et thoracique présentent des inter-transversaires antérieurs et des inter-transversaires postérieurs, et la région lombaire, elle, présente des inter-transversaires latéraux et des inter-transversaires médiaux (centraux).

Muscles du dos.

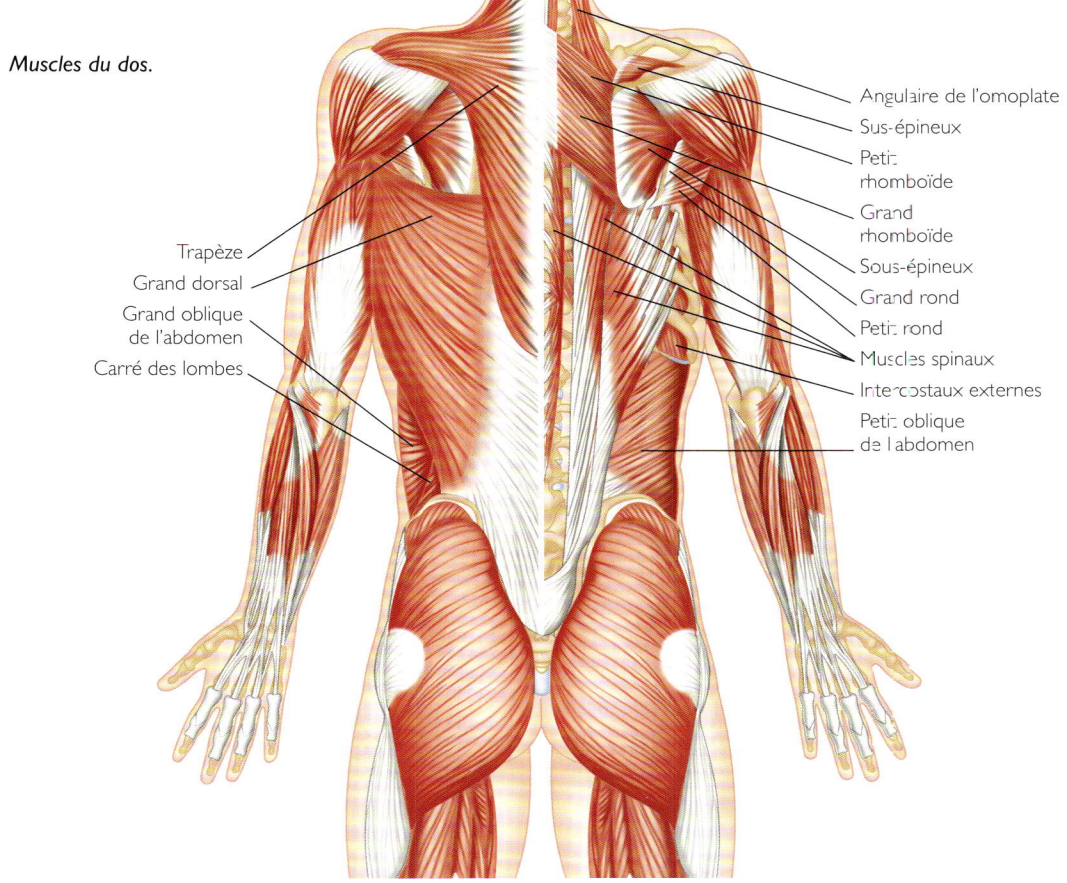

Angulaire de l'omoplate
Sus-épineux
Petit rhomboïde
Grand rhomboïde
Sous-épineux
Grand rond
Petit rond
Muscles spinaux
Intercostaux externes
Petit oblique de l'abdomen

Trapèze
Grand dorsal
Grand oblique de l'abdomen
Carré des lombes

054 : DISTENSION (FOULURE) DES MUSCLES DU DOS

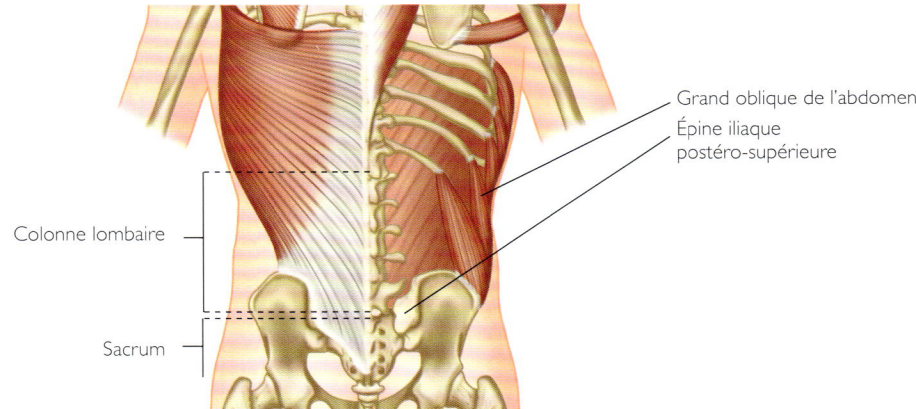

Grand oblique de l'abdomen

Épine iliaque postéro-supérieure

Colonne lombaire

Sacrum

Les distensions, ou foulures, du dos sont des blessures par élongation des muscles ou des tendons du dos, se produisant majoritairement au niveau des lombaires et du sacrum. Il s'agit de blessures courantes dans le sport, et qui ont souvent pour origine le soulèvement d'une charge trop lourde, un mouvement soudain, une chute, une collision avec un autre athlète, ou toute autre activité dans laquelle le dos est engagé. Les distensions des muscles du dos touchent plus souvent la partie inférieure du dos, la région lombaire, et les douleurs qu'elles engendrent vont de modérées à sévères.

Le dos est constitué de trois types principaux de muscles : les extenseurs (incluant les muscles fessiers), les fléchisseurs (incluant les muscles abdominaux et les deux psoas-iliaques), ainsi que les muscles obliques, ou rotateurs (situés sur les flancs). Les distensions musculaires affectent souvent le bas du dos, autrement dit la colonne lombaire, composée de cinq vertèbres et du sacrum, qui offre support et protection à la moelle épinière.

Causes les plus fréquentes

Les stress soudains infligés aux muscles du dos, comme lorsque l'on soulève une charge, les mouvements brutaux impliquant les muscles du dos, ainsi que les stress répétitifs infligés à ces muscles.

Signes et symptômes

Des douleurs, des raideurs, et une perte de mobilité du dos ; des rigidités du dos, ainsi que des picotements et une sensibilité accrue de la région blessée.

Complications en l'absence de soins

Les distensions des muscles du dos guérissent habituellement toutes seules, avec une période de mise au repos. Ignorer ces atteintes musculaires du dos peut en revanche engendrer des douleurs dorsales chroniques, des raideurs et un certain inconfort, ainsi qu'une dégénérescence des muscles et des tendons de la région blessée. Les spasmes musculaires, allant de pair avec les inflammations, peuvent générer des douleurs encore plus importantes, jusqu'à devenir littéralement insupportables.

Traitement immédiat

Reposez le dos en vous allongeant sur une surface ferme, sur le dos et non sur le ventre. Appliquez de la glace, et administrez des anti-inflammatoires et des antalgiques pour gérer la douleur.

Rééducation et prévention

Après avoir appliqué de la glace pour réduire l'inflammation, on peut avoir recours à une thérapie utilisant une chaleur modérée pour aider à soulager l'inconfort. Le temps de récupération suite aux distensions des muscles du dos varie en fonction de la sévérité de l'atteinte initiale, mais aussi, plus généralement, de la santé et de la condition physique du sportif. Lorsque les muscles commencent à guérir, il est important de les mobiliser doucement et progressivement, afin d'éviter de les voir fondre et s'atrophier. Plus tard, des exercices de renforcement musculaire et d'assouplissement permettront d'éviter la récurrence de cette blessure.

Pronostic à long terme

Les distensions des muscles du dos, bien que parfois très douloureuses, guérissent en général complètement, et ne laissent aucune perte de mobilité ou douleurs résiduelles. Il existe toutefois un risque de récurrence de cette blessure, surtout lorsque la distension initiale a été sévère. Les interventions chirurgicales ne sont habituellement pas requises pour ce type de blessure, à condition qu'il n'y ait pas eu de déchirure sévère des muscles ou des tendons.

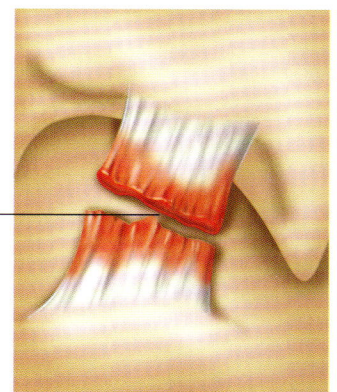

Rupture d'un ligament

LES BLESSURES DU DOS ET DE LA COLONNE VERTÉBRALE DANS LE SPORT

Les gestes soudains et irréguliers, les stress répétitifs et les exercices avec des charges qui impactent le dos peuvent tous y provoquer des entorses ou des déchirures des ligaments. Les blessures qui en découlent, et qui peuvent se produire dans une grande variété de disciplines sportives, peuvent produire de la douleur et de variables degrés de perte de la mobilité.

Les ligaments sont des bandes de tissus fibreux particulièrement solides. Ils ont pour principale fonction de relier entre eux les os, avec force et souplesse. Les ligaments longitudinaux antérieurs et postérieurs relient entre eux les corps vertébraux des régions cervicales, thoraciques et lombaires. Le ligament sur-épineux s'attache aux apophyses épineuses des vertèbres et s'élargit dans la région cervicale, où il est connu sous le nom de ligament cervical postérieur. Les ligaments jaunes, qui s'étendent le long de la face antérieure des processus épineux de la colonne vertébrale, s'attachent aux lames vertébrales de deux vertèbres adjacentes, de C2/C3 à L5/S1. Les ligaments, les muscles, et les tendons œuvrent de concert pour gérer les forces infligées la colonne vertébrale et au dos – surtout lors des mouvements en flexion ou lorsque l'on soulève des charges.

Causes les plus fréquentes

Les soulèvements de charges excédant ses capacités ; les torsions soudaines de la colonne vertébrale, y compris lors de chutes dans le ski ou autres sports, ainsi que les mouvements du dos effectués sans échauffement préalable.

Signes et symptômes

Des douleurs et des raideurs, des difficultés à se pencher en avant, des douleurs lorsque l'on redresse le dos, ainsi que des inflammations et une sensibilité accrue de la région touchée.

Complications en l'absence de soins

Les entorses des ligaments du dos forcent généralement le sportif au repos, du fait des douleurs et autres raideurs qui l'empêchent de se livrer à ses activités normales. Si toutefois l'athlète poursuivait son entraînement avant la guérison de cette blessure, cela entraînerait l'aggravation des déchirures subies par ses ligaments et verrait s'installer une pathologie plus durable. Les entorses ligamentaires les plus légères peuvent devenir extrêmement douloureuses et incapacitantes si elles sont ignorées.

Traitement immédiat

Appliquez le régime R.G.C.E.C. immédiatement après la blessure, et administrez des anti-inflammatoires non-stéroïdiens.

Rééducation et prévention

Dans les cas d'entorses légères des ligaments, un repos de quelques jours doit permettre de reprendre la plupart des activités quotidiennes non-sportives. Ces activités quotidiennes devraient être assez rapidement reprises, afin d'entretenir la souplesse de la colonne vertébrale et d'éviter l'atrophie des muscles du dos. On peut ensuite aborder la rééducation grâce aux exercices de renforcement musculaire ; mais pas avant la guérison complète de l'entorse. En prévention, veillez à bien vous échauffer et à vous étirer avant toute pratique sportive, et accordez une attention toute particulière à la justesse de vos gestes techniques.

Pronostic à long terme

Il faut savoir que moins de 5 % des blessures du dos requièrent une intervention chirurgicale, et encore moins pour ce qui est des entorses ligamentaires du dos. Ces entorses nécessitent généralement entre 6 et 8 semaines de temps de guérison. Ce temps de repos peut être allongé en fonction de la sévérité de la blessure. Enfin, si le sportif n'attend pas la guérison complète de son entorse avant de reprendre son activité, il s'expose à la récurrence de cette blessure.

056 : CONTUSIONS THORACIQUES

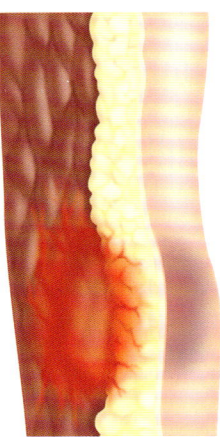 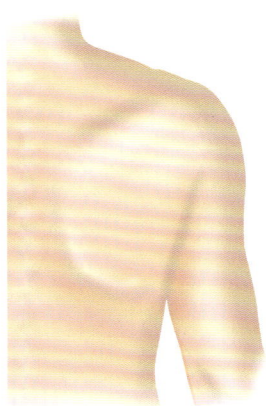

Les contusions sont des blessures « fermées » affectant les tissus mous, et sont la résultante de coups reçus contre les muscles, les tendons ou les ligaments. Les contusions engendrent des hématomes, et souvent, des colorations de la peau dues au sang qui s'accumule autour du traumatisme. Les contusions du dos se produisent dans une grande variété de sports comme le rugby ou le hockey sur glace, et sont dues à de violents chocs infligés aux tissus mous, ou à des chutes réceptionnées sur le dos.

Les contusions impliquent des traumatismes infligés aux tissus sous-cutanés. Du fait que la musculature est bien vascularisée, et que le sang, lorsque l'on pratique un sport, s'écoule fortement au moment de l'impact, ce dernier s'écoule abondamment des vaisseaux déchirés au niveau de la peau et des tissus sous-cutanés, y formant une ecchymose, ou coloration de la peau. Sous la force du coup, les capillaires se trouvent endommagés et permettent l'extravasation du sang vers les tissus environnants. Si la plupart des contusions subies lors de la pratique du sport sont bénignes, certaines d'entre elles peuvent signer la présence d'un traumatisme plus sévère, incluant les fractures et les hémorragies internes.

Causes les plus fréquentes

Les surcharges ou les surextensions infligées aux muscles du dos sous l'impact reçu, ou sous un coup donné par un autre athlète ; les coups infligés par les outils ou accessoires sportifs tels que les crosses du hockey ; et enfin, les chutes violentes sur le dos.

Signes et symptômes

Des douleurs au niveau de la blessure, une sensibilité accrue de la région, des colorations de la peau qui varient du bleu au jaune, en passant par le violet et le rouge, ainsi que des spasmes douloureux ou des contractions qui font penser à un nœud (qui sont en fait des mécanismes de protection).

Complications en l'absence de soins

Les contusions peuvent indiquer la présence de blessures sous-jacentes plus sévères, incluant les fractures, les hématomes (du sang dans les muscles), et les saignements internes, qui devraient tous recevoir une prompte attention médicale. Les contusions mineures disparaissent généralement sans complications, au bout de quelques jours. Les cas les plus sévères peuvent nécessiter jusqu'à 3 ou 4 semaines pour guérir complètement.

Traitement immédiat

Cessez vos activités sportives, reposez-vous, et appliquez de la glace pour réduire les gonflements. Administrez des anti-inflammatoires et des antalgiques pour la douleur.

Rééducation et prévention

Éviter les pressions ou de nouveaux traumatismes sur le site de la contusion et appliquer de la glace sont généralement suffisants pour accélérer la guérison. Étant donné que les contusions sont le fruit de coups accidentels violents, leur prévention est quasiment impossible. Cela dit, une bonne condition physique et un régime alimentaire équilibré (incluant une abondance de vitamine C) peuvent limiter la sévérité des contusions. Enfin, il est possible de favoriser la guérison en appliquant une chaleur superficielle, des ultrasons, des massages et en pratiquant des exercices de stretching et de résistance.

Pronostic à long terme

Bien que les contusions au niveau du dos puissent produire de cuisantes douleurs, elles guérissent toutefois bien plus rapidement que les distensions des muscles ou les entorses ligamentaires du dos. La sévérité des contusions dépend de nombreux facteurs, y compris l'état de contraction ou de décontraction des muscles au moment de l'impact. Les douleurs qu'elles engendrent peuvent durer de quelques heures à quelques jours, de même que les colorations de la peau, qui à terme, finissent par disparaître. Le sportif devrait avoir le plaisir de retourner rapidement à ses activités, sans séquelles, même dans les cas les plus sévères, qui ne l'immobiliseront environ que 4 semaines.

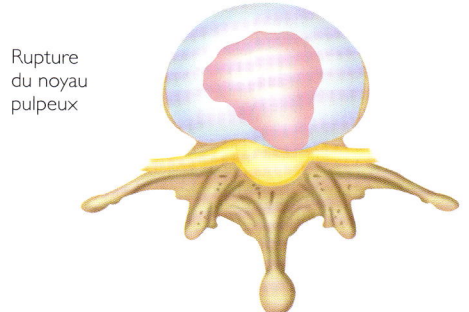

Rupture
du noyau
pulpeux

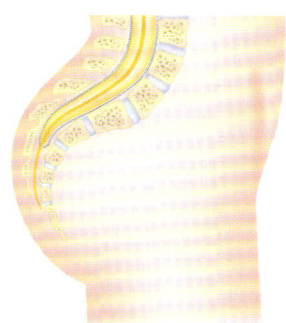

Les disques intervertébraux sont constitués de tissus conjonctifs séparant les vertèbres. Ils procurent à la colonne vertébrale un amortissement des chocs qu'elle subit, et permettent une souple mobilité du cou et du reste du dos. Les vertèbres peuvent ainsi bouger sans frotter les unes contre les autres.

Les hernies discales se produisent lorsque les coussins amortisseurs, ou disques intervertébraux, qui occupent l'espace entre les vertèbres, viennent à se fendre ou à rompre complètement. Les disques intervertébraux contiennent une substance ressemblant à un gel, qui s'échappe alors et s'écoule dans les tissus environnants, exerçant ainsi des pressions douloureuses contre la moelle épinière ou les nerfs de la colonne vertébrale, à l'endroit de la blessure. Les hernies discales se produisent le plus souvent au niveau de la colonne lombaire, bien que tous les disques intervertébraux puissent connaître un tel traumatisme.

Causes les plus fréquentes

L'imprécision des techniques dans le travail avec des poids et haltères, les sursollicitations, ainsi que les traumatismes brutaux directement infligés aux disques.

Signes et symptômes

Des douleurs du dos ou de la nuque ; des engourdissements ou des picotements dans le dos, les fesses, les membres supérieurs ou inférieurs, ainsi que des modifications fonctionnelles des boyaux ou de la vessie (cela est plus rare, mais devrait être traité de toute urgence).

Complications en l'absence de soins

Les hernies discales requièrent une attention et un diagnostic médical immédiats. En effet, les symptômes que produisent les hernies discales peuvent très bien cacher d'autres atteintes telles que des fractures, des tumeurs, des infections, ou des dommages des nerfs qui entraînent des implications sérieuses, voire une mise en danger de la vie elle-même.

Traitement immédiat

Le repos en position allongée, et l'application alternée de glace et de chaleur ; administrez des anti-inflammatoires et des antalgiques pour gérer les douleurs.

Rééducation et prévention

Dans les cas d'hernies discales, il est habituellement recommandé de garder le lit et de se reposer pendant quelques jours. Cela dit, les activités quotidiennes, hors sport, devraient être rapidement reprises afin d'éviter l'atrophie des muscles et de maintenir la souplesse de la colonne vertébrale. Les thérapies physiques peuvent être ensuite combinées avec des massages, avant d'augmenter progressivement l'intensité des exercices du dos, au fur et à mesure que disparaissent les douleurs. En prévention, des exercices de renforcement musculaire et d'assouplissement, des échauffements complets avant la pratique, une attention toute particulière accordée à la justesse des gestes techniques et éviter de demander des efforts soudains ou brutaux (comme pour lever de lourdes charges) peuvent tous aider à limiter les chances de voir se produire une hernie discale.

Pronostic à long terme

La plupart des blessures des disques intervertébraux guérissent sans recours à la chirurgie, à condition qu'il leur soit laissé suffisamment de temps pour récupérer. Bien que l'on puisse généralement espérer une restauration complète de la force et de la souplesse, les disques n'en demeurent pas moins vulnérables aux rechutes, plus particulièrement pour les haltérophiles, les bodybuilders, et tous les athlètes qui sollicitent énormément les muscles, les tendons et les ligaments du dos.

058 : PROTRUSION DISCALE

Une protrusion d'un disque intervertébral se produit lorsqu'un disque sort de sa place à cause de diverses dégénérescences. Si ce disque vient à exercer une pression sur les ligaments reliant les vertèbres, ou sur un nerf émergeant de la colonne, il peut provoquer de vives douleurs. Cela dit, il arrive aussi souvent qu'une protrusion ne provoque aucune douleur. La protrusion discale peut aussi se produire lorsque le noyau pulpeux du disque s'épanche hors de son logement.

La colonne vertébrale est constituée d'une série d'os appelés vertèbres, ces os étant eux-mêmes séparés par des disques intervertébraux faits de fibrocartilage. Si les vertèbres n'ont qu'une mobilité réduite entre elles, l'ensemble de la colonne, en revanche, est capable d'une très grande amplitude de mouvement. Les disques intervertébraux sont constitués d'un épais anneau de cartilage fibreux, appelé anneau fibreux, qui entoure un noyau constitué d'une matière gélatineuse appelée noyau pulpeux, l'ensemble procurant à la colonne vertébrale sa souplesse, l'amortissement des chocs qu'elle encaisse, ainsi qu'une certaine protection. Le canal rachidien court, lui, au centre des vertèbres et contient la moelle épinière qui s'étend depuis le tronc cérébral jusqu'au niveau de la première ou de la seconde vertèbre lombaire.

Causes les plus fréquentes

Les usures et dégénérescences dues à l'âge, les étirements poussés infligés aux ligaments qui relient les vertèbres entre elles, ainsi que les successives distensions dues à l'imprécision des techniques pour lever des poids et haltères.

Signes et symptômes

Des douleurs du dos irradiant vers les jambes (disques lombaires) ; des douleurs du dos irradiant vers les épaules (disques cervicaux), et parfois asymptomatiques, n'apparaissant qu'à l'IRM (imagerie à résonance magnétique). Des engourdissements, picotements ou douleurs au niveau des fesses, du dos, ou des membres supérieurs et inférieurs.

Complications en l'absence de soins

La protrusion d'un disque intervertébral peut ne déclencher ni douleurs, ni autres symptômes, et peut tout à fait passer inaperçue sans un examen au scanner. Cela dit, avec le temps, la protrusion ne peut qu'empirer, et en sortant de plus en plus de son logement, le disque finit par exercer une pression sur les nerfs, y générant de la douleur. Enfin, si de soudains ou violents efforts sont infligés à la colonne alors que l'un des disques connaît une protrusion, ce dernier peut céder ou connaître une hernie. Cela déclenche alors une situation douloureuse qui nécessite repos et rééducation.

Traitement immédiat

Cessez immédiatement les activités qui infligent des pressions et des tensions aux disques intervertébraux, reposez-vous et appliquez de la glace et de la chaleur en alternance pour réduire l'inflammation et les douleurs.

Rééducation et prévention

Les protrusions discales se produisent généralement comme des conséquences du vieillissement, mais peuvent néanmoins être dans certains cas des signes précurseurs de rupture, ou d'hernie du disque, dans lesquelles le noyau pulpeux s'épanche en dehors de son logement. Les protrusions des disques sont un exemple de pathologies contenues, par opposition aux hernies discales qui sont des pathologies révélées. Enfin, minimiser les efforts demandés à la colonne vertébrale peut aider à éviter l'apparition d'une protrusion discale.

Pronostic à long terme

Les protrusions discales les plus sévères peuvent à terme, amener le disque à se rompre, avec le risque de voir son contenu gélatineux s'épancher dans le canal rachidien. Dans les cas les moins sévères, le repos et l'application de glace sont généralement suffisants pour rétablir une mobilité débarrassée de toute douleur.

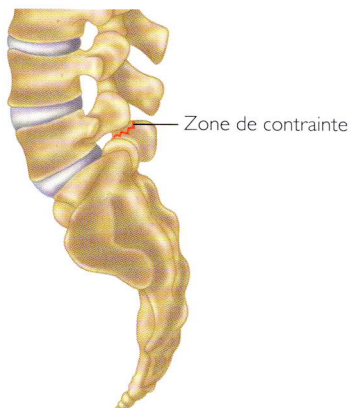

Zone de contrainte

Les fractures de fatigue des vertèbres (spondylolyses) sont des blessures fréquentes dans le milieu du sport, et sont dues à une sursollicitation ou à des hyperextensions de la colonne vertébrale. La gymnastique, l'haltérophilie, le bodybuilding, ainsi que le rugby sont des sports qui favorisent l'apparition de cette atteinte. Les fractures de fatigue se produisent souvent au niveau de la cinquième vertèbre lombaire, et tendent à affaiblir l'os qui la constitue, parfois jusqu'à voir la vertèbre quitter son emplacement et son alignement. Cette condition est alors connue sous le nom de spondylolisthésis.

Les articulations supérieures et inférieures des vertèbres lombaires sont reliées par l'intermédiaire de l'isthme vertébral – la partie la plus fragile de l'arc neural des vertèbres – ainsi que par les régions situées entre les facettes articulaires supérieures et inférieures. Les blessures par sursollicitation peuvent provoquer des fêlures ou des fractures de l'isthme vertébral, plus particulièrement chez les sportifs adolescents, dans le cadre d'une soudaine poussée de croissance. Ces fractures de fatigue se produisent le plus souvent au niveau de la cinquième vertèbre lombaire (L5), là où la colonne se joint au bassin.

Causes les plus fréquentes

Les prédispositions génétiques; les stress mécaniques infligés à la région par sursollicitation; flexions, vrilles ou hyperextensions de la colonne lombaire, et enfin les poussées de croissance chez l'adolescent.

Signes et symptômes

Des douleurs se propageant dans tout le bas du dos; des spasmes entraînant des raideurs de la région lombaire, ainsi qu'une tension des ischio-jambiers (muscles de la face postérieure de la cuisse) qui entraînent une modification de la posture verticale.

Complications en l'absence de soins

Si l'hernie discale due à une fracture vertébrale est ignorée, elle ne peut qu'empirer et devenir particulièrement incapacitante. En effet, les os qui présentent des fêlures doivent se voir accorder suffisamment de temps pour se reconstituer, processus connu sous l'appellation de « remodelage osseux ». Si la fracture a tendance à se développer et s'aggraver, une intervention chirurgicale s'avère alors nécessaire, avant que la condition ne devienne vraiment sévère.

Traitement immédiat

Observez un repos complet et évitez de mobiliser indûment les vertèbres lombaires. Appliquez de la glace sur la région touchée et administrez des anti-inflammatoires et des antalgiques pour réduire l'inflammation et les douleurs. Plus tard, appliquez de la chaleur pour favoriser la circulation sanguine et le processus de guérison.

Rééducation et prévention

Après une période de guérison pouvant aller jusqu'à six semaines ou plus, en fonction de la sévérité de l'atteinte, il est recommandé de rééduquer la colonne vertébrale grâce à des exercices de renforcement musculaire et d'assouplissement, en évitant tout excès. L'entraînement sur des surfaces dures, telles que le béton, augmente les forces d'impact infligées à la colonne lombaire, et doit être évité.

Pronostic à long terme

Contrairement à la plupart des fractures de stress, les spondylolyses (ou spondylolisthésis) ne sont pas connues pour guérir naturellement dans le temps. Même si, en accordant suffisamment de temps, le remodelage osseux a tendance à réparer, ou remodeler, les fractures lombaires, plus particulièrement pour ce qui est des cas les moins sévères. Dans les cas où le repos et la rééducation échouent à rétablir la mobilité, ou lorsque demeurent des douleurs constantes, il est recommandé de recourir à la chirurgie pour réparer les dommages. Cette intervention consiste à souder les vertèbres lombaires avec le sacrum.

LES BLESSURES DU DOS ET DE LA COLONNE VERTÉBRALE DANS LE SPORT

EXERCICES DE RÉÉDUCATION

Tirage avec barre, tronc fléchi

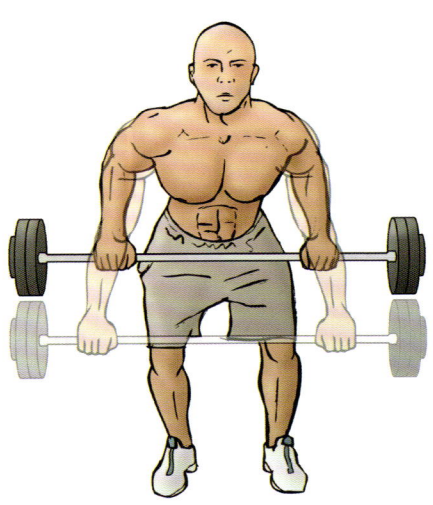

En position debout avec les genoux légèrement fléchis, inclinez-vous vers l'avant à partir des hanches. Tenez la barre avec les mains un peu en dehors de la ligne d'épaule. Levez alors la barre en l'amenant vers votre poitrine, puis laissez-la redescendre lentement avant de recommencer.

Tractions d'un bras avec haltère

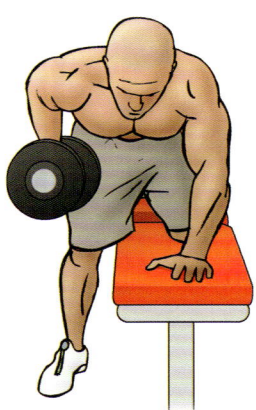

Placez le genou et la main gauches sur un banc en maintenant l'autre pied au sol. Saisissez alors l'haltère de la main droite et commencez à soulever celle-ci en amenant votre coude droit à un angle de 90°, un peu comme si vous démarriez une tondeuse. Relâchez lentement puis recommencez.

Tractions

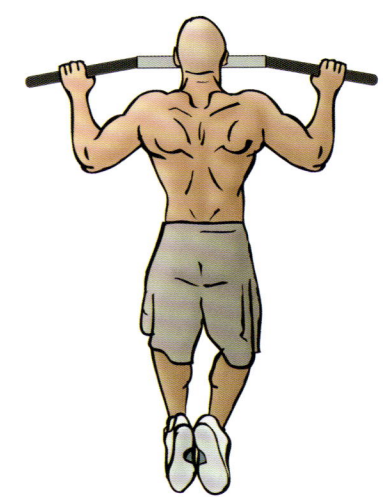

Les deux pieds au sol, attrapez la barre de suspension avec les mains légèrement plus écartées que vos épaules. Exercez alors une traction pour vous soulever et amener votre menton au-dessus de la barre. Redescendez ensuite lentement, mais sans laisser vos pieds toucher le sol, puis recommencez.

Flexions du tronc

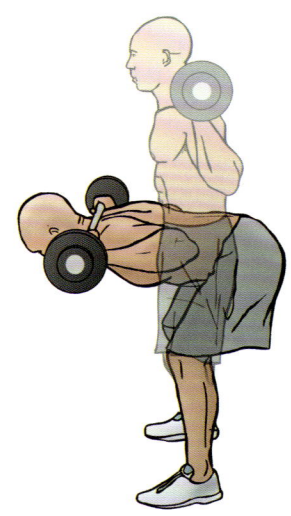

Les pieds à l'aplomb des épaules et les genoux légèrement fléchis, placez la barre derrière votre cou. Penchez-vous alors lentement à partir des hanches, en maintenant le dos bien droit et la tête relevée, jusqu'à ce que votre corps soit parallèle au sol. Relevez-vous alors lentement jusqu'à la position verticale, puis recommencez.

Élévation alternée des bras et des jambes

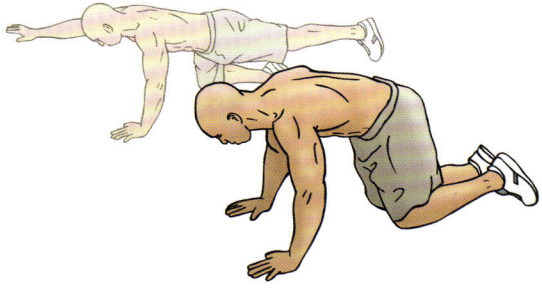

À quatre pattes au sol avec les mains légèrement devant vous, tendez en même temps un bras (vers l'avant) et la jambe opposée (vers l'arrière) pour les amener à l'horizontale. Abaissez ensuite vos deux membres et répétez le mouvement avec les deux autres.

Étirement du dos en position à genoux

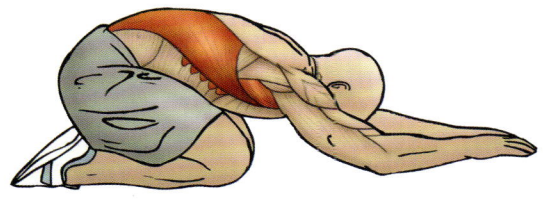

Agenouillez-vous par terre et étendez vos bras loin devant vous. Partant de là, laissez retomber naturellement votre tête vers le sol et poussez vos fesses en direction de vos talons.

Étirement par rotation des genoux

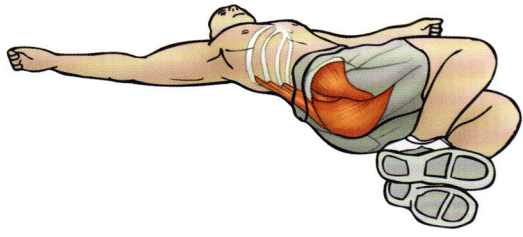

Allongé par terre sur le dos avec les bras en croix, rassemblez vos genoux et laissez-les lentement descendre vers le côté, pour étirer progressivement votre dos et vos hanches.

LES BLESSURES DU DOS ET DE LA COLONNE VERTÉBRALE DANS LE SPORT

11

Les blessures du torse et de l'abdomen dans le sport

ANATOMIE ET PHYSIOLOGIE

Les côtes ont pour rôle de protéger les organes internes contenus dans la cage thoracique, et sont essentielles pour le mécanisme de la respiration. En effet, les muscles responsables de l'ouverture de la cage thoracique, pour permettre l'absorption de l'air, s'attachent tous aux côtes. Les côtes sont les os les plus mobiles, du fait de leurs ancrages constitués de cartilage. Lorsqu'une côte ou un ancrage cartilagineux d'une côte se casse, cela fragilise la protection et le support de la cavité thoracique. Les côtes s'attachent au sternum ou au bord costal devant, et s'articulent avec les vertèbres thoraciques (dorsales) dans le dos.

La cage thoracique est composée de douze paires de côtes, comprenant les côtes sternales, les côtes asternales, et les côtes flottantes. Les sept premières paires (1-7), connues en tant que côtes sternales, s'attachent au sternum par l'intermédiaire de cartilages costaux. Les trois paires suivantes (8-10), appelées côtes asternales, s'attachent aussi à des cartilages costaux, mais pas directement au sternum. Enfin, les deux dernières paires (11 et 12), nommées côtes flottantes, n'ont aucune attache, ni sur des cartilages costaux, ni sur le sternum.

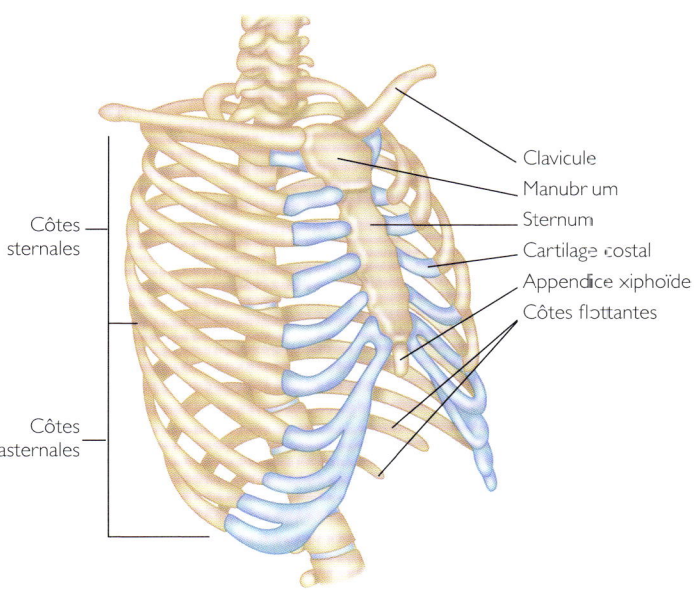

Les côtes et le sternum.

ANATOMIE DES BLESSURES DU SPORTIF

La respiration étant aussi vitale pour la vie que pour le sport, il est important que nous nous penchions sur les muscles squelettiques dont elle dépend.

Le diaphragme est le principal muscle responsable de la respiration. Lorsqu'il se contracte, le dôme qu'il forme au repos est tiré vers le bas avec pour effet d'augmenter le volume du thorax et ce, dans toutes les directions. Le diaphragme participe aussi à la stabilisation de la colonne vertébrale par le biais d'un accroissement de la pression intra-abdominale et, en collaboration avec le muscle transverse de l'abdomen, il travaille sans cesse au contrôle des mouvements du tronc et à l'adaptation des schémas de respiration en fonction des mouvements.
La couche externe des muscles intercostaux est aussi bien responsable de l'expansion de la cage thoracique que du maintien structurel des côtes durant l'inspiration. Dans la profondeur, les muscles intercostaux internes assument un rôle opposé et ce, plus particulièrement lors de l'expiration forcée pendant l'exercice. Les muscles intercostaux entretiennent des liens très étroits avec les muscles petits et grands obliques de l'abdomen.

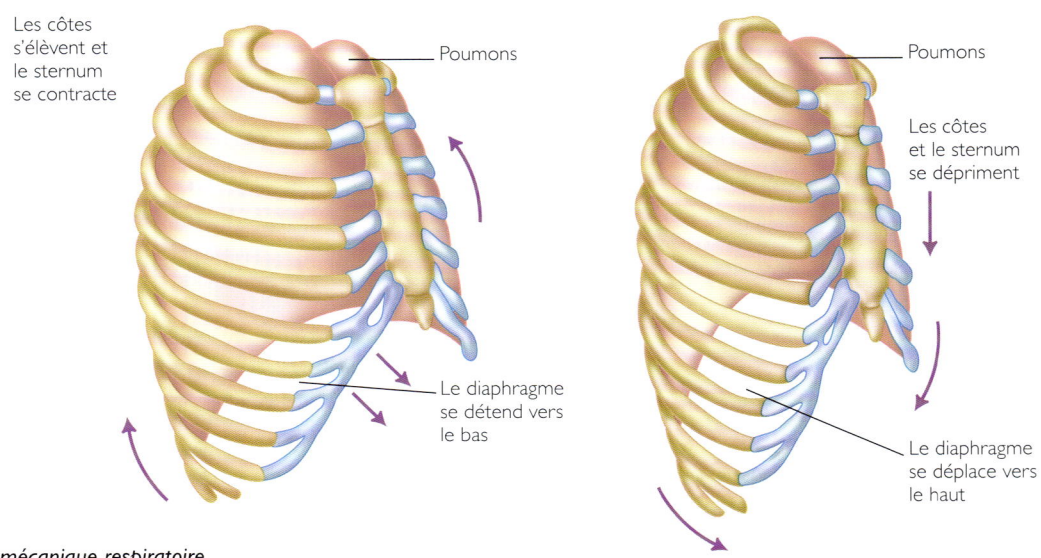

Les côtes s'élèvent et le sternum se contracte

Poumons

Poumons

Les côtes et le sternum se dépriment

Le diaphragme se détend vers le bas

Le diaphragme se déplace vers le haut

La mécanique respiratoire.

Les muscles abdominaux sont les principaux muscles impliqués dans la respiration forcée. Ils ont en effet la capacité d'influer sur la pression intra-abdominale afin d'aider à vider les poumons et à propager la pression générée par le diaphragme. La pression abdominale désigne la pression créée dans le tronc, qui forme un cylindre fermé matérialisé par le diaphragme et le plancher pelvien d'une part, et par les parois abdominales de l'autre. Une pression abdominale accrue participe à stabiliser le tronc et le bassin.

Le plancher pelvien est constitué d'un groupe de muscles et de tissus mous qui forment la base de la cavité abdomino-pelvienne. Ensemble, ils assurent le maintien de la pression intra-abdominale ainsi que le transfert de la stabilité créée par le processus respiratoire. Leur rôle principal est toutefois de maintenir en place les organes internes de la région pelvienne et d'assurer la continence.

D'autres muscles peuvent aussi être sollicités pour soutenir le travail des muscles respiratoires, mais ils ne sont mobilisés que lorsque l'effort physique devient plus important. Ils sont alors nécessaires pour maintenir ou stabiliser certaines parties du corps lorsqu'il est besoin d'augmenter la capacité respiratoire. Ainsi, les muscles scalènes interviennent pour tirer vers le haut la première et la deuxième côtes, et surtout, les empêcher de redescendre lors de l'expiration, en contrant la contraction des muscles abdominaux.

Le muscle sterno-cléido-mastoïdien a pour rôle d'élever le sternum et d'augmenter ainsi la dimension arrière/avant du haut de la cage thoracique lors de l'inspiration, lorsque la colonne cervicale est tenue de manière stable. Les muscles grands dentelés, eux, ont pour tâche d'assister l'inspiration en imprimant une expansion latérale à la cage thoracique, lorsque les omoplates sont fixes.

Lors d'inspirations plus importantes, l'action des muscles pectoraux permet aux premières côtes de s'élever, mais à condition que les omoplates soient stabilisées par les muscles trapèze et grand dentelé pour éviter qu'elles ne fuient vers les côtés. Les grands dorsaux eux aussi interviennent lorsque la respiration augmente en intensité, tout comme les muscles érecteurs de la colonne vertébrale qui, en imprimant une extension à la colonne, forcent la cage thoracique à s'ouvrir de manière plus importante. Enfin, le carré des lombes, lui, retient les douzièmes côtes pour les empêcher de s'élever durant l'inspiration.

Les muscles de la paroi abdominale antérieure s'étendent entre la cage thoracique et le bassin. Leur rôle consiste à apporter un support vertical au tronc, à permettre le mouvement, à tenir en place les organes internes et à participer au soutien de la colonne lombaire. Cette paroi abdominale est constituée de trois couches musculaires superposées, dont les fibres courent à peu près dans le même sens que les trois couches musculaires correspondantes de la paroi thoracique. La couche la plus profonde est constituée par les muscles transverses de l'abdomen, dont les fibres courent de manière quasi horizontale. La couche intermédiaire est, elle, formée par les petits obliques de l'abdomen dont les fibres obliques forment une trame en X avec les fibres de la couche supérieure, constituée, elle, par les grands obliques de l'abdomen. Enfin, et recouvrant l'ensemble de ces trois couches, se trouve le grand droit de l'abdomen, qui court verticalement de part et d'autre de l'axe central de l'abdomen et qui est souvent appelé la « tablette de chocolat » (chez les athlètes en parfaite condition physique).

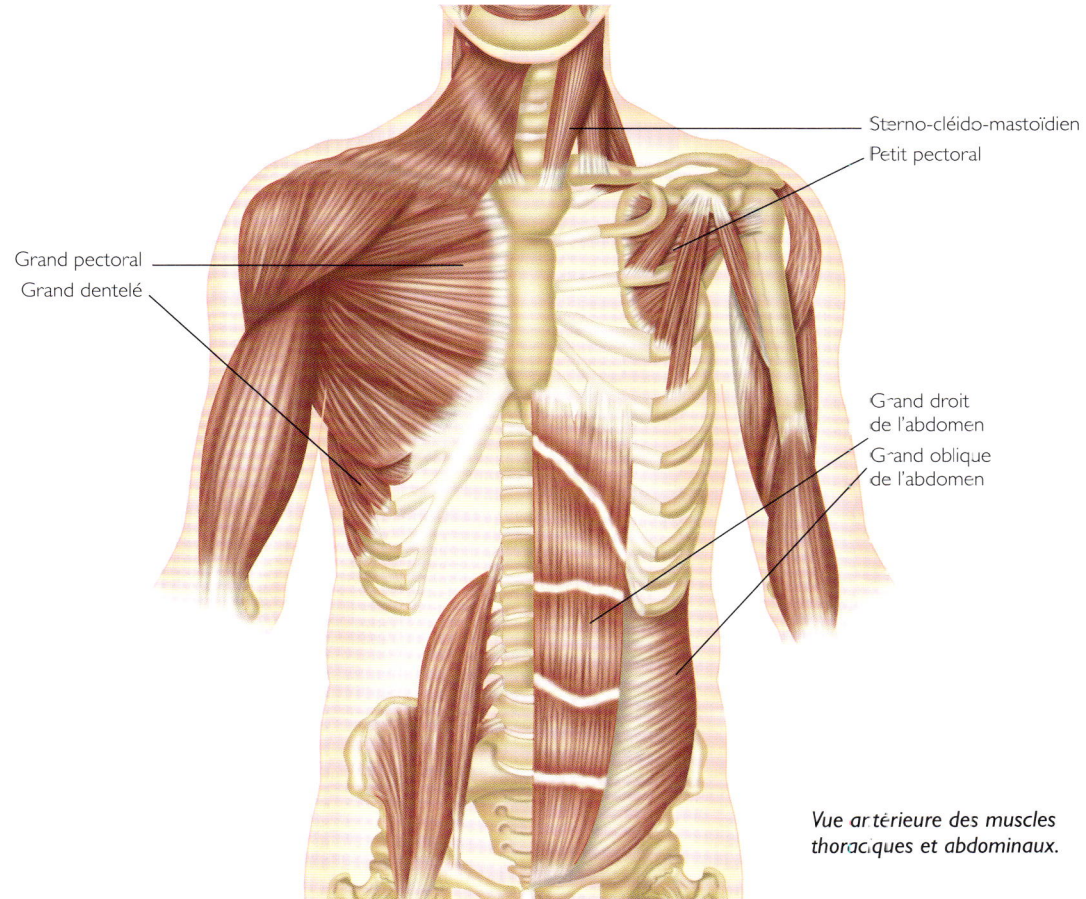

Sterno-cléido-mastoïdien

Petit pectoral

Grand pectoral

Grand dentelé

Grand droit de l'abdomen

Grand oblique de l'abdomen

Vue antérieure des muscles thoraciques et abdominaux.

060 : FRACTURE DES CÔTES

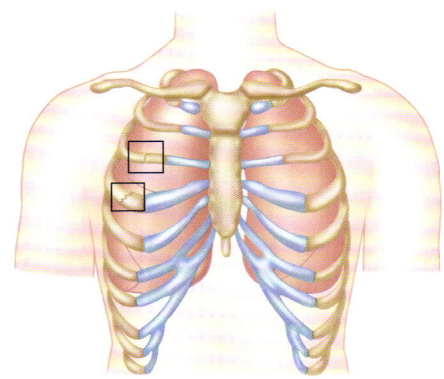

Côtes fracturées.

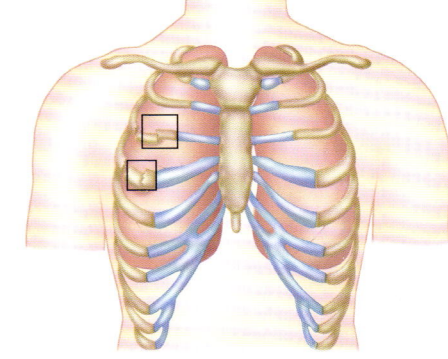

Volet thoracique.

Les sports de contact tels que le rugby et le hockey sur glace, comme d'ailleurs un grand nombre de sports dans lesquels il est possible de tomber ou de recevoir un coup violent sur le thorax, exposent plus les sportifs aux fractures des côtes. Les sports extrêmes, l'équitation, et les arts martiaux sont d'autres exemples d'activités qui peuvent exposer à ce type de blessure. Les douleurs et les sensibilités accrues localisées sur la cage thoracique devraient toujours recevoir une attention médicale minutieuse, pour détecter les potentielles fractures des côtes.

Lorsqu'une côte ou un ancrage cartilagineux d'une côte se casse, cela fragilise la protection et le support de la cavité thoracique. Ce qui vient par ailleurs interférer avec la capacité des muscles costaux à ouvrir la cage thoracique et permettre une ventilation correcte. Cette dernière capacité, lorsqu'elle est réduite, engendre une dramatique baisse de la qualité de l'échange oxygène/carbone. Toutes les côtes sont sujettes aux fractures, et il arrive souvent qu'elles soient plusieurs à rompre.

Causes les plus fréquentes

Les coups violents reçus contre les côtes, les flans ou le dos ; les chutes réceptionnées sur ces mêmes zones, une toux violente – fréquent chez les personnes atteintes d'une maladie des os comme l'ostéoporose par exemple.

Signes et symptômes

Des douleurs et une sensibilité accrue au toucher de la région de la fracture, qui peuvent aussi être ressenties en appuyant sur le sternum ou en comprimant la cage thoracique ; des douleurs et des difficultés à respirer, spécialement lors de l'inspiration. En fonction du nombre de côtes cassées, une déformation de la cage thoracique peut apparaître, remarquable dans ses mouvements respiratoires. Et enfin, des gonflements locaux au-dessus du ou des sites des fractures.

Complications en l'absence de soins

Lorsqu'elles ne sont pas soignées, les côtes cassées restent douloureuses et peuvent engendrer une infection au niveau des poumons, car la respiration devient trop superficielle. Du fait de la réduction de la capacité d'absorption de l'air, l'apport en oxygène diminue lui aussi. Les extrémités fracturées de l'os peuvent, elles, provoquer des dégâts, comme des blessures infligées aux poumons, et d'autres dommages encore, y compris au niveau du cœur. Enfin, c'est toute la solidité de la cage thoracique qui se trouve affaiblie lorsqu'une ou plusieurs côtes sont fracturées.

Traitement immédiat

Si vous soupçonnez la fracture d'une côte, vous devez immédiatement consulter un médecin. Vous pouvez en attendant appliquer de la glace et administrer des anti-inflammatoires pour tenter de réduire la douleur. On peut aussi comprimer la cage thoracique à l'aide d'un bandage, pour la stabiliser en attendant un avis médical.

Cette compression ne devrait pas être maintenue trop longtemps, car elle empêche les profondes respirations « nettoyantes » dont les tissus pulmonaires ont besoin.

Rééducation et prévention

Le repos est essentiel pour la récupération et la réparation des côtes cassées. Il est par ailleurs très important de prendre une longue et profonde inspiration au moins une fois toutes les heures, pour assurer le bon fonctionnement des couches les plus profondes des poumons, afin d'en éviter les infections possibles. Il est essentiel de protéger la région de la blessure tout au long de la phase de guérison. Étant donné que la cage est en mouvement permanent, pour assurer la respiration, les fractures des côtes nécessitent beaucoup plus de temps pour une guérison complète, cela pouvant aller jusqu'à 6 à 8 semaines. Lors de la reprise des activités, la région en convalescence devrait être protégée par un rembourrage ou un bandage pendant deux semaines supplémentaires.

Renforcer et développer la masse musculaire du torse et du dos, ainsi que le port d'équipements de protection adaptés peuvent réduire les chances de fracture des côtes. Éviter les chocs infligés à la cage thoracique est le point le plus important pour prévenir les fractures des côtes.

Pronostic à long terme

À condition que leur soit accordé le temps nécessaire, les côtes guérissent complètement, et les chances de voir une côte se casser à nouveau n'augmentent pas suite à une première fracture. Le nombre de côtes fracturées lors de l'accident peut affecter le temps de guérison. Enfin, si la blessure implique des dommages aux poumons ou aux tissus sous-jacents, le temps pour guérir complètement s'en trouve nettement augmenté, de même que le temps de récupération.

Lorsque les côtes sont fracturées en plusieurs endroits, et que les petits bouts « flottent » librement, cela occasionne ce que l'on appelle un volet thoracique. L'unité et la cohérence de la cage thoracique ne sont plus assurées, et la partie détachée peut alors bouger indépendamment du reste de la structure. Il s'agit là d'une condition sévère, du fait de la nature délicate des organes internes sous-jacents, ainsi que du rôle prégnant que jouent les côtes dans le mécanisme de la respiration. Le volet thoracique est en soi une urgence qu'il est essentiel de médicaliser dans les plus brefs délais.

Les côtes forment une cage visant à protéger la cavité thoracique. Lorsqu'une côte est fracturée en deux ou plusieurs endroits, la cage thoracique devient défaillante, et la paroi thoracique perd sa rigidité et sa capacité de support. Cela est plus particulièrement vrai lorsque plus d'une côte se trouve fracturée dans l'accident. Les fractures multiples d'une côte incluent aussi les fractures se produisant entre l'os et le cartilage auquel il est lié. Quoi qu'il en soit, la capacité d'expansion et de rétractation permettant d'absorber puis d'expulser l'air dans les poumons s'en trouve affectée, et la respiration, en retour, devient difficile, irrégulière et superficielle. Lorsqu'une personne est victime d'un volet thoracique, on peut observer un comportement paradoxal de sa cage thoracique pendant la respiration. En effet, il peut se produire que le thorax « s'effondre » lors de l'inspiration, et qu'il connaisse une expansion au moment de l'expiration.

Causes les plus fréquentes

Les traumatismes directs contre la cage thoracique ; les chutes ou autres coups violents reçus directement au niveau des côtes, que ce soit sur les flancs, le dos, ou de face ; les écrasements de la cage thoracique, comme lorsque quelqu'un vous tombe dessus alors que vous êtes allongé à terre, et enfin, les coups reçus sur des côtes fracturées mal soignées.

Signes et symptômes

Les mouvements anormaux ou inégaux de la cage thoracique lors de la respiration ; une portion de la cage thoracique semblant se mouvoir indépendamment du reste ; une expansion et rétractation de la cage se faisant inversement par rapport à l'inspiration et l'expiration ; des difficultés à respirer ; des douleurs et une sensibilité accrue de la région touchée, des ecchymoses et même parfois, des gonflements.

Complications en l'absence de soins

Lorsqu'un volet thoracique se produit, les côtes fracturées se déplacent librement, mettant en danger les délicats tissus sous-jacents, à savoir ceux des poumons et du cœur, situés juste en dessous. En affectant les organes immédiatement sous-jacents, les côtes fracturées peuvent provoquer des pneumothorax (présence d'air dans la cage thoracique et en dehors des poumons), ou des hémothorax (présence de sang entre les poumons et la plèvre). Dans cette atteinte du volet thoracique, le fait de respirer normalement entraîne de la douleur, et la cage thoracique perd sa stabilité. Cette incapacité à respirer correctement peut en retour engendrer une hypoxie (une sévère diminution du taux d'oxygène dans le sang et les tissus corporels). Enfin, l'incapacité à gonfler pleinement les poumons peut entraîner des complications de nature infectieuse telles que la pneumonie par exemple.

Traitement immédiat

Cette blessure représente en elle-même une urgence médicale, liée à la nature particulièrement délicate des tissus (organiques) immédiatement environnants. Il est donc essentiel d'appeler très rapidement les secours pour une prise en charge en toute sécurité. Il est possible d'appliquer de la glace et d'administrer des anti-inflammatoires et/ou des antalgiques pour réduire la douleur. On peut aussi comprimer légèrement la cage thoracique avec un bandage afin de la stabiliser en attendant les secours, mais cette compression ne doit pas demeurer en place trop longtemps, afin de permettre aux poumons un minimum de ventilation.

Rééducation et prévention

Le repos et la protection de la cage thoracique sont essentiels lors de la phase de guérison et de récupération suite à un volet thoracique. Le retour à l'activité devrait se faire avec le plus de précautions possible, qu'il s'agisse de la progressivité des efforts entrepris, ou du maintien de protections autour de la zone blessée. Lorsque les fractures sont ressoudées, les muscles autour de celles-ci requièrent un passage par la rééducation pour retrouver leurs facultés initiales. Encore une fois, la rééducation, comme le retour à l'activité, devrait se faire avec la plus grande prudence.

En termes de prévention, le fait de développer les muscles entourant la cage thoracique permet d'obtenir une meilleure protection de cette dernière contre les blessures. Si les muscles situés sur les faces antérieure et postérieure de la cage thoracique produisent une bonne protection, les flancs nécessitent eux le port d'équipements de protection pour limiter les risques d'atteinte des côtes.

Pronostic à long terme

Avec un temps de repos suffisant et des soins médicaux adaptés, le volet thoracique connaît une guérison complète chez la plupart des gens. Il arrive parfois qu'il soit nécessaire d'avoir recours à une intervention chirurgicale pour stabiliser la structure osseuse des côtes. Bien entendu, plus il y a de côtes cassées, ou plus il y a de fractures sur une même côte, plus le temps de guérison se trouve allongé. Enfin, les dommages subis par les tissus environnants, qu'il s'agisse des organes ou des tissus structurels de la cage thoracique, peuvent eux aussi allonger le temps nécessaire à la guérison.

062 : DISTENSION (CLAQUAGE) DES MUSCLES ABDOMINAUX

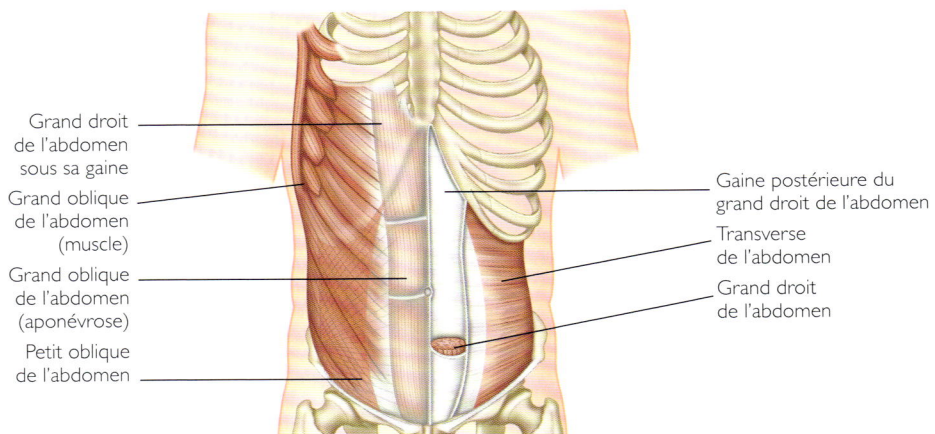

Grand droit
de l'abdomen
sous sa gaine

Grand oblique
de l'abdomen
(muscle)

Grand oblique
de l'abdomen
(aponévrose)

Petit oblique
de l'abdomen

Gaine postérieure du
grand droit de l'abdomen

Transverse
de l'abdomen

Grand droit
de l'abdomen

Les distensions sont des blessures qui touchent les muscles ou les tendons. Les distensions des muscles abdominaux, encore connues sous le nom de « claquage des muscles abdominaux », se produisent lorsque ces muscles subissent une forte élongation ou une rupture de leurs fibres. Il s'agit là d'une blessure très répandue dans le monde du sport. Si ces déchirures musculaires sont généralement modérées, elles peuvent parfois aller jusqu'à la rupture complète du muscle.

Les muscles de la paroi abdominale s'étendent entre la cage thoracique et le bassin, entourant les organes internes, et ont pour rôle de soutenir le tronc, de maintenir les organes internes en place, de permettre le mouvement, et de supporter le bas du dos. Il existe trois couches superposées de muscles au niveau de l'abdomen, et chacune de ces couches voit ses fibres musculaires courir dans un même sens, en parfaite correspondance avec les trois couches musculaires de la paroi thoracique. La couche musculaire abdominale la plus profonde est composée par le muscle transverse de l'abdomen, dont les fibres courent à peu près horizontalement. La couche médiane est composée par le muscle petit oblique de l'abdomen, dont les fibres croisent les fibres de la couche supérieure formée par le grand oblique de l'abdomen, pour former ensemble une structure faisant penser à la croix de Saint-André. Enfin, la couche la plus superficielle, qui recouvre les trois couches que nous venons d'énumérer, est constituée par le muscle grand droit de l'abdomen, et forme la « tablette de chocolat » que l'on peut distinguer chez les athlètes bien musclés.

Causes les plus fréquentes

Les muscles étirés trop loin ; les muscles étirés pendant qu'ils sont contractés ; de soudains et violent mouvements du tronc, ainsi que les traumatismes directs.

Signes et symptômes

Des douleurs abdominales au niveau du muscle blessé ; des douleurs du bas du dos ; des spasmes ainsi que d'occasionnelles ecchymoses.

Complications en l'absence de soins

Les claquages, ou distensions, des muscles abdominaux guérissent généralement tout seuls, à condition qu'il leur soit accordé un temps de guérison suffisant. Lorsque ce temps de guérison n'a pas été respecté ou que l'activité sportive n'a pas été suspendue, des déchirures des muscles plus sévères peuvent apparaître, accroissant le temps de récupération, ainsi que la durée des douleurs.

Traitement immédiat

Appliquez le régime R.G.C.E.C. pour réduire l'inflammation et gérer la douleur, administrez des anti-inflammatoires et des antalgiques classiques.

Rééducation et prévention

Le repos et les soins adaptés suffisent généralement pour guérir les muscles abdominaux et permettre le retour de l'athlète à sa pleine condition physique. Il est recommandé de rééduquer ensuite la région blessée en travaillant des exercices ciblés de renforcement musculaire, que ce soit pour la paroi antérieure comme pour la paroi postérieure. En termes de prévention, il est essentiel d'apporter une attention toute particulière à la justesse des gestes techniques, mais aussi de bien s'étirer avant la pratique du sport.

Pronostic à long terme

Les claquages des muscles abdominaux sont grossièrement répartis en trois catégories différentes, en fonction de leur sévérité ; chacune nécessitant des soins et un temps de guérison plus ou moins long. De manière générale, les sportifs ayant subi ce type de blessure se remettent pleinement et sans séquelles. Enfin, les claquages n'ayant pas entraîné de complications ne nécessitent habituellement pas d'intervention chirurgicale.

Développé couché sur ballon de gym

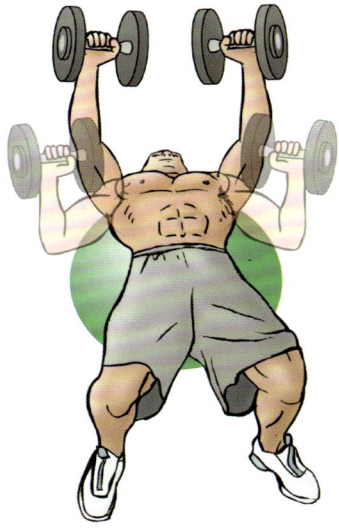

Avec les deux pieds au sol et un haltère dans chaque main, reposez votre dos sur un ballon de gymnastique. Commencez avec les bras fléchis et poussez les haltères de manière verticale jusqu'à étendre complètement les bras, puis laissez-les redescendre avant de recommencer.

Abdominaux sur un ballon de gym

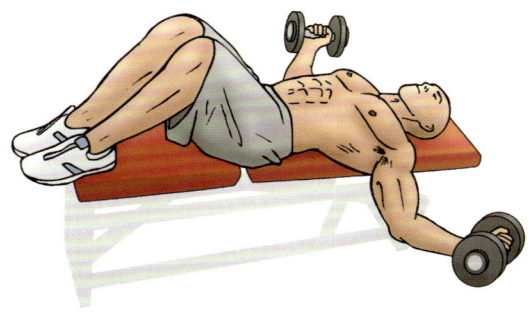

Allongé sur un banc avec un haltère dans chaque main, commencez l'exercice avec les coudes légèrement fléchis et les bras écartés vers les côtés. En gardant une légère flexion des coudes, relevez les haltères pour les rassembler au-dessus de votre poitrine. Abaissez ensuite lentement vos bras vers leur position initiale avant de recommencer l'exercice.

Écarté couché avec haltères

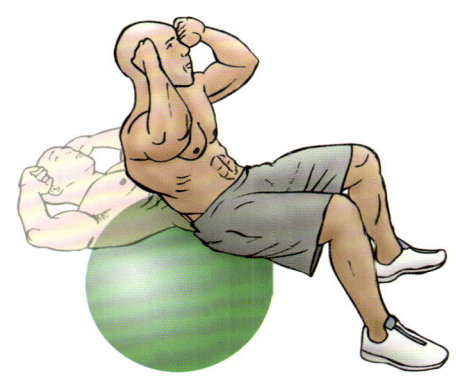

En partant de la position assise sur le ballon, les pieds bien au sol et les mains sur les côtés de la tête, laissez descendre votre tronc en arrière sur le ballon, puis remontez pour revenir à la position initiale et recommencez.

Rotation du buste en position assise, avec poids

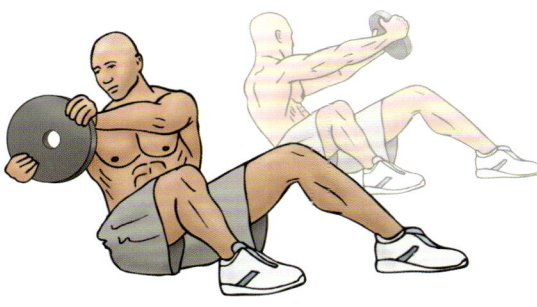

Assis par terre avec les pieds à plat, inclinez légèrement le tronc vers l'arrière jusqu'à former un « V » avec vos cuisses. Saisissez alors un poids dans les mains et tenez-le devant vous, les coudes légèrement fléchis. Partant de là, effectuez des rotations du haut du corps pour amener le poids d'un côté puis de l'autre.

Relevé de jambes en suspension

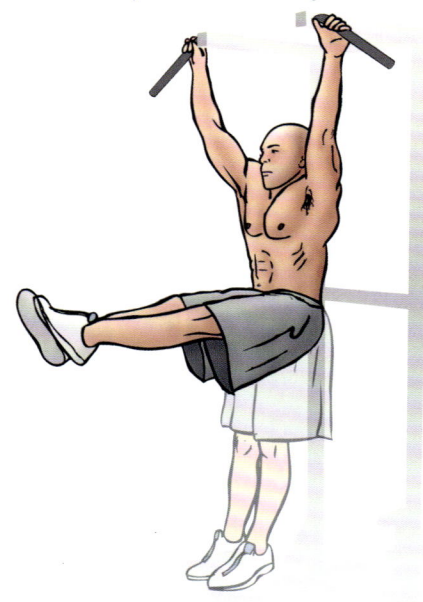

En position suspendue par les bras les pieds ne touchant pas le sol, relevez vos jambes jusqu'à ce qu'elles soient parallèles au sol. Puis, laissez-les redescendre lentement pour retrouver la position de départ.

Étirement de la poitrine

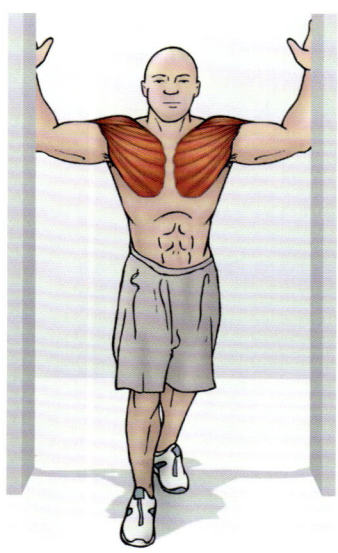

Debout dans l'embrasure d'une porte, posez vos mains sur le chambranle, de part et d'autre, et au niveau de votre tête. En maintenant vos mains et vos pieds d'un côté de la porte, laissez le poids de votre corps entraîner le haut de votre tronc à franchir cette porte.

Étirement de la paroi abdominale

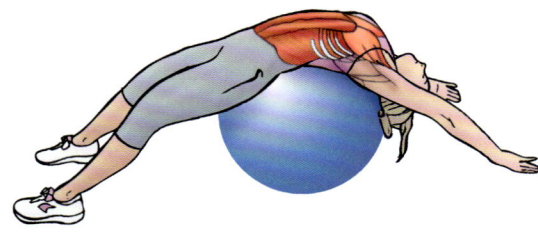

En gardant les deux pieds bien au sol, roulez votre dos vers l'arrière sur un ballon de gym et ce, jusqu'à ce que votre tête et vos épaules ne soient plus supportées par le ballon. Étendez alors vos bras au-dessus de la tête et étirez-les autant que possible vers le sol.

Étirement latéral des flancs

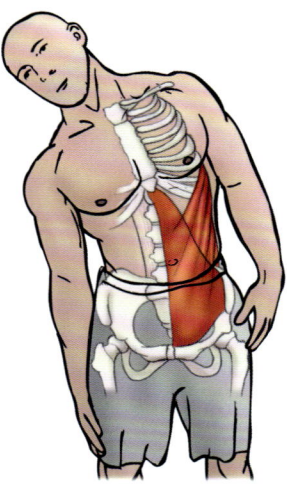

En position debout avec les pieds à l'aplomb des épaules, regardez bien droit devant vous et inclinez progressivement votre tronc vers la droite ou la gauche. Laissez courir votre main le long de votre jambe et ne vous penchez surtout pas vers l'avant.

12

Les blessures des hanches, du bassin et de l'aine

ANATOMIE ET PHYSIOLOGIE

La ceinture pelvienne est constituée par les deux os iliaques. Cette ceinture offre un solide support à la colonne vertébrale, participe au maintien des organes pelviens, et relie la colonne vertébrale aux membres inférieurs. Les os iliaques se rejoignent antérieurement au niveau de la symphyse pubienne, qui forme une articulation extrêmement solide présentant un disque de fibrocartilage et renforcée par de puissants ligaments. Avec le sacrum et le coccyx, l'ensemble forme une structure en forme d'enceinte osseuse appelée bassin. À la naissance, chacun des os iliaques est composé de trois os distincts : l'ilion, le pubis et l'ischion. Ces trois parties finissent pas se souder entre elles pour former, à leur jonction, une profonde cavité sphérique appelée acétabule (anciennement : cavité cotyloïde), dans laquelle vient s'articuler la tête du fémur. Ainsi, et bien que l'on parle d'un os iliaque, il est souvent considéré selon ses trois composantes.

L'ilion, ou ilium, est un grand os évasé qui forme la partie la plus grande et la plus postérieure des composantes de l'os iliaque. Les crêtes iliaques sont palpables lorsque l'on place ses mains sur les hanches. Elles se terminent en avant par l'épine iliaque antéro-supérieure (EIAS) et en arrière, par l'épine iliaque postéro-supérieure (EIPS). L'épine iliaque postéro-supérieure est difficile à localiser à la palpation, mais sa position est souvent indiquée par des fossettes dans la région sacrée, que l'on trouve à hauteur des deuxièmes trous (foramen) sacrés.

L'ischion, ou ischium, constitue la partie postéro-inférieure de l'os iliaque. Il a une forme en arc et présente en son extrémité inférieure un renflement épais et particulièrement dur, appelé tubérosité ischiatique. C'est précisément sur ces deux tubérosités ischiatiques que repose le poids du corps lorsque l'on est assis.

Le pubis enfin, formé par les deux os pubiens, constitue la partie antéro-inférieure de l'os iliaque.

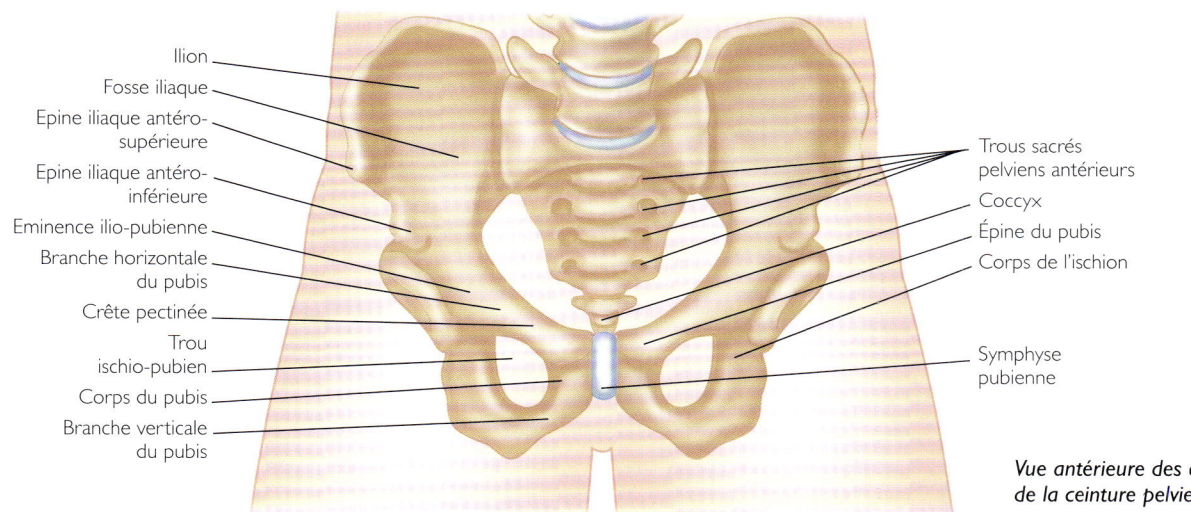

Ilion
Fosse iliaque
Epine iliaque antéro-supérieure
Epine iliaque antéro-inférieure
Eminence ilio-pubienne
Branche horizontale du pubis
Crête pectinée
Trou ischio-pubien
Corps du pubis
Branche verticale du pubis

Trous sacrés pelviens antérieurs
Coccyx
Épine du pubis
Corps de l'ischion

Symphyse pubienne

Vue antérieure des os de la ceinture pelvienne.

ANATOMIE DES BLESSURES DU SPORTIF

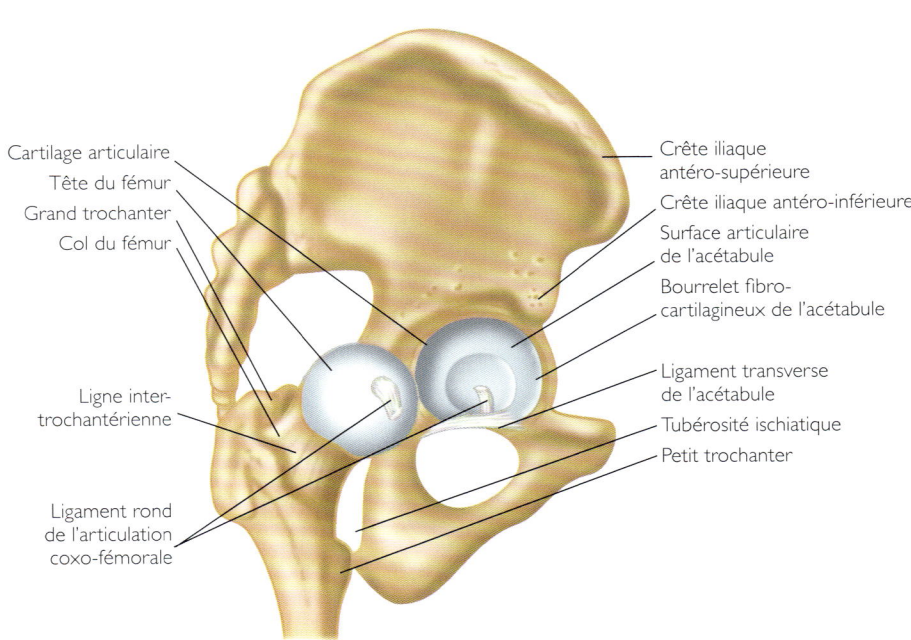

Cartilage articulaire
Tête du fémur
Grand trochanter
Col du fémur

Crête iliaque antéro-supérieure
Crête iliaque antéro-inférieure
Surface articulaire de l'acétabule
Bourrelet fibro-cartilagineux de l'acétabule

Ligne inter-trochantérienne

Ligament transverse de l'acétabule
Tubérosité ischiatique
Petit trochanter

Ligament rond de l'articulation coxo-fémorale

L'articulation de la hanche, jambe droite, vue latérale.

Les fléchisseurs de la hanche sont composés de plusieurs muscles, dont l'ilio-psoas (iliaque et psoas), et le muscle droit antérieur de la cuisse. Leur principale fonction consiste à tirer le fémur en direction du ventre ou, inversement, à tirer le ventre en direction du fémur, comme lorsque l'on fait des abdominaux. Les coureurs, les cyclistes, les footballeurs, et tous les sportifs qui doivent sauter ou courir sont exposés aux claquages musculaires des fléchisseurs de hanches.

Les muscles de l'aine et de l'entrejambe sont localisés sur la face interne de la cuisse, et incluent les muscles : pectiné, petit adducteur, moyen adducteur, droit interne de la cuisse, et grand adducteur. Ces muscles ont pour rôle de tirer la jambe en dedans, vers l'axe central du corps, et s'attachent d'une part au bassin, et de l'autre au fémur. Sur ce dernier, certains muscles s'ancrent plus près du bassin, là où d'autres viennent s'attacher plus près du genou.

Le pyramidal est un petit muscle tubulaire qui prend son origine à la surface interne du sacrum, pour aller s'insérer au bord supérieur du grand trochanter du fémur, en traversant la grande échancrure sciatique. Ce muscle participe à la rotation latérale de la hanche, à l'abduction du fémur lorsque la hanche est fléchie, et aide à maintenir la tête du fémur en place dans l'acétabule.

Le psoas-iliaque est en réalité composé de deux muscles distincts : le muscle iliaque, qui prend son origine juste sous la crête iliaque, et le psoas, qui prend, lui, son origine à la colonne lombaire. Ces deux muscles, à leur extrémité distale, viennent s'attacher au sommet du fémur. Ainsi, étant les principaux fléchisseurs des hanches, ces muscles connaissent des inflammations, sous l'effet de trop nombreuses et répétitives flexions.

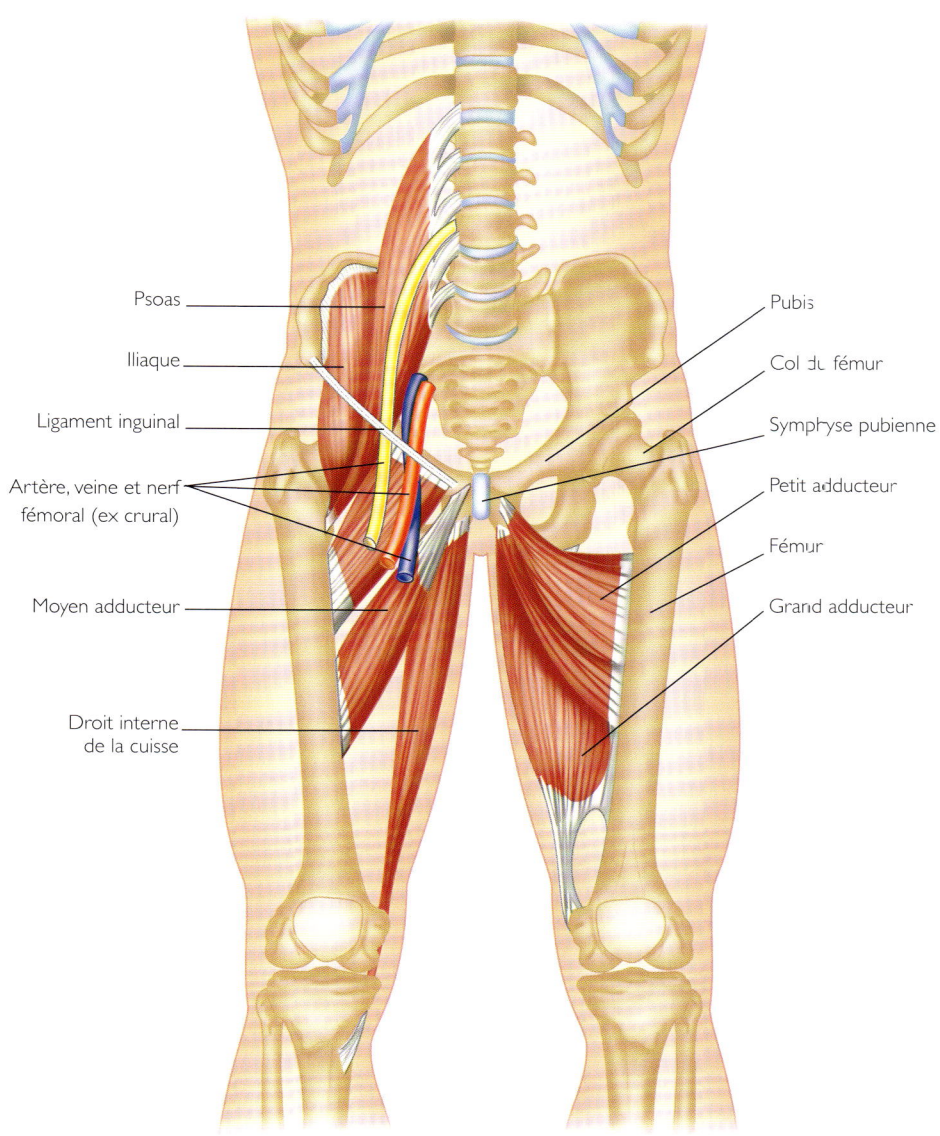

Psoas

Iliaque

Ligament inguinal

Artère, veine et nerf
fémoral (ex crural)

Moyen adducteur

Droit interne
de la cuisse

Pubis

Col du fémur

Symphyse pubienne

Petit adducteur

Fémur

Grand adducteur

Les muscles psoas-iliaque, adducteur, de la région pelvienne, vue antérieure.

063 : DISTENSION DES MUSCLES FLÉCHISSEURS DE LA HANCHE

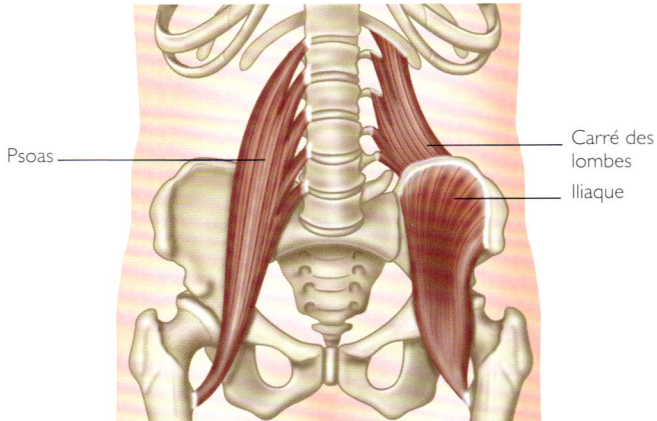

Les muscles fléchisseurs profonds et le carré des lombes.

Les distensions sont des élongations ou des déchirures des muscles ou des tendons. Les fléchisseurs de la hanche sont des muscles situés sur la face antérieure de la hanche qui ont pour rôle de lever la jambe vers le haut et l'avant, ou inversement, de fléchir la hanche vers le bas et l'avant. Ces muscles sont particulièrement sollicités dans le cyclisme, la course à pied, les coups de pied, ainsi que les sauts. Lorsque ces muscles se voient infliger de nouvelles charges ou des stress répétitifs sans période de repos suffisante, ils peuvent connaître une élongation, ou des déchirures de leurs fibres.

Les fléchisseurs de la hanche sont composés de plusieurs muscles, dont l'ilio-psoas (iliaque et psoas), et le muscle droit antérieur de la cuisse. Ces muscles s'attachent aux hanches par leurs ancrages supérieurs, et aux fémurs par leurs ancrages inférieurs. Leur principale fonction consiste à tirer le fémur en direction du ventre ou, inversement, à tirer le ventre en direction du fémur, comme lorsque l'on fait des abdominaux. Les coureurs, les cyclistes, les footballeurs, et tous les sportifs qui doivent sauter ou courir sont exposés aux claquages musculaires des fléchisseurs de hanches.

Causes les plus fréquentes

Les stress répétitifs infligés aux fléchisseurs des hanches, sans période suffisante de repos ; un effort excessif demandé à ces muscles sans échauffement ou étirement préalable, de mauvais gestes techniques de course à pied, cyclisme, ou toute autre activité sportive ; et enfin, les hyperextensions violentes au niveau de la jonction entre les jambes et les hanches.

Signes et symptômes

Des douleurs au niveau de l'entrejambe et de la partie antérieure des hanches ; des douleurs provoquées au niveau des hanches lorsque l'on bouge la jambe, ainsi qu'une inflammation et une sensibilité accrue au toucher de la région.

Complications en l'absence de soins

Lorsqu'une distension des muscles fléchisseurs des hanches est laissée sans soins, elle peut devenir chronique et entraîner d'autres troubles de la région. Les muscles qui continuent à être sollicités peuvent voir croître leurs déchirures, jusqu'à la rupture totale du muscle atteint.

Traitement immédiat

Cessez immédiatement les activités qui aggravent la condition des fléchisseurs des hanches, appliquez de la glace pendant les 48 ou 72 heures suivant la survenue de la blessure, et administrez des anti-inflammatoires et/ou des antalgiques pour gérer les douleurs. Plus tard, vous pourrez appliquer de la chaleur et des massages afin de favoriser la circulation sanguine et la guérison.

Rééducation et prévention

L'amélioration de la condition physique des fléchisseurs des hanches est essentielle, tant au niveau de la rééducation suivant une blessure, qu'au niveau de la prévention de celles-ci. En effet, des muscles forts et souples sont beaucoup plus résistants aux blessures. Il faut savoir que le stretching des fléchisseurs des hanches, des abdominaux, des muscles du bas du dos, des quadriceps et des ischio-jambiers permet de réduire significativement les tensions infligées aux muscles fléchisseurs des hanches. Le renforcement musculaire de ce même ensemble de muscles aura pour effet supplémentaire de préparer les fléchisseurs des hanches à encaisser les stress soudains et inattendus.

Pronostic à long terme

Bien que le risque de voir s'installer une atteinte chronique de ces muscles et une perte de souplesse existe, la plupart du temps les distensions des fléchisseurs des hanches guérissent complètement et sans séquelles, à condition que l'on ait respecté le temps de guérison adéquat. Il est ensuite recommandé de rééduquer l'ensemble de la région, en renforcement et en stretching, avant de reprendre progressivement l'activité sportive.

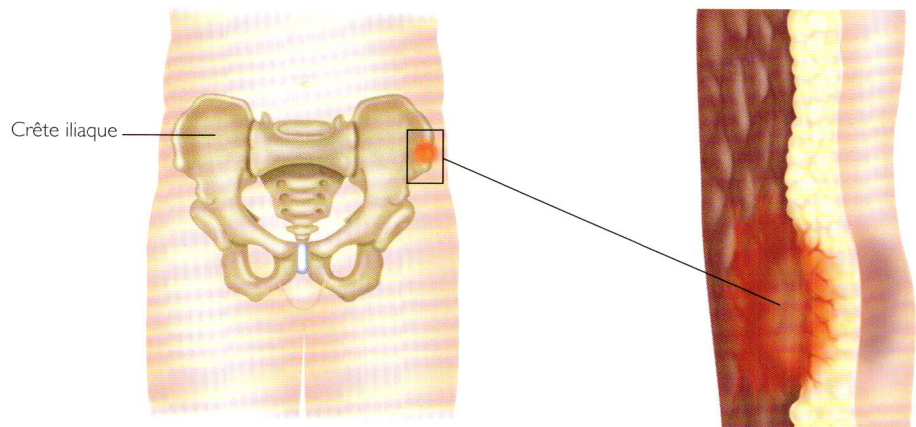

Crête iliaque

Les contusions de la crête iliaque font référence à de profondes meurtrissures subies par la crête iliaque ou les muscles qui la recouvrent. Ces contusions sont souvent le fait de coups violents reçus directement contre la crête iliaque, comme on peut en subir dans la pratique du football et autres sports de contact.

Les contusions de la crête iliaque touchent soit l'os directement, soit un muscle qui la recouvre, et peuvent aller de la plus bénigne à la plus grave, sous forme d'éclats arrachés au périoste ou de fractures de l'os. La crête iliaque, plus connue sous le nom « d'os de la hanche » est l'os que l'on ressent sous la main lorsque l'on place cette dernière au niveau de la taille. C'est justement l'os impliqué dans ces contusions ; tout comme les muscles qui s'y attachent, tels que les fléchisseurs des hanches, les muscles abdominaux, ainsi que les muscles responsables de la rotation des hanches. Du fait que ces muscles sont souvent impliqués dans les contusions de la crête iliaque, tout mouvement les impliquant générera de la douleur.

Causes les plus fréquentes
Les impacts directs contre la hanche.

Signes et symptômes
Des douleurs et une sensibilité accrue au niveau de la crête iliaque ; des douleurs lorsque l'on mobilise les hanches et parfois lorsque l'on soulève un poids (à cause des muscles que l'on sollicite), ainsi qu'une inflammation de la région.

Complications en l'absence de soins
Lorsque les contusions de la crête iliaque ne sont pas correctement soignées, elles peuvent provoquer de la douleur, une inflammation et perturber la marche et la posture, pouvant même devenir chroniques. Si le choc initial a entraîné un éclatement du périoste ou une véritable fracture qui n'ont pas été correctement soignés, les os risquent de ne pas se ressouder correctement, entraînant de futurs problèmes, comme une fragilité accrue aux chocs par exemple.

Traitement immédiat
Cessez immédiatement toute activité, et appliquez tout de suite de la glace. Faites faire une radio de la hanche pour vérifier l'absence de fracture.

Rééducation et prévention
Pour prévenir ces contusions de la hanche, il faut porter des équipements de protection adéquats pendant la pratique du sport, et faire un travail de renforcement des muscles entourant cette crête, afin de lui fournir une épaisseur protectrice supplémentaire. En revanche, il n'y a pas grand-chose à faire pour prévenir les chocs et autres chutes réceptionnés sur la pointe de la hanche.

La rééducation inclut une période de repos, qui ira jusqu'à ce que la douleur disparaisse. Il sera dès lors possible de reprendre graduellement l'activité sportive. Toute activité déclenchant la douleur devra être évitée jusqu'à guérison complète.

Pronostic à long terme
Les contusions de la crête iliaque n'engendrent généralement jamais d'incapacité au long terme, et permettent un retour relativement rapide des athlètes à leurs activités. L'intervention chirurgicale ne concerne que les cas les plus extrêmes de fractures.

065 : FRACTURE EN AVULSION

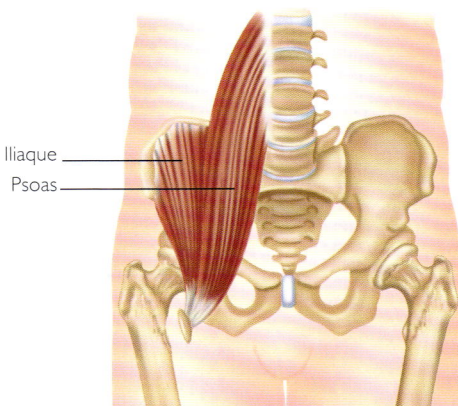

Iliaque
Psoas

Une fracture en avulsion se produit lorsqu'un ligament ou un tendon est arraché de l'os auquel il s'ancre, emmenant avec lui un morceau de cet os. Cela est généralement le résultat d'une violente contraction musculaire lors d'un mouvement de vrille, d'une puissante hyperextension, ou d'une violente hyper-flexion. Cette blessure touche plus souvent les enfants et les adolescents que les adultes, car chez ces derniers, les tendons ou les ligaments ont tendance à rompre avant l'os. Cette blessure est plus récurrente encore chez les garçons entre 13 et 17 ans – quoique l'arrachement des ligaments de leur ancrage sur l'os reste un problème fréquent chez les personnes d'âge intermédiaire.

Bien que tous les ligaments ou les tendons puissent subir une avulsion, celle-ci se produit le plus souvent au niveau des os du bassin. Les fractures par avulsion surviennent généralement au niveau des apophyses, qui sont les protubérances osseuses sur lesquelles viennent s'attacher les tendons majeurs. Chez les enfants, ce sont les zones cartilagineuses de croissance des os longs qui sont les plus exposées à ce type de fracture, car elles sont en croissance permanente. Sans quoi, ce sont les crêtes iliaques antéro-supérieures et antéro-inférieures, la tubérosité ischiatique ainsi que les proéminences osseuses de la région des hanches qui sont le plus souvent touchées par les fractures en avulsion. Les muscles qui correspondent à ces zones d'ancrage sont le muscle du couturier, le droit antérieur de la cuisse ainsi que l'ischio-jambier. Lorsqu'une unité tendino-musculaire est impliquée, les fonctions du muscle concerné s'en trouvent amoindries et limitées.

Causes les plus fréquentes

Les mouvements violents en torsion, en extension ou en flexion, qui infligent une contrainte trop importante aux tendons ou aux ligaments ; les impacts directs reçus contre une articulation en y provoquant une hyper-extension des ligaments.

Signes et symptômes

Des douleurs, des gonflements et une sensibilité accrue au toucher de la zone blessée ; des douleurs soudaines et parfaitement localisées qui peuvent irradier le long du muscle concerné.

Complications en l'absence de soins

Lorsque laissée sans soin, une fracture par avulsion peut engendrer des perturbations et d'autres troubles plus ou moins sévères, au niveau des muscles, des articulations concernés et de leur fonctionnement. Il en va de même pour les fractures en avulsion qui ne sont que partiellement soignées, qui de ce fait exposent l'athlète à blesser les autres muscles de la région.

Traitement immédiat

Appliquez immédiatement le régime R.G.C.E.C., immobilisez l'articulation concernée, et administrez des anti-inflammatoires et des antalgiques pour gérer la douleur en attendant l'avis médical le plus prompt.

Rééducation et prévention

La mise au repos des muscles touchés et le renforcement musculaire de l'ensemble de la région, ainsi que des tendons et ligaments, offrent la meilleure rééducation possible pour répondre à une fracture en avulsion. Ensuite, il suffit de reprendre très progressivement l'activité sportive pour éviter tout risque de rechute.

Pronostic à long terme

Avec les soins adéquats, la plupart des fractures en avulsion guérissent complètement en ne laissant aucune limitation de mouvement de la région touchée. Dans certains cas rares, l'intervention chirurgicale est nécessaire, surtout chez les enfants, pour réparer les tendons ou ligaments arrachés de l'os ; spécialement si la fracture s'est produite au niveau des zones cartilagineuses de croissance.

Comme pour toutes les distensions ou foulures, les distensions des muscles de l'aine et de l'entrejambe sont des élongations ou des déchirures subies par un ou plusieurs muscles et/ou tendons de la face interne des cuisses. Les sports qui exposent souvent les athlètes à de telles distensions sont le football, le hockey, ainsi que toutes les activités qui nécessitent de violents changements de direction. Cette blessure peut aller d'une simple élongation aux plus sévères des déchirures musculaires et tendineuses. Ainsi, et comme pour toutes les distensions, celles des muscles de l'entrejambe sont graduées de 1 à 3, le niveau 3 étant bien entendu le plus sévère.

Les muscles de l'aine et de l'entrejambe sont localisés sur la face interne de la cuisse, et incluent les muscles : pectiné, petit adducteur, moyen adducteur, droit interne de la cuisse, et grand adducteur. Ces muscles ont pour rôle de tirer la jambe en dedans, vers l'axe central du corps, et s'attachent d'une part au bassin, et de l'autre au fémur. Sur ce dernier, certains muscles s'ancrent plus près du bassin, là où d'autres viennent s'attacher plus près du genou. Du fait de la localisation de ces muscles, les sportifs pratiquant des activités dans lesquelles les jambes sont fortement sollicitées dans les mouvements rentrants ou sortants sont les plus exposés aux distensions des muscles de l'entrejambe. Les dommages se produisent le plus souvent aux jonctions tendino-musculaires situées à environ 5 cm du pubis.

Causes les plus fréquentes

Les élongations violentes des muscles adducteurs de la hanche, ou des contractions violentes de ces mêmes muscles.

Signes et symptômes

Niveau 1 : Douleurs légères, raideurs des muscles adducteurs, et peu ou pas d'effets sur les performances athlétiques.
Niveau 2 : Douleurs plus importantes, gonflements, sensibilité accrue au toucher, amplitude de mouvement limitée, et douleurs au réveil ou lors du jogging.
Niveau 3 : Très fortes douleurs, gonflements importants, des douleurs plus marquées lorsque l'on soulève un poids, et parfois des douleurs même lors du repos ou la nuit.

Complications en l'absence de soins

Laissées sans soins, les distensions des muscles de l'entrejambe peuvent entraîner un déséquilibre de la posture et de la marche, et peuvent mener à l'installation de douleurs chroniques, ainsi qu'à des blessures touchant d'autres régions. Les déchirures les plus légères peuvent, elles, s'aggraver, et mener à une rupture totale du muscle ou du tendon lésé.

Traitement immédiat

Appliquez immédiatement le régime R.G.C.E.C. et administrez des anti-inflammatoires. Pour les distensions de niveau 3, recherchez le plus rapidement possible une consultation médicale appropriée afin d'évaluer la blessure.

Rééducation et prévention

Après le traitement initial, les distensions mineures répondront correctement à une rééducation faite d'étirements doux et d'exercices de renforcement musculaire. Pour les distensions les plus sévères, il faut compter un temps de mise au repos bien plus long et une reprise plus graduelle encore des activités, avec une attention toute particulière accordée à l'échauffement. En termes de prévention, les blessures des muscles de l'aine et de l'entrejambe résistent bien mieux aux stress qui leur sont infligés lorsque le sportif s'échauffe correctement avant sa pratique, et qu'il complète son échauffement par un bon stretching de ses muscles adducteurs. Un travail de renforcement musculaire au niveau des muscles abducteurs, adducteurs, abdominaux et fléchisseurs des hanches peut lui aussi être utile.

Pronostic à long terme

La plupart des distensions des muscles de l'entrejambe guérissent bien et sans séquelles. Seules les déchirures les plus graves nécessitent une intervention chirurgicale.

067 : OSTÉITE PUBIENNE

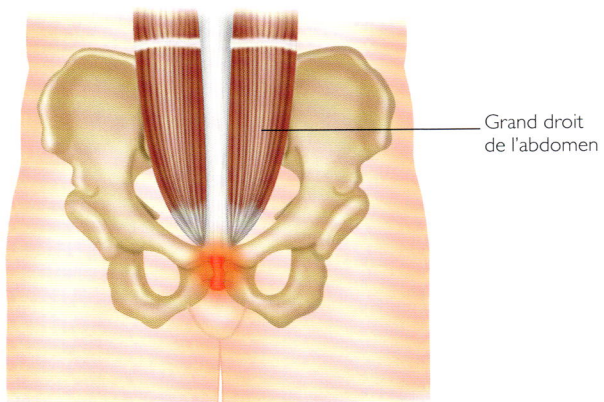

Grand droit
de l'abdomen

L'ostéite pubienne est une inflammation de la symphyse pubienne et des muscles qui l'entourent. Il s'agit d'une affection chronique qui résulte d'un déséquilibre musculaire, de stress répétitifs, ou de blessures musculaires/osseuses antérieures qui n'ont pas été correctement soignées. Les sportifs impliqués dans des activités telles que le football, le hockey, le sprint, ou tout autre sport nécessitant de rapides et violents changements de direction sont tous sujets à cette atteinte.

Le pubis, ou plus spécifiquement la symphyse pubienne, est constitué d'un disque fibro-cartilagineux. C'est précisément lui qui est touché par l'ostéite pubienne. Si cet état n'engendre pas d'instabilité au niveau de la symphyse elle-même, il peut en revanche entraîner une sensibilité de la région – qui sera proportionnelle à l'implication des muscles adducteurs et fléchisseurs dans cette atteinte. Les stress répétitifs infligés à cette région ou un changement de l'angle d'effort suite à un précédent traumatisme, peuvent entraîner des modifications structurelles de la symphyse pubienne. En retour, cela modifie les tractions des muscles qui s'attachent à la symphyse pubienne.

Causes les plus fréquentes

Les stress répétitifs infligés à la symphyse pubienne lorsque l'on court, que l'on déploie des coups de pied, etc.; les traumatismes antérieurs non-soignés ayant touché la région pubienne, et qui ont pour résultat de déséquilibrer les forces induites au niveau de la symphyse.

Signes et symptômes

Des douleurs des adducteurs et de l'abdomen inférieur, localisées au niveau du pubis; des douleurs qui augmentent lorsque l'on court, que l'on donne un coup de pied ou que l'on change brusquement de direction.

Complications en l'absence de soins

Une ostéite pubienne laissée sans soins peut engendrer de croissantes douleurs et même devenir assez incapacitante. Les douleurs plus importantes entraînent des modifications de la posture, qui en retour provoqueront des blessures touchant d'autres régions du corps.

Traitement immédiat

Appliquez de la glace et du repos, en abandonnant toute activité affectant la région, et administrez des anti-inflammatoires.

Rééducation et prévention

Il est très important de restaurer la souplesse de toute la ceinture abdominale basse, dès que les douleurs ont cessé, avant de reprendre très progressivement l'activité sportive en elle-même. Interrompez immédiatement toute activité qui déclencherait à nouveau ces douleurs. En prévention, il est recommandé de faire un travail de renforcement musculaire des muscles adducteurs et des muscles fléchisseurs des hanches, mais aussi, d'accorder une attention particulière à l'échauffement avant la pratique, ainsi qu'à la justesse des gestes techniques de sa discipline.

Pronostic à long terme

Lorsque l'ostéite pubienne est correctement traitée, elle produit très rarement des effets à long terme, et permet de retrouver pleinement toute sa souplesse et sa force. Si la douleur et la limitation de l'amplitude des mouvements persistent, il est recommandé de réévaluer médicalement la blessure.

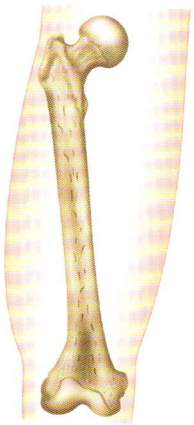

Les contraintes, ou stress, répétitifs, et les efforts soudains et anormaux infligés à la surface des os – souvent du fait d'une fatigue musculaire – peuvent provoquer les fractures de fatigue. La course à pied, les sauts ou toute autre activité à fort impact physique peuvent engendrer de petites fêlures ou des fractures au niveau des os. En somme, les fractures de fatigue peuvent toucher n'importe quel os du corps, si ce dernier est soumis à un stress répétitif.

Si les fractures de fatigue peuvent toucher tous les os du corps, elles sont néanmoins bien plus courantes au niveau des os du pied, de la jambe et du bassin. Lorsqu'un muscle est fatigué et qu'il ne peut plus absorber les chocs ou les impacts, ce stress se trouve automatiquement transféré aux os. Avec le temps, ce stress finit par provoquer de petites fractures de l'os concerné. D'autre part, la fatigue de certains muscles peut créer des déséquilibres dans la répartition de la force, ce qui inflige des stress non-naturels aux os, qui finissent par connaître de petites fractures. Les fractures de fatigue du bassin, du col du fémur, et du tiers supérieur du fémur, sont par exemple fréquentes chez les personnes qui pratiquent l'aérobic ou le jogging de manière intensive.

Causes les plus fréquentes

Les stress répétitifs causés par les activités produisant de nombreux impacts; les contraintes inhabituelles infligées aux os, comme le fait de courir sur une surface différente, ainsi que les déséquilibres physiques qui provoquent des contraintes inhabituelles.

Signes et symptômes

Des douleurs généralisées dans la région de la blessure, ou lorsque l'on soulève une charge; dans le cas de la course à pied, les douleurs sont sévères au début de l'effort, puis s'atténuent (voire disparaissent) pendant le jogging, pour revenir en force à la fin de la course et lors du retour au repos.

Complications en l'absence de soins

Laissée sans soins, une fracture de fatigue peut empirer et aller jusqu'à une fracture complète de l'os concerné. Les douleurs, associées la tendance naturelle que l'on a à protéger une zone sensible, augmentent les risques de voir survenir des blessures en d'autres endroits du corps, du fait de la compensation mise en place.

Traitement immédiat

Le repos est assurément le traitement le plus important. Administrez des anti-inflammatoires.

Rééducation et prévention

Lorsque l'on aborde la rééducation d'une fracture de fatigue, il est extrêmement important de commencer en douceur. Il faut savoir que ce type de fracture peut nécessiter 4 à 8 semaines pour guérir complètement. Il est alors judicieux de mettre à profit ce temps de repos imposé pour réfléchir aux causes qui ont provoqué la fracture, mais aussi, à maintenir la condition physique du reste du corps; en évitant bien sûr toute activité qui infligerait de nouveaux stress à la région blessée.
Pour prévenir les fractures de fatigue, il est important de s'échauffer correctement avant d'aborder la pratique de son sport, et d'accorder un soin tout particulier aux équipements dont on se sert, comme éviter de porter des chaussures usées pour courir, etc. Enfin, il est également important de n'augmenter l'intensité de l'entraînement que de manière extrêmement progressive et d'absorber régulièrement des aliments riches en calcium.

Pronostic à long terme

Avec un traitement et une rééducation appropriés, la plupart des fractures de fatigue guérissent complètement et ne laissent aucune séquelle. Cependant, il arrive – assez rarement – qu'une fracture de fatigue nécessite une intervention chirurgicale visant à « brocher » l'os afin de le consolider.

069 : SYNDROME SOUS-PYRAMIDAL

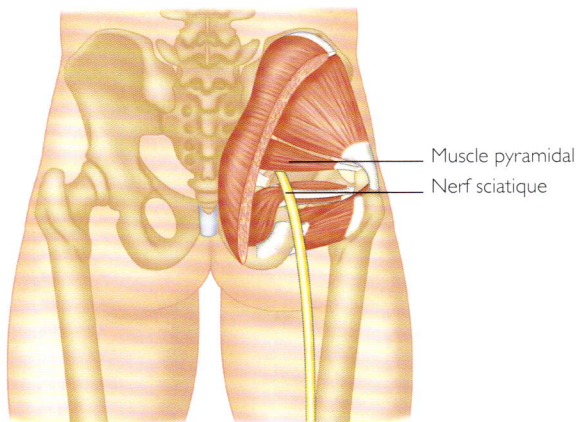

Muscle pyramidal
Nerf sciatique

Encore connu sous le nom de syndrome infra-piriforme (nomenclature nouvelle), le syndrome sous-pyramidal est le résultat d'une pression excessive infligée au nerf sciatique par le muscle pyramidal. Les douleurs qu'il entraîne se propagent depuis la fesse et courent le long de la face postérieure de la cuisse. Les causes les plus fréquentes de l'apparition de ce syndrome découlent de mauvaises postures du corps et d'une démarche déséquilibrée. Pour finir, ce syndrome touche beaucoup plus les femmes que les hommes (6/1).

Le pyramidal est un petit muscle tubulaire qui prend son origine à la surface interne du sacrum, pour aller s'insérer au bord supérieur du grand trochanter du fémur, en traversant la grande échancrure sciatique. Ce muscle participe à la rotation latérale de la hanche, à l'abduction du fémur lorsque la hanche est fléchie, et aide à maintenir la tête du fémur en place dans l'acétabule. Lorsque ce muscle connaît des contractures, il vient infliger une pression sur le nerf qui lui est sous-jacent, en y provoquant des douleurs semblables à celles d'une sciatique. Les douleurs commencent généralement au milieu de la fesse pour se propager en descendant le long des ischio-jambiers.

Causes les plus fréquentes

Une posture corporelle incorrecte ou une démarche déséquilibrée lors de la marche ou de la course à pied ; les faiblesses des muscles abducteurs ou les tensions excessives des muscles adducteurs.

Signes et symptômes

Des douleurs courant le long du nerf sciatique, quand on monte des marches, ou que l'on marche sur un plan incliné ; des douleurs accrues après une station assise prolongée.

Complications en l'absence de soins

Lorsque le syndrome sous-pyramidal est laissé sans soins, il peut engendrer des douleurs chroniques, sans compter que le muscle contracturé peut lui aussi connaître des dommages sous forme d'irritations qui infligeront un stress au niveau de ses tendons et de son ancrage.

Traitement immédiat

Appliquez le régime R.G.C.E.C. et administrez des anti-inflammatoires. Plus tard, vous pourrez appliquer de la chaleur pour favoriser la circulation sanguine et la guérison.

Rééducation et prévention

Durant la rééducation, il est essentiel de reprendre très progressivement l'activité sportive et d'étirer régulièrement les muscles des hanches. Opérez votre retour à la pratique sportive de manière très douce et très progressive, et cherchez surtout à identifier les facteurs ayant causé l'apparition du syndrome. Le renforcement des muscles abducteurs et l'assouplissement des adducteurs permettent de minimiser les stress infligés au muscle pyramidal, et évitent à ce dernier de connaître des contractures néfastes. Enfin, le maintien de la souplesse de l'ensemble des muscles des hanches peut apporter un certain soulagement, pendant que vous gérez les autres implications à l'origine du problème.

Pronostic à long terme

Lorsque le syndrome sous-pyramidal est correctement traité, il engendre rarement des troubles s'étalant sur le long terme. Cependant, pour soulager les douleurs et les contractures musculaires, il est parfois nécessaire d'avoir recours à des injections de corticostéroïdes, ou à d'autres méthodes invasives.

Le terme de tendinite fait référence à l'inflammation d'un tendon et du muscle auquel il appartient. Les tendinites sont généralement dues à une sursollicitation ou à l'utilisation d'un équipement mauvais ou mal adapté. Le muscle psoas-iliaque peut connaître une inflammation, suite à des flexions répétitives des hanches, comme on peut le voir dans la course à pied, les sauts et même en haltérophilie, discipline dans laquelle le sportif exécute de nombreuses flexions très basses.

Le psoas-iliaque est en réalité composé de deux muscles distincts : le muscle iliaque, qui prend son origine juste sous la crête iliaque, et le psoas, qui prend, lui, son origine à la colonne lombaire. Ces deux muscles, à leur extrémité distale, viennent s'attacher au sommet du fémur. Ainsi, étant les principaux fléchisseurs des hanches, ces muscles connaissent des inflammations, sous l'effet de trop nombreuses et répétitives flexions. L'irritation et l'inflammation qui s'ensuivent peuvent par ailleurs aussi affecter la bourse séreuse qui leur est sous-jacente.

Causes les plus fréquentes

Les flexions répétitives des hanches, comme dans la course à pied ; les sauts et les coups de pied, ainsi que les traumatismes non-soignés du psoas-iliaque.

Signes et symptômes

Des douleurs accompagnant les mouvements des hanches ; une sensibilité accrue des tissus de la région de l'entrejambe ; enfin, une douleur graduelle qui s'intensifie avec l'activité.

Complications en l'absence de soins

La tendinite peut éventuellement s'aggraver et aller jusqu'à la rupture du tendon, si elle n'est pas correctement soignée ou si l'activité qui l'a engendrée est poursuivie. Dans cette situation, on peut même voir se développer une inflammation de la bourse séreuse sous-jacente.

Traitement immédiat

Appliquez le régime R.G.C.E.C. et administrez des anti-inflammatoires. Plus tard, vous pourrez appliquer de la chaleur pour favoriser la circulation sanguine et la guérison.

Rééducation et prévention

Lorsque le plus gros de la douleur a été géré, il est important de commencer à travailler au renforcement et à l'assouplissement du muscle concerné. Par ailleurs, accroître la souplesse et la flexibilité des muscles extenseurs des hanches (grand fessier et ischio-jambier), permet d'accélérer la récupération et de réduire les chances de rechute. En prévention, un échauffement complet, incluant le développement et l'équilibrage entre les fléchisseurs et les extenseurs des hanches, peut participer à éviter ce type de blessures.

Pronostic à long terme

Les tendinites du psoas-iliaque nécessitent rarement d'autres attentions que le traitement initial et un peu de rééducation pour guérir totalement. Si les douleurs persistent et/ou qu'elles deviennent plus importantes, il est alors recommandé de consulter un médecin.

071 : TENDINITE DES MUSCLES ADDUCTEURS

Les tendinites sont des inflammations des tendons ou de leurs gaines. L'inflammation de l'un ou de l'ensemble des muscles adducteurs de la jambe, due à une sur-sollicitation, peut engendrer de vives douleurs au niveau de l'entrejambe. Le sprint, le football, l'équitation et plus particulièrement le saut d'obstacles, peuvent tous provoquer une sursollicitation des muscles adducteurs de la jambe. Par ailleurs, les blessures non-soignées, comme les élongations des muscles de la région de l'aine peuvent aussi provoquer l'apparition d'inflammations au niveau des muscles adducteurs.

Les muscles adducteurs de la jambe incluent le pectiné, le moyen adducteur, le petit adducteur, le droit interne de la cuisse, ainsi que le grand adducteur. Chacun de ces muscles est susceptible de connaître une inflammation, et donc d'être victime d'une tendinite. Les douleurs qu'engendrent ces tendinites sont semblables à celles des distensions de la région pubienne et de l'entrejambe, si ce n'est que dans ce cas, elles sont plus graduelles et de nature plutôt chronique. Ce sont les contraintes répétitives subies par ces muscles, comme dans la pratique du sprint, qui peuvent provoquer l'inflammation du ou des tendons et des muscles qui leur sont associés.

Causes les plus fréquentes

Les stress répétitifs infligés aux muscles adducteurs, les blessures antérieures telles que les distensions pubiennes ou de l'entrejambe, ainsi que le manque de souplesse et les raideurs des adducteurs.

Signes et symptômes

Des douleurs au niveau de l'entrejambe, des douleurs lorsque l'on cherche à rapprocher les jambes l'une de l'autre et contre une résistance, ainsi que des douleurs lorsque l'on court, plus particulièrement lors des sprints.

Complications en l'absence de soins

Si la blessure est ignorée, la tendinite des adducteurs peut provoquer la blessure des autres muscles des hanches. Elle peut aussi s'aggraver au point de provoquer la déchirure et même la rupture du ou des tendons concernés.

Traitement immédiat

Appliquez de la glace et cessez l'activité qui a engendré la douleur, administrez des anti-inflammatoires. Plus tard, vous pourrez appliquer de la chaleur pour favoriser la circulation sanguine et la guérison.

Rééducation et prévention

La rééducation des tendinites des muscles adducteurs de la jambe commence par une remise au travail progressive de ces muscles, au travers d'exercices de renforcement musculaire et d'assouplissement. Au début, il peut s'avérer nécessaire d'appliquer des packs de chaleur avant de commencer à travailler, avant de poursuivre avec un bon échauffement pour s'assurer que les muscles sont bien prêts pour aborder l'activité. Renforcer les adducteurs et assouplir les abducteurs antagonistes, permet d'éviter que se reproduise l'inflammation des adducteurs de la jambe. Enfin, traiter correctement toute distension musculaire se produisant au niveau de l'aine, des hanches et de l'entrejambe est un excellent moyen pour éviter toute atteinte des adducteurs de la jambe.

Pronostic à long terme

Les tendinites des adducteurs de la jambe entraînent rarement des problèmes à long terme, une fois qu'elles ont été correctement traitées. Si les douleurs et la limitation de la mobilité persistent, il est alors recommandé de consulter un spécialiste de la médecine sportive.

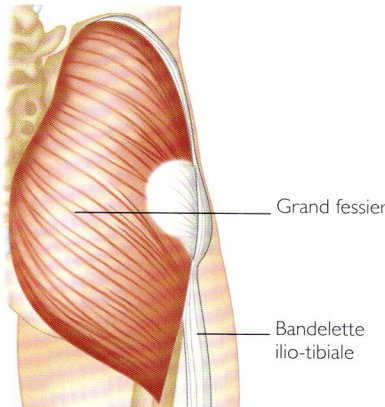

Grand fessier

Bandelette ilio-tibiale

Le syndrome de la hanche à ressort se manifeste sous la forme d'un claquement ressenti à la flexion ou à l'extension de la hanche. Plusieurs causes sont possibles, la plus commune se produisant lorsqu'un tendon se prend contre un os avant d'être brutalement libéré. Plus rarement, ce claquement peut avoir pour origine une déchirure du cartilage de l'articulation de la hanche. Enfin, ce syndrome peut se manifester avec et sans douleur. Il se produit souvent chez les danseurs.

Le syndrome de la hanche à ressort externe peut être provoqué par la bandelette ilio-tibiale (anciennement bandelette de Maissiat) ou par le muscle grand fessier, venant l'un ou l'autre s'accrocher contre le grand trochanter du fémur, avant d'être subitement relâché avec un claquement. Lorsque 'on saute, que l'on court, ou que l'on fléchit sur les jambes, ces tendons forcent contre le grand trochanter, avec pour résultat l'apparition d'irritations puis d'inflammation des muscles et des tendons.

Le même syndrome, mais interne cette fois, peut avoir pour cause le coincement du tendon du psoas-iliaque contre l'éminence ilio-pectinée de la hanche. Dans des cas plus rares, ces claquements peuvent être dus à des déchirures du cartilage (déchirures des bourrelets) ou à des corps libres présents dans l'articulation de la hanche.

Causes les plus fréquentes

Les tensions et raideurs de la bandelette ilio-tibiale, des muscles fessiers, du muscle psoas-iliaque, ainsi que des déchirures des bourrelets articulaires.

Signes et symptômes

Une sensation de claquement au niveau de la hanche, accompagnée ou pas de douleurs, mais généralement décrite plutôt comme un inconfort.

Complications en l'absence de soins

Lorsque ce syndrome est laissé sans soins, il peut provoquer l'irritation, voire la rupture de la bourse séreuse sous-jacente. L'inflammation du muscle ou du tendon peut, en retour, générer des tensions au niveau des autres muscles de la région, en leur infligeant des stress supplémentaires.

Traitement immédiat

Appliquez le régime R.G.C.E.C et administrez des anti-inflammatoires.

Rééducation et prévention

La rééducation du syndrome de la hanche à ressort commence par un travail d'étirement et de renforcement des muscles de la hanche. En effet, une force et une souplesse équilibrées de l'ensemble de ces muscles est à même d'éviter l'apparition de ce syndrome. En prévention, il est important de bien échauffer les muscles des hanches avant d'entreprendre l'activité sportive qui implique énormément de flexions et/ou d'extensions et ce, afin de bien s'assurer que les muscles sont effectivement bien préparés pour affronter cette demande. Enfin, il est par ailleurs aussi important de maintenir sa condition physique générale lors de la période de repos et de guérison de ce syndrome, en continuant à pratiquer des activités qui n'aggravent pas l'atteinte.

Pronostic à long terme

Le syndrome de la hanche à ressort ne nécessite généralement pas plus d'attention que les soins initiaux et une période de repos/récupération, pour guérir complètement et sans séquelles. Dans de très rares cas, une intervention chirurgicale peut s'avérer nécessaire pour corriger le problème.

073 : BURSITE TROCHANTÉRIENNE

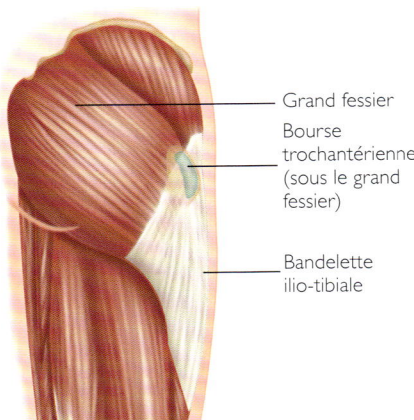

Grand fessier

Bourse trochantérienne (sous le grand fessier)

Bandelette ilio-tibiale

Les bourses séreuses sont des poches remplies de liquide, qui agissent comme de fins coussins permettant la fluidité du mouvement entre deux surfaces dures ou rugueuses. Ces bourses se trouvent généralement au niveau des proéminences osseuses, qu'elles séparent des tendons passant dans cette région ; ou encore au niveau de l'ancrage des tendons sur les os. Les bursites trochantériennes se produisent lorsque l'une des bourses séreuses reposant sur le grand trochanter du fémur connaît une irritation due à la sollicitation excessive des muscles et tendons qui « glissent » dessus, comme lors de la course à pied par exemple.

Le grand trochanter est une proéminence osseuse située sur la partie supérieure du fémur et sur laquelle viennent s'attacher certains muscles de la hanche et de la cuisse. La bourse trochantérienne est localisée entre le muscle grand fessier et l'aspect postéro-externe du grand trochanter. Les muscles qui traversent cette zone sont nombreux. En outre, du fait qu'ils frottent tous sur le trochanter, il est commun de voir la bourse séreuse sur laquelle ils frottent connaître une inflammation. De plus, le grand trochanter se trouvant proche de la surface de la peau, les bourses séreuses qui l'entourent se trouvent également sujettes aux traumatismes dus aux chocs directs subis dans cette région. Enfin, la bursite trochantérienne peut aussi se produire lorsque la mobilité de la bandelette ilio-tibiale est limitée.

Causes les plus fréquentes

Les mouvements répétitifs des hanches comme lors de la course à pied, les impacts et traumatismes directs subis au niveau des bourses séreuses du grand trochanter, ainsi que les limitations des mouvements de la bandelette ilio-tibiale (bandelette de Maissiat).

Signes et symptômes

Une sensibilité accrue des tissus entourant la proéminence osseuse du haut de la cuisse, un gonflement au niveau des bourses séreuses du grand trochanter, ainsi que des douleurs à la flexion ou à l'extension de la hanche, comme lors de la marche par exemple.

Complications en l'absence de soins

Lorsque cette atteinte est laissée sans soins, elle peut engendrer des douleurs chroniques et, dans les cas extrêmes, voir se produire une rupture de la bourse séreuse, due à une constante irritation infligée à une zone déjà enflammée.

Traitement immédiat

Cessez toute activité aggravant l'irritation, appliquez de la glace et administrez des anti-inflammatoires.

Rééducation et prévention

Éviter les activités qui aggravent l'inflammation des bourses séreuses est la première étape pour réduire la douleur et l'inflammation. Après cette période de repos, il est recommandé de retourner très progressivement à l'activité, mais en veillant à éviter soigneusement toute action qui aggraverait l'inflammation des bourses séreuses, afin d'éviter la récurrence de l'atteinte. En termes de prévention, établir un équilibre force/souplesse au niveau de l'ensemble des muscles de la région des hanches peut éviter l'apparition de dommages au niveau des bourses séreuses du grand trochanter. De même, un échauffement complet des muscles de la région peut aider à éviter tout problème à ce niveau.

Pronostic à long terme

Les bursites n'entraînent généralement pas de problèmes à long terme à condition que l'on ait bien suivi le traitement initial puis la rééducation. Le recours à la chirurgie ne concerne qu'un très petit nombre de cas extrêmes.

Fentes avant

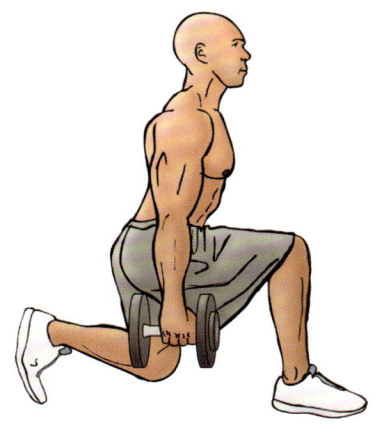

En tenant un haltère dans chaque main, bras pendant naturellement le long du corps, faites un pas en avant avec une jambe et fléchissez sur votre posture jusqu'à ce que le genou arrière touche pratiquement le sol. Puis, poussez sur votre jambe avant pour revenir à la position initiale avant de recommencer avec l'autre jambe.

Flexions

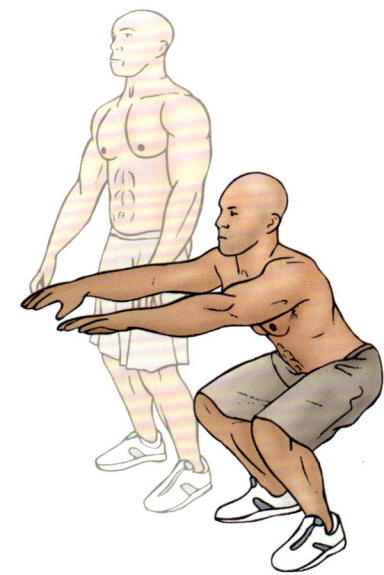

Les pieds à l'aplomb des épaules, tendez les bras à l'horizontale devant vous, et fléchissez les jambes comme pour vous asseoir sur une chaise. Remontez ensuite lentement vers la posture de départ, puis recommencez.

Élévation unilatérale des fessiers

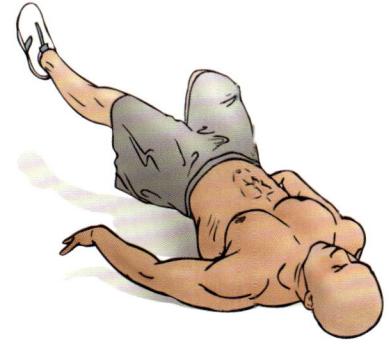

Allongé sur le dos avec les bras le long du corps, repliez l'une de vos jambes au plus près de votre fesse. Maintenez l'autre jambe bien tendue et décollez votre dos du sol. Tenez la position pendant quelques secondes, puis redescendez lentement. Répétez ensuite de l'autre côté.

Step latéral avec écart

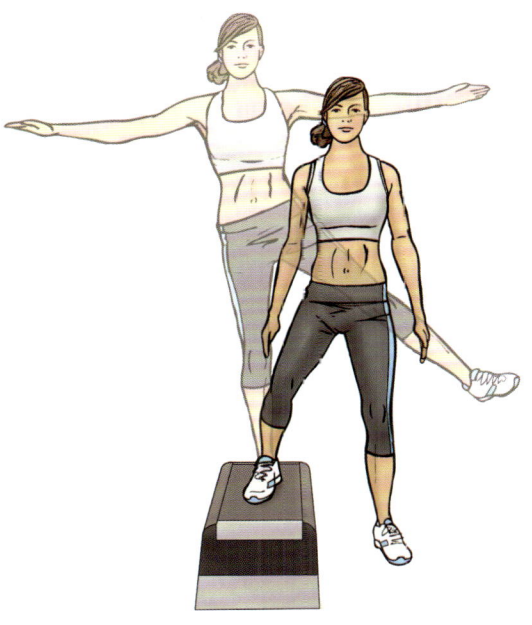

En position debout avec un pied surélevé sur un support, les bras le long du corps, montez sur la jambe surélevée en écartant vos bras et votre autre jambe sur les côtés.

EXERCICES DE RÉÉDUCATION

Élévation des genoux, en suspension

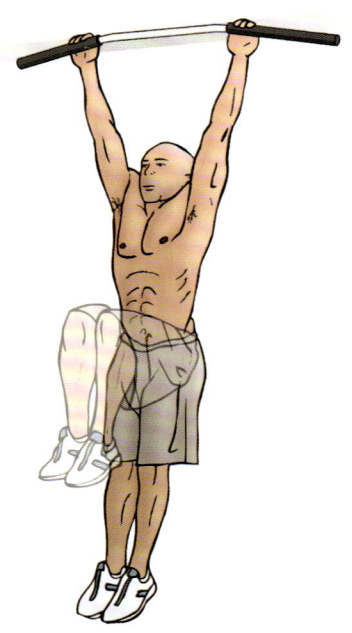

Étirement en rotation, genou relevé

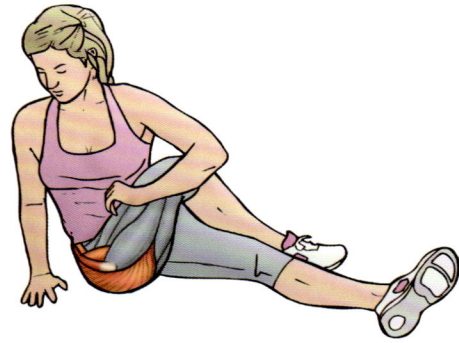

Assis au sol avec une jambe tendue et l'autre croisée par-dessus au niveau du genou, pivotez vos épaules dans le sens opposé en vous aidant du bras contre le genou relevé pour accentuer la rotation de votre tronc vers l'arrière.

Suspendu à une barre, les pieds ne touchant pas le sol, élevez vos genoux aussi près que possible de la poitrine, sans fléchir vos bras. Redescendez-les ensuite lentement, jusqu'à la position de départ, puis recommencez.

Étirement des hanches et des fessiers

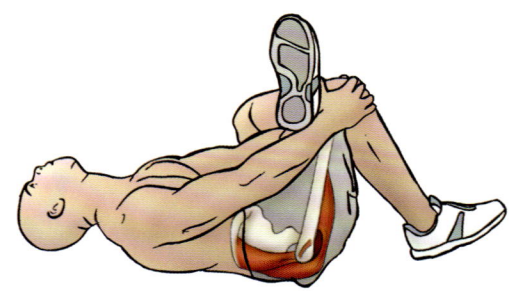

Étirement latéral des adducteurs

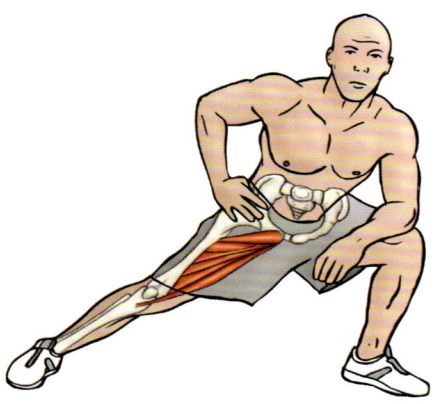

Allongé par terre, repliez l'une de vos jambes et placez la seconde croisée par-dessus la première. Saisissez alors votre jambe fléchie des deux mains et exercez une traction vers votre poitrine.

En position debout, les pieds parallèles et à l'aplomb des épaules, fléchissez sur l'une de vos jambes en maintenant l'autre bien tendue. Poursuivez alors le mouvement en abaissant votre entrejambe vers le sol, et prenez appui sur votre jambe fléchie avec votre coude.

ANATOMIE ET PHYSIOLOGIE

Le fémur, ou os de la cuisse, est l'os le plus lourd, le plus long et le plus solide de l'ensemble du corps humain. À son extrémité proximale (supérieure) il se termine par une tête en forme de boule qui vient s'articuler avec l'os du bassin, au niveau de l'acétabule, pour former l'articulation de la hanche. À son extrémité distale (inférieure), se trouvent les condyles interne et externe, sur lesquels s'articule le tibia, pour former l'articulation du genou. Les muscles entourant le fémur sont le quadriceps, les ischio-jambiers, ainsi que les muscles adducteurs et abducteurs du fémur.

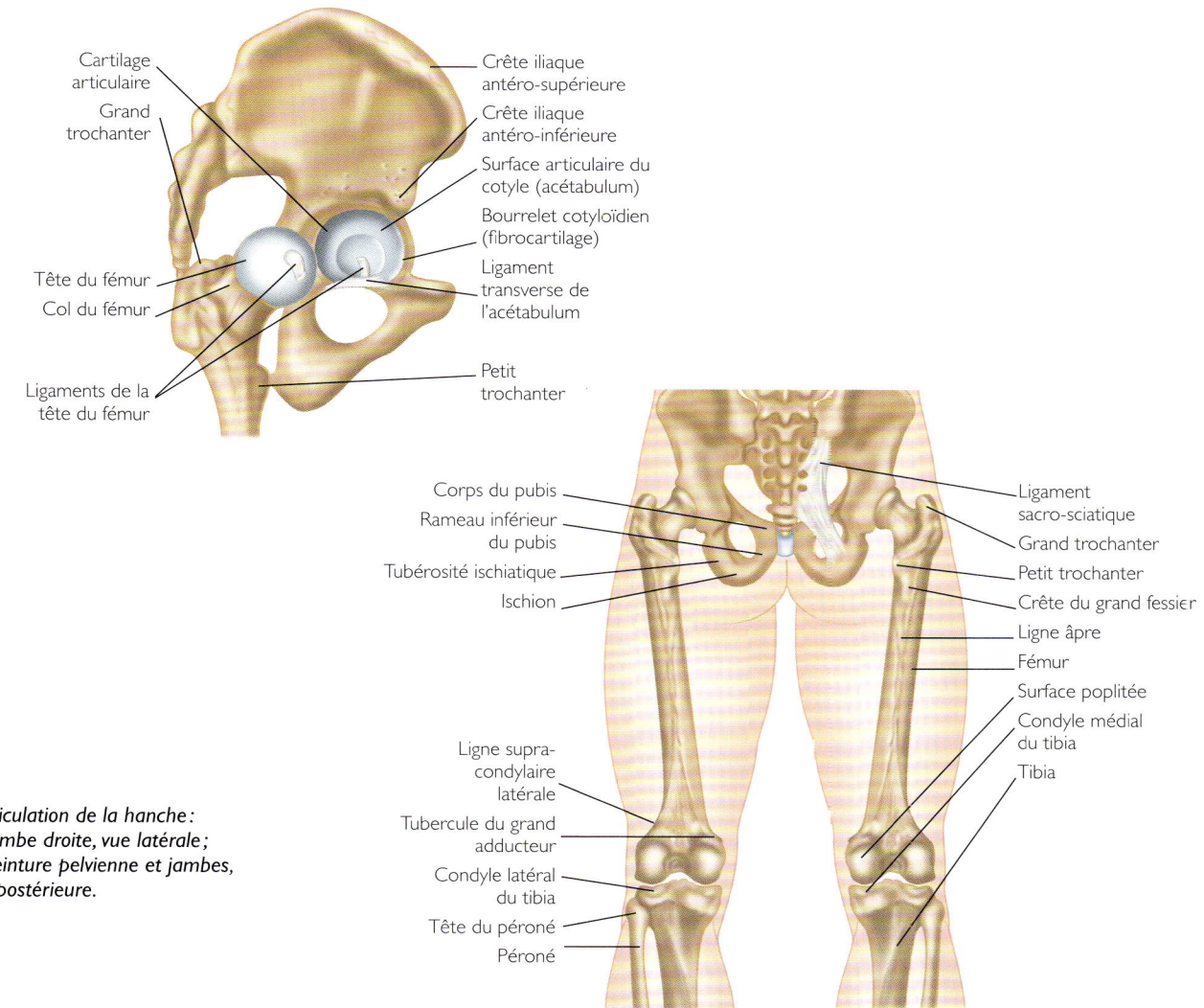

L'articulation de la hanche :
a) jambe droite, vue latérale ;
b) ceinture pelvienne et jambes,
vue postérieure.

ANATOMIE DES BLESSURES DU SPORTIF

Les ischio-jambiers sont en réalité trois muscles distincts, qui fonctionnent ensemble pour permettre l'extension des hanches d'une part, et la flexion des genoux de l'autre, et correspondent aux fléchisseurs du coude dans les membres supérieurs. Lorsque l'on court, les ischio-jambiers ralentissent la jambe à la fin de son mouvement vers l'avant, pour éviter que le tronc ne fléchisse vers l'avant au niveau de l'articulation des hanches. Les trois muscles qui composent les ischio-jambiers sont le biceps crural, le demi-tendineux, et le demi-membraneux.

Le quadriceps est composé de quatre muscles : le vaste externe, le vaste interne, le crural, et le droit antérieur de la cuisse. La rotule est insérée au sein même du tendon du quadriceps. Ce tendon, au-delà de la rotule, change de nom pour s'appeler ligament rotulien et va s'insérer à la face antérieure du tibia. La rotule, à chaque flexion ou extension du genou, se déplace verticalement le long du sillon fémoral prévu pour elle sur la tête distale du fémur. Autrement dit, le tendon du quadriceps passe et frotte aussi sur cet os.

La bandelette ilio-tibiale est une « corde » collagène non-élastique qui s'étend depuis le bassin pour aller s'ancrer sous le genou. Elle s'attache au sommet de la crête iliaque, puis fusionne avec le tenseur du *fascia latta* et le muscle du grand fessier, pour descendre s'ancrer au niveau du tubercule infra-condylaire, localisé à l'extrémité proximale externe du tibia. Ses fibres profondes viennent s'attacher à la ligne âpre du fémur, du côté latéral (externe) de la cuisse. Le tenseur du *fascia latta* a pour rôle la flexion, l'abduction et la rotation médiale (vers l'intérieur) de l'articulation de la hanche, mais aussi, la stabilisation du genou.

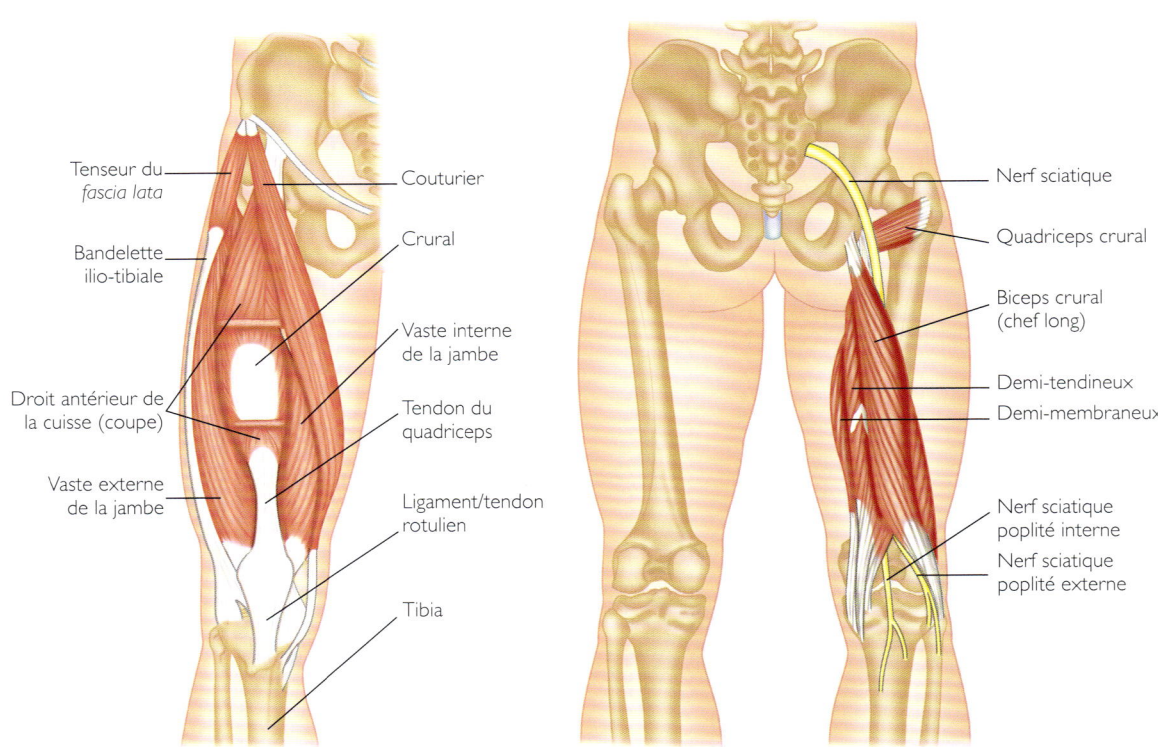

Tenseur du *fascia lata*

Bandelette ilio-tibiale

Droit antérieur de la cuisse (coupe)

Vaste externe de la jambe

Couturier

Crural

Vaste interne de la jambe

Tendon du quadriceps

Ligament/tendon rotulien

Tibia

Nerf sciatique

Quadriceps crural

Biceps crural (chef long)

Demi-tendineux

Demi-membraneux

Nerf sciatique poplité interne

Nerf sciatique poplité externe

Le quadriceps.

Les ischio-jambiers.

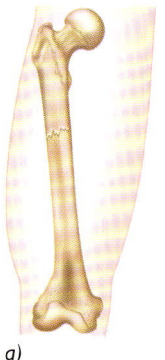 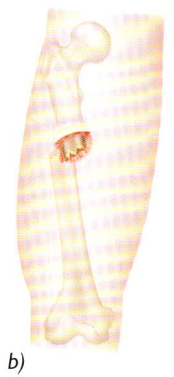 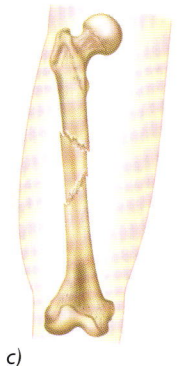 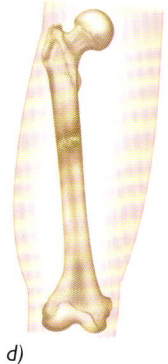 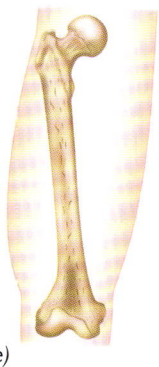

a)   b)   c)   d)   e)

Fractures du fémur : a) fermée, b) ouverte, c) complèxe, d) pathologique, e) fatigue.

Du fait de l'extraordinaire solidité du fémur, mais aussi de la musculature qui l'entoure, il faut une force énorme pour casser cet os. Les fractures du fémur sont donc principalement associées avec la pratique de sports induisant de puissants impacts, tels que le rugby ou le hockey sur glace par exemple.

Le fémur, ou os de la cuisse, est l'os le plus lourd, le plus long et le plus solide de l'ensemble du corps humain. À son extrémité proximale (supérieure) il se termine par une tête en forme de boule qui vient s'articuler avec l'os du bassin, au niveau de l'acétabule, pour former l'articulation de la hanche. À son extrémité distale (inférieure), se trouvent les condyles interne et externe, sur lesquels s'articule le tibia, pour former l'articulation du genou. Les muscles entourant le fémur sont le quadriceps, les ischio-jambiers, ainsi que les muscles adducteurs et abducteurs du fémur. Les fractures de cet os se produisent le plus souvent au niveau du col du fémur, car cette partie de l'os est d'une part plus réduite en diamètre, et d'autre part, composée d'os spongieux dont la densité est plus faible. Il n'en reste pas moins que pour fracturer le fémur, il faut que lui soit infligée une grande force d'impact, ou un choc très violent à la réception d'une chute de grande hauteur. Enfin, il est possible de fracturer le fémur en d'autres endroits, comme au niveau du corps de l'os, mais cela requiert des chocs extrêmes, comme peuvent en produire les accidents avec un véhicule motorisé, ceux qui infligent à l'os une puissante force de cisaillement.

Causes les plus fréquentes

De très puissants chocs infligés au fémur comme lors d'accidents de voiture ou de tacles particulièrement agressifs au rugby, de violents impacts subis à la réception de chutes de grande hauteur, ainsi que des impacts infligés à la portion supérieure des hanches.

Signes et symptômes

Des douleurs sévères, une déformation de la jambe ou un raccourcissement de celle-ci, des gonflements locaux avec fortes colorations, ainsi que l'incapacité de bouger la jambe ou de supporter un poids ou une charge.

Complications en l'absence de soins

Lorsqu'une fracture du fémur n'est pas soignée, elle peut mener à un handicap permanent. Les fractures du fémur peuvent engendrer des blessures internes provoquant d'importantes hémorragies, qui peuvent entraîner un état de choc, et la mort.

Traitement immédiat

Appliquez de la glace et immobilisez la jambe en attendant une prompte intervention des secours médicaux.

Rééducation et prévention

Les fractures du fémur nécessitent de très longues périodes de guérison et de rééducation, du fait de l'importance de l'os et de la musculature qui l'entoure. Il y a de fortes chances pour que l'os ait besoin d'être consolidé par une intervention chirurgicale consistant à poser une plaque, une broche ou des agrafes, pour le maintenir en place ; prolongeant encore un peu le temps de guérison. La rééducation d'un tel traumatisme implique un travail avec un kinésithérapeute, s'attachant à travailler sur l'amplitude du mouvement, le renforcement musculaire et l'assouplissement global de tous les muscles de la région.
En termes de prévention, il est recommandé d'éviter toute activité à haut risque d'impact pouvant toucher le fémur. Par ailleurs, le renforcement musculaire du quadriceps, des ischio-jambiers, des adducteurs et des abducteurs de la jambe offrira une bien meilleure protection du fémur.

Pronostic à long terme

Avec des soins appropriés et immédiats, suivis par une rééducation précise, les fractures du fémur n'entraînent généralement pas de séquelles ou de limitations à long terme. Toutefois, la guérison complète peut nécessiter jusqu'à neuf mois de soins et de rééducation.

075 : DISTENSION (FOULURE) DU QUADRICEPS

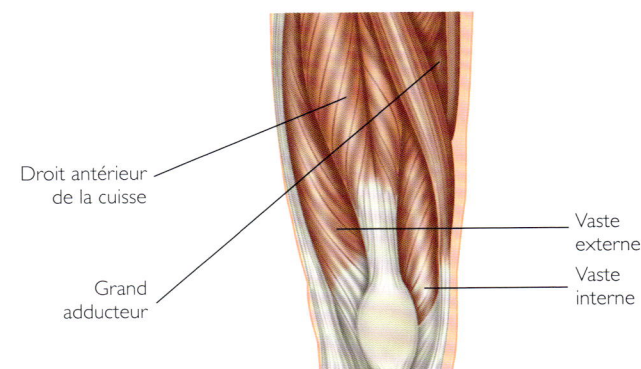

Droit antérieur
de la cuisse

Grand
adducteur

Vaste
externe

Vaste
interne

Une distension musculaire est une forte élongation ou une déchirure infligée au muscle ou à son tendon. Subie par un muscle porteur tel que le quadriceps, elle est généralement très douloureuse et difficile à mettre au repos. Les quadriceps sont impliqués dans le support des structures des hanches et des genoux, pour leur permettre de soutenir le poids du corps. Les distensions du quadriceps peuvent avoir pour origine une violente contraction, ou un stress violent et inhabituel infligé à ces muscles. Comme pour toutes les distensions, ou foulures, celle-ci est aussi graduée de 1 à 3, le 3 représentant le niveau le plus sévère.

Le quadriceps est composé de quatre muscles : le vaste externe, le vaste interne, le crural, et le droit antérieur de la cuisse. Si chacun de ces muscles peut subir une foulure, c'est néanmoins le droit antérieur de la cuisse qui est le plus souvent touché par cette blessure. Les forces infligées aux muscles du quadriceps lors de la course à pied, des sauts ou du soulèvement de poids peuvent provoquer des microdéchirures des fibres musculaires. Lorsque les muscles subissent de très violentes élongations comme cela peut se produire dans les sports à hauts risques d'impact comme le rugby ou le hockey sur glace, les muscles peuvent alors se rompre complètement et même s'arracher de leur ancrage.

Causes les plus fréquentes
Les violentes contractions ou élongations infligées aux muscles du quadriceps.

Signes et symptômes
1er degré : De légères douleurs et sensibilité de la région, avec peu ou pas de gonflement, maintien de la totalité de la force du muscle.
2e degré : Douleurs plus marquées et sensibilité accrue au toucher, de légers gonflements et de possibles hématomes, ainsi qu'une perte remarquable de force.
3e degré (rupture totale) : Des douleurs extrêmes, une déformation du muscle, des gonflements et une coloration de la peau, ainsi que l'incapacité à contracter le muscle.

Complications en l'absence de soins
Pour ce qui est des deux premiers degrés, si la blessure n'est pas soignée, les microdéchirures s'aggravent, avec leur concert d'effets néfastes. Les blessures du troisième degré qui seraient laissées sans soins appropriés, entraînent une perte de la mobilité ainsi qu'une sévère perte de souplesse et de flexibilité du muscle concerné.

Traitement immédiat
Appliquez le régime R.G.C.E.C et administrez des anti-inflammatoires ; immobilisez la jambe dans les cas les plus sévères, et plus tard, appliquez de la chaleur pour favoriser la circulation sanguine et la guérison.

Rééducation et prévention
Après une période de repos appropriée, il est recommandé de reprendre le sport avec un maximum de précautions. Évitez les activités qui réveillent la douleur, et travaillez autant que possible à étirer et à renforcer les muscles du quadriceps. En prévention, la recherche d'un équilibre entre la force et la souplesse de l'ensemble des muscles de la cuisse peut permettre de limiter les chances de distension de ces muscles. Les bonnes techniques d'échauffement et l'augmentation très progressive des efforts fournis éviteront aux aussi la survenue des foulures du quadriceps.

Pronostic à long terme
Les distensions du quadriceps n'engendrent que très rarement des séquelles à long terme. La chirurgie n'est nécessaire que dans les très rares cas de rupture complète d'un muscle, qui ne répondent absolument pas au repos et à l'immobilisation.

Les distensions des ischio-jambiers, plus communément appelées claquages des ischio-jambiers, consistent en une élongation ou une déchirure de ces muscles ou de leurs tendons. Il s'agit d'une blessure très fréquente, se produisant plus particulièrement dans les sports qui impliquent de nombreux sprints ou vives accélérations. L'une des causes les plus courantes des distensions des ischio-jambiers réside dans le déséquilibre de force entre les ischio-jambiers et les quadriceps, les quadriceps étant plus puissants.

Les ischio-jambiers sont en réalité trois muscles distincts, qui fonctionnent ensemble pour permettre l'extension des hanches d'une part, et la flexion des genoux de l'autre, et correspondent aux fléchisseurs du coude dans les membres supérieurs. Lorsque l'on court, les ischio-jambiers ralentissent la jambe à la fin de son mouvement vers l'avant, pour éviter que le tronc ne fléchisse vers l'avant au niveau de l'articulation des hanches. Les trois muscles qui composent les ischio-jambiers sont le biceps crural, le demi-tendineux, et le demi-membraneux, chacun de ces muscles est susceptible de connaître une distension, celle-ci se produisant la plupart du temps sous la forme de microdéchirures, localisées au niveau du ventre du muscle, et autour du genou. Dans les cas les plus sévères, où la déchirure est complète, le muscle se trouve arraché de son ancrage sur l'os. Enfin, il faut aussi savoir que les forces excessives appliquées aux ischio-jambiers, telles que les stretchings excentriques (étirements contre une force imprimée), peuvent provoquer des élongations, des microdéchirures, et même des ruptures complètes de ces muscles.

Causes les plus fréquentes

Les déséquilibres en termes de force entre les ischio-jambiers et les quadriceps, les étirements violents subis par ces muscles, surtout lorsqu'ils sont contractés, ainsi que les surcharges et les sursollicitations des muscles.

Signes et symptômes

1er degré : Sensibilité et douleurs légères. Peu ou pas de gonflement. Force musculaire totalement conservée.
2e degré : Sensibilité et douleurs plus marquées. Gonflements modérés et petits hématomes possibles. Démarche affectée : boitillement.
3e degré (déchirure complète) : Douleurs extrêmes. Gonflement marqué et hématome. Impossibilité à supporter le poids du corps.

Complications en l'absence de soins

Sans traitement, les douleurs et les tensions des ischio-jambiers empirent, jusqu'à pouvoir entraîner des problèmes au niveau du bas du dos et des hanches. D'une manière générale, les distensions qui ne sont pas correctement soignées peuvent voir les déchirures s'aggraver jusqu'à la rupture complète du muscle ou du tendon.

Traitement immédiat

1er degré : Appliquez de la glace et administrez des anti-inflammatoires.
2e et 3e degré : Appliquez le régime R.G.C.E.C. et administrez des anti-inflammatoires ; consultez un médecin dans le cas où une rupture complète est suspectée ou si le patient ne peut pas marcher sans aide. Plus tard, appliquez de la chaleur pour favoriser la circulation sanguine et la guérison.

Rééducation et prévention

Une fois que les douleurs ont disparu, le stretching permet d'accélérer le processus de guérison et d'éviter la récurrence de la blessure. Il est tout aussi important de renforcer les ischio-jambiers pour rétablir l'équilibre avec les quadriceps. Lorsque vous reprendrez votre activité sportive, vous devrez accorder une attention toute particulière à l'échauffement et n'augmenter l'effort imposé aux ischio-jambiers que de manière extrêmement progressive.

Pronostic à long terme

Les distensions des ischio-jambiers, lorsqu'elles sont correctement soignées et rééduquées, ne laissent généralement aucune séquelle à long terme. D'un autre côté, les ruptures complètes des muscles ou des tendons peuvent nécessiter une intervention chirurgicale, ainsi qu'une rééducation bien plus longue.

077 : CONTUSION DE LA CUISSE

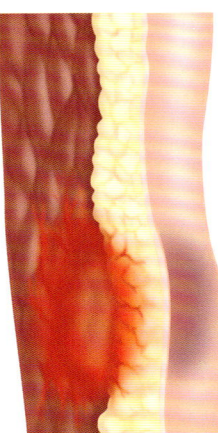

Les contusions de la cuisse sont de profondes ecchymoses qui se produisent au niveau des quadriceps ou des ischio-jambiers, et proches du fémur. Ces contusions, en plus de gonflements, entraînent une perte de souplesse des muscles touchés. Les sports de contact tels que le rugby et le hockey sur glace sont souvent sources de contusions de la cuisse, comme d'ailleurs le sont toutes les activités durant lesquelles on peut tomber ou recevoir un coup sur la cuisse.

La musculature de la cuisse comprend le quadriceps, lui-même composé des muscles vaste externe, vaste interne, crural, et droit antérieur de la cuisse, ainsi que les ischio-jambiers, composés eux du biceps crural, du demi-tendineux et du demi-membraneux. Les impacts infligés à l'un ou à l'autre de ces muscles ont pour effet de comprimer et d'écraser le muscle entre la force qui inflige l'impact et le fémur. Ce qui a évidemment pour résultat un saignement du muscle, côté fémur. En retour, des tissus cicatriciels se forment, qui ont pour effet de limiter le fonctionnement du muscle. Enfin, les gonflements et les saignements induisent des pressions sur les fibres musculaires environnantes, ce qui provoque une perte de souplesse et de flexibilité du muscle.

Causes les plus fréquentes

Les impacts violents infligés au muscle par une surface dure comme le sol, ou par toute autre chose, telle qu'un casque, un pied, etc.

Signes et symptômes

Des douleurs et une sensibilité accrue de la région touchée, des gonflements et des hématomes, ainsi que des douleurs qui apparaissent lorsque l'on porte une charge ou que l'on étire le muscle.

Complications en l'absence de soins

Lorsqu'une contusion de la cuisse est laissée sans soins, elle peut développer une myosite ossifiante, caractérisée par la formation de dépôts osseux, ou par l'ossification des tissus musculaires. Bien entendu, les contusions peuvent aussi provoquer une rupture du muscle, lorsqu'elles ne sont pas correctement prises en charge et que l'on ne cesse pas l'activité sportive.

Traitement immédiat

Appliquez du repos et de la glace, et administrez des anti-inflammatoires. Plus tard, vous pourrez apposer de la chaleur pour favoriser la circulation sanguine et la guérison.

Rééducation et prévention

Une fois que les douleurs ont cessé, il est important de retrouver la souplesse et la force du muscle blessé. Des stretchings doux peuvent améliorer la souplesse et éviter la formation de tissus cicatriciels. Pendant la période de guérison du muscle, il peut être intéressant de travailler les muscles environnants, dans la limite du tolérable, afin d'accélérer le processus de guérison en augmentant la circulation sanguine et en limitant la formation de tissus cicatriciels. En termes de prévention, utiliser les équipements de protection adéquats et éviter les coups reçus contre la cuisse peut très bien prévenir la survenue de telles contusions.

Pronostic à long terme

Lorsque les contusions de la cuisse sont correctement traitées et rééduquées, elles n'entraînent aucune séquelle à long terme, et permettent une guérison complète. La souplesse et la force du muscle devraient être retrouvées après une bonne rééducation.

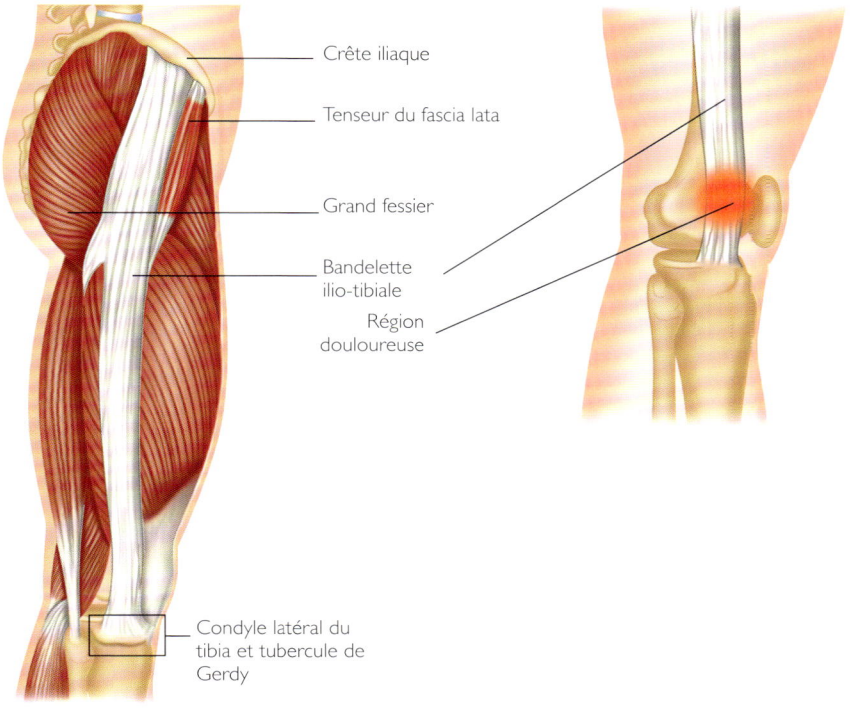

Crête iliaque

Tenseur du fascia lata

Grand fessier

Bandelette
ilio-tibiale

Région
douloureuse

Condyle latéral du
tibia et tubercule de
Gerdy

Le syndrome de la bandelette ilio-tibiale découle d'une compression ou d'une friction répétitives de la bandelette ilio-tibiale contre le grand trochanter et/ou le condyle latéral (externe) du genou. Cette friction entraîne une irritation puis une inflammation de la bandelette, qui peut s'avérer particulièrement douloureuse pour les flexions des hanches ou des genoux, car la bandelette vient à chaque mouvement frotter contre les proéminences osseuses. La bandelette ilio-tibiale est une « corde » collagène non-élastique qui s'étend depuis le bassin pour aller s'ancrer sous le genou. Elle s'attache au sommet de la crête iliaque, puis fusionne avec le tenseur du fascia latta et le muscle du grand fessier, pour descendre s'ancrer au niveau du tubercule infra-condylaire, localisé à l'extrémité proximale externe du tibia. Ses fibres profondes viennent s'attacher à la ligne âpre du fémur, du côté latéral (externe) de la cuisse. Le tenseur du fascia latta a pour rôle la flexion, l'abduction et la rotation médiale (vers l'intérieur) de l'articulation de la hanche, mais aussi, la stabilisation du genou. Lorsque la bandelette ilio-tibiale connaît une inflammation suite à une irritation répétitive contre les proéminences osseuses, elle déclenche des douleurs et des tensions, qui peuvent en retour provoquer une bursite.

Causes les plus fréquentes
Les compressions ou les frictions directement subies par la bandelette ilio-tibiale, les flexions et extensions répétitives des genoux et des hanches alors que le tenseur du *fascia latta* est contracté, comme lorsque l'on court, les contractures du tenseur du *fascia latta*, ainsi que les déséquilibres musculaires.

Signes et symptômes
Des douleurs au niveau du condyle latéral du genou, aggravées par la flexion ou l'extension du genou.

Complications en l'absence de soins
La bandelette ilio-tibiale et le tenseur du *fascia latta* se tendent sous l'effet de la douleur. Lorsque le syndrome de la bandelette ilio-tibiale n'est pas correctement pris en charge, des douleurs chroniques peuvent s'installer, provoquant des dommages plus sérieux au niveau du genou ou de la hanche.

Traitement immédiat
Appliquez le régime R.G.C.E.C. et administrez des anti-inflammatoires. Plus tard, vous pourrez appliquer de la chaleur pour favoriser la circulation sanguine et la guérison.

Rééducation et prévention
Accroître la souplesse au fur et à mesure que la douleur l'autorise, permet d'accélérer le processus de guérison. Une fois que les douleurs ont cessé, il est essentiel de travailler la force et la souplesse de l'ensemble des muscles de la cuisse et des hanches afin d'instaurer un équilibre qui évitera de futures blessures. Enfin, identifier et corriger les erreurs des gestes techniques de la course à pied peut prévenir la récurrence de cette atteinte.

Pronostic à long terme
Le syndrome de la bandelette ilio-tibiale se soigne très bien et ne laisse généralement pas de séquelles dans le temps. L'inflammation et les douleurs peuvent se reproduire lors du retour à l'activité sportive, mais la correction des gestes techniques permet la réduction de ces symptômes et évite ainsi toute rechute.

LES BLESSURES DU QUADRICEPS ET DES ISCHIO-JAMBIERS DANS LE SPORT

079 : TENDINITE DU QUADRICEPS

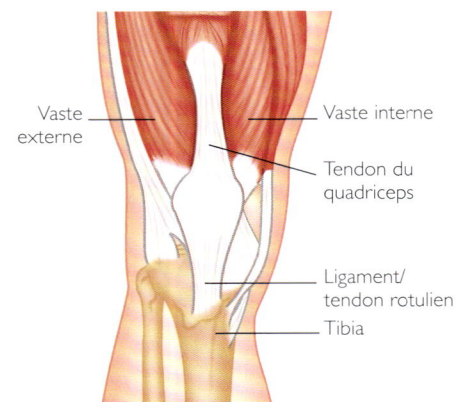

Vaste externe
Vaste interne
Tendon du quadriceps
Ligament/ tendon rotulien
Tibia

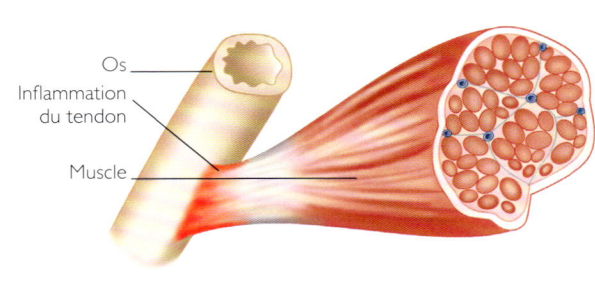

Os
Inflammation du tendon
Muscle

Les tendinites du quadriceps, comme toutes les tendinites, impliquent l'inflammation d'un tendon. Cela peut être le résultat de stress répétitifs infligés au quadriceps alors que ce dernier n'a pas été préalablement conditionné. De petites déchirures peuvent encore se produire au niveau du tendon lorsque celui-ci est étiré en même temps qu'il subit une charge importante. Cette atteinte est généralement accompagnée de douleurs localisées juste au-dessus de la rotule, plus particulièrement sensible lors de l'extension de la jambe.

Le tendon du quadriceps s'attache d'une part à la rotule et, poursuivant son trajet, devient ensuite le ligament rotulien, pour aller s'attacher au tibia. La rotule, dans ses mouvements de va-et-vient, qui accompagnent les flexions/extensions de l'articulation du genou, glisse le long du sillon fémoral. Cela a pour effet d'entraîner le tendon du quadriceps, qui lui aussi frotte contre ce sillon. Dès lors, les tendons sujets à ces stress répétitifs peuvent subir une inflammation, plus particulièrement lorsque ces derniers frottent contre l'os alors qu'il est en pleine contraction, comme lors d'une accélération ou d'une décélération. Lorsque les contraintes infligées au tendon sont plus fortes encore, il peut même se produire de petites déchirures du tissu tendineux.

Causes les plus fréquentes
Les contraintes répétitives infligées aux genoux, comme dans la course à pied ou les sauts ; les accélérations et décélérations intensément répétées ; les courses d'obstacles ou le football, ainsi que les blessures du quadriceps n'ayant pas été soignées.

Signes et symptômes
Des douleurs localisées juste au-dessus de la rotule, aggravées par la marche, les sauts, et le fait de s'agenouiller ou de descendre des marches.

Complications en l'absence de soins
Lorsque cette blessure n'est pas soignée, le quadriceps peut connaître une inflammation, voir son tendon s'affaiblir de plus en plus, et finir à terme par rompre complètement. L'ensemble de ces complications peut induire une modification de la posture, de la démarche et de l'attitude à la réception des sauts, risquant d'engendrer d'autres blessures dues aux compensations.

Traitement immédiat
Appliquez une période de repos ainsi que de la glace sur la région, administrez des anti-inflammatoires, et modifiez l'entraînement.

Rééducation et prévention
La rééducation devrait inclure le stretching et le renforcement musculaire du quadriceps. Pour cela, les activités comme la natation peuvent permettre la réduction du stress subi par le tendon du quadriceps durant la rééducation. Le retour à la pratique du sport devrait être reculé jusqu'à ce que la douleur ait complètement cessé et que la force du muscle soit entièrement récupérée. Le maintien de la force et de la souplesse du muscle peut aider à prévenir l'apparition des distensions du quadriceps.

Pronostic à long terme
Dans la plupart des cas, on peut espérer une récupération complète, sans séquelles dans le temps. La chirurgie n'est utile que dans les cas les plus extrêmes.

Flexions avec barre

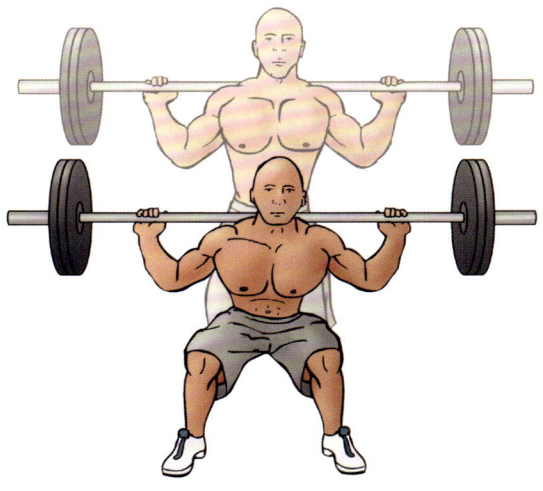

Debout avec les pieds à l'aplomb des épaules, assurez la barre sur vos épaules et à la base de votre nuque. Sans bouger les pieds, fléchissez sur vos jambes comme pour vous asseoir sur une chaise. Puis remontez lentement jusqu'à la position de départ.

Fente avant avec barre

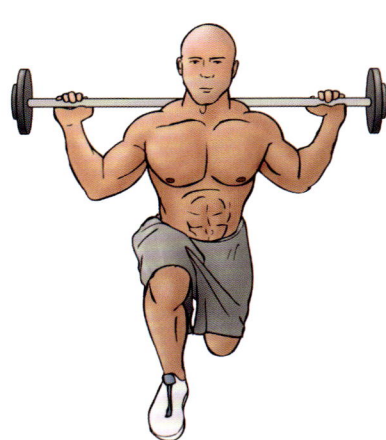

Debout avec les pieds à l'aplomb des épaules, assurez la barre de musculation sur votre dos et à la base de la nuque. Faites alors un pas en avant avec une jambe et laissez le genou arrière descendre presque jusqu'au sol. Poussez sur votre jambe avant pour remonter à la position de départ, puis recommencez de l'autre jambe.

Step frontal avec barre

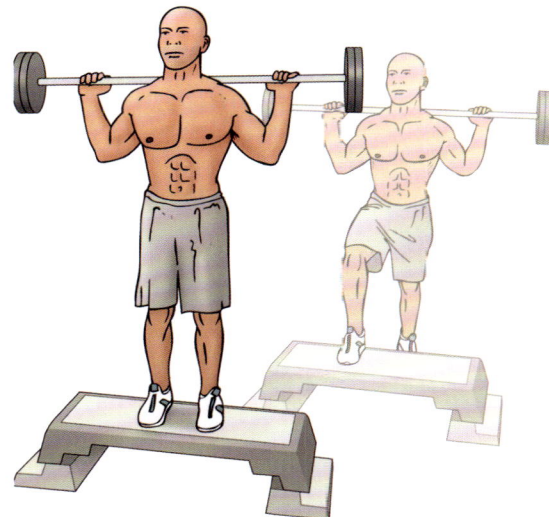

Debout devant un support surélevé, assurez la barre de musculation sur les épaules et à la base de votre nuque. Grimpez alors sur le support avec l'une de vos jambes en laissant l'autre suivre naturellement. Redescendez ensuite et recommencez avec l'autre jambe.

Renforcement des ischio-jambiers (*Nordic curl*)

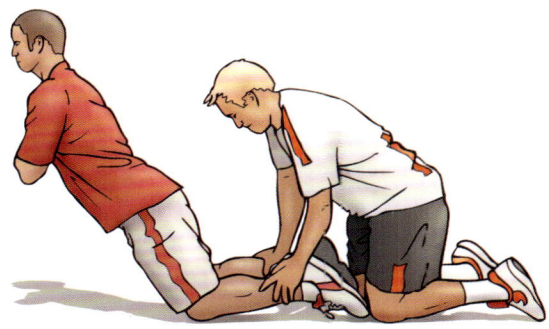

Allongé sur le ventre, demandez à un partenaire d'immobiliser vos chevilles. Puis, et sans vous servir de vos mains pour vous décoller du sol, redressez-vous jusqu'à vous rapprocher le plus possible de la position « à genoux ». Relâchez lentement pour redescendre vers la position de départ, puis recommencez.

Presse à cuisses

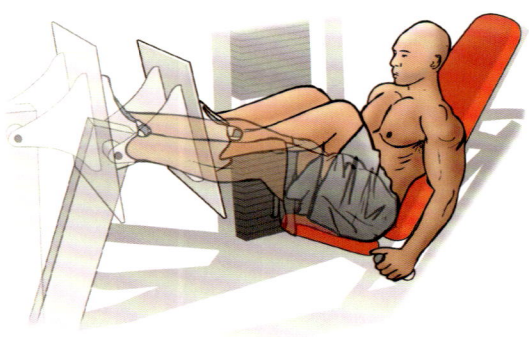

En position assise sur la presse à cuisses avec les pieds devant vous et d'un écart égal à celui de vos épaules, poussez sur le plateau jusqu'à ce que vos jambes soient pratiquement droites. Relâchez lentement puis recommencez.

Flexions des ischio-jambiers, position allongée

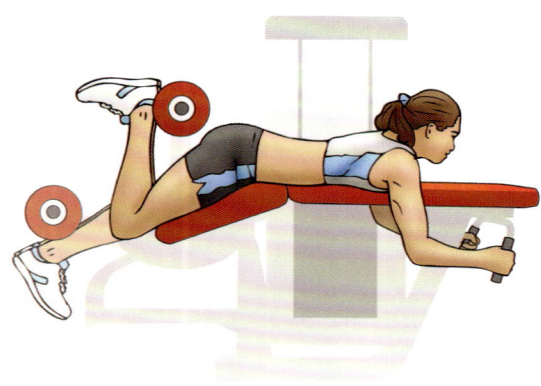

Allongé sur le ventre, sur la machine, les jambes calées sous le boudin prévu à cet effet, à peu près à hauteur des chevilles. Fléchissez alors les genoux pour ramener les pieds aussi près des fesses que possible. Relâchez lentement les jambes pour revenir à la position de départ, puis recommencez.

Étirement des ischio-jambiers, jambe tendue

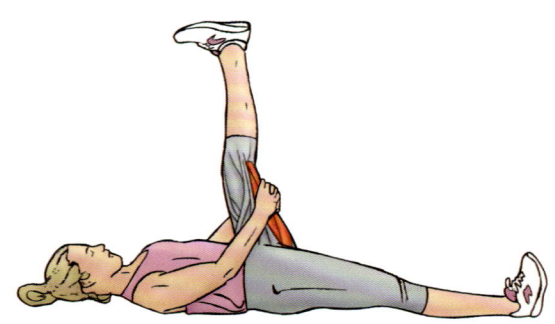

Allongé sur le dos, relevez l'une de vos jambes, tendue, et exercez sur elle une traction en direction de votre poitrine.

Étirement du quadriceps, position à genoux

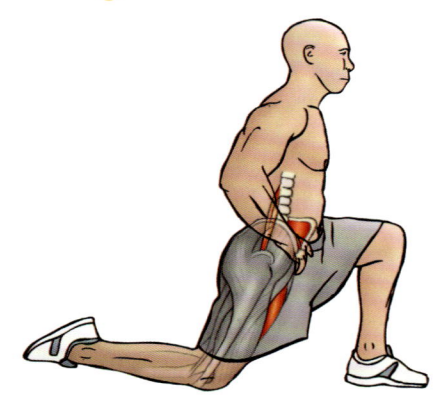

En position à genoux sur l'une de vos jambes, maintenez l'autre jambe fléchie avec le pied posé bien à plat au sol. Partant de là, poussez vos hanches vers l'avant. Pour assurer votre équilibre, vous pouvez vous tenir à tout support disponible.

14 Les blessures du genou dans le sport

ANATOMIE ET PHYSIOLOGIE

L'articulation du genou relie entre elles la cuisse et la jambe. Elle est en réalité composée de deux articulations distinctes : l'articulation fémoro-rotulienne et l'articulation tibio-fémorale. Dans l'articulation tibio-fémorale, les condyles interne et externe du fémur forment la partie supérieure de l'articulation et viennent s'articuler sur la tête médiale du tibia. La rotule, elle, est un os sésamoïde localisé à la face antérieure de l'articulation du genou, dans le sillon qui lui est réservé entre les deux condyles du fémur. Enfin, et juste en dessous et à l'extérieur du genou, le péroné vient s'articuler avec le tibia pour former l'articulation péronéo-tibiale supérieure.

Note
Il existe une certaine confusion lorsque l'on parle du tendon rotulien, ou ligament rotulien. Le ligament rotulien (ligamentum patellae), s'étend de la rotule à la tubérosité tibiale. Si l'on considère la rotule comme un os à part entière, alors le ligament porte bien son nom, car il relie effectivement deux os entre eux (la rotule et le tibia). Si à l'inverse, on considère la rotule comme étant un os sésamoïde inclus dans le tendon du quadriceps, alors on peut effectivement parler de « tendon rotulien », puisqu'il relie un muscle et un os (le quadriceps et le tibia). Selon une autre suggestion, il est possible qu'en vieillissant, un tendon devienne plus « ligamenteux », ce qui permettrait alors de l'appeler « ligament rotulien ». Ainsi donc, et par souci de clarté, je présente ce ligament sous le nom de « tendon/ligament rotulien ».

Le genou est stabilisé par de solides bandes de ligaments fibreux nommés « ligaments collatéraux », et qui ont pour rôle d'empêcher les mouvements latéraux excessifs. Le ligament collatéral latéral (externe), situé sur la face externe du genou, relie le fémur à la tête du péroné (fibula). Le ligament collatéral médial (interne), sur la face interne de l'articulation, relie le fémur à la tête du tibia.

Le ligament croisé postérieur se situe sur l'arrière du genou et au cœur de la capsule articulaire fibreuse. Il a pour rôle de relier le fémur au tibia, dont il contrôle le déplacement vers l'arrière. Le ligament croisé antérieur, lui, aussi situé au cœur de la capsule articulaire fibreuse, relie le fémur et le tibia, mais au niveau de l'aspect central de l'articulation. Il a pour rôle de contrôler les rotations et les déplacements antérieurs du tibia. Ainsi, les ligaments collatéraux, latéral et médial, forment avec les ligaments croisés antérieur et postérieur, les quatre ligaments majeurs de l'articulation du genou.

D'autres ligaments encore participent à la stabilité du genou. Le ligament transverse du genou court en avant des ménisques, médial (interne) et latéral (externe), pour les relier entre eux. Les ligaments poplité arqué et transverse du genou entourent l'ensemble ligamentaire du genou et participent à la stabilisation de l'aspect postéro-latéral de l'articulation.

L'articulation du genou comporte deux ménisques, structures très spécialisées, dont la forme en croissant est constituée de fibrocartilage. Les ménisques s'attachent à la face supérieure de la tête du tibia et ont pour rôle de faciliter le bon positionnement du fémur sur le tibia, de réduire la friction entre ces deux os, de disperser équitablement le poids du corps et d'amortir les chocs. Les ménisques permettent aussi de maintenir la mobilité du genou dans son plan optimal. Ils sont sujets à l'usure et aux déchirures et sont souvent impliqués dans les blessures dues à la pratique du sport.

ANATOMIE DES BLESSURES DU SPORTIF

La capsule articulaire fibreuse du genou est encore renforcée par les tendons des muscles qui franchissent cette articulation. Le tendon du quadriceps par exemple, qui prend naissance dans ce groupe musculaire, descend jusqu'à la rotule qu'il englobe en franchissant l'articulation du genou, avant de se prolonger vers la face antérieure du tibia pour s'y insérer. Sur la face postérieure, les tendons des ischio-jambiers franchissent aussi l'articulation du genou pour venir s'insérer sur le tibia. Les tendons du muscle gastro-cnémien (anciennement jumeaux de la jambe) de la face postérieure de la jambe, franchissent le genou pour s'ancrer au niveau des condyles du fémur. Sur son aspect médial (interne) la capsule articulaire est renforcée par les tendons combinés des muscles couturier, droit interne de la cuisse, et demi-tendineux.

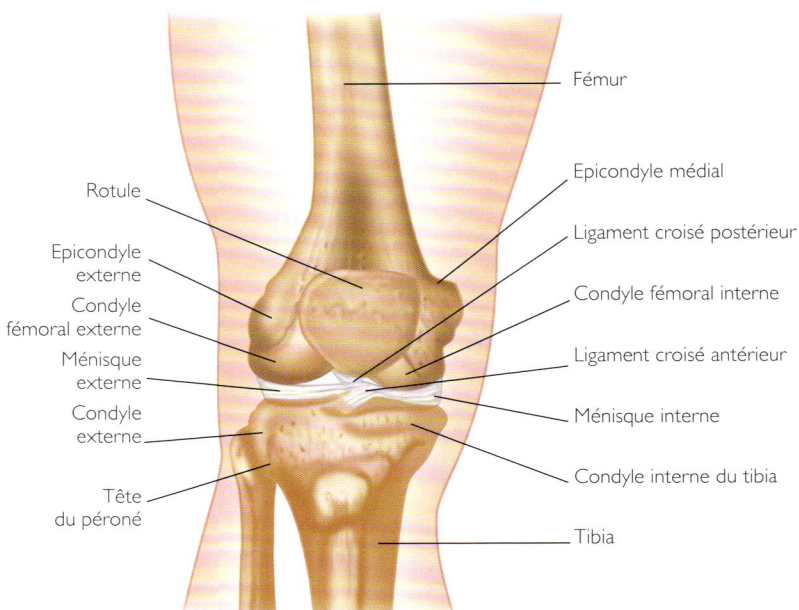

L'articulation du genou, vue antérieure.

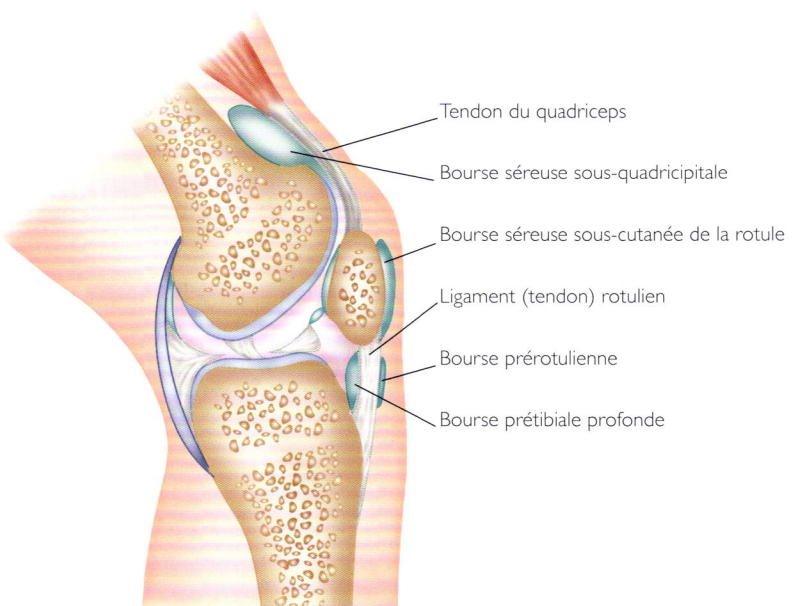

L'articulation du genou, coupe mi-sagittale.

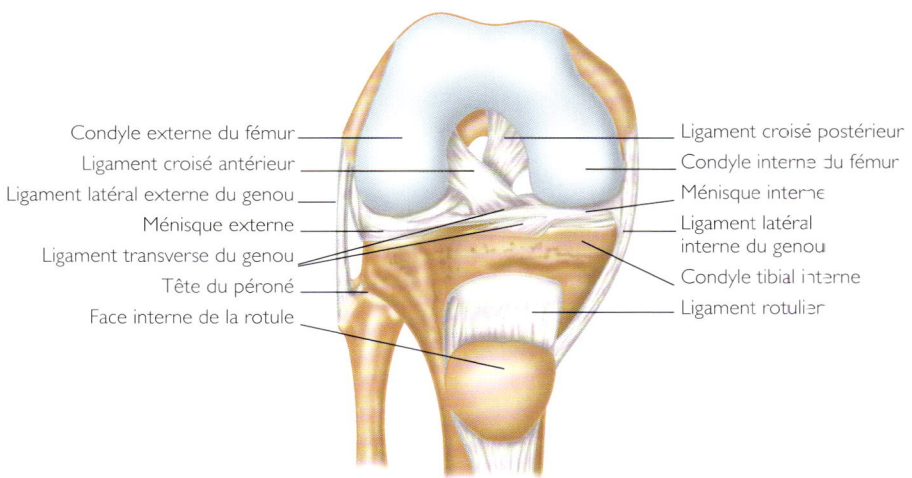

Condyle externe du fémur
Ligament croisé antérieur
Ligament latéral externe du genou
Ménisque externe
Ligament transverse du genou
Tête du péroné
Face interne de la rotule

Ligament croisé postérieur
Condyle interne du fémur
Ménisque interne
Ligament latéral interne du genou
Condyle tibial interne
Ligament rotulien

L'articulation du genou, jambe droite, vue antérieure.

La synoviale est une membrane qui entoure et étanchéifie la totalité de la capsule articulaire du genou et secrète le liquide synovial qui nourrit, lubrifie et protège les cartilages de cette articulation.

Les bourses séreuses sont de petites poches remplies de liquide synovial. Elles ont pour rôle de protéger les os, les tendons et les ligaments du genou. Elles sont présentes en grand nombre tout autour du genou et, certaines d'entre elles sont même directement liées à la membrane synoviale de cette articulation. Les plus importantes d'entre elles, du point de vue clinique, sont la bourse sous-quadricipitale, la bourse prérotulienne profonde (à l'avant), la bourse du poplité (à l'arrière), et la bourse de la patte d'oie (côté interne).

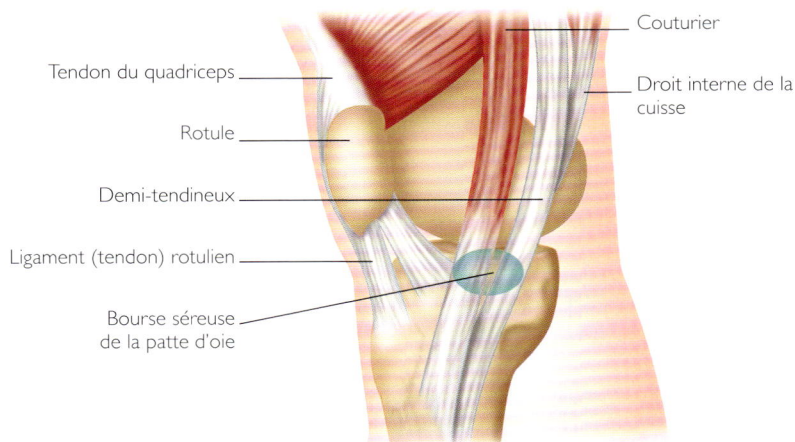

Tendon du quadriceps
Rotule
Demi-tendineux
Ligament (tendon) rotulien
Bourse séreuse de la patte d'oie

Couturier
Droit interne de la cuisse

L'articulation du genou, vue médiale.

ANATOMIE DES BLESSURES DU SPORTIF

Les muscles qui encadrent l'articulation du genou ont pour tâche de permettre la mobilité de la cuisse et de la jambe, ainsi que d'assurer la stabilité du genou. Les muscles majeurs de la face antérieure de la cuisse sont le muscle du couturier et le quadriceps, qui inclut les muscles : droit antérieur, vaste interne, vaste externe et le crural. Les muscles majeurs de la face postérieure de la cuisse sont regroupés sous le nom de « ischio-jambiers » et sont : le biceps crural, le demi-membraneux et le demi-tendineux.

Les muscles de la face médiale (interne) de la cuisse sont le pectiné, le droit interne et les adducteurs qui comprennent le petit adducteur, le moyen adducteur et le grand adducteur. Sur la face latérale (externe) de la cuisse se trouvent les muscles tenseurs du fascia latta, et les muscles fessiers petit, moyen et grand. Enfin, les muscles majeurs de la jambe sont le jambier antérieur (devant) et, sur la face postérieure, le gastrocnémien (jumeaux) et le soléaire.

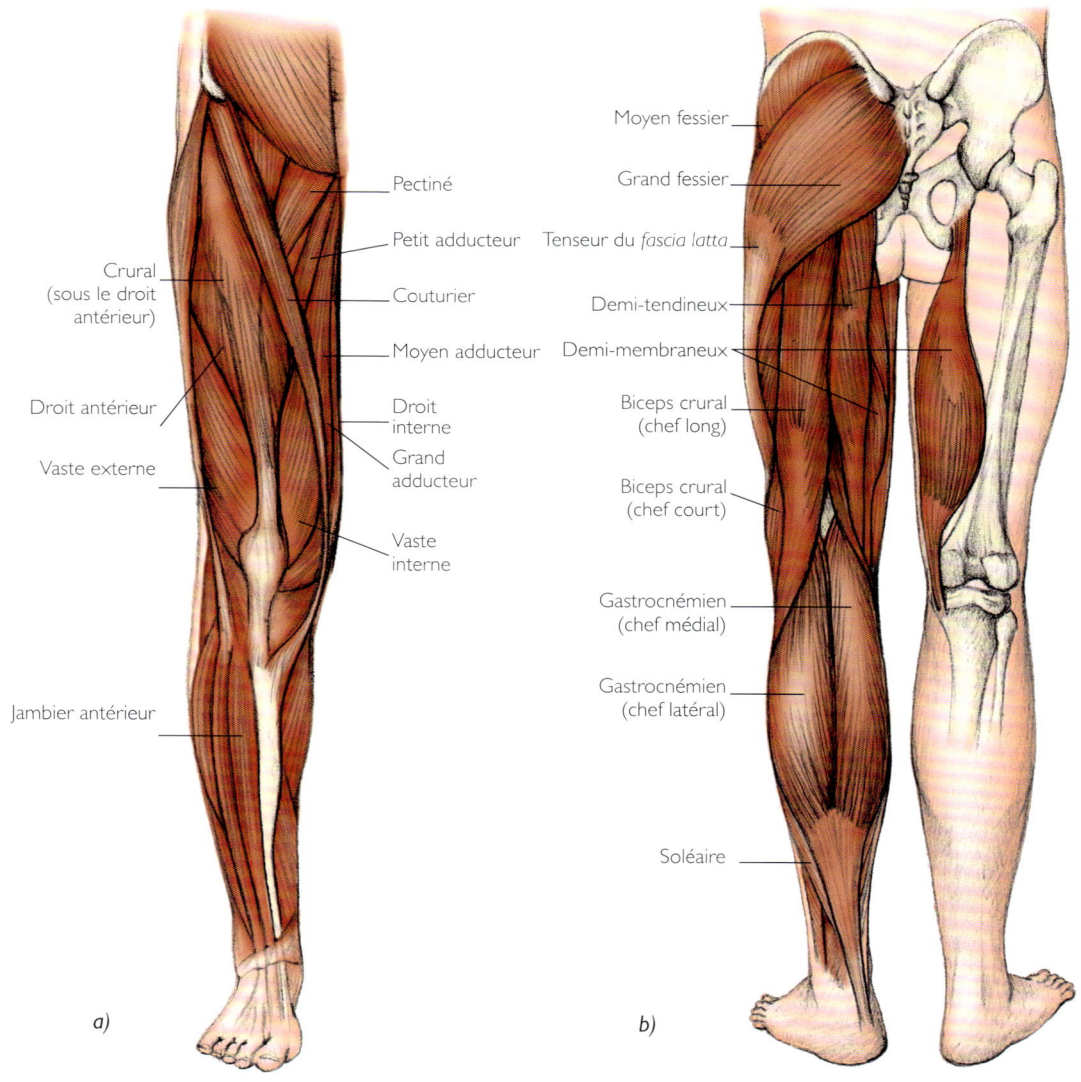

La jambe ; a) vue antérieure, b) vue postérieure.

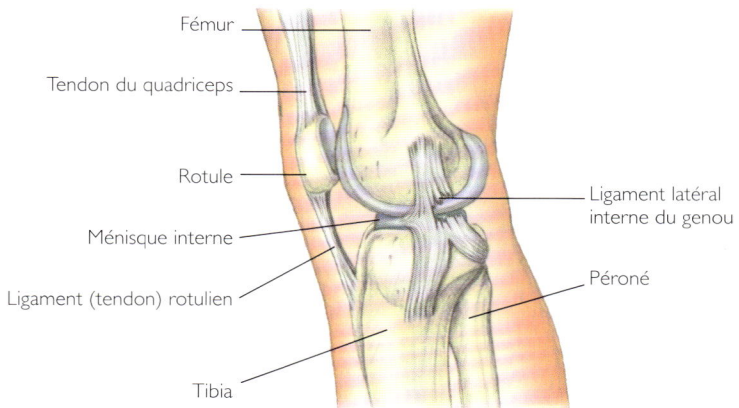

Fémur

Tendon du quadriceps

Rotule

Ménisque interne

Ligament (tendon) rotulien

Tibia

Ligament latéral interne du genou

Péroné

Les ligaments sont des tissus conjonctifs fibreux et solides, qui ont pour fonction de relier les os entre eux, de renforcer et de stabiliser les articulations. Les entorses du ligament collatéral médial (interne) du genou impliquent une élongation ou des déchirures de ce ligament. Celles-ci sont généralement dues à de trop grandes forces infligées à la face externe du genou, comme lors d'un tacle au football ou au rugby.

Le ligament collatéral médial est l'un des quatre ligaments qui assurent l'intégrité de l'articulation du genou. Il a la forme d'une large bande d'environ 12 centimètres de long, et s'étend sur la face interne du genou, en partant de l'épicondyle interne du fémur, pour aller s'ancrer sur la face interne du condyle du tibia. Certaines de ses fibres viennent se fusionner avec le ménisque interne. Ce ligament est conçu pour assurer le maintien de la face médiale (interne) du genou. Conséquemment, une force s'appliquant contre la face externe du genou a pour effet d'infliger au ligament collatéral interne une élongation, qui en fonction de la force imprimée, peut provoquer une simple élongation, une rupture partielle de ses fibres, ou une rupture totale du tendon.

Causes les plus fréquentes

Les forces imprimées contre la face latérale (externe) du genou.

Signes et symptômes

Des douleurs au niveau de la face interne du genou, des gonflements et une sensibilité accrue au toucher, ainsi qu'une instabilité de l'articulation et des douleurs provoquées par le soulèvement de charges.

Complications en l'absence de soins

Ce ligament, dans de très rares cas, peut se réparer tout seul en l'absence de soins médicaux. Mais le plus souvent, on verra s'aggraver l'entorse et s'installer des douleurs et une instabilité permanente de l'articulation. Continuer à pratiquer le sport sur une telle blessure peut bien entendu provoquer des lésions au niveau des autres tendons de l'articulation du genou, du fait de l'instabilité due à la faiblesse du ligament collatéral médial.

Traitement immédiat

Appliquez le régime R.G.C.E.C., immobilisez la jambe, et administrez des anti-inflammatoires.

Rééducation et prévention

En fonction de la sévérité de l'entorse, un peu de repos puis un retour très progressif à l'activité peuvent parfois suffire. Pour les cas un peu plus sévères, il est parfois recommandé de porter une genouillère de soutien pendant les phases de rééducation et de retour graduel à l'activité. Dans les cas les plus sérieux, le temps d'immobilisation et d'abstention de toute activité sportive est nettement plus long. Ensuite, au fur et à mesure que l'on retrouve l'amplitude du mouvement, on peut faire appel à un vélo d'appartement ou à toute autre machine de musculation, pour préparer tout en douceur un progressif retour à l'activité. En termes de prévention, développer une force suffisante du quadriceps, un bon conditionnement de ce muscle, et effectuer un échauffement complet avant la pratique d'une activité susceptible d'infliger de fortes contraintes ou des coups au niveau du genou et du quadriceps, peuvent ensemble vous éviter de subir une telle blessure.

Pronostic à long terme

Le ligament collatéral médial guérit généralement bien, et ce sans limitation résiduelle du mouvement, bien qu'il puisse demeurer une certaine laxité de la face interne du genou. Les cas nécessitant une intervention chirurgicale pour réparer le tendon sont très rares. Enfin, il arrive parfois que le ménisque interne subisse des déchirures lors d'une entorse du ligament collatéral médial, ce qui peut amener à une réparation chirurgicale.

081 : ENTORSE DU LIGAMENT CROISÉ ANTÉRO-EXTERNE DU GENOU

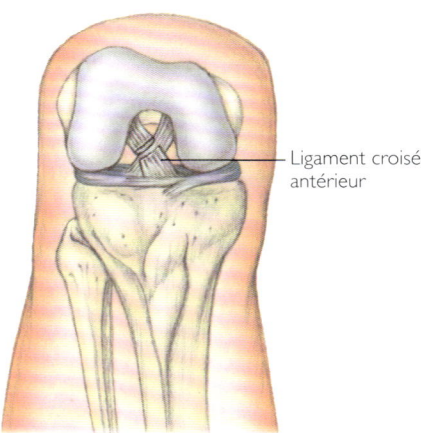

Ligament croisé antérieur

Le ligament croisé antéro-externe est l'un des quatre ligaments majeurs du genou, et a pour rôle d'en assurer la stabilité frontale. Ce ligament est souvent blessé dans les sports nécessitant de fréquents changements de direction, ou dans lesquels le genou est exposé aux chocs frontaux. Le football, la crosse, le rugby et bien d'autres activités réclamant de vifs et nombreux changements de direction, produisent souvent des entorses du ligament croisé antéro-externe. Cette entorse se produit le plus fréquemment lorsque le genou pivote alors que le pied reste « planté » par terre. Les signes qui accompagnent immédiatement une telle entorse sont une douleur extrême et un gonflement rapide de la face antéro-externe du genou.

Le ligament croisé antéro-externe part de la région inter-condylienne, s'étend obliquement vers le haut, l'extérieur et l'arrière, pour aller s'attacher à la face interne du condyle fémoral latéral (externe). Il a pour fonction d'empêcher les déplacements postérieurs du fémur par rapport au tibia, et contrôle aussi l'hyper-extension du genou. « Planter » le pied dans le sol en maintenant l'alignement du tibia, alors que le genou se voit imprimer une forte rotation, représente une combinaison qui peut provoquer des déchirures du tendon croisé antéro-externe. Cela peut aller de déchirures mineures aux plus sévères des ruptures complètes du ligament. Enfin, le ligament croisé antéro-externe peut également subir des déchirures sous l'effet d'un coup violent contre le genou ; mais dans ce cas, il y a de fortes chances pour que les autres ligaments du genou et/ou le ménisque se trouvent aussi lésés.

Causes les plus fréquentes
Les violentes rotations du genou lorsque le pied ne peut suivre le mouvement, et occasionnellement, les coups puissants infligés au genou, aggravés aussi lorsque le pied se trouve fixé.

Signes et symptômes
Une douleur immédiate qui peut disparaître, un gonflement et une instabilité de l'articulation du genou, plus particulièrement au niveau du tibia.

Complications en l'absence de soins
Laissée sans soins, cette entorse peut ne pas guérir correctement. Dès lors, l'instabilité de l'articulation peut engendrer des blessures au niveau des autres ligaments du genou. Des douleurs chroniques peuvent ainsi s'installer, accompagnées d'instabilité et de limitations du mouvement.

Traitement immédiat
Appliquez le régime R.G.C.E.C., immobilisez la jambe, et recherchez une immédiate consultation auprès d'un médecin du sport.

Rééducation et prévention
Lorsque l'on commence à retrouver la force et la stabilité du genou et que la douleur disparaît, on peut progressivement envisager la reprise d'une activité sportive, comme le vélo d'appartement par exemple. Il est important que la rééducation s'attache à retrouver l'amplitude du mouvement et à un renforcement musculaire. La natation est un sport qui n'inflige pas de charge et qui permet ainsi de s'exercer jusqu'à ce que la force musculaire soit pleinement retrouvée, sans heurts pour le ligament en voie de guérison. En prévention, le renforcement du quadriceps, des ischio-jambiers, des muscles du mollet et un bon échauffement précédant l'activité à haut risque d'impact, participent à protéger le ligament croisé antéro-externe, pour lui éviter de subir ce type de dégât.

Pronostic à long terme
Les entorses du ligament croisé antéro-externe qui impliquent une rupture complète nécessitent une intervention chirurgicale, pour « recoller » le ligament. Les entorses mineures peuvent, elles, généralement guérir complètement sans recours à la chirurgie. D'une manière générale, le retour à l'activité peut s'avérer un processus assez long, et il faut s'attendre à connaître quelques limitations dans les mouvements du genou.

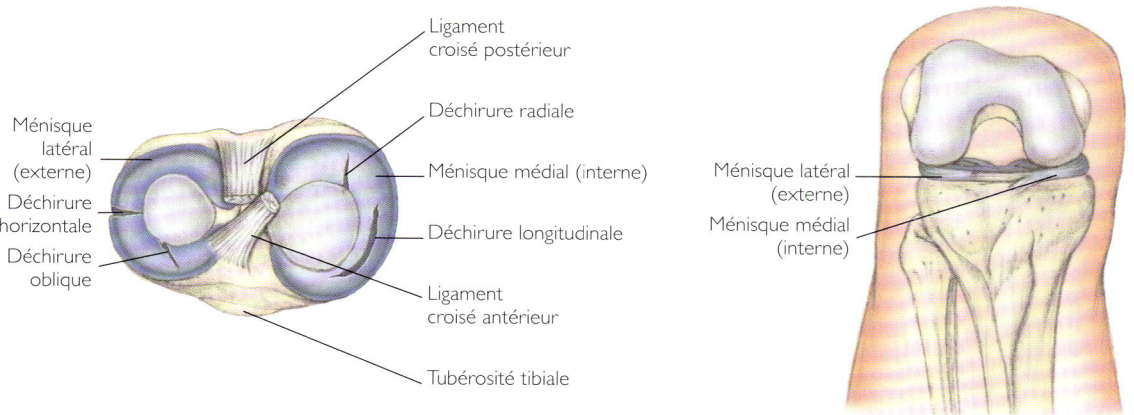

Les ménisques sont des disques de fibrocartilage ayant pour rôle d'amortir l'articulation du genou. La déchirure d'un ménisque peut se produire lorsque le genou est violemment vrillé, mais aussi en même temps qu'une autre blessure, telle qu'une entorse des ligaments articulaires par exemple. La malheureuse triade se produit lorsqu'un coup violent vient frapper la face externe du genou et provoque une déchirure du ligament collatéral médial, du ligament croisé antéro-externe, et du ménisque.

Les ménisques sont en réalité deux éléments distincts : le ménisque médial et le ménisque latéral. Le ménisque médial est localisé au niveau du plateau médial du tibia, tandis que le ménisque latéral repose sur le plateau latéral du tibia. Chacun de ces ménisques se présente sous la forme d'un C, et assure le rôle d'un tampon : ils servent à protéger les extrémités du fémur et du tibia, se comportant comme des amortisseurs. Les ménisques participent à répartir le poids de manière égale sur toute l'articulation. Une vrille violente imprimée au genou, surtout lorsque celui-ci est fléchi, peut provoquer la déchirure de l'un des deux ménisques. Cela se produit souvent dans les sports qui nécessitent de « planter » fortement le pied au sol pour changer brusquement de direction. Pour finir, il faut savoir que le ménisque médial (interne) est bien plus souvent blessé que le ménisque latéral (externe). C'est dû au fait que les attaches de ce dernier sont plus courtes et plus fermes, ce qui réduit fortement son amplitude de mouvement.

Causes les plus fréquentes
Les vrilles violentes infligées au genou, plus particulièrement lorsque le genou est fléchi ; mais aussi en « accompagnement » d'autres blessures telles que les entorses du genou par exemple.

Signes et symptômes
Des douleurs au niveau du genou et parfois un gonflement de la région, ainsi que des blocages ou des accrocs dans les mouvements de cette articulation.

Complications en l'absence de soins
Les corps libres arrachés du ménisque déchiré, et les saillies laissées par la déchirure peuvent, lorsque cette blessure n'est pas correctement soignée, venir provoquer une usure prématurée des bords cartilagineux recouvrant les extrémités du fémur, du tibia, ou de la rotule. À force, cela peut engendrer des pathologies arthritiques et une accumulation de liquide dans l'articulation.

Traitement immédiat
Appliquez le régime R.G.C.E.C. et administrez des anti-inflammatoires.

Rééducation et prévention
Une fois que le ménisque déchiré est guéri, il est important de travailler au renforcement des muscles de la région, afin d'éviter que ne se reproduise une telle déchirure. En effet, de puissants quadriceps et ischio-jambiers sont en mesure de mieux protéger le genou, limitant les mouvements violents de vrille qui causent les déchirures. D'un autre côté, ces muscles devraient aussi être régulièrement étirés, car des muscles raides peuvent être la cause d'autres problèmes au niveau du genou. Enfin, lorsque le ménisque atteint est guéri, on encourage généralement le travail en charge (avec poids) ; néanmoins, comme lors de tout retour à l'exercice, cela doit impérativement se faire de manière progressive et graduelle.

Pronostic à long terme
Les déchirures des ménisques nécessitent une intervention chirurgicale connue sous le nom d'arthroscopie, qui vise à retirer du genou tous les débris occasionnés par la déchirure. Le corps du ménisque est généralement laissé en place. Dès lors, la plupart des déchirures des ménisques guérissent complètement, et sans laisser de séquelles à long terme.

083 : BURSITE

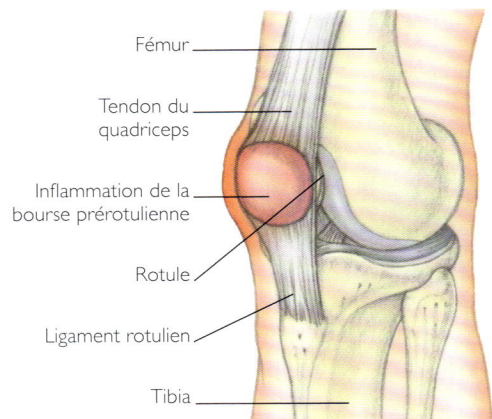

Fémur

Tendon du quadriceps

Inflammation de la bourse prérotulienne

Rotule

Ligament rotulien

Tibia

Les bursites sont des atteintes qui peuvent être douloureuses, particulièrement lorsqu'elles concernent le genou, du fait que cette articulation doit supporter de grosses charges en termes de poids. Le rôle des bourses séreuses consistant à lubrifier les endroits de friction au niveau de l'articulation, une inflammation les touchant engendre des douleurs lors du port de charges, de la flexion et de l'extension du genou. Enfin, il faut savoir que le genou présente en moyenne quatorze bourses séreuses.

Une bourse séreuse est une sorte de « sac » rempli d'un liquide visqueux. La bourse séreuse profonde est formée par la capsule articulaire du genou, la bourse séreuse sous-quadricipitale est la plus volumineuse des bourses du corps. Les trois bourses séreuses les plus importantes du genou sont la bourse prérotulienne sous-cutanée, située entre la peau et l'aspect antérieur de la rotule, la bourse sous-rotulienne superficielle, située sous la peau et au-dessus du ligament (tendon) rotulien, ainsi que la bourse prétibiale, localisée, elle, entre le ligament (tendon) de la rotule et la face antérieure de la tubérosité tibiale. Enfin, la bourse séreuse ansérine de la jambe est, elle, localisée à la partie inférieure interne du genou, à l'endroit où viennent s'ancrer les muscles demi-tendineux, couturier, et droit interne de la cuisse. La bourse séreuse prérotulienne est celle qui est le plus souvent blessée, du fait de sa localisation superficielle. Conséquemment, le fait de s'agenouiller régulièrement, ainsi que les impacts fréquents, peuvent aisément l'endommager. Les bourses sous-rotuliennes sont, elles, souvent endommagées par les frictions répétitives infligées au ligament (tendon) rotulien, qui accompagnent les sauts et leur réception. Enfin, la bourse ansérine de la jambe est moins souvent blessée. On peut toutefois l'endommager en portant des charges trop lourdes sur l'intérieur du genou, comme pour les personnes qui souffrent d'un alignement postural décalé, mais aussi en portant des chaussures trop grandes ou trop usées pour courir. Les bourses séreuses peuvent aussi connaître des gonflements en résultat d'un épanchement de synovie de l'articulation du genou, comme c'est le cas dans les bursites poplitées, encore connues sous le nom de kyste poplité.

Causes les plus fréquentes

Les pressions ou traumatismes répétitifs infligés aux bourses séreuses, ainsi que les frictions répétitives entre la bourse et le tendon ou l'os.

Signes et symptômes

Des douleurs et une sensibilité accrue au toucher ; de légers gonflements dus à l'épanchement du liquide séreux ; une perte d'amortissement de l'articulation ; des douleurs et raideurs lorsque l'on s'agenouille ou que l'on descend des escaliers.

Complications en l'absence de soins

Lorsque l'on laisse cette atteinte s'installer, et que l'on permet à la bourse concernée de se déchirer et de perdre son liquide, elle ne peut plus assurer son rôle de tampon lubrificateur. L'épanchement des liquides séreux peut aussi générer une limitation de l'amplitude du mouvement du genou.

Traitement immédiat

Appliquez le régime R.G.C.E.C et administrez des anti-inflammatoires.

Rééducation et prévention

Le renforcement des muscles entourant le genou permet de consolider l'articulation, et l'accroissement de la souplesse permet de limiter les pressions que les tendons infligent aux bourses qui en lubrifient les frictions. Lorsque l'activité pratiquée nécessite de longues et répétitives positions accroupies ou agenouillées, le fait de se ménager de fréquentes périodes de repos permet de limiter les risques de lésions au niveau des bourses séreuses. Enfin, il est essentiel de découvrir les causes originelles de cette blessure, comme un mauvais alignement postural, ou l'utilisation d'équipements mal adaptés, si l'on veut éviter que cette atteinte ne se reproduise.

Pronostic à long terme

Lorsqu'elles sont correctement soignées, les bursites ne sont pas des atteintes longues. Il peut parfois s'avérer nécessaire de ponctionner le liquide séreux qui s'est épanché.

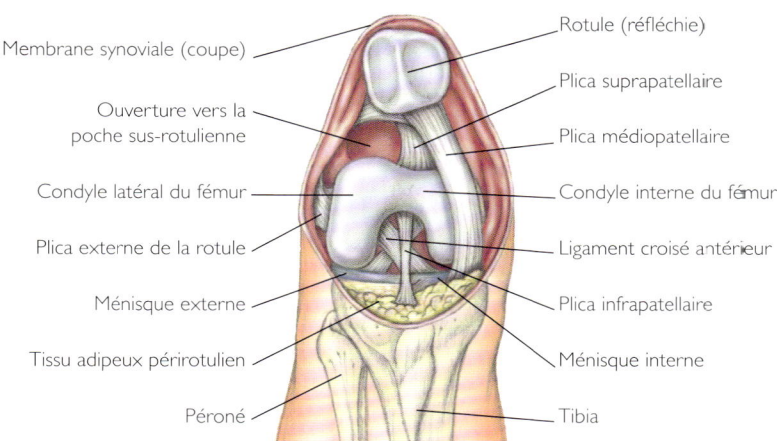

Membrane synoviale (coupe)
Ouverture vers la poche sus-rotulienne
Condyle latéral du fémur
Plica externe de la rotule
Ménisque externe
Tissu adipeux périrotulien
Péroné

Rotule (réfléchie)
Plica suprapatellaire
Plica médiopatellaire
Condyle interne du fémur
Ligament croisé antérieur
Plica infrapatellaire
Ménisque interne
Tibia

La plica synoviale est une fine membrane fibreuse rémanente de la période de développement du genou. La plica, lors de la période fœtale, divise le genou en trois compartiments distincts, avant de se rompre pour ne plus former qu'un seul compartiment protecteur. Cette plica, ou frange synoviale, peut s'enflammer sous l'effet de frictions, ou d'un pincement entre la rotule et le fémur. Cette blessure se produit souvent lorsque l'on impose une forte contrainte au genou, alors qu'il se trouve en flexion.

Lors du développement du fœtus, le genou est divisé en trois compartiments distincts. Au stade maximal de développement, ces trois compartiments n'en font plus qu'un, entouré par une membrane protectrice appelée membrane synoviale. La plupart des gens possèdent quelques bouts rémanents de ces membranes originelles. Elles sont généralement situées du côté interne du genou, et ne posent généralement pas de problèmes. Lorsqu'une friction ou un pincement entre le fémur et la rotule viennent irriter l'un de ces restes de membrane, elle s'enflamme et s'épaissit, ce qui augmente la friction, créant un cercle vicieux.

Causes les plus fréquentes

Les traumatismes infligés à un genou en flexion, et les contraintes répétitives, plus particulièrement lorsque celles-ci concernent l'aspect interne du genou, comme lors de la pratique du cyclisme.

Signes et symptômes

Des douleurs et une sensibilité accrue au toucher dans la région de la plica.

Complications en l'absence de soins

Lorsque cette atteinte est laissée sans soins, la plica synoviale continue à s'enflammer et limite de plus en plus la flexion du genou. La douleur peut par ailleurs amener à modifier la démarche et engendrer des usures et des blessures en d'autres endroits.

Traitement immédiat

Réduire l'activité, appliquer le régime R.G.C.E.C., et administrer des anti-inflammatoires.

Rééducation et prévention

Le renforcement musculaire des quadriceps et ischio-jambiers permet de réduire la pression subie par les brides synoviales. D'autre part, l'assouplissement de l'ensemble de la jambe peut aussi participer à réduire les frictions qui irritent les plicae. Enfin, l'utilisation d'équipements adaptés, surtout pour ce qui est des chaussures, peut non seulement limiter l'irritation des brides synoviales, mais peut encore forcer le genou à revenir dans un alignement plus normal.

Pronostic à long terme

Une fois que les douleurs ont disparu, on peut reprendre progressivement l'activité. Il est très rare qu'une intervention chirurgicale soit nécessaire pour soigner cette blessure et éliminer les derniers bouts de brides synoviales. À ce titre, on ne connaît pas de conséquences négatives à l'ablation de ces restes de brides, et l'athlète, une fois opéré, peut reprendre tout à fait normalement son sport de prédilection.

085 : SYNDROME D'OSGOOD-SCHLATTER (APOPHYSITE TIBIALE ANTÉRIEURE)

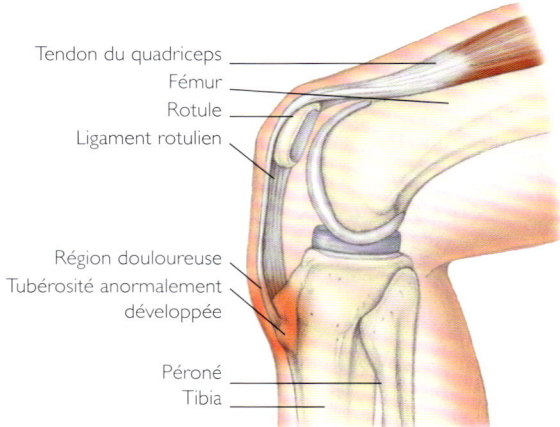

Tendon du quadriceps
Fémur
Rotule
Ligament rotulien
Région douloureuse
Tubérosité anormalement développée
Péroné
Tibia

Le syndrome d'Osgood-Schlatter est une blessure par arrachement touchant l'apophyse tibiale, la tubérosité située à l'extrémité antéro-inférieure du genou, à l'endroit où vient s'ancrer le ligament (tendon) rotulien. Cette atteinte touche plus particulièrement les jeunes gens, surtout les garçons entre 10 et 15 ans, et bien plus fréquemment le genou gauche que le genou droit. Les tensions, contractures et les contraintes répétitives infligées aux quadriceps peuvent générer des inflammations et des douleurs. Il existe une atteinte similaire, le syndrome Larsen-Johansson, qui affecte, lui, le bord inférieur de la rotule, pouvant aussi y générer des douleurs et une sensibilité accrue au toucher. Ces deux blessures se soignent de manière très similaire.

Le ligament (tendon) de la rotule s'attache à la rotule et descend s'ancrer sous le genou, sur la tubérosité tibiale. Les os d'un squelette en plein développement ne sont pas aussi solides que ceux d'un adulte. De ce fait, les forces exercées par le ligament rotulien au niveau de son ancrage sur le tibia, peuvent y provoquer de petites fractures en avulsion, entraînant elles-mêmes des inflammations et des douleurs. Si le corps tente de réparer les dégâts en fabriquant plus de matière osseuse, cela se traduit par l'apparition d'une excroissance osseuse se développant juste en dessous du genou. Ce phénomène est bien entendu exacerbé par les poussées de croissance chez les jeunes, car la croissance des os est souvent plus importante que celle des muscles qui s'y attachent, avec pour effet de générer des tensions musculaires. En retour, ces tensions musculaires infligent des efforts supplémentaires aux tendons. Courir, sauter et délivrer des coups de pied nécessite d'incessantes et répétitives contractions et décontractions, qui ont pour effet d'infliger de fortes contraintes au niveau de l'ancrage du quadriceps sur le tibia.

Causes les plus fréquentes

Les contractures musculaires dues aux poussées de croissance, les blessures précédentes du genou, ainsi que les contractions fortes et répétitives des quadriceps.

Signes et symptômes

Des douleurs s'aggravant à la pleine extension de la jambe ou au fléchissement, un gonflement au niveau de la tubérosité tibiale juste en dessous du genou, ainsi que des rougeurs et des inflammations de la peau juste sous le genou.

Complications en l'absence de soins

Si cette blessure n'est pas correctement soignée, les douleurs et l'inflammation ne cessent de progresser, et l'on peut s'attendre à voir diminuer la masse musculaire du quadriceps. Dans de rares cas, un syndrome d'Osgood-Schaltter non-soigné peut mener à une fracture en avulsion totale du tibia.

Traitement immédiat

Appliquez le régime R.G.C.E.C. et administrez des anti-inflammatoires.

Rééducation et prévention

La plupart des cas de syndrome d'Osgood-Schlatter répondent parfaitement bien au repos suivi d'une rééducation équitablement constituée de renforcement musculaire du quadriceps et d'assouplissement de la jambe. Bien entendu, il est fortement recommandé de limiter les activités qui déclenchent ou aggravent l'atteinte, durant toute la période de convalescence. En termes de prévention, l'augmentation progressive des efforts demandés au genou et un échauffement complet peuvent éviter l'apparition d'une telle blessure.

Pronostic à long terme

Cette atteinte tend à guérir seule, au fur et à mesure que l'os se renforce et prend de la maturité. Les douleurs et l'inflammation disparaissent en laissant rarement des effets à long terme. Il existe de rares cas où il s'avère nécessaire d'avoir recours à des injections de corticostéroïdes pour aider la récupération.

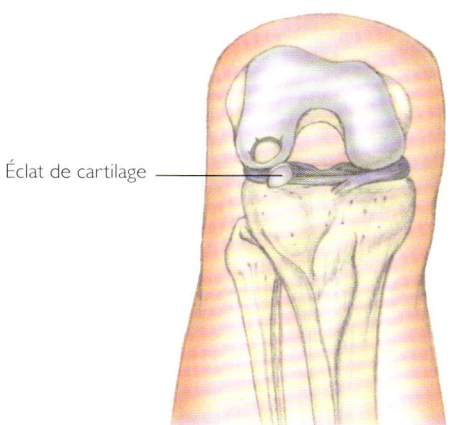

Éclat de cartilage

L'ostéochrondite disséquante (corps libres dans l'articulation) se produit lorsqu'un fragment d'os, adjacent à la surface articulaire d'une articulation, est privé d'approvisionnement en sang. Cela engendre une nécrose avasculaire. Cette nécrose entraîne une friabilité du cartilage, qui s'émiette, libérant de petits bouts de cartilage. Si l'un de ces petits morceaux se retrouve à l'intérieur de la cavité articulaire, il peut provoquer des inflammations et des douleurs. Bien que ce phénomène puisse intéresser de nombreuses articulations, il se produit néanmoins beaucoup plus souvent au niveau des genoux, plus particulièrement chez les hommes âgés de 10 à 20 ans.

À leurs extrémités, les os sont recouverts de cartilage, dont le rôle consiste à protéger ces os de l'usure. Si l'approvisionnement sanguin de cette région cesse pour une raison ou une autre, telle qu'une blessure ancienne, le cartilage devient dur et friable. Les impacts ou de fortes sollicitations peuvent alors l'amener à se casser par endroits. Si les petits bouts restent attachés à l'os, cela ne pose aucun problème. En revanche, lorsque l'un de ces petits bouts vient à tomber dans la cavité de l'articulation, il y engendre une sensation d'instabilité, ainsi qu'un claquement ou un blocage passager de l'articulation. Cela a pour résultat de provoquer une usure anormale et prématurée du genou.

Causes les plus fréquentes

Une perte de l'approvisionnement sanguin affectant l'extrémité de l'os et le cartilage qui s'y attache, les impacts que subit l'articulation et qui provoquent une déchirure ou une rupture du cartilage, ainsi que les sollicitations répétitives qui assèchent le cartilage et le rendent friable et cassant.

Signes et symptômes

Des douleurs diffuses et des gonflements, surtout lors de la mise en activité ; des raideurs apparaissant au repos ; des claquements dans l'articulation et un affaiblissement de celle-ci ; des claquements aléatoires lorsqu'un petit bout d'os ou de cartilage est libre dans l'articulation et qu'il se coince de temps en temps.

Complications en l'absence de soins

Si l'atteinte n'est pas correctement soignée, les corps libres continuent à provoquer des dégâts au niveau des surfaces internes de l'articulation, ce qui peut engendrer à terme l'apparition d'arthrite dégénérative. Les morceaux libres peuvent aussi déchirer ou creuser des sillons dans les tissus cartilagineux de l'articulation.

Traitement immédiat

Mettre au repos l'articulation et consulter un professionnel de la médecine du sport. Immobiliser la jambe et administrer des anti-inflammatoires. Le diagnostic le plus sûr se fait grâce à une radio du genou.

Rééducation et prévention

Le renforcement des muscles entourant l'articulation peut aider à mieux soutenir l'articulation durant l'exercice. Il est aussi recommandé de diminuer le temps durant lequel on effectue des tâches répétitives impliquant les genoux. Le traitement des blessures antérieures est fortement conseillé si l'on désire que l'alimentation en sang ne soit pas interrompue dans la région. Enfin, limiter les activités générant de la douleur et retourner progressivement à l'entraînement.

Pronostic à long terme

Si le morceau de cartilage cassé ne se sépare pas de l'os, il peut alors guérir tout seul. En revanche, s'il se détache et qu'il vient se loger dans l'articulation et que l'organisme n'arrive pas à le dissoudre, il peut s'avérer nécessaire d'avoir recours à une intervention chirurgicale pour le retirer. Un retour à l'activité sans séquelle est attendu chez la plupart des jeunes sportifs ayant connu cette atteinte. Chez les athlètes plus âgés, il faut savoir que le développement d'une arthrite dégénérative est un « produit dérivé » de l'ostéochrondite disséquante.

087 : SYNDROME FÉMORO-PATELLAIRE

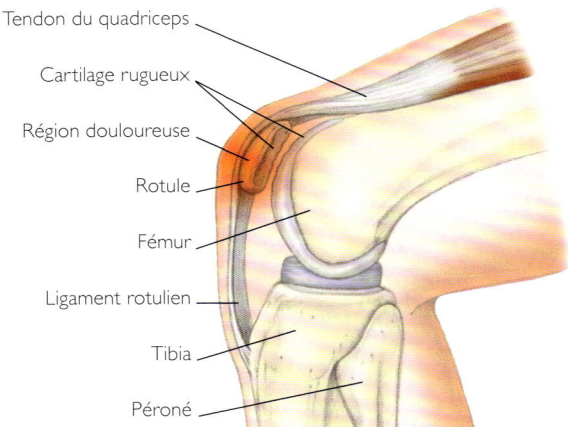

Tendon du quadriceps
Cartilage rugueux
Région douloureuse
Rotule
Fémur
Ligament rotulien
Tibia
Péroné

Les douleurs de la rotule (patella), particulièrement celles qui apparaissent après avoir été longtemps assis ou après avoir couru en descente, peuvent être le résultat d'une atteinte relativement courante appelée syndrome fémoro-patellaire. Ce type de douleur peut être le résultat d'un mouvement incorrect de la rotule sur le fémur, ou de tensions des tendons. Lorsque cette atteinte se manifeste, elle peut entraîner une inflammation des cartilages articulaires situés sous la rotule, ce qui peut mener à une autre affection connue sous le nom de chondromalacie patellaire. Enfin, cette condition se produit plus communément chez les femmes.

La rotule est un petit os sésamoïde triangulaire inséré au sein même du tendon du quadriceps pour former l'aspect antérieur du genou. Au-dessus, il s'attache au tendon du quadriceps, et en dessous, au ligament (tendon) rotulien. Mobile, la rotule glisse le long du sillon fémoral situé entre les condyles fémoraux, pour former l'articulation patello-fémorale. L'angle formé par les deux lignes de traction du muscle quadriceps et du ligament (tendon) rotulien est appelé angle Q. Lorsque la rotule se décale, ne fût-ce qu'un tout petit peu de son axe de mouvement, elle peut provoquer des douleurs et des irritations. Cela dit, les tendons trop tendus peuvent aussi entraîner l'inflammation des tissus locaux.

Causes les plus fréquentes
Un défaut d'alignement structurel, des chaussures usées ou inadaptées lorsque l'on court, des quadriceps faibles ou trop raides, ainsi que les déboîtements chroniques de la rotule.

Signes et symptômes
Des douleurs sous la rotule, qui s'aggravent après une longue période assise ou lorsque l'on marche en descente, des claquements ou des sensations de grincement lorsque l'on fléchit le genou, ainsi que des douleurs sourdes au centre du genou.

Complications en l'absence de soins
Si l'inflammation due à cette atteinte n'est pas soignée, elle peut s'aggraver et entraîner des dommages permanents des tissus environnants. Lorsque les tendons sont touchés par l'inflammation, ils peuvent à terme finir par rompre. Enfin, les cartilages situés sous la rotule peuvent aussi être victimes de la propagation de l'inflammation.

Traitement immédiat
Mettez le genou au repos, ce qui peut être fait en réduisant la durée et l'intensité des efforts qui lui sont demandés, appliquez de la glace et administrez des anti-inflammatoires.

Rééducation et prévention
La rééducation suivant cette atteinte commence par le renforcement et l'assouplissement des muscles quadriceps. Ensuite, lorsque l'on désire reprendre l'entraînement après disparition des douleurs, il est recommandé de commencer de manière douce et progressive, pour en accroître l'intensité de manière graduelle, en limitant les stress répétitifs infligés au genou. Enfin, un échauffement complet préalable à l'entraînement peut éviter de voir cette douleur se manifester à nouveau.

Pronostic à long terme
Avec un traitement médical complet, il est extrêmement rare que le syndrome fémoro-patellaire laisse des effets indésirables à long terme. Si toutefois la condition ne répondait pas aux traitements classiques, il peut être nécessaire d'avoir recours à une intervention chirurgicale.

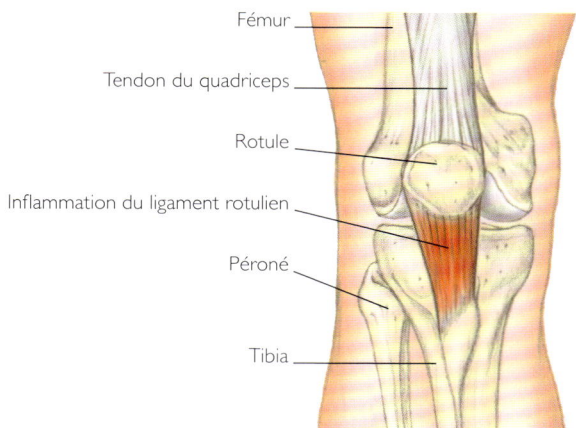

Fémur
Tendon du quadriceps
Rotule
Inflammation du ligament rotulien
Péroné
Tibia

Les sports et autres activités nécessitant des sauts répétitifs, comme le basketball ou le volleyball, peuvent engendrer une tendinite rotulienne, encore connue sous le nom de « genou du sauteur ». En effet, avec le temps, les contraintes infligées au ligament (tendon) rotulien, finissent par y provoquer une inflammation et des douleurs. Ces douleurs sont généralement ressenties juste en dessous de la rotule.

La tendinite rotulienne affecte la jonction tendino-osseuse du tendon du quadriceps, à l'endroit où il s'ancre sur la face supérieure de la rotule, ainsi que celle du ligament (tendon) rotulien, à l'endroit où il s'ancre sur l'aspect inférieur de la rotule, et enfin au niveau de son attache sur la tubérosité tibiale. Si la douleur est généralement localisée au niveau du ligament (tendon) rotulien lui-même, elle peut parfois se manifester dans la zone de l'ancrage de ce ligament (tendon), au niveau de la tubérosité tibiale. Les fonctions du ligament (tendon) rotulien consistent d'une part à étendre la jambe, et d'autre part à encaisser les chocs provoqués par la réception d'un saut. Dans ce dernier cas, le ligament rotulien est obligé de s'étendre pour soutenir l'action du quadriceps qui se tend pour ralentir la flexion du genou. Ces stress répétitifs peuvent sur la durée provoquer des microlésions du tendon, qui a terme engendrent une inflammation de ce dernier. Enfin, les flexions et extensions répétitives des genoux, peuvent elles aussi infliger d'importants stress au ligament (tendon) rotulien, plus spécialement si ce dernier ne glisse pas correctement le long de son sillon.

Causes les plus fréquentes

Les actions répétées de sauts et de réceptions, la course à pied, les coups de pied, ainsi que les lésions antérieures mal soignées.

Signes et symptômes

Des douleurs et une inflammation du ligament (tendon) rotulien, essentiellement dues aux flexions répétitives ou excentriques du genou, à d'incessants agenouillements ; ainsi que des gonflements et une sensibilité accrue de la région.

Complications en l'absence de soins

Comme pour toutes les tendinites, si l'inflammation est laissée sans soins, la tendinite rotulienne peut s'aggraver par accroissement de l'irritation du ligament (tendon). Ceci favorise l'aggravation de l'inflammation et établi un cercle vicieux qui peut, à terme, mener à la rupture du ligament (tendon) et à des dommages aux tissus environnants.

Traitement immédiat

Appliquez le régime R.G.C.E.C et administrez des anti-inflammatoires.

Rééducation et prévention

L'étirement et l'assouplissement des quadriceps, ischio-jambiers et muscles du mollet, sont à même de réduire les pressions infligées au ligament (tendon) rotulien. Il est par ailleurs essentiel que pendant la rééducation, une attention toute particulière soit accordée aux causes qui ont entraîné cette blessure, afin de pouvoir les corriger. Lorsque l'on reprend l'activité sportive, il peut être utile de porter une genouillère ou un strapping pour soulager le ligament (tendon) rotulien dans les premiers temps. En prévention, un échauffement complet et l'équilibrage de la puissance des muscles entourant l'articulation du genou peuvent éviter l'apparition de cette tendinite.

Pronostic à long terme

Grâce aux traitements classiques, on peut espérer une récupération complète de cette tendinite, sans séquelles à long terme. Elle peut toutefois se reproduire de manière occasionnelle à cause de la faiblesse du tendon, mais cela est plus spécifique aux athlètes âgés.

089 : CHONDROMALACIE ROTULIENNE (GENOU DU COUREUR)

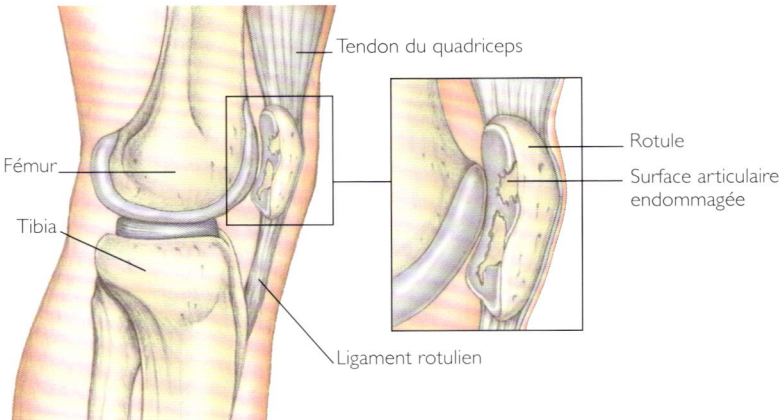

Tendon du quadriceps

Fémur

Tibia

Ligament rotulien

Rotule

Surface articulaire endommagée

Le ramollissement et la dégénérescence des cartilages articulaires de la rotule chez les athlètes sont habituellement dus à une sursollicitation, des traumatismes, ou à des forces anormales infligées à la région. Chez les sportifs les plus âgés, cela peut être le fruit d'une arthrite dégénérative. En principe, les signes de cette atteinte sont des douleurs sous la rotule, ainsi qu'une sensation de grincement dans le genou lorsque l'on étend la jambe.

La face intérieure de la rotule est protégée par une couche de cartilage articulaire hyalin, constituée de fibres collagènes et d'eau. La structure de ce cartilage peut s'affaiblir et connaître une dégénérescence suite à de répétitifs microtraumatismes découlant d'une sursollicitation ou de charges anormales infligées au genou. Cette dégénérescence, en retour, fait que la surface du cartilage devient rugueuse, là où elle est normalement parfaitement lisse. Cette rugosité aggrave l'inflammation et la douleur. Cette atteinte est souvent décrite comme comportant quatre stades d'aggravation, allant du simple affaiblissement structurel du cartilage à la détérioration complète de ce dernier, avec pour conséquence grave l'affleurement des extrémités osseuses qu'il est supposé recouvrir.

Causes les plus fréquentes
Les microtraumatismes répétitifs infligés au cartilage du fait d'une sursollicitation, un défaut d'alignement de la rotule, ainsi que les fractures ou dislocations antérieures de la rotule.

Signes et symptômes
Des douleurs s'aggravant après être resté longtemps assis, au moment de se lever, ou lorsque l'on descend des escaliers ; une sensibilité accrue au toucher au niveau de la rotule, ainsi que des sensations de grincement lorsque l'on étend le genou.

Complications en l'absence de soins
Lorsque le cartilage dégénère, il devient rugueux, et peut provoquer des blessures et irritations de la surface osseuse contre laquelle il frotte. Ces irritations, bien sûr, entraînent de nouvelles inflammations. Enfin, les cartilages dégénérés peuvent aussi se rompre et libérer de petits morceaux qui échouent dans la cavité articulaire, avec tout ce que cela comporte de problèmes potentiels.

Traitement immédiat
Mettez le genou au repos et appliquez de la glace. Administrez des anti-inflammatoires.

Rééducation et prévention
Il est important de limiter ses activités jusqu'à ce que les douleurs disparaissent, et de ne reprendre le sport que de manière très progressive. Il faut savoir que le renforcement musculaire et l'assouplissement du quadriceps sont à même de réduire les pressions infligées à la rotule. Il est recommandé d'éviter complètement toute sollicitation poussée du genou, comme le fait de s'agenouiller, et ce jusqu'à disparition totale des douleurs. En prévention, éviter de soumettre les genoux à des contraintes anormales, et maintenir la force et la souplesse des quadriceps et des ischio-jambiers est à même d'éviter que ne survienne une telle blessure.

Pronostic à long terme
La chondromalacie rotulienne répond généralement très bien aux traitements classiques et aux anti-inflammatoires. Il est toutefois de rares cas où la chirurgie devient nécessaire pour corriger un défaut d'alignement de la rotule.

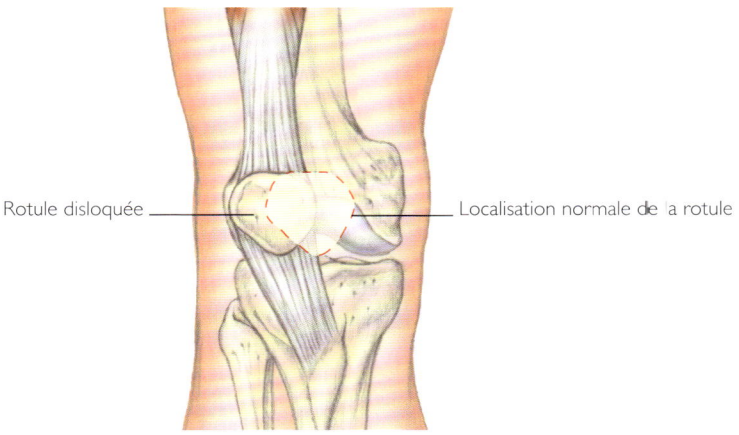

Rotule disloquée —————— Localisation normale de la rotule

Les subluxations ou dislocations de la rotule se produisent communément lors des décélérations, comme lorsque l'on passe de la course à la marche. À ce moment-là, la rotule glisse légèrement hors du sillon qui lui est destiné. Cela n'a aucun effet limitant sur la mobilité du genou, mais néanmoins déclenche des douleurs et des gonflements de la région. Les sportifs affichant un déséquilibre musculaire, une déformation structurelle (telle qu'une rotule trop haute), sont les plus sujets à subir une subluxation de la rotule.

La rotule est un petit os sésamoïde triangulaire inséré au sein même du tendon du quadriceps pour former l'aspect antérieur du genou. Au-dessus, il s'attache au tendon du quadriceps, et en dessous, au ligament (tendon) rotulien. Mobile, la rotule glisse le long du sillon fémoral situé entre les condyles fémoraux, pour former l'articulation patello-fémorale. La rotule, dans les mouvements de flexion et d'extension du genou, glisse le long de son sillon fémoral. Lorsque le muscle vaste externe du quadriceps est plus puissant que le muscle vaste interne, ce déséquilibre génère une traction inégale au niveau de la rotule, ce qui force la rotule à quitter son sillon. Sans compter que la face externe du condyle fémoral et l'aspect interne de l'os de la rotule, peuvent du fait de ce déséquilibre, subir des contusions et autres usures anormales. Cela se produisant surtout lorsque l'on plante violemment le pied pour changer de direction, ou que l'on atterrit suite à un saut.

Causes les plus fréquentes

Les déséquilibres de puissance entre le groupe externe et le groupe interne du quadriceps, les impacts reçus au niveau des faces latérales de la rotule, ainsi que les vrilles violentes infligées au genou.

Signes et symptômes

Des sensations de pression localisées sous la rotule, des douleurs et gonflement se produisant derrière la rotule, ainsi que des douleurs plus présentes lors de la flexion ou de l'extension du genou.

Complications en l'absence de soins

Les subluxations à répétition peuvent entraîner de petites fractures de la rotule, des déchirements des cartilages, et des contraintes anormales infligées aux tendons. Lorsqu'elle n'est pas correctement traitée, la subluxation de la rotule peut tout à fait devenir chronique.

Traitement immédiat

Appliquez le régime R.G.C.E.C. et administrez des anti-inflammatoires.

Rééducation et prévention

Durant la rééducation, il est recommandé de se livrer à des activités qui n'aggravent pas la blessure, comme la natation ou le cyclisme, plutôt que la course à pied. Le renforcement musculaire du vaste interne et l'assouplissement du vaste externe permettent de réduire le déséquilibre musculaire qui produit cette condition. Lorsque l'on reprend la pratique du sport, il est judicieux de porter une genouillère pour fixer la rotule en place et la soutenir dans ses efforts. Pour prévenir les subluxations, il est important de maintenir les muscles qui entourent le genou dans une bonne condition de force et de souplesse, mais aussi, d'éviter les impacts directs contre la rotule.

Pronostic à long terme

Les subluxations de la rotule répondent généralement très bien au repos, à la rééducation, et au traitement anti-inflammatoire. Rarement, il peut s'avérer nécessaire de passer par une intervention chirurgicale visant à éviter la récurrence des subluxations dues à un défaut d'alignement structurel ou à des structures de support trop faibles.

EXERCICES DE RÉÉDUCATION

Extension des jambes

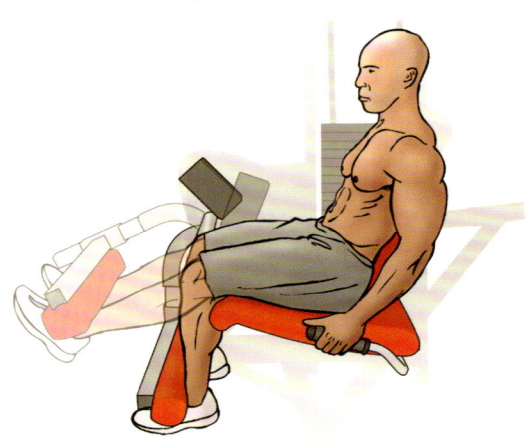

En position assise, placez vos pieds sous le cylindre de mousse. Poussez alors sur les jambes pour les redresser jusqu'à ce qu'elles soient pratiquement droites. Relâchez ensuite lentement votre effort pour revenir à la position initiale, puis recommencez.

Fentes avant

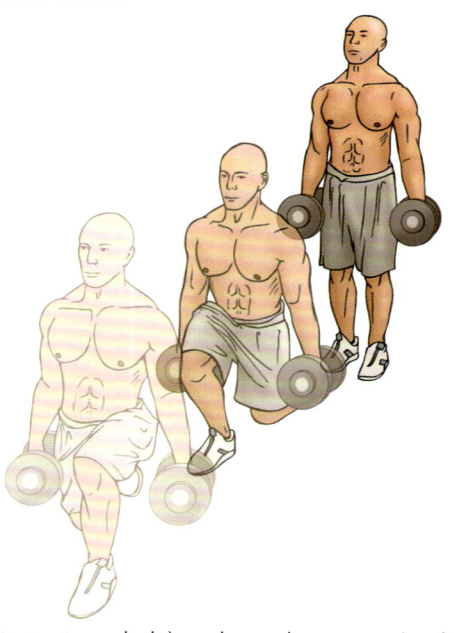

En tenant un haltère dans chaque main, bras pendant naturellement le long du corps, faites un pas en avant avec une jambe et fléchissez sur votre posture jusqu'à ce que le genou arrière touche pratiquement le sol. Puis, poussez sur votre jambe avant pour revenir à la position initiale avant de recommencer avec l'autre jambe.

Step frontal avec haltères

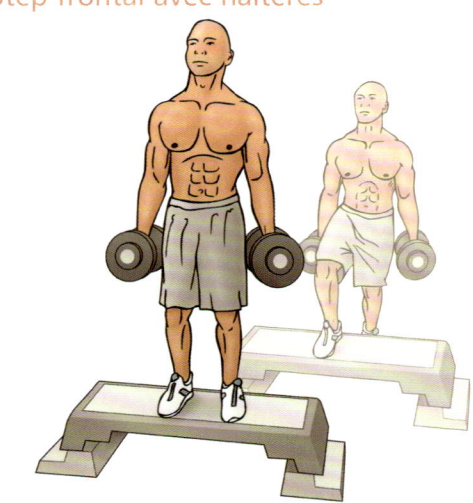

Debout devant un support surélevé, assurez la barre de musculation sur les épaules et à la base de votre nuque. Grimpez alors sur le support avec l'une de vos jambes en laissant l'autre suivre naturellement. Redescendez ensuite et recommencez avec l'autre jambe.

Assise contre un mur

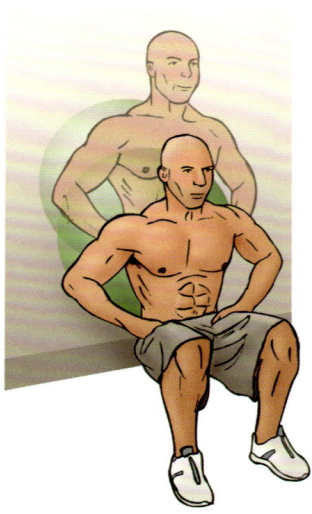

Debout dos au mur, placez un ballon de gym entre votre dos et ce dernier. Descendez alors progressivement en faisant rouler le ballon, jusqu'à atteindre la position « assise ». Tenez la posture quelques secondes, puis remontez vers la position debout.

Vélo d'appartement

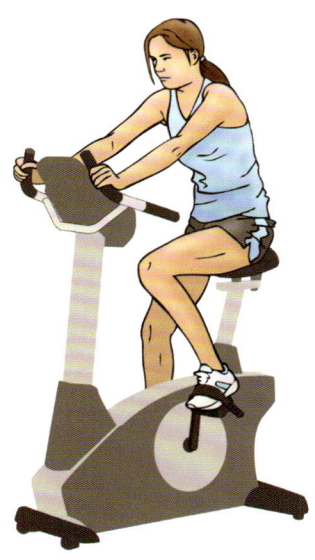

Asseyez-vous confortablement sur votre vélo d'appartement avec les mains posées sur le guidon. Placez et assurez vos pieds sur les pédales et mettez-les en mouvement.

Étirement latéral

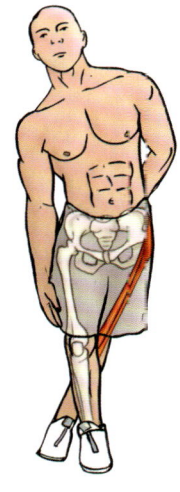

En position debout, croisez l'un de vos pieds derrière l'autre, puis inclinez latéralement votre tronc en direction du pied que vous avez croisé.

Étirement du quadriceps, debout

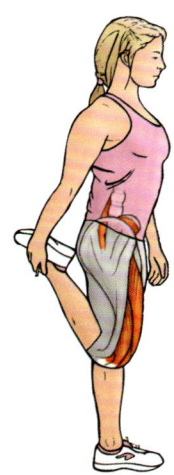

En position debout et en équilibre sur l'une de vos jambes, saisissez l'autre pied derrière vous et maintenez-le au plus près de votre fesse. Partant de là, poussez vos hanches vers l'avant pour exercer une traction sur le quadriceps. Vous pouvez assurer votre équilibre en vous tenant à n'importe quel support disponible.

15

Les blessures de la jambe dans le sport

ANATOMIE ET PHYSIOLOGIE

Le tibia est l'os le plus volumineux et le plus interne de la partie inférieure de la jambe. À son extrémité proximale, ses condyles, médial et latéral, viennent s'articuler à l'extrémité distale du fémur, pour former l'articulation du genou. La tubérosité tibiale est une région rugueuse située à l'aspect antéro-supérieur du tibia. À l'extrémité proximale du tibia, la tubérosité tibiale forme une proéminence rugueuse située sur la face antérieure de l'os et, à son extrémité distale, le tibia présente une tubérosité proéminente que l'on peut sentir sur la face interne de la cheville, la malléole interne. Le tibia étant l'os porteur de la partie inférieure de la jambe, c'est lui qui encaisse la plus grande part des forces et des impacts générés par la course à pied, les sauts et les réceptions.

Le péroné, ou *fibula*, est un os particulièrement fin qui court sur la face latérale (externe) de la jambe et parallèlement au tibia. Le péroné ne supporte pas le poids du corps, mais il est un important point d'ancrage pour les muscles de la jambe. La tête distale du péroné, sur la face externe de la cheville, porte le nom de malléole externe.

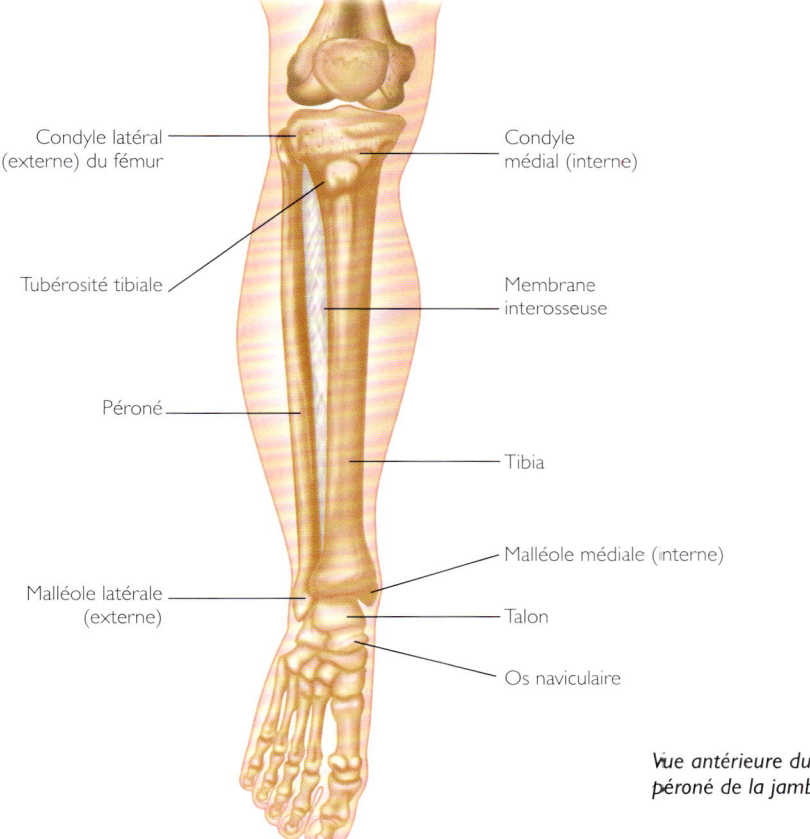

Condyle latéral (externe) du fémur

Condyle médial (interne)

Tubérosité tibiale

Membrane interosseuse

Péroné

Tibia

Malléole médiale (interne)

Malléole latérale (externe)

Talon

Os naviculaire

Vue antérieure du tibia et du péroné de la jambe droite.

Les muscles du mollet incluent les gastrocnémiens (anciennement jumeaux), le plantaire grêle, et le soléaire, encore connu sous le nom de triceps sural. Ces muscles s'attachent au pied par l'intermédiaire du tendon d'Achille. Ces muscles sont responsables de la flexion plantaire du pied au niveau de la cheville, ce qui permet de sauter, de pousser sur les pieds pour marcher ou courir et de se relever sur les orteils. Le muscle jambier antérieur, lui, prend son origine au condyle latéral du tibia et va s'insérer à la face médiale des os de la voûte plantaire. Ce muscle est responsable de la flexion dorsale du pied (vers le tibia), et a la charge de relever les orteils lors de la marche et de la course. Ensemble, le jambier postérieur et le jambier antérieur sont responsables de l'inversion et de l'éversion du pied.

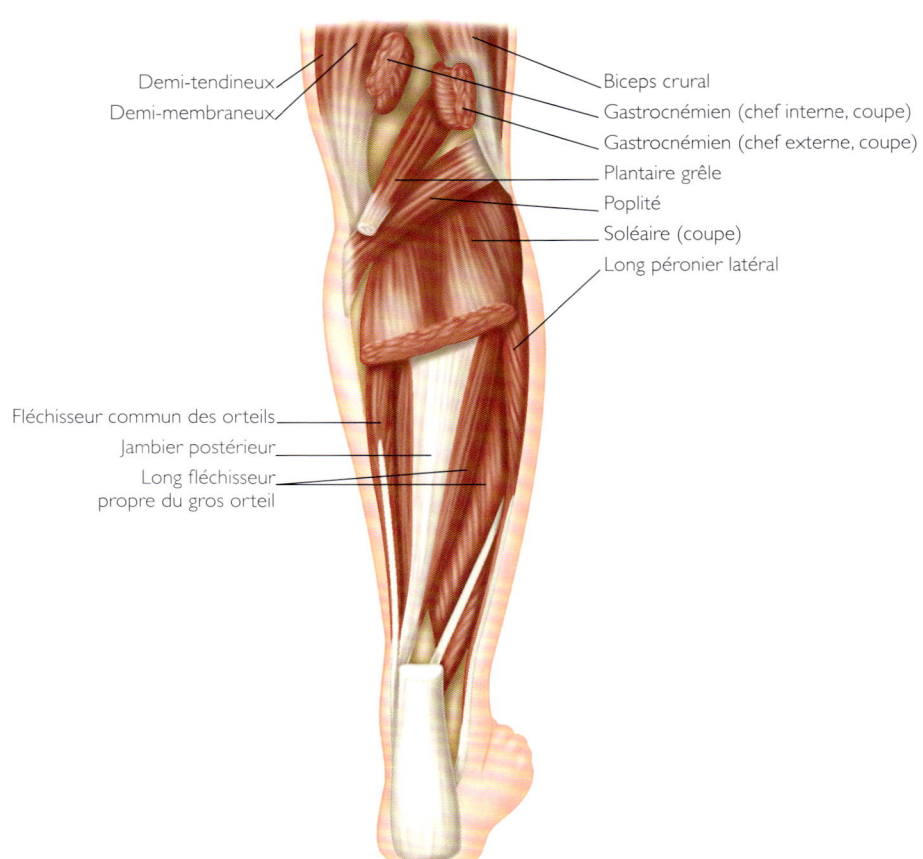

Demi-tendineux
Demi-membraneux
Biceps crural
Gastrocnémien (chef interne, coupe)
Gastrocnémien (chef externe, coupe)
Plantaire grêle
Poplité
Soléaire (coupe)
Long péronier latéral
Fléchisseur commun des orteils
Jambier postérieur
Long fléchisseur
propre du gros orteil

Les muscles du mollet, jambe droite, vue postérieure.

Le tendon d'Achille est le plus gros tendon du corps humain, mesurant environ 15 cm de long et 2 cm d'épaisseur. Il prend son origine à la jonction musculo-tendineuse des muscles du mollet, pour descendre s'insérer sur la face postérieure du calcanéum (os du talon). Ce tendon est isolé du calcanéum par la bourse séreuse calcanéenne, et de la peau, par la bourse séreuse sus-calcanéenne. Il a pour rôle de tirer le pied vers le bas, en l'emmenant vers l'extension au fur et à mesure de la contraction des muscles du mollet. Enfin, le tendon d'Achille est connu pour sa fragilité quant à la pratique sportive.

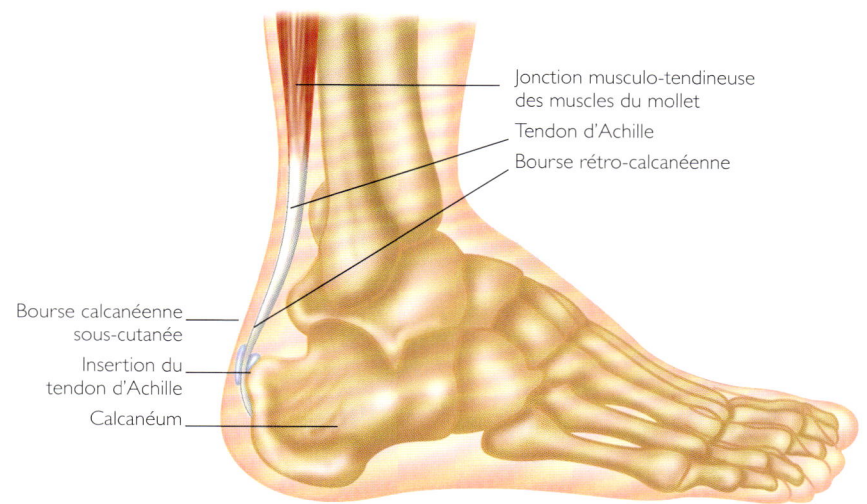

Tendon d'Achille.

091 : FRACTURES (TIBIA, PÉRONÉ)

La plupart des os humains possèdent une couche protectrice superficielle appelée corticale de l'os, dont la porosité est faible, et qui recouvre le corps de l'os, qui est lui formé de tissus osseux spongieux dont la porosité est forte. La corticale de l'os est une structure particulièrement dure, capable d'encaisser de très importantes contraintes. Lorsque cette couche protectrice vient à rompre, cela s'appelle une fracture. Enfin, l'os peut se fracturer de manière partielle ou totale.

Le tibia est l'os le plus volumineux et le plus interne de la partie inférieure de la jambe. À son extrémité proximale, ses condyles, médial et latéral, viennent s'articuler à l'extrémité distale du fémur, pour former l'articulation du genou. La tubérosité tibiale est une région rugueuse située à l'aspect antéro-supérieur du tibia. Le péroné, os fin et long, court parallèlement au tibia le long de sa face externe, et ne joue aucun rôle ni dans le support du poids du corps, ni dans l'articulation du genou. Le tibia est donc le seul os de la partie inférieure de la jambe à supporter le poids du corps. Ces deux os, le tibia et le péroné, se retrouvent au niveau de la cheville. Si chacun de ces os peut être fracturé de manière individuelle, c'est ensemble qu'ils subissent le plus souvent les fractures. La plupart de ces fractures se produisent soit près de l'extrémité proximale (près du genou), soit au niveau de l'extrémité distale (proche de la cheville). Enfin, et du fait de la finesse des tissus qui recouvrent ces extrémités, il arrive parfois que les os qui cassent déchirent la peau, donnant ce que l'on connaît sous le nom de « fracture ouverte ».

Causes les plus fréquentes

Des impacts violents directement reçus contre le corps de l'os, ou des charges excessives telles que celles qui sont infligées à la jambe à l'atterrissage d'un saut de trop grande hauteur; les forces indirectes ou de rotation infligées aux os, comme lors d'un tacle au football; les mouvements violents de vrille de la jambe, plus particulièrement lorsque l'os est en pleine charge ou que le pied est fixé à terre.

Signes et symptômes

Des douleurs, une incapacité à marcher ou à porter des charges, de possibles déformations apparentes au niveau de la fracture, et/ou un déchirement de la peau dans les cas de fractures ouvertes, ainsi que des gonflements et une sensibilité accrue au toucher.

Complications en l'absence de soins

L'instabilité de la partie inférieure de la jambe est l'une des conséquences à long terme de l'absence de soins apportés à une fracture. Les dommages infligés aux vaisseaux sanguins peuvent provoquer des hémorragies internes, des gonflements importants, et des problèmes de circulation sanguine au niveau des pieds. Enfin, lorsque les nerfs sont touchés par la fracture, ils peuvent entraîner des problèmes sévères tels que le « pied tombant » ou une perte de sensation au niveau de la jambe et du pied.

Traitement immédiat

Immobilisez la jambe, vérifiez s'il y a saignement lors des fractures ouvertes, et appelez immédiatement les services médicaux d'urgence.

Rééducation et prévention

Une fois que la fracture est réduite et guérie, il est essentiel de travailler à renforcer et à assouplir les muscles de la jambe. Il peut s'avérer nécessaire de faire un travail de rééducation pour retrouver de la mobilité au niveau du genou ou de la cheville, en fonction de la localisation de la fracture et de la durée de l'immobilisation qui a été imposée par le processus de guérison. Ensuite, il est important d'opérer un retour très progressif à l'activité, sportive ou non, afin d'éviter que l'os ne cède à nouveau. Enfin, des muscles solides tout autour de la partie inférieure de la jambe aideront à mieux protéger et le tibia et le péroné.

Pronostic à long terme

Lorsqu'elle est correctement réduite et qu'elle a bénéficié d'un temps de guérison suffisant, une fracture de la jambe ne devrait ni présenter de séquelles à long terme, ni d'éventuels problèmes futurs. Dans certains cas, il s'avère nécessaire de poser une broche ou une plaque pour maintenir les différentes parties de l'os ensemble durant la période de cicatrisation de ce dernier. Pour finir, une intervention chirurgicale est parfois inévitable pour réparer les dégâts infligés aux vaisseaux sanguins ou aux nerfs touchés par la fracture.

Le défaut d'échauffement peut être la cause première d'une entorse. Concernant les mollets, il faut savoir que ceux-ci sont très fortement sollicités lorsque l'on s'arrache du sol pour un sprint, que l'on saute, que l'on change brusquement de direction, ou que l'on se relève après une profonde flexion. Il s'agit généralement là de mouvements explosifs nécessitant de très fortes contractions des muscles des mollets qui, sans échauffement, peuvent subir une entorse. Cela dit, les entorses peuvent aussi avoir pour origine un mauvais positionnement du pied lors de l'exécution d'un geste technique, ou une contraction excentrique allant au-delà de la puissance maximale du muscle.

Les muscles du mollet incluent les gastrocnémiens (anciennement jumeaux), le plantaire grêle, et le soléaire, encore connu sous le nom de triceps sural. Ces muscles s'attachent au pied par l'intermédiaire du tendon d'Achille. La fosse située à l'arrière du genou, ou creux poplité, est formée par le ventre des muscles gastrocnémiens et plantaires grêles en bas, par les tendons du biceps fémoral au bord externe, et par les tendons des muscles demi-tendineux et demi-membraneux au bord intérieur. Les muscles du mollet ont pour fonction d'assurer l'extension du pied et le relèvement des orteils. Lors de la marche ou des changements de direction, les muscles du mollet doivent se contracter fortement pour produire le mouvement désiré. Ce sont justement ces contractions qui provoquent les déchirures, ou entorses, au niveau de la jonction des muscles et de leurs tendons. Les contractions excentriques, ou contractions effectuées pendant que le muscle est étiré, comme lors de la réception d'un saut par exemple, peuvent aussi provoquer la déchirure des fibres musculaires ou tendineuses lorsque le muscle est fatigué ou que l'impact est plus fort qu'il ne peut le supporter.

Causes les plus fréquentes

Les puissantes contractions des muscles gastrocnémiens et soléaire, les fortes contractions excentriques, ainsi que les mauvaises postures du pied lors de la réception des sauts ou d'une violente poussée.

Signes et symptômes

Des douleurs dans le mollet, généralement situées au milieu, et surtout lorsque l'on se tient sur la pointe du pied, ou lorsque l'on fléchit la jambe, ainsi que des gonflements ou des colorations de la peau (hématome).

Complications en l'absence de soins

Toute entorse laissée sans soins appropriés peut mener à la rupture complète du muscle blessé. Les muscles des mollets sont impliqués dans d'innombrables activités telles que la station debout ou la marche, et peuvent donc ,une fois blessés, s'avérer particulièrement handicapants. Par ailleurs, un boitement ou une compensation posturale peuvent engendrer des problèmes et blessures en d'autres endroits du corps.

Traitement immédiat

Appliquez le régime R.G.C.E.C et administrez des anti-inflammatoires. Plus tard, vous pourrez appliquer de la chaleur pour favoriser la circulation du sang et la guérison.

Rééducation et prévention

Au fur et à mesure que les douleurs disparaissent, un programme léger de stretching peut faciliter la guérison. Ensuite, lorsqu'elles ont totalement disparu, un renforcement musculaire et un assouplissement plus abouti permettront d'éviter que cette blessure ne se reproduise. En prévention, il est conseillé de s'échauffer correctement et complètement avant toute pratique. D'autre part, il faut garder à l'esprit que des muscles forts et souples sont mieux à même de répondre aux efforts violents, et bénéficient d'une capacité de récupération accrue.

Pronostic à long terme

Les entorses des muscles du mollet qui se voient accorder un temps de repos suffisant et des soins appropriés entraînent rarement des effets qui durent dans le temps. Dans certains cas rares où les muscles ont été totalement rompus, l'intervention chirurgicale est inévitable pour les rattacher.

093 : DISTENSION DU TENDON D'ACHILLE

Les distensions (élongations, foulures) du tendon d'Achille peuvent être particulièrement douloureuses et nécessiter beaucoup de temps pour guérir. Ce tendon, qui tire son nom du célèbre guerrier de la mythologie grecque, est situé sur la face postérieure de la partie inférieure de la jambe et se termine sur le talon. Une blessure touchant ce tendon peut être extrêmement handicapante tant le tendon d'Achille est impliqué dans le support du corps, que ce soit pour la marche ou la simple station debout. Les activités explosives telles que le sprint, le saut, ou tout ce qui implique de fortes poussées comme pour les joueurs de mêlée dans le rugby, ou encore l'haltérophilie, exposent grandement le sportif à cette blessure.

Le tendon d'Achille est le plus gros tendon du corps humain, mesurant environ 15 cm de long et 2 cm d'épaisseur. Il prend son origine à la jonction musculo-tendineuse des muscles du mollet, pour descendre s'insérer sur la face postérieure du calcanéum (os du talon). Ce tendon est isolé du calcanéum par la bourse séreuse calcanéenne, et de la peau, par la bourse séreuse sus-calcanéenne. Il a pour rôle de tirer le pied vers le bas, en l'emmenant vers l'extension au fur et à mesure de la contraction des muscles du mollet. Les distensions peuvent être graduées sur une échelle allant de 1 à 3.
1 er degré : Une élongation ou une déchirure mineure du tendon (moins de 25 % du tendon).
2 e degré : Implique un plus grand nombre de fibres tendineuses dans la déchirure (généralement entre 25 et 75 %).
3 e degré : Rupture complète du tendon.

Causes les plus fréquentes

De soudaines et violentes contractions des muscles du mollet, et plus spécialement lorsque les muscles et le tendon sont froids ou qu'ils manquent de souplesse; une force excessive infligée contre le pied, le poussant en direction d'une flexion plantaire.

Signes et symptômes

Des douleurs du tendon d'Achille, allant d'un léger inconfort au 1 er degré, à sévères et handicapantes au 3 e degré; des gonflements et une sensibilité accrue au toucher; des douleurs lorsque l'on relève les orteils; ainsi que des raideurs dans le mollet et la région du talon après une période de repos.

Complications en l'absence de soins

Sans soins, une rupture partielle du tendon peut évoluer vers une rupture complète, ou développer une tendinite et des bursites dues à l'inflammation du tendon qui continue de frotter contre le talon.

Traitement immédiat

Appliquez le régime R.G.C.E.C et administrez des anti-inflammatoires, et plus tard, appliquez de la chaleur pour favoriser la circulation sanguine et la guérison.

Dans les cas de rupture complète du tendon, immobilisez la jambe et faites appel à la médecine.

Rééducation et prévention

Le repos est essentiel pour soigner les distensions du tendon d'Achille, et le retour à l'activité devrait ensuite se faire avec précaution et de manière très progressive. L'assouplissement et le renforcement des muscles du mollet représentent une part importante de la rééducation, car ils permettent d'éviter la récurrence de la blessure. Pour finir, en prévention il est fortement recommandé de s'échauffer complètement et de manière exhaustive, surtout lorsque la pratique sportive envisagée implique de puissantes contractions des mollets, comme pour le sprint par exemple.

Pronostic à long terme

Du fait que les tendons sont d'une manière générale moins alimentés en sang que les muscles, ils nécessitent plus de temps pour guérir. Mais avec un temps de repos suffisant et une rééducation adaptée, le tendon d'Achille connaît dans la plupart des cas une guérison complète et un plein retour à ses fonctions initiales. En revanche, les ruptures complètes du tendon d'Achille nécessitent une intervention chirurgicale.

LES BLESSURES DE LA JAMBE DANS LE SPORT

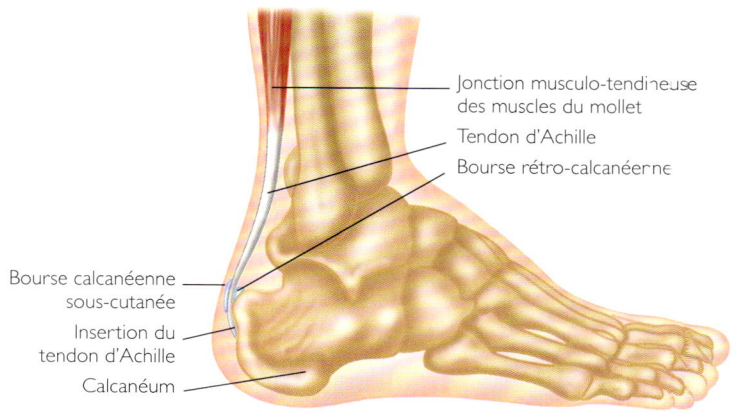

Jonction musculo-tendineuse des muscles du mollet

Tendon d'Achille

Bourse rétro-calcanéenne

Bourse calcanéenne sous-cutanée

Insertion du tendon d'Achille

Calcanéum

Les inflammations du tendon d'Achille peuvent être particulièrement douloureuses, étant donné que cette structure supporte tout le poids du corps. En outre, la plupart des chaussures viennent exercer une pression sur ce tendon, à l'arrière du pied. Les stress répétitifs infligés au tendon d'Achille entraînent son inflammation, ce qui génère une plus grande irritation, aggravant plus encore l'inflammation. Les sports tels que le basketball, le volleyball, la course à pied, ainsi que toutes les activités impliquant de courir ou de sauter exposent toutes aux tendinites du tendon d'Achille.

Le tendon d'Achille est le plus gros tendon du corps humain, mesurant environ 15 cm de long et 2 cm d'épaisseur. Il prend son origine à la jonction musculo-tendineuse des muscles du mollet, pour descendre s'insérer sur la face postérieure du calcanéum (os du talon). Ce tendon est isolé du calcanéum par la bourse séreuse calcanéenne, et de la peau, par la bourse séreuse sus-calcanéenne. Le tendon d'Achille passe en arrière et contre l'os du talon, ce qui revient à dire qu'à chaque fois que les muscles du mollet se contractent ou se détendent, il vient glisser/frotter contre le calcanéum. Ainsi, les stress répétitifs dus aux contractions/décontractions des muscles du mollet, à des chaussures inadaptées, ou à une pronation excessive du pied sont tous source d'une potentielle inflammation du tendon d'Achille.

Causes les plus fréquentes

Les contraintes répétitives dues à la course à pied ou aux sauts, des chaussures mal adaptées ou un défaut d'alignement structurel du pied lorsque l'on court, ainsi que les blessures antérieures de la région ayant été mal soignées.

Signes et symptômes

Des douleurs et une sensibilité accrue au toucher au niveau du tendon d'Achille, parfois des gonflements, des douleurs provoquées par la contraction des muscles du mollet, la course à pied ou les sauts.

Complications en l'absence de soins

Laissée sans soins appropriés, une tendinite du tendon d'Achille peut s'aggraver en détériorant le tendon, jusqu'à la rupture complète de ce dernier. En effet, l'inflammation peut engendrer un durcissement du tendon, qui en retour expose ce dernier à des déchirures.

Traitement immédiat

Mettez la jambe au repos en diminuant ou en cessant l'activité qui en dégrade la condition ; appliquez de la glace et administrez des anti-inflammatoires ; plus tard, appliquez de la chaleur pour favoriser la circulation du sang et la guérison.

Rééducation et prévention

Après une période de repos, généralement entre 5 et 10 jours, vous pourrez commencer à étirer et renforcer les muscles, mais de manière précautionneuse et graduelle. Il est possible d'appliquer de la chaleur sur le tendon afin de le préparer à l'activité. En prévention, un échauffement complet ainsi qu'un travail de fond pour assouplir et renforcer les muscles et les tendons de la partie inférieure de la jambe sont des mesures qui permettent d'éviter toute récurrence de la tendinite du tendon d'Achille.

Pronostic à long terme

Lorsqu'elles sont correctement soignées, les tendinites du tendon d'Achille laissent rarement des séquelles à long terme. Si elles peuvent nécessiter entre 5 jours et plusieurs semaines pour guérir complètement, elles entraînent rarement le recours à la chirurgie.

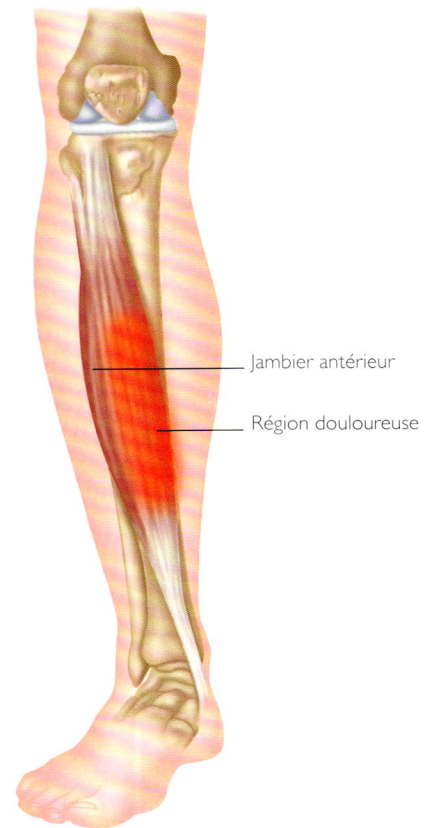

Jambier antérieur

Région douloureuse

une mauvaise mise en œuvre technique, ils génèrent des douleurs localisées sur la face antéro-interne du tibia. Les impacts répétitifs tels que peut produire la course à pied sont de potentielles sources de ce syndrome douloureux.

Causes les plus fréquentes
Les stress répétitifs infligés au muscle jambier antérieur, conduisant à une inflammation de celui-ci, les impacts répétés que subit le tibia, lors de la course par exemple.

Signes et symptômes
Des douleurs sourdes se manifestant sur la face antéro-interne du tibia, et qui s'aggravent avec l'activité ; une sensibilité accrue au toucher de la face interne du tibia, un possible gonflement léger de la région.

Complications en l'absence de soins
Lorsque le syndrome douloureux de la région antérieure du tibia est laissé sans soins appropriés, il peut engendrer de très sévères douleurs, qui peuvent obliger l'athlète à cesser toute activité sollicitant sa jambe. L'inflammation peut, elle, entraîner des atteintes supplémentaires telles que le syndrome des loges tibiales antérieures par exemple.

Traitement immédiat
Appliquez le régime R.G.C.E.C. et administrez des anti-inflammatoires. Plus tard, vous pourrez appliquer de la chaleur pour favoriser la circulation du sang et la guérison.

Rééducation et prévention
Il est important de pratiquer des activités à faible impact, telles que la natation et le cyclisme, pour entretenir la condition physique durant la période de guérison et de récupération. D'un autre côté, étirer et assouplir le muscle jambier antérieur peut aider à accélérer le processus de guérison. En termes de prévention, essayez d'alterner vos entraînements en vous livrant un jour à des activités à fort impact physique, et le jour suivant, à des activités à faible impact. Enfin, il est aussi important de renforcer les muscles de la jambe afin qu'ils puissent mieux absorber les chocs générés par les activités à fort impact physique.

Pronostic à long terme
Le syndrome douloureux de la région antérieure du tibia guérit généralement bien et ne laisse pas de séquelles à long terme. Il existe toutefois de rares cas qui voient ce syndrome ne pas répondre correctement au repos et à la rééducation. Ces cas, qui entraînent des douleurs et des inflammations chroniques, peuvent nécessiter une intervention chirurgicale pour résoudre le problème.

Les douleurs survenant au niveau de la face antéro-interne du tibia sont une atteinte commune chez les coureurs ou autres athlètes qui commencent ou recommencent à courir après une interruption. Le syndrome douloureux de la région tibiale antérieure est en réalité un terme générique dont on se sert pour désigner toutes sortes de douleurs qui touchent cette région de la jambe. Ces douleurs ont plusieurs sources possibles. Dans la majorité des cas, ce syndrome douloureux fait référence aux douleurs ressenties au niveau de la face antéro-interne du tibia, qui sont dues à l'irritation des tendons qui glissent/frottent contre cet os, et à leurs ancrages osseux. Les modifications de durée, de fréquence ou d'intensité de l'entraînement peuvent être à l'origine de cette atteinte.

Le muscle jambier antérieur prend sa source au condyle externe du tibia et descend le long de ce dernier pour aller s'insérer à la face plantaire interne du premier cunéiforme. Le jambier antérieur est responsable de la flexion dorsale et de la pronation du pied. Il intervient dans la marche et la course pour relever le pied et les orteils à chaque pas. Lorsque ce muscle ou son tendon connaissent une irritation ou une inflammation dues à une sursollicitation ou à

Les activités qui induisent des impacts répétitifs, telles que la course à pied ou les sauts, peuvent provoquer de petites fractures osseuses appelées fractures de fatigue. Ces fractures surviennent la plupart du temps au niveau des os qui supportent le plus de poids, autrement dit les os de la partie inférieure de la jambe, tels que le tibia par exemple. Les sportifs dont la densité osseuse est plus faible à cause de troubles de l'alimentation ou de prédispositions génétiques, sont bien entendu beaucoup plus exposés à ce type de fractures. Tout comme les athlètes qui s'entraînent intensément et longuement sur des surfaces dures. Enfin, les femmes sont plus susceptibles de souffrir de telles fractures que les hommes, du fait des déficiences de a densité de leurs os, souvent dues à des menstruations irrégulières ou absentes, à des troubles alimentaires, ou à l'ostéoporose.

Le tibia est l'os le plus gros et le plus interne de la partie inférieure de la jambe. À son extrémité proximale, ses condyles, médial et latéral, viennent s'articuler avec l'extrémité distale du fémur pour former l'articulation du genou. La tubérosité tibiale est une surface rugueuse située sur la face antéro-supérieure du tibia. Le tibia étant l'os le plus volumineux de la partie inférieure de la jambe, c'est lui qui encaisse la plus grande part des forces et des impacts générés par la course à pied, les sauts et les réceptions. Ces forces se propagent sur toute la longueur de l'os. Il faut par ailleurs savoir que les os sont en perpétuel processus de réparation et de reconstruction, détournant le calcium d'une région pour en consolider une autre. Ce processus tend à créer des zones de faiblesse. Lorsqu'une onde de choc se propage le long de l'os et qu'elle arrive à l'une de ces zones de faiblesse, elle peut y provoquer de petites fractures de fatigue, dues soit à un déficit de calcium soit à de petites fractures de fatigues antérieures. Avec le temps, ces petites fractures peuvent s'aggraver et se transformer en véritables fractures. Par ailleurs, les muscles contribuent eux aussi à l'apparition de ces fractures de fatigue, car leur rôle consiste également à absorber une partie des chocs et impacts infligés à la jambe. Lorsqu'ils sont fatigués ou trop faibles, ils ne peuvent assurer leur fonction d'amortisseur, laissant alors libre champ aux impacts pour se répercuter sur l'os et le dégrader petit à petit.

Causes les plus fréquentes

Les stress répétitifs infligés à l'os par les activités produisant de nombreux impacts au niveau de l'os, comme la course à pied et les sauts ; la faible densité des os ainsi que la fatigue musculaire qui empêchent ces derniers d'absorber une partie des ondes de choc.

Signes et symptômes

Des douleurs lorsque l'on met du poids sur la jambe, s'aggravant avec l'activité et s'améliorant avec le repos ; des douleurs plus particulièrement prononcées lorsque l'on commence à bouger, disparaissant pendant l'activité, et revenant après celle-ci ; une sensibilité accrue au toucher à l'endroit de la fracture et quelques gonflements.

Complications en l'absence de soins

Lorsqu'elles sont laissées sans soins, les fractures de fatigue peuvent évoluer vers des fractures complètes de l'os, et entraîner des complications telles que des saignements internes ou des dommages aux nerfs. Les douleurs provoquées par les fractures de fatigue peuvent à terme conduire à une cessation complète de l'activité, et dans les pires cas à des dommages infligés aux tissus environnants.

Traitement immédiat

Appliquez le régime R.G.C.E.C. et administrez des anti-inflammatoires. S'il apparaît une instabilité de la jambe, ou une incapacité à supporter le poids du corps, il est alors recommandé de consulter au plus vite un spécialiste de la médecine du sport.

Rééducation et prévention

Durant la phase de guérison et de récupération, il est important de maintenir une bonne condition physique en pratiquant des activités à faible impact, telles que la natation et le cyclisme. Par ailleurs, le renforcement des muscles de la partie inférieure de a jambe apportera à celle-ci une meilleure capacité à encaisser les impacts et les chocs. En prévention, un échauffement complet et le travail en cross-training peuvent permettre de limiter les impacts infligés aux os et éviter que ne se reproduisent des fractures de fatigue.

Pronostic à long terme

Les fractures de fatigue guérissent généralement très bien avec un repos complet. Toutefois, un retour prématuré à l'activité sportive peut déclencher la récurrence de cette atteinte. Il est enfin très rare d'avoir besoin de recourir à une intervention chirurgicale pour renforcer la zone de faiblesse de l'os.

097 : SYNDROME DES LOGES TIBIALES ANTÉRIEURES

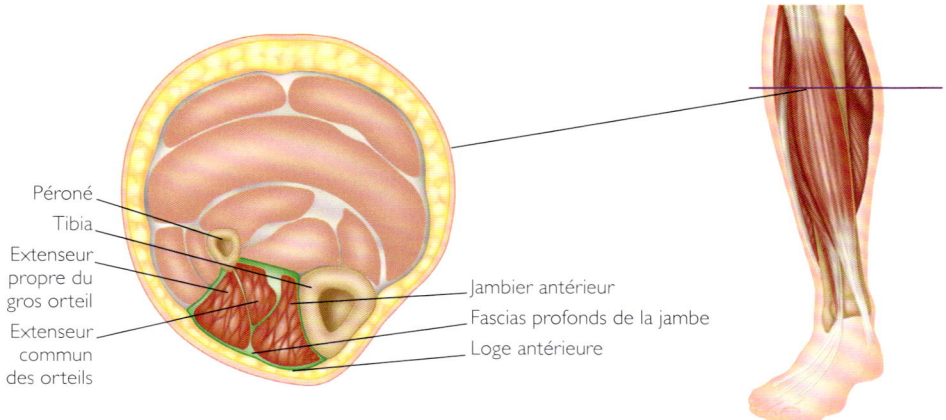

Péroné
Tibia
Extenseur propre du gros orteil
Extenseur commun des orteils
Jambier antérieur
Fascias profonds de la jambe
Loge antérieure

Le syndrome des loges tibiales antérieures est une atteinte plutôt chronique qu'aiguë. Les athlètes les plus exposés à cette blessure sont les coureurs et tous les sportifs dont la pratique implique de nombreuses flexions et extensions du pied. D'un autre côté, les gonflements ou le développement musculaire peuvent aussi engendrer ce syndrome. Une victime de cette atteinte éprouvera des douleurs se manifestant lorsqu'elle se tient sur la pointe des pieds, et pourra connaître une perte de sensation ou un affaiblissement du pied dans son ensemble. En réalité, toute blessure impliquant un saignement interne ou la formation d'un œdème peut engendrer le syndrome des loges tibiales antérieures.

Les muscles sont recouverts par des fascias, qui sont des enveloppes fibreuses relativement peu extensibles, et qui enveloppent les muscles et les os. Elles créent donc une loge pour le muscle, l'os formant l'une des parois, et les fascias formant les autres côtés. Au niveau de la partie inférieure de la jambe, la présence des deux os, le tibia et le péroné, fait que ces loges, ou compartiments, sont bien plus rigides qu'ailleurs. Ainsi, le muscle jambier antérieur court le long du tibia et du péroné, enveloppé dans des fascias, qui laissent peu de place pour une augmentation du volume musculaire, qu'il s'agisse d'un développement du muscle ou d'un gonflement inhabituel. Lorsqu'il se produit un gonflement intramusculaire d'importance, en résultat d'un traumatisme ou d'une sursollicitation, cela crée une pression à l'intérieur de la loge, qui impacte et inhibe la circulation sanguine et les fonctions des tissus de la loge musculaire.

Causes les plus fréquentes
Atteintes aiguës : des traumatismes ou des déchirures du jambier antérieur qui entraînent des saignements et/ou des gonflements.
Atteintes chroniques : Les sursollicitations musculaires qui provoquent des inflammations et un gonflement du muscle et engendrent une pression élevée au sein de la loge ; les croissances trop rapides du muscle qui ne laissent pas le temps aux fascias de s'adapter, comme on peut le voir lors de l'utilisation de stéroïdes anabolisants.

Signes et symptômes
Des douleurs et des contractures au niveau du tibia, plus particulièrement sur sa face externe, s'aggravant à l'exercice ; une perte de sensation de la face dorsale du pied et du second orteil ; ainsi qu'un affaiblissement du pied, souvent accompagné de sensations de picotement.

Complications en l'absence de soins
Laissée sans soins, la pression à l'intérieur des loges tibiales antérieures peut engendrer des dommages permanents au niveau des nerfs et/ou des vaisseaux sanguins concernés. Bien entendu, dans ces conditions, les causes sous-jacentes de cette atteinte continueront à provoquer irritations, inflammations et gonflements, si elles ne sont pas prises en compte et correctement soignées.

Traitement immédiat
Mettez la jambe au repos et surélevez-la, appliquez de la glace, et administrez des anti-inflammatoires. Des massages peuvent être appliqués pour aider à détendre les fascias.

Rééducation et prévention
Le stretching des muscles de la face antérieure de la jambe peut aider à réduire un peu la pression dans les loges, et étirer les muscles pour les assouplir. Les massages visant à étirer les fascias ont eux, le pouvoir d'accélérer le processus de guérison. En prévention, un renforcement graduel des muscles, un bon programme d'assouplissement, et un redoublement d'attention à éviter les traumatismes directs contre la région du tibia, sont tous des mesures qui permettent de prévenir le syndrome des loges tibiales antérieures.

Pronostic à long terme
Le taux de guérison et de récupération complète des fonctions de la jambe est excellent, lorsque les nerfs et les vaisseaux sanguins n'ont pas été touchés. Les syndromes aigus ou chroniques sévères peuvent nécessiter une intervention chirurgicale pour réduire la pression dans les loges tibiales antérieures.

Renforcement des mollets

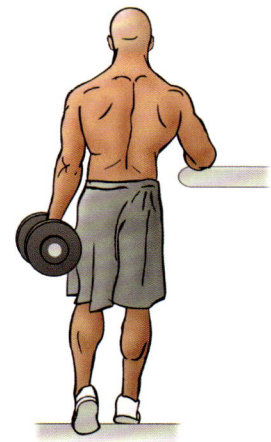

En position debout avec un haltère dans une main, servez-vous de l'autre main pour prendre appui sur un support afin d'assurer votre équilibre. Placez alors vos orteils au bord d'une marche et laissez descendre votre talon vers le sol. Partant de là, relevez-vous en poussant la cheville en extension. Ensuite, redescendez à nouveau avant de recommencer avec l'autre pied.

Extension des chevilles en position assise

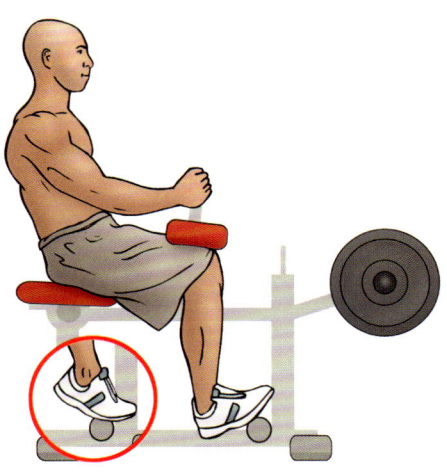

En position assise, placez vos orteils sur le bord de la marche prévue à cet effet, les genoux bien calés sous le poids de maintien. Poussez alors lentement vos chevilles pour leur imprimer une extension, puis relâchez la pression pour revenir à la position initiale avant de recommencer.

Sauts en flexion

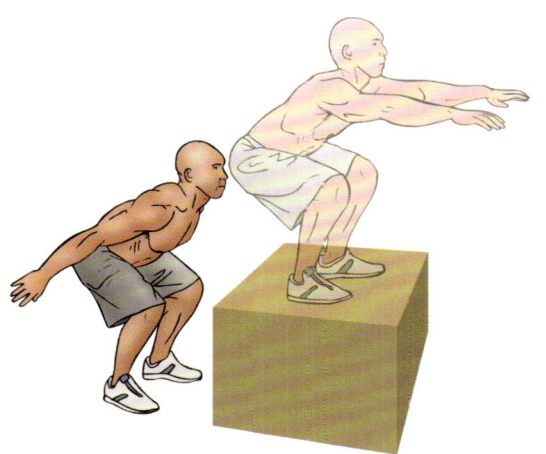

Avec les pieds à l'aplomb des épaules, amenez vos bras derrière vous tout en fléchissant vos genoux. Partant de là, sautez vivement sur le support devant vous, puis redescendez avec précaution avant de recommencer l'exercice.

Soulever de terre sur une jambe

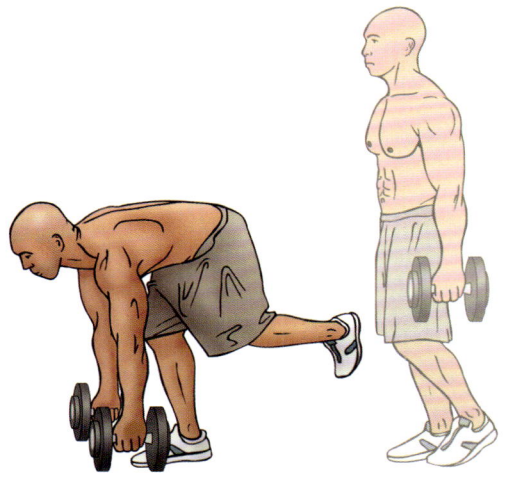

En position debout avec un haltère dans chaque main, bras le long du corps, équilibrez-vous sur une seule jambe, genou légèrement fléchi. Partant de là, inclinez votre buste vers l'avant à partir des hanches et laissez les haltères descendre vers le sol devant vous. L'autre jambe part simultanément en arrière pour faire office de contrepoids. Relevez-vous ensuite progressivement pour retrouver la position initiale, et recommencez en changeant de jambe.

EXERCICES DE RÉÉDUCATION

Étirement du mollet en appui frontal

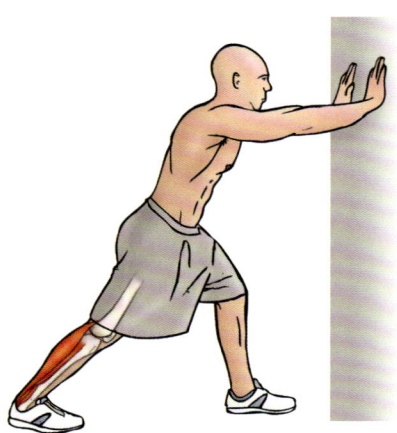

Debout devant un mur sur lequel vous prenez appui, placez l'un de vos pieds aussi éloigné du mur que possible, en vous assurant que votre pied soit pointé vers l'avant et le talon bien au contact du sol. Partant de là, maintenez votre dos bien droit et rapprochez votre buste du mur pour imprimer l'étirement à votre mollet.

Étirement du tendon d'Achille

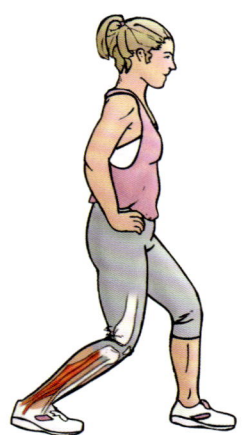

Tenez-vous debout, bien droit, et reculez l'une de vos jambes. Fléchissez ensuite votre jambe arrière et poussez votre talon vers le sol.

16

Les blessures de la cheville dans le sport

ANATOMIE ET PHYSIOLOGIE

L'articulation tibio-tarsienne, ou cheville, est une articulation charnière reliant ensemble le tibia, le péroné, l'astragale et le calcanéum. Sa principale fonction consiste à permettre la flexion et l'extension du pied. Le calcanéum, ou os du talon, se situe juste en dessous de l'astragale. Celle-ci s'articule avec le tibia et le péroné d'un côté, et avec le calcanéum de l'autre, pour former alors l'articulation astragalo-calcanéenne. Le dôme formé par la surface articulaire du calcanéum est recouvert par du cartilage qui le protège et amorti les chocs. Les cinq autres os qui forment le tarse sont : le naviculaire, les premier, deuxième et troisième cunéiformes, ainsi que le cuboïde.

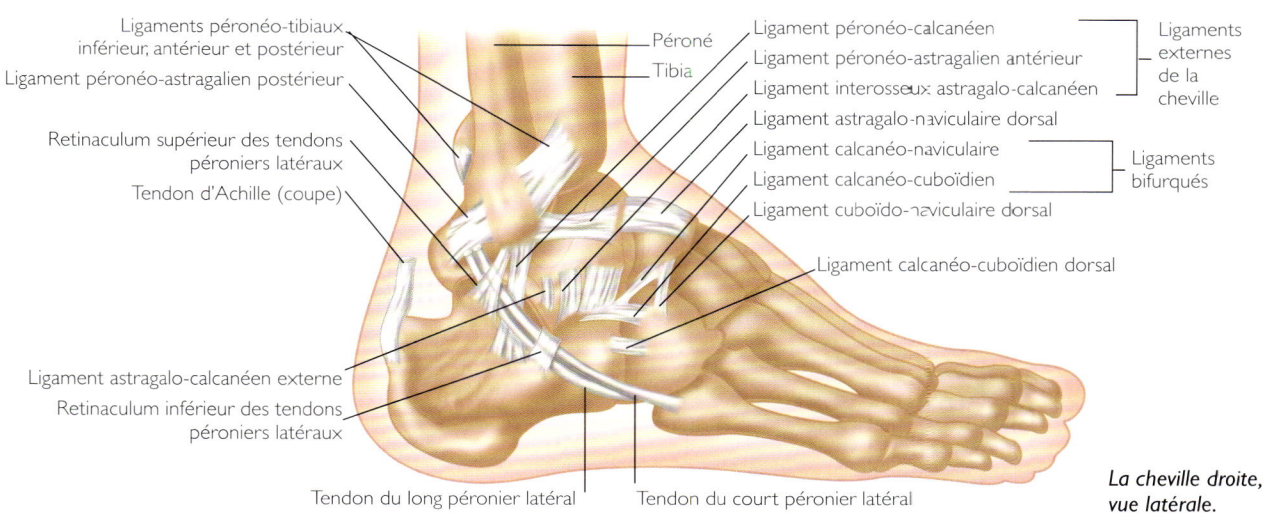

La cheville droite, vue latérale.

La cheville est stabilisée grâce à de puissants ligaments collatéraux. Sur la face médiale, le ligament deltoïdien empêche l'éversion du pied (torsion vers l'extérieur). Sur la face latérale, les trois bandes du ligament collatéral externe courent entre le péroné, le tibia et le calcanéum. Enfin, les ligaments postérieur et antérieur permettent de relier entre eux le tibia et le péroné.

Le tendon du jambier postérieur passe en arrière de la malléole interne (proéminence osseuse de la face interne de la cheville) pour aller s'attacher en plusieurs points situés sur la face inférieure des os qui forment la voûte du pied. Ce tendon a pour rôle de supporter la voûte plantaire, mais aussi d'aider à l'inversion du pied (flexion du pied vers l'intérieur). Les tendons des muscles long péronier latéral et court péronier latéral vont de leurs muscles d'origine, s'attacher à la face inférieure du pied. Ils passent tous deux dans un sillon qui leur est réservé en arrière de la malléole latérale (externe) pour aller s'ancrer, sous la voûte plantaire, aux premier et cinquième métatarsiens. Ces tendons sont tenus en place par une gaine, elle-même renforcée par une bande ligamenteuse. Ces tendons, grâce aux muscles péroniers, participent à la stabilisation de la cheville et permettent la flexion plantaire (ou extension du pied).

ANATOMIE DES BLESSURES DU SPORTIF

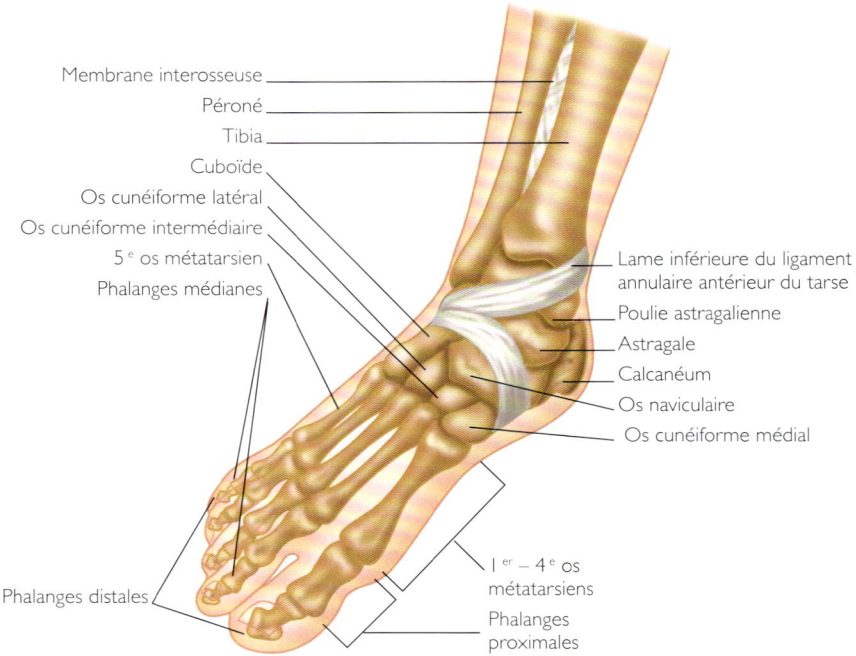

Membrane interosseuse

Péroné

Tibia

Cuboïde

Os cunéiforme latéral

Os cunéiforme intermédiaire

5 e os métatarsien

Phalanges médianes

Lame inférieure du ligament annulaire antérieur du tarse

Poulie astragalienne

Astragale

Calcanéum

Os naviculaire

Os cunéiforme médial

Phalanges distales

I er – 4 e os métatarsiens

Phalanges proximales

Les os du pied droit, vue antéro-interne.

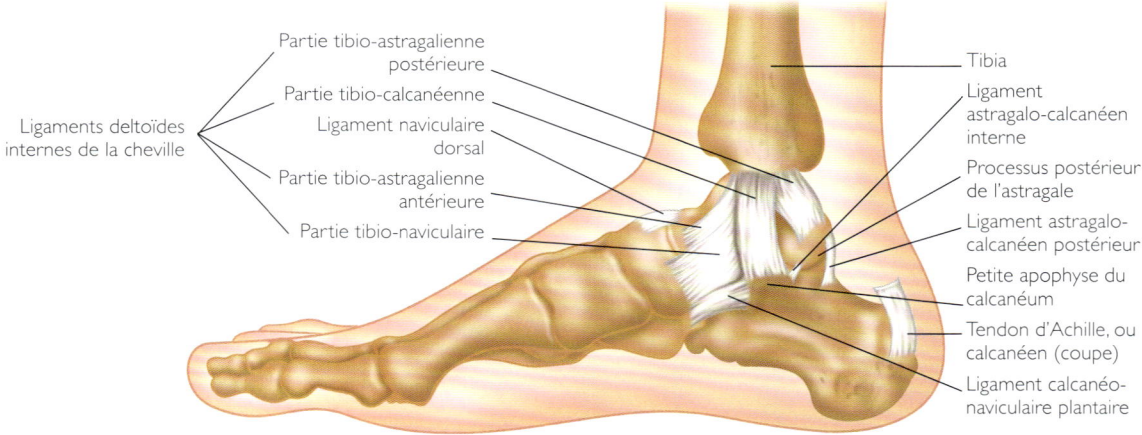

Partie tibio-astragalienne postérieure

Partie tibio-calcanéenne

Ligament naviculaire dorsal

Partie tibio-astragalienne antérieure

Partie tibio-naviculaire

Ligaments deltoïdes internes de la cheville

Tibia

Ligament astragalo-calcanéen interne

Processus postérieur de l'astragale

Ligament astragalo-calcanéen postérieur

Petite apophyse du calcanéum

Tendon d'Achille, ou calcanéen (coupe)

Ligament calcanéo-naviculaire plantaire

La cheville droite, vue intérieure.

La loge postérieure profonde de la jambe abrite les muscles : fléchisseur commun des orteils (FCO), fléchisseur propre du gros orteil (FPGO) et le jambier postérieur. Les FCO et le FPGO ont pour rôle de fléchir les orteils. Le jambier postérieur est le muscle le plus profond dans cette loge. Avec le FPGO ils maintiennent et supportent la face médiale (interne) de la voûte plantaire. Les muscles péronier long et court latéral sont situés dans la loge latérale de la jambe et ont pour rôle de permettre la flexion plantaire et l'éversion du pied, mais aussi, de protéger la cheville contre les entorses en inversion. De par son trajet, le tendon d'insertion du long péronier latéral permet le maintien et le support des arcs plantaires transverse et longitudinal latéral.

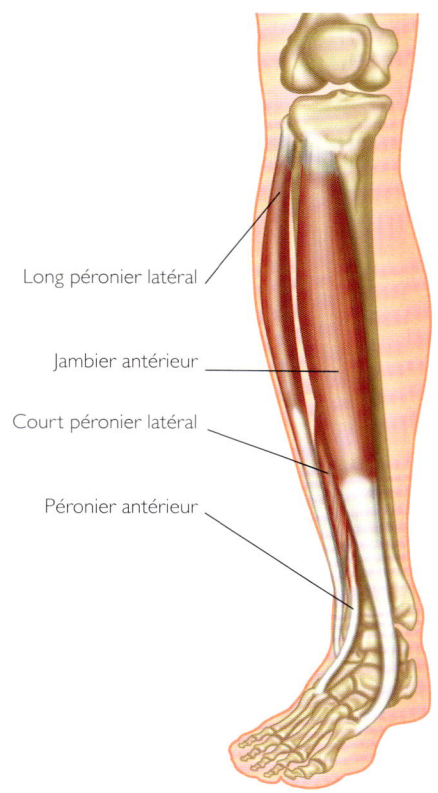
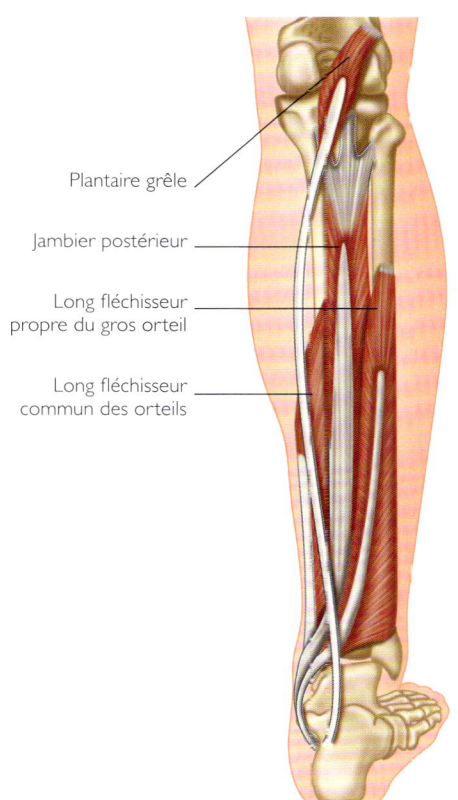

Vue postérieure des muscles de la jambe.

098 : FRACTURE DE LA CHEVILLE

La cheville est l'articulation du corps qui est la plus fréquemment blessée. La grande majorité des sportifs ont en effet au moins connu une entorse de la cheville, fût-elle mineure. Si les fractures des chevilles sont moins courantes, elles restent cependant plus fréquentes que les autres fractures. Du fait de l'implication des chevilles dans la course à pied et les sauts, elles sont exposées dans une grande variété de disciplines, spécialement dans les sports à fort impact physique tels que le football, le rugby, mais aussi ceux qui impliquent de courir sur des surfaces inégales, soumettant ces articulations à de fortes torsions.

L'articulation de la cheville est une articulation charnière qui implique trois os : le tibia, le péroné et l'astragale. Pour être plus précis, l'articulation de la cheville prend forme entre l'extrémité distale du tibia, la face interne de la malléole du tibia, la face interne de la malléole du péroné, et l'astragale ; ces os étant liés entre eux par toute une série de ligaments. Les fractures de la cheville peuvent concerner un ou plusieurs de ces os et ligaments. Toutefois, elles se produisent plus fréquemment au niveau des extrémités distales du tibia et/ou du péroné, provoquant ainsi une élongation ou une rupture d'un certain nombre de ligaments.

Causes les plus fréquentes

Les vrilles, rotations ou torsions violentes infligées à la cheville peuvent toutes provoquer une fracture de cette articulation ; de même que les coups violents reçus contre les faces latérale (externe) ou médiale (interne) de la cheville, surtout lorsque le pied est fermement planté par terre.

Signes et symptômes

Des douleurs à la palpation, un gonflement et une coloration de la peau, une incapacité à supporter la charge (poids du corps), ainsi qu'une possible déformation de l'articulation de la cheville.

Complications en l'absence de soins

Une fracture de la cheville laissée sans soins peut se solder par une soudure non-alignée des os ou une guérison incomplète de ces derniers. Si l'on continue à marcher sur une cheville cassée, cela peut aggraver la situation et endommager les nerfs, les vaisseaux sanguins, les ligaments ainsi que l'ensemble des tissus environnants.

Traitement immédiat

Cessez toute activité, immobilisez l'articulation, appliquez de la glace et assurez une prise en charge médicale.

Rééducation et prévention

Durant la période d'immobilisation de la cheville, il est important de maintenir une condition physique de bon niveau, en travaillant des exercices concernant le haut du corps. Lorsque le feu vert médical est donné pour la guérison de la cheville, les exercices de renforcement musculaire et d'assouplissement de l'ensemble de la partie inférieure de la jambe peuvent aider à accélérer la récupération. Il faut savoir que des mollets et des jambiers puissants et souples offrent un support important pour la protection de la cheville, et permettent de minimiser l'impact des agressions qu'elle peut subir. Par la suite, lors du retour à l'activité sportive, il peut s'avérer utile de porter une chevillère pour supporter l'articulation. Enfin, en prévention, vous devriez éviter de courir ou de sauter sur des surfaces inégales.

Pronostic à long terme

Bien que les personnes ayant subi une fracture de la cheville connaissent un taux de risque de récidive légèrement plus élevé, une bonne rééducation et un travail exhaustif de renforcement musculaire permettent généralement une totale récupération. Les fractures multiples ou celles qui ont entraîné une rupture d'alignement des os, peuvent nécessiter une intervention chirurgicale visant à placer une broche ou une plaque pour maintenir le bon positionnement des os.

Toute personne engagée dans la pratique d'un sport peut, à un moment ou à un autre, subir une entorse de la cheville. Il s'agit d'une blessure aiguë touchant un ou plusieurs des ligaments qui supportent la structure de la cheville. L'élongation ou la déchirure des ligaments se produit lorsque le pied est violemment vrillé ou pivoté vers l'intérieur ou l'extérieur. Les sports à fort impact qui impliquent de courir ou de sprinter sur les surfaces changeantes ou inégales, sont ceux qui exposent le plus les chevilles des athlètes. Le basketball, le rugby, le cross-country, et le hockey sur glace font partie des sports les plus souvent associés aux entorses des chevilles.

Les entorses externes de la cheville se produisent lorsqu'une force est appliquée contre la cheville alors qu'elle se trouve en flexion plantaire, le pied en pronation, ce qui a pour effet d'endommager le ligament péronéo-astragalien antérieur. Dans cette situation, la malléole interne peut jouer le rôle de pivot, exerçant une force supplémentaire touchant cette fois le ligament péronéo-calcanéen, et aggravant ainsi encore un peu plus l'entorse. Ceci étant dit, les tendons péroniers peuvent aussi absorber une partie de la force qui provoque l'entorse. Les entorses internes de la cheville sont beaucoup plus rares, du fait de la présence d'un ligament particulièrement solide, le ligament deltoïdien de la cheville, mais aussi grâce à la solidité même de la structure osseuse de la cheville. Lorsque l'accident se produit, les ligaments se trouvent étirés au-delà de leur point de rupture et voient certaines de leurs fibres céder et rompre. Les vrilles ou les rotations violentes infligées aux chevilles, comme le fait de réceptionner un saut sur le bord externe du pied, peuvent étirer les ligaments de la cheville bien au-delà de leur point de rupture.

Causes les plus fréquentes
Les vrilles soudaines et puissantes infligées à la cheville, ou les puissants mouvements de torsion du pied vers l'intérieur.

Signes et symptômes
Entorses du 1er degré : De légères douleurs et peu de gonflement, ainsi qu'une raideur de l'articulation de la cheville.
Entorses du 2e degré : Des douleurs et des gonflements un peu plus importants, une difficulté à supporter la charge, et une certaine instabilité de l'articulation.
Entorses du 3e degré : Des douleurs sévères, d'importants gonflements, une incapacité à supporter la charge (poids du corps), une instabilité de l'articulation, et une perte partielle ou totale des fonctions de la cheville.

Complications en l'absence de soins
Lorsqu'une entorse de la cheville est laissée sans soins, des douleurs et une instabilité chronique peuvent s'installer dans la cheville. Une perte de la force, de la souplesse, et des fonctions essentielles de la cheville peut aussi résulter d'une négligence à soigner l'entorse l'ayant touchée. Dans ces conditions, la probabilité de rechute est grande.

Traitement immédiat
Appliquez le régime R.G.C.E.C. Les entorses du 2e et 3e degré peuvent nécessiter une immobilisation, et il est préférable de consulter un médecin.

Rééducation et prévention
Le renforcement des muscles de la partie inférieure de la jambe est important quant à prévenir de nouvelles entorses. Les exercices développant l'équilibre peuvent permettre d'améliorer la proprioception (conscience du corps, de ses mouvements, et de ses positions), mais aussi de renforcer les ligaments affaiblis. Par ailleurs, il est également besoin de travailler des exercices d'assouplissement afin d'éliminer les raideurs et d'améliorer la mobilité de la cheville et de sa région. Enfin, il peut s'avérer utile de faire appel à une chevillère lors de la reprise des activités sportives, mais celle-ci ne doit surtout pas remplacer le travail d'assouplissement et de renforcement.

Pronostic à long terme
Avec une rééducation appropriée et des exercices de renforcement, le sportif ne devrait pas connaître de limitation des mouvements de sa cheville. Cela dit, il existe un léger risque de voir la cheville devenir plus sujette à de nouvelles entorses. Les athlètes qui continuent à éprouver des difficultés avec leur cheville devraient rechercher un avis médical plus poussé, pouvant parfois aller jusqu'à une intervention chirurgicale pour resserrer (raccourcir) les ligaments trop distendus.

100 : TENDINITE DU JAMBIER POSTÉRIEUR

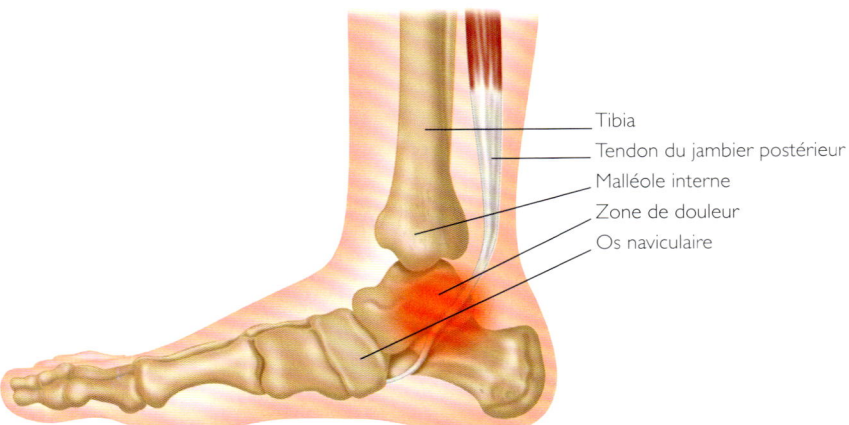

Tibia
Tendon du jambier postérieur
Malléole interne
Zone de douleur
Os naviculaire

Les douleurs le long de la face médiale (interne) de la partie inférieure de la jambe, de la cheville et du pied peuvent avoir pour origine une tendinite du tendon du muscle jambier postérieur. Le tendon du jambier postérieur stabilise la cheville et le pied en contrôlant l'éversion (torsion vers l'extérieur), et supporte l'aspect médian de la voûte plantaire, travail qui lui inflige d'importantes frictions et tensions. Lorsque la voûte du pied s'effondre, les pressions infligées à ce tendon augmentent dangereusement. Les tendinites du jambier postérieur peuvent avoir pour origine un mauvais alignement structurel du pied lors de la course, des chaussures mal adaptées ou trop usées, ainsi que d'anciennes blessures non ou mal soignées.

Le tendon du jambier postérieur court en descendant depuis le mollet, passe en arrière de la malléole interne (la proéminence osseuse) de la cheville, pour venir s'ancrer sur l'os naviculaire au niveau de la voûte plantaire. Ce tendon participe au soutien de la voûte du pied, mais aussi à la pronation de celui-ci. Si l'os naviculaire sort de son emplacement, il induit des contraintes et une irritation du tendon du jambier postérieur. Cette irritation, à terme, peut se solder par une tendinite, autrement dit, par l'inflammation du tendon.

Causes les plus fréquentes
Un défaut structurel et postural lors de la course à pied, des chaussures mal adaptées ou trop usées, ainsi que les blessures antérieures mal ou non soignées.

Signes et symptômes
Des douleurs et une sensibilité accrue au toucher le long de la face interne du tibia, de la cheville et du pied ; des douleurs lorsque l'on marche ou que l'on court, ainsi qu'un léger gonflement le long du trajet du tendon.

Complications en l'absence de soins
Lorsque la tendinite du jambier postérieur est laissée sans soins, elle peut se solder par un affaissement de la voûte plantaire et par la rupture totale du tendon. Par ailleurs, la douleur qu'engendre cette tendinite peut aussi induire des modifications posturales de la marche et provoquer d'autres blessures, dites de compensation.

Traitement immédiat
Appliquez le régime R.G.C.E.C et administrez des anti-inflammatoires.

Rééducation et prévention
Lorsque les douleurs ont cessé, il est important de renforcer et d'assouplir l'ensemble des muscles du mollet pour soutenir et accélérer la récupération complète du tendon du jambier postérieur. Il peut, durant ce temps, s'avérer nécessaire de porter une semelle adaptée pour soutenir la voûte plantaire et soulager le tendon jusqu'à ce qu'il guérisse complètement. Il est essentiel ensuite de veiller à ce que le retour à l'activité sportive soit le plus progressif possible et d'accorder une attention particulière à l'échauffement avant la pratique afin d'éviter la récurrence de cette tendinite. En prévention, il est recommandé de bien choisir ses équipements, surtout les chaussures, et de rechercher les causes structurelles qui ont mené à cette atteinte, pour les corriger.

Pronostic à long terme
Un traitement adapté devrait en principe permettre une complète récupération. Bien entendu, plus la condition demeure sans soins, plus la récupération est longue. Dans certains cas, des semelles orthopédiques peuvent être recommandées pour éviter toute récurrence de cette blessure.

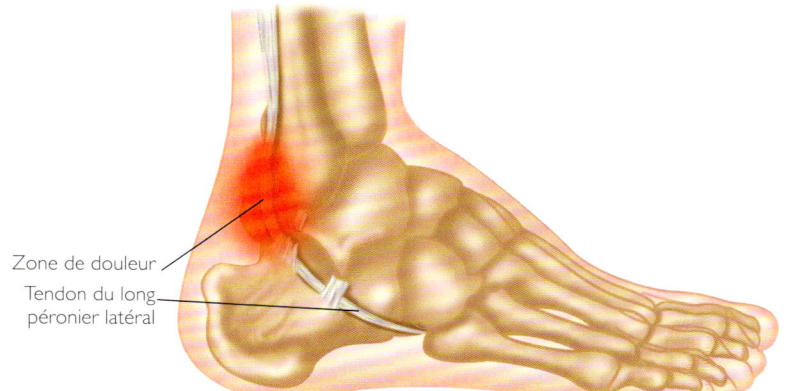

Zone de douleur
Tendon du long
péronier latéral

Les subluxations (dislocations) des tendons péroniers sont des atteintes chroniques qui se produisent par suite d'une entorse ou d'une fracture. Dans ce cas, les tendons sortent du sillon dans lequel ils sont supposés glisser, du fait des dommages subis par les structures supposées les tenir en place. Les signes d'une subluxation de ces tendons sont l'apparition de douleurs au niveau de la face latérale (externe) de la cheville, ainsi que des claquements de la cheville lorsqu'elle est mobilisée. La course à pied et les sauts peuvent infliger des stress répétitifs à ces tendons, spécialement lorsqu'ils ont tendance à régulièrement se disloquer.

Les tendons des péroniers court latéral et long latéral courent en descendant depuis leur ancrage à leurs muscles respectifs pour aller s'attacher au pied. Ils contournent la malléole externe en passant dans le sillon osseux qui leur est réservé. Ils sont maintenus dans ce sillon par une gaine, elle-même renforcée par une bande ligamentaire. Ainsi, lorsque la gaine ou la bande ligamentaire sont endommagées, leur efficacité à maintenir les tendons en place diminue en conséquence, permettant dès lors aux tendons de quitter leur sillon. Certaines personnes sont prédisposées à cette atteinte, car elles présentent un sillon peu profond voire inexistant. La subluxation des tendons péroniers peut aussi survenir lors d'une fracture de la malléole externe, surtout si le pied se trouve en flexion dorsale (pied remontant vers le tibia), ou suite à un impact direct et violent.

Causes les plus fréquentes

Les élongations ou les déchirures des ligaments qui soutiennent ces tendons, généralement dues à une entorse ou une fracture ; les contraintes répétitives infligées à ces tendons entraînant une inflammation et un gonflement qui facilitent la sortie du tendon de son sillon.

Signes et symptômes

Des douleurs et une sensibilité accrue au toucher le long des tendons, des sensations de claquement du côté externe de la cheville, ainsi qu'un léger gonflement que l'on peut observer le long du trajet des tendons péroniers.

Complications en l'absence de soins

Les tendons péroniers s'irritent lorsqu'ils sont disloqués. En retour, cette irritation génère une inflammation. Laissée sans soins appropriés, elle peut mener à une rupture partielle ou totale des tendons.

Traitement immédiat

Appliquez le régime R.G.C.E.C. et administrez des anti-inflammatoires. Il peut s'avérer nécessaire d'immobiliser la cheville, surtout lors des subluxations aiguës.

Rééducation et prévention

Une fois la disparition des douleurs et le retour à une condition normale, il est recommandé de travailler à renforcer les muscles de la partie inférieure de la jambe. En effet, lorsque les muscles jambiers et ceux des mollets sont forts, ils sont en mesure de mieux protéger la cheville et le pied, prévenant ainsi la survenue d'une telle blessure. Enfin, il est essentiel de traiter correctement toute entorse ou blessure de la cheville si l'on veut éviter de subir une luxation des tendons péroniers.

Pronostic à long terme

Lorsqu'elle est rapidement et correctement prise en charge, la subluxation des tendons péroniers ne nécessite que très rarement une intervention chirurgicale. Dans certains cas toutefois, celle-ci peut s'avérer nécessaire pour réparer la gaine ou les ligaments qui maintiennent les tendons dans leur sillon, afin de permettre à l'athlète de retrouver la stabilité originelle de sa cheville.

102 : TENDINITE DES PÉRONIERS

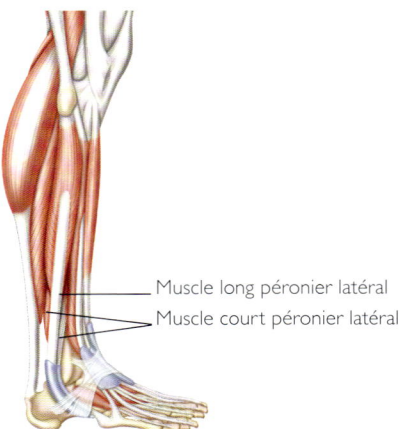

Muscle long péronier latéral
Muscle court péronier latéral

Les tendons des péroniers jouent un rôle important dans la stabilisation du pied et offrent un support à la cheville, en contrôlant la torsion en pronation de celle-ci. Lorsque le pied est en pronation excessive, cela étire les tendons des péroniers et engendre douleurs et inflammations. Conséquemment, ces tendons doivent travailler plus encore pour stabiliser le pied en pronation. Les coureurs qui ont une tendance excessive à la pronation sont beaucoup plus sujets à développer cette tendinite des péroniers.

Les tendons des muscles péroniers court latéral et long latéral (ou muscles fibulaires) émergent de leurs muscles respectifs pour descendre jusqu'au pied. Ils passent en arrière de la malléole externe (la proéminence osseuse située à l'extérieur de la cheville) pour aller s'ancrer juste en arrière du gros orteil. Ces tendons, de concert avec les muscles péroniers dont ils sont issus, participent à stabiliser le pied et aident les muscles du mollet à l'extension de celui-ci. Lorsque le pied est en pronation (tourné vers l'intérieur), les tendons se trouvent étirés, ce qui leur inflige des contraintes supplémentaires qui engendrent des irritations, des douleurs et des inflammations. La course à pied et les sauts, qui nécessitent de répétitives flexions des muscles péroniers, peuvent être la source de l'inflammation de ces tendons, surtout si le pied a une tendance excessive à la pronation.

Causes les plus fréquentes

Un excès de pronation du pied lors de la course à pied ou des sauts, des blessures antérieures ayant modifié la structure du pied et occasionné un décalage dans la trajectoire des tendons des péroniers.

Signes et symptômes

Des douleurs et une sensibilité accrue au toucher le long des tendons, des douleurs plus marquées au début de l'activité et diminuant au fur et à mesure de la sollicitation, et une aggravation des douleurs avec le temps.

Complications en l'absence de soins

Laissées sans soins, les tendinites des péroniers peuvent mener à une rupture partielle ou totale, mais aussi à une subluxation de ces derniers. D'un autre côté, les inflammations chroniques des tendons péroniers peuvent induire des dommages aux ligaments qui les entourent.

Traitement immédiat

Mettez la jambe au repos et cessez de courir et de sauter, appliquez de la glace et administrez des anti-inflammatoires.

Rééducation et prévention

L'étirement et l'assouplissement des muscles du mollet, suivis d'un retour progressif à l'activité sportive sont essentiels à la rééducation des tendinites des péroniers. Durant la période de mise au repos, il est important de rechercher, d'identifier et de corriger les problèmes posturaux du pied qui ont contribué à la survenue de cette tendinite. En prévention, il faut savoir que les muscles de la jambe, lorsqu'ils sont forts et souples, sont à même de protéger la cheville et le pied de ce type d'atteinte.

Pronostic à long terme

Avec un traitement adapté et une bonne rééducation, les tendinites des péroniers guérissent généralement très bien et ne laissent pas de séquelles à long terme. Dans certains cas toutefois, ces tendinites peuvent ne pas répondre aux traitements classiques, et sont susceptibles de nécessiter une intervention chirurgicale pour réduire les pressions qui génèrent l'inflammation. Enfin, il peut s'avérer parfois nécessaire de porter une semelle orthopédique pour supporter la voûte du pied.

L'ostéochrondite disséquante (corps libres dans l'articulation) se produit lorsqu'un fragment d'os, adjacent à la surface articulaire d'une articulation, est privé d'approvisionnement en sang. Cela engendre alors une nécrose avasculaire. Ce type de fracture cartilagineuse peut se produire lorsque la surface de l'astragale entre violemment en contact avec le tibia ou le péroné. La faible alimentation sanguine des cartilages peut ensuite rendre le processus de guérison plus difficile pour le corps. Du coup, le cartilage touché peut s'effriter et voir se détacher de petits fragments. Ces fragments de cartilage, libérés dans la cavité articulaire, peuvent en retour provoquer inflammations et douleurs. L'espace au sein de l'articulation de la cheville est particulièrement restreint. C'est pourquoi, lorsqu'un fragment d'os ou de cartilage de l'astragale vient à s'y glisser, il peut provoquer de vives douleurs, des gonflements, et une perte de la mobilité de la cheville. Ces symptômes peuvent aller et venir au fur et à mesure que les fragments entrent ou sortent de la cavité articulaire. Les principales raisons de l'apparition d'une ostéochrondite disséquante de la cheville sont les blessures antérieures de la cheville ou tout blocage de l'approvisionnement en sang de cette articulation.

La cheville est constituée de sept os tarsiens. Les deux plus volumineux de ces os, supportant l'ensemble du poids du corps, sont le calcanéum (ou os du talon), et l'astragale, qui vient se loger entre l'extrémité du tibia et le calcanéum. Le tibia et le péroné viennent prendre appui sur l'astragale. La surface articulaire de l'astragale est recouverte par un cartilage qui a pour fonction de la protéger en agissant comme un coussin. Il faut savoir qu'il y a peu de circulation sanguine dans cette région, et que les réparations que doit entreprendre le corps demandent beaucoup plus de temps. De ce fait, cela offre la possibilité aux tissus de l'articulation de s'assécher, de devenir friables, et par extension, de s'émietter. Cette atteinte peut provoquer des petites fractures osseuses de l'astragale, ou engendrer des contusions du cartilage dues à de violentes torsions de la cheville, qui ont pour résultat de voir l'astragale venir cogner fortement contre le tibia ou le péroné.

Causes les plus fréquentes

Une perte de l'alimentation en sang de l'astragale, allant de pair avec une atteinte de l'os; des usures répétitives infligées aux surfaces cartilagineuses et osseuses de l'astragale; les blessures antérieures.

Signes et symptômes

Des douleurs et un inconfort au niveau de la cheville. Lorsqu'un fragment se détache et se loge dans l'articulation, il se produit un gonflement et une perte de la mobilité. Il est également possible de ressentir un claquement dans la cheville lorsqu'elle est mise en mouvement.

Complications en l'absence de soins

Lorsqu'ils sont laissés sans soins, les corps libres au cœur de l'articulation peuvent provoquer des blessures et des dommages additionnels. Du fait des mouvements de la cheville, le frottement anormal produit par un corps libre fait subir une usure anormale aux surfaces cartilagineuses. Ce qui les rend rugueuses, et dès lors susceptibles de développer de l'arthrite.

Traitement immédiat

Mettez la cheville au repos et immobilisez-la au besoin. Administrez des anti-inflammatoires et recherchez promptement l'avis d'un spécialiste de la médecine du sport.

Rééducation et prévention

La rééducation suivant la guérison de cette atteinte comprend un renforcement des muscles de la partie inférieure de la jambe. Cela a pour but d'apporter un support plus solide à l'articulation de la cheville. Si la cheville a été immobilisée pendant un certain temps, il est recommandé de travailler aussi sur l'amplitude de ses mouvements. Ensuite, un retour très progressif à l'activité sportive permettra de limiter les chances de voir se reproduire cette blessure. Enfin, il est essentiel de toujours bien traiter les blessures et traumatismes de la cheville, fussent-ils mineurs, afin d'éviter toute déficience dans l'approvisionnement sanguin de cette région.

Pronostic à long terme

Le plus souvent, les petits bouts osseux ou cartilagineux ne se détachent pas de leur ancrage, permettant à l'organisme de se réparer lui-même. Si l'un de ces morceaux venait tout de même à se détacher, une intervention chirurgicale visant à le retirer s'avérerait alors nécessaire. Permettre au petit morceau d'user les surfaces cartilagineuses peut engendrer l'apparition d'une arthrose, plus particulièrement chez les sportifs d'un certain âge.

104 : SUPINATION

La supination désigne la flexion latérale externe du pied. Il s'agit là d'un mouvement naturel du pied lors de la poussée développée qui initie la marche, la course à pied ou les sauts. L'excès de supination peut toutefois provoquer des dommages des ligaments, des tendons et des muscles de la partie inférieure de la jambe – ce qui bien entendu, affaiblit la structure et la stabilité de l'articulation de la cheville. Les sursupinations aiguës peuvent provoquer des déchirures au niveau des ligaments et des tendons du pied et de la cheville.

La supination implique un certain nombre d'os de la cheville, mais plus particulièrement, l'articulation astragalo-calcanéenne. Les extrémités distales (inférieures) du tibia et du péroné viennent prendre appui sur l'astragale, et leur articulation permet les mouvements du pied. L'articulation astragalo-calcanéenne est généralement considérée comme une articulation charnière, car sa principale fonction est de permettre la flexion et l'extension du pied. Cela dit, il faut savoir qu'elle permet aussi – mais dans une moindre mesure – les flexions latérales du pied, pour ce que l'on appelle la pronation et la supination. Ces flexions latérales sont tout à fait normales lorsque l'on marche, que l'on court ou que l'on effectue des sauts. Ces mouvements latéraux participent à l'équilibre et à l'absorption des chocs et des inégalités du terrain.

Causes les plus fréquentes

L'usure de la cheville ou la faiblesse et le relâchement des ligaments et tendons de cette articulation ; les faiblesses ou fatigues des muscles de la partie inférieure de la jambe ; les violentes flexions externes infligées au pied ; les chaussures mal adaptées ou trop usées ; ainsi que les surfaces inégales ou glissantes lors de la course ou de la réception des sauts.

Signes et symptômes

Des douleurs au niveau de la voûte plantaire, du talon, et/ou du genou et des hanches ; une instabilité de l'articulation de la cheville ; des douleurs sur la face externe de la cheville ; ainsi que des douleurs immédiates lorsque l'on subit une sur-supination aiguë comme lors d'une entorse par exemple.

Complications en l'absence de soins

Laissées sans soins, les supinations excessives du pied peuvent entraîner une instabilité de la cheville. Les douleurs qu'elles provoquent et les modifications posturales que celles-ci engendrent, peuvent avec le temps installer des compensations qui pourraient endommager d'autres structures et tissus. Enfin, les ligaments peuvent perdre leur élasticité du fait qu'ils sont alors en perpétuelle élongation, et finir par subir des déchirures.

Traitement immédiat

Mettez le pied et la cheville au repos, administrez des anti-inflammatoires pour soulager la douleur. Les sur-supinations aiguës peuvent nécessiter une attention médicale et une immobilisation. Les supinations chroniques requièrent, elles, que l'on se penche sur les problèmes sous-jacents qui les provoquent, tout en accordant au pied et à la cheville le temps de repos nécessaire à la réparation des tissus endommagés.

Rééducation et prévention

L'échauffement est crucial, tout autant que le renforcement et l'assouplissement des muscles de la partie inférieure des jambes. En effet, cela va apporter un soutien considérable quant à la stabilité et à la solidité de la cheville, tout en permettant à celle-ci de se mouvoir dans les plans normaux de sa mobilité. Il peut parfois être nécessaire de mener une analyse orthopédique de la démarche pour déterminer les causes initiales et les corriger. Il est ensuite recommandé de reprendre graduellement l'entraînement, avec toutefois une attention toute particulière accordée à la forme et à la technique de la course. Enfin, assurez-vous de bien choisir vos chaussures et de courir sur une surface lisse et égale.

Pronostic à long terme

Les supinations répondent généralement très bien aux traitements et à la rééducation, pour peu qu'elles aient été prises suffisamment tôt. En effet, le temps durant lequel on a laissé s'installer cette atteinte impacte directement le temps de guérison et de récupération. Dans de rares cas, il peut s'avérer nécessaire d'avoir recours à une intervention chirurgicale pour retendre les ligaments ou les tendons, ou pour corriger les facteurs squelettiques causant le trouble.

La pronation désigne la flexion latérale interne du pied, normale pendant la marche ou la course. Si une certaine pronation est normale dans la démarche, lorsqu'elle devient excessive, cela peut entraîner des blessures chroniques. Les surpronations aiguës peuvent, elles, provoquer des distensions ou des entorses.

La cheville est une articulation charnière, formée par les sept os du tarse. Les deux tarsiens les plus importants en volume et qui portent le poids du corps sont : le calcanéum, ou os du talon, et l'astragale, qui se situe entre le calcanéum et le tibia. Le tibia et le péroné viennent prendre appui sur l'astragale. La pronation se produit au niveau de l'articulation astragalo-calcanéenne. Les puissants ligaments de la cheville assurent la stabilité de l'articulation, et limitent l'excès de pronation du pied. Les muscles du mollet et ceux de la face avant de la jambe apportent eux aussi un puissant soutien à la cheville. Lorsque ces ligaments ou ces muscles sont lâches ou fatigués, le support qu'ils produisent diminue, et permet dès lors une pronation plus prononcée du pied. Cela a pour résultat de voir la voûte du pied s'affaisser et exercer encore plus de tension au niveau des ligaments et des tendons. Par ailleurs, lorsque l'on soulève des charges et que la jambe se trouve à mi-flexion, le calcanéum a tendance à entrer en éversion et à entraîner le pied dans une abduction, et ce, au moment où le pied entre en flexion dorsale (pied remontant vers le tibia).

Causes les plus fréquentes

Des tendons lâches ou déchirés suite à une blessure préalable, les fatigues des muscles de la partie inférieure de la jambe, des chaussures mal adaptées ou trop usées, et la course sur des surfaces inégales.

Signes et symptômes

Des douleurs au niveau de la voûte plantaire, du talon et/ou du genou et de la hanche ; des douleurs au moment où le pied se pose à terre lorsque l'on court ou que l'on saute ; une flexion interne excessive du pied et de la cheville, visible à l'œil nu ; une instabilité de la cheville ; et enfin, des douleurs qui peuvent être immédiates et violentes lors de surpronations aiguës (entorses de la cheville), ou graduelles lorsque la pronation devient chronique.

Complications en l'absence de soins

La pronation est généralement considérée comme un effet secondaire des syndromes des loges tibiales antérieures, des aponévrosites plantaires, des chondromalacies rotuliennes, des tendinites et même, des fractures de fatigue. Plus la pronation dure dans le temps, et plus les ligaments et les tendons du pied et de la cheville sont anormalement étirés, plus l'instabilité de la cheville devient importante. La voûte du pied peut à terme s'effondrer et provoquer d'autres problèmes au niveau du pied et de la cheville. Enfin, une pronation chronique entraînant le pied au-delà de ses mouvements normaux peut engendrer une sur-sollicitation des structures qui compensent cette situation et bien sûr, de nouvelles blessures.

Traitement immédiat

Le repos et l'administration d'anti-inflammatoires permettent généralement de soulager les douleurs. Dans les cas de pronations aiguës, il est recommandé d'immobiliser la cheville et le pied et d'éviter au maximum d'y reporter toute charge. Pour ce qui est des pronations chroniques, vous devriez rechercher l'avis médical d'un spécialiste de la médecine du sport, afin d'identifier et de corriger le problème.

Rééducation et prévention

Il est essentiel de corriger les problèmes qui ont conduit à la pronation excessive du pied, comme de changer de surface pour courir, ou si ce sont les chaussures qui posent problème, en essayer différents modèles. Si cela s'avère nécessaire, on peut aussi faire appel à des semelles orthopédiques et/ou à un travail de physiothérapie. L'échauffement, comme toujours, est de la plus haute importance, et le renforcement comme l'assouplissement des muscles de la partie inférieure des jambes demeurent eux les meilleurs garants de la solidité et de la stabilité de la cheville et du pied. Enfin, il est essentiel de soigner complètement toute blessure ou traumatisme de la cheville et du pied avant de reprendre l'activité sportive, afin d'éviter toute récurrence de l'atteinte.

Pronostic à long terme

La pronation réagit généralement bien aux traitements et à la rééducation, bien que lorsqu'elle a été laissée en place longtemps et qu'elle a engendré des problèmes annexes au niveau des ligaments et des tendons, elle puisse nécessiter un temps de guérison nettement plus long. Dans de très rares cas, une intervention chirurgicale peut être nécessaire pour corriger les facteurs orthopédiques sous-jacents.

Travail des mollets (*calf raise*)

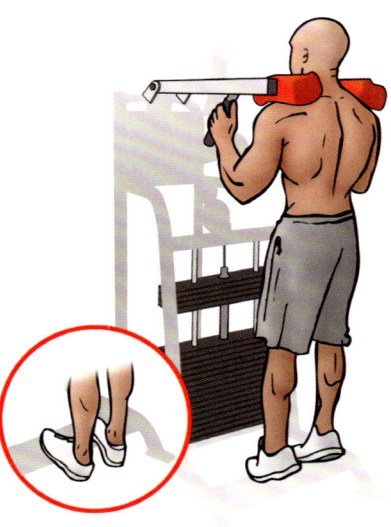

En position debout, placez l'appui avant de vos pieds sur le bord de la marche, et les épaules bien assurées contre les barres lestées. Élevez-vous alors lentement en imprimant à vos chevilles une extension générée par vos mollets. Redescendez lentement, puis recommencez.

Renforcement des mollets, avec haltères

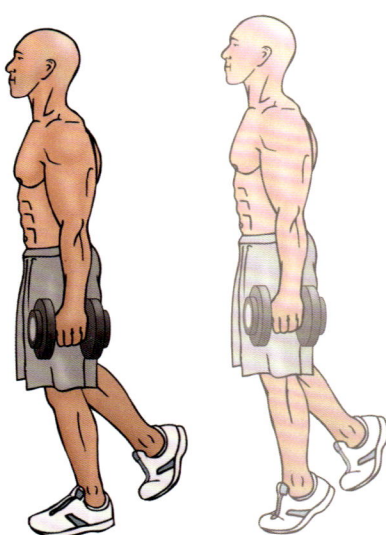

Avec un haltère dans chaque main, bras pendant le long du corps, soulevez légèrement l'un de vos pieds vers l'arrière. Élevez-vous alors sur la jambe porteuse pour vous mettre sur la pointe du pied, puis redescendez lentement avant de recommencer. Travaillez une jambe après l'autre.

Petits sauts

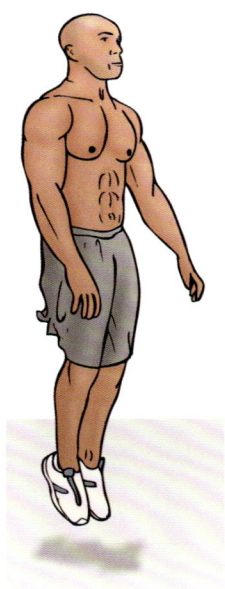

Avec les bras le long du corps, servez-vous de la poussée de vos mollets et de l'extension de vos chevilles pour effectuer de petits sauts.

Marche sur la pointe des pieds, avec haltères

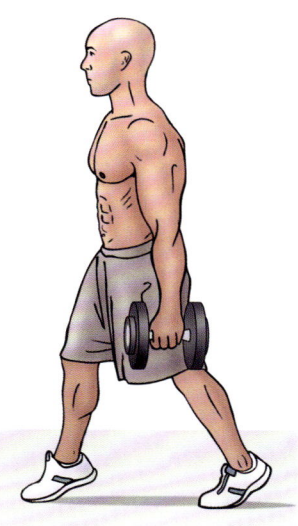

Avec un haltère dans chaque main, faites dix pas en avant sur la pointe des pieds.

Étirement du tendon d'Achille

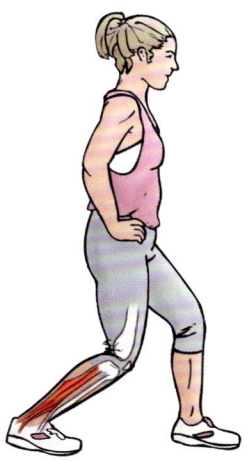

En position debout, reculez l'une de vos jambes d'un grand pas vers l'arrière. En maintenant le pied bien à plat au sol, poussez alors votre genou vers l'avant et le bas.

Étirement croisé des jambiers

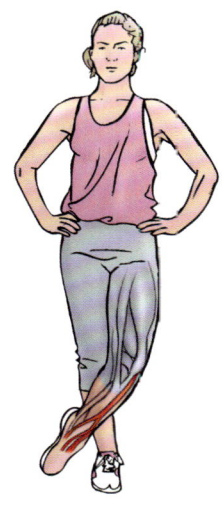

En position debout, croisez l'une de vos jambes devant l'autre en venant poser votre pied sur la pointe, les orteils en position pour être étirés. Fléchissez alors votre autre jambe afin de pousser la cheville croisée vers le sol.

17 Les blessures du pied dans le sport

ANATOMIE ET PHYSIOLOGIE

Le pied est constitué de vingt-six petits os. Les sept os tarsiens forment la cheville. Les deux plus volumineux d'entre eux, qui ont pour rôle de supporter le poids du corps, sont le calcanéum, ou os du talon, et l'astragale, qui se situe entre le calcanéum et l'extrémité distale du tibia. Le tibia et le péroné viennent prendre appui sur l'astragale. Après la cheville formée par les os du tarse, viennent les cinq os métatarsiens qui sont des os longs et fins, et qui forment le cou-de-pied au-dessus et la plante du pied en dessous. Les autres os constituant le tarse sont les os cunéiformes latéral, intermédiaire et médial, le naviculaire et le cuboïde. Viennent ensuite les quatorze phalanges, sous la forme de petits os étroits, et qui forment les orteils, avec deux articulations pour le gros orteil et trois pour les autres. Les os du métatarse, de par leur localisation et leur forme, sont plus exposés aux fractures. Ainsi, et du fait même de leur finesse, les chocs violents qu'ils subissent peuvent aisément y provoquer une fracture.

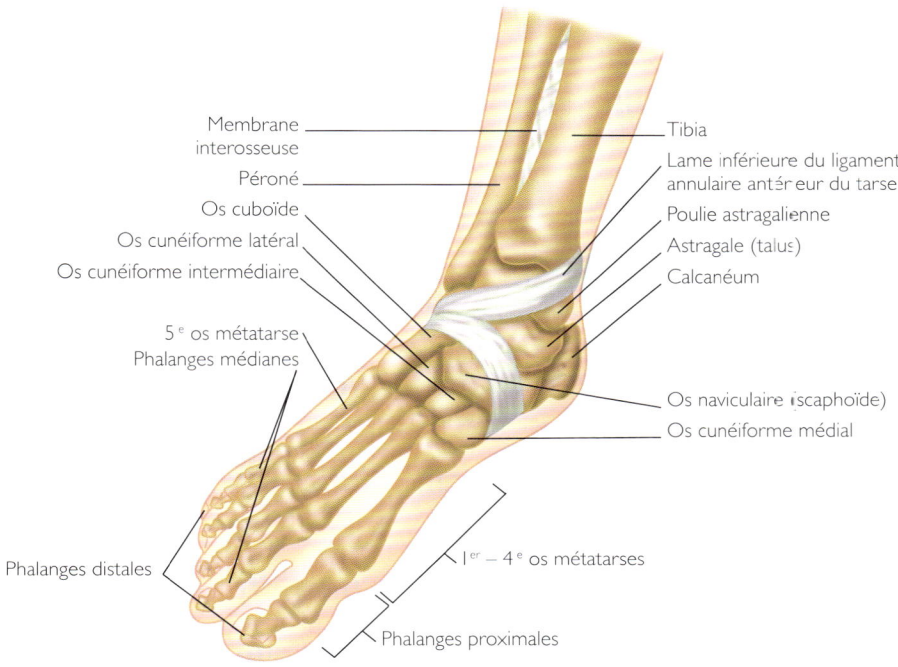

Membrane interosseuse
Péroné
Os cuboïde
Os cunéiforme latéral
Os cunéiforme intermédiaire
5ᵉ os métatarse
Phalanges médianes
Phalanges distales
Iᵉʳ – 4ᵉ os métatarses
Phalanges proximales
Tibia
Lame inférieure du ligament annulaire antérieur du tarse
Poulie astragalienne
Astragale (talus)
Calcanéum
Os naviculaire (scaphoïde)
Os cunéiforme médial

Les os du pied droit, vue antéro-interne.

Les os sésamoïdes sont situés sur la partie avant du pied, au niveau de la face plantaire, de part et d'autre de la tête distale du premier métatarsien. Ils permettent de réduire les frictions et de guider le tendon pour l'assister dans la transmission de la force générée par le fléchisseur propre du gros orteil, responsable du relevage du gros orteil lors de la marche. Les os sésamoïdes ont une forme sphérique et sont intégrés au tendon du court fléchisseur propre du gros orteil. Enfin, ils participent à l'élévation des os du gros orteil et assistent la structure osseuse dans ses efforts pour supporter les charges.

Le nombre d'articulations entre les os du pied est tel qu'elles sont généralement présentées en groupes qui sont : l'articulation sous-astragalienne (entre l'astragale et le calcanéum), les articulations médio-tarsiennes (entre les cunéiformes, le cuboïde et les os du tarse), les articulations méta-tarso-phalangiennes et les articulations inter-phalangiennes des orteils.

En plus des ligaments qui stabilisent individuellement chacune des articulations du pied, il existe par ailleurs de puissants ligaments qui traversent et se croisent sur la face plantaire du pied pour en accroître la cohérence et la stabilité. Enfin, des bandes de fascias ont pour fonction de maintenir en place autour de la cheville, les tendons de la jambe et du pied.

L'aponévrose plantaire est une épaisse lame ligamentaire particulièrement puissante qui s'étend entre le calcanéum et les articulations phalangiennes proximales. Elle a aussi bien une fonction de « coussin » pour le pied, qu'un rôle essentiel quant au maintien du pied et de sa voûte. Cette aponévrose sert encore de point d'ancrage à de nombreux muscles du pied.

Le pied n'est pas une structure rigide. En effet, la structure osseuse s'affaisse plus ou moins sous la charge du corps et connaît une supination et une pronation lors de la marche. La souplesse dynamique du pied est soutenue par les arches longitudinales médiale et latérale, ainsi que par les arches transversales formées par la disposition des os du tarse et ceux du métatarse. Ces arches, ou voûtes, sont maintenues et renforcées par de puissants ligaments (le ligament calcanéo-scaphoïdien étant le plus important du point de vue clinique) ainsi que par les muscles du pied et de la jambe.

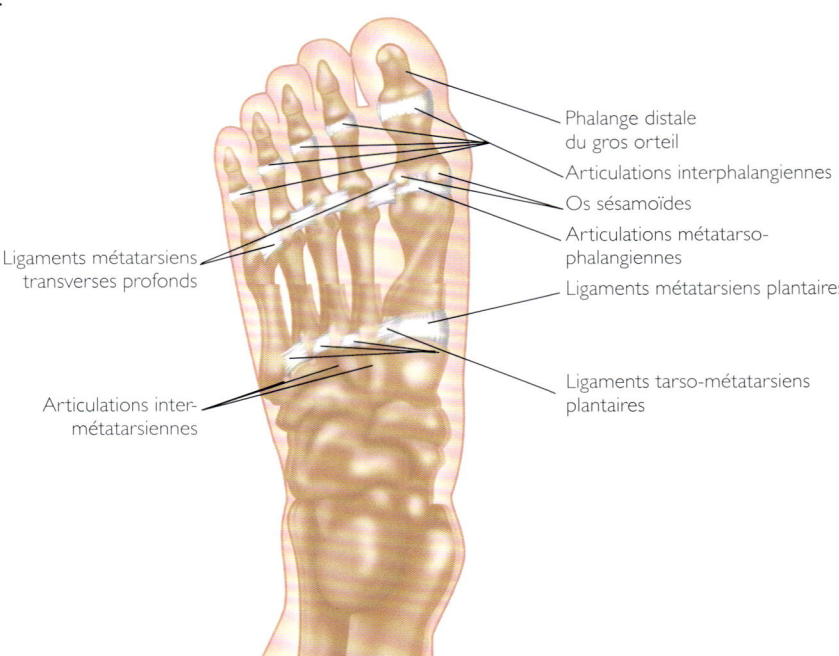

Phalange distale
du gros orteil

Articulations interphalangiennes

Os sésamoïdes

Articulations métatarso-
phalangiennes

Ligaments métatarsiens plantaires

Ligaments tarso-métatarsiens
plantaires

Ligaments métatarsiens
transverses profonds

Articulations inter-
métatarsiennes

Les os du pied gauche, vue plantaire.

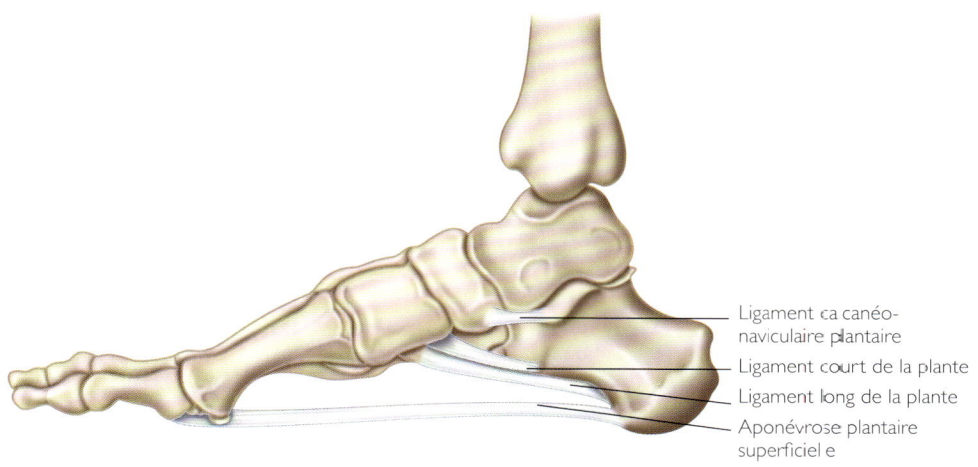

Ligament ca canéo-
naviculaire plantaire

Ligament court de la plante

Ligament long de la plante

Aponévrose plantaire
superficiel e

Les mouvements du pied sont contrôlés par une multitude de muscles, dont certains prennent leur origine à la jambe et d'autres, les muscles intrinsèques, au niveau du pied lui-même. Cela, en conjonction avec le grand nombre d'articulations, permet une grande variété de mouvements du pied et de la cheville. Ces mouvements sont : la flexion et l'extension (flexion plantaire) de la cheville mais aussi des orteils ; l'inversion et l'éversion se produisant à l'articulation sous-astragalienne (entre l'astragale et le calcanéum) ; l'adduction et l'abduction du pied par rapport à l'axe central longitudinal du pied ; et l'écartement ou le rapprochement des ortei s entre eux. Enfin, la combinaison de mouvement de plusieurs articulations permet la rotation du pied ainsi que la pronation et la supination de ce dernier.

Le groupe de muscles fléchisseurs du pied, le fléchisseur propre du gros orteil et le fléchisseur commun des orteils, voient leurs tendons courir le long de la face interne de la cheville, pour passer sous le pied et aller s'ancrer à la face plantaire des orteils. En arrière de la malléole interne, ces muscles et leurs tendons permettent la flexion plantaire du pied et des orteils.

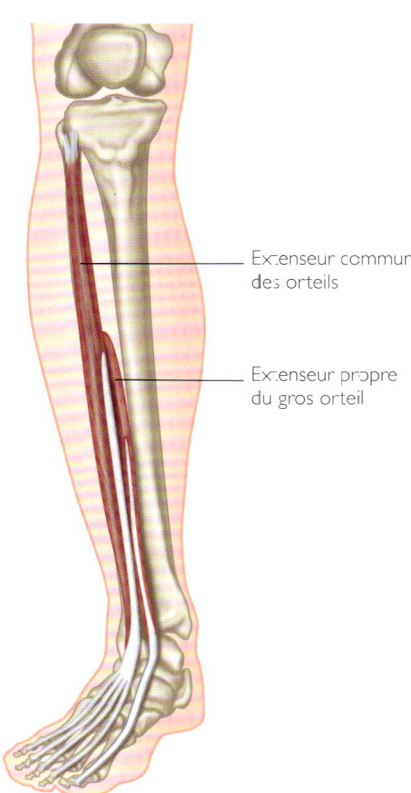

Extenseur commun
des orteils

Extenseur propre
du gros orteil

Les principaux muscles exter seurs des orteils.

ANATOMIE DES BLESSURES DU SPORTIF

La plante du pied est composée de quatre couches musculaires superposées. La première d'entre elles, la plus superficielle, inclut l'abducteur du gros orteil, l'abducteur du petit orteil et le court fléchisseur plantaire. L'abducteur du petit orteil forme le bord latéral externe de la plante du pied. La seconde couche présente les muscles lombricaux, l'accessoire du long fléchisseur commun des orteils, ainsi que les tendons du long fléchisseur propre du gros orteil et du court fléchisseur du petit orteil. La quatrième couche, la plus profonde, comporte les quatre interosseux dorsaux du pied, les trois interosseux plantaires, ainsi que les tendons du jambier postérieur et du long péronier latéral.

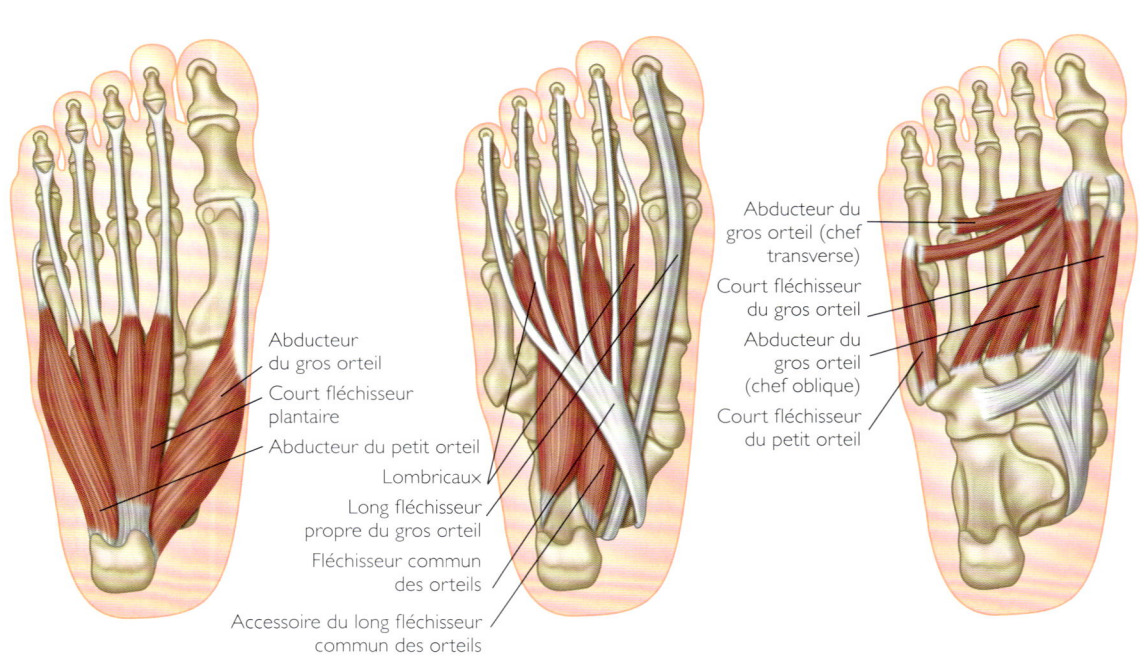

Abducteur du gros orteil

Court fléchisseur plantaire

Abducteur du petit orteil

Lombricaux

Long fléchisseur propre du gros orteil

Fléchisseur commun des orteils

Accessoire du long fléchisseur commun des orteils

Abducteur du gros orteil (chef transverse)

Court fléchisseur du gros orteil

Abducteur du gros orteil (chef oblique)

Court fléchisseur du petit orteil

Les muscles associés aux mouvements de la cheville et du pied.

Si les fractures du pied peuvent concerner n'importe lequel des vingt-six os qui le constituent, elles se produisent néanmoins bien plus fréquemment au niveau des métatarses lorsqu'un impact direct est porté contre le corps (diaphyse) de l'os. Les sports de contact et toute activité impliquant de forts impacts d'atterrissage ou de collision, sont ceux qui exposent le plus les sportifs aux fractures du pied. Les athlètes cont la densité osseuse est inférieure à la normale, du fait d'une mauvaise alimentation, de l'ostéoporose, ou d'un dérèglement ou une absence de menstruation chez les femmes, sont les plus sujets à subir une fracture cu pied.

Le pied est constitué de vingt-six petits os. Les sept os tarsiens forment la cheville. Les deux plus volumineux d'entre eux, qui ont pour rôle de supporter le poids du corps, sont le calcanéum, ou os du talon, et l'astragale, qui se situe entre le calcanéum et l'extrémité distale du tibia. Le tibia et le péroné viennent prendre appui sur l'astragale. Après la cheville formée par les os du tarse, viennent les cinq os métatarsiens qui sont des os longs et fins, et qui forment le cou-de-pied au-dessus et la plante du pied en dessous. Viennent ensuite les quatorze phalanges, sous la forme de petits os étroits, et qui forment les orteils, avec deux articulations pour le gros orteil et trois pour les autres. Les os du métatarse, de par leur localisation et leur forme, sont plus exposés aux fractures. Ainsi, et du fait même de leur finesse, les chocs violents qu'ils subissent peuvent aisément y provoquer une fracture.

Causes les plus fréquentes

Les traumatismes et chocs violents contre les os du pied, comme lors d'une chute, d'un coup reçu, d'une collision ou d'une vrille puissante infligée au pied.

Signes et symptômes

Des douleurs qui peuvent être sévères, des gonflements et une coloration de la peau, ainsi qu'une déformation du pied au niveau de la fracture. Des douleurs apparaissant lorsque l'on met du poids sur le pied, une possible impossibilité à marcher, et un engourdissement des orteils ou du pied dans son ensemble.

Complications en l'absence de soins

Une fracture qui n'est pas correctement soignée peut entraîner des dommages des tissus environnants tels que les nerfs, les vaisseaux sanguins, etc. De plus, les os peuvent se ressouder de travers ou ne pas se ressouder du tout, engendrant dès lors une instabilité du pied.

Traitement immédiat

Cessez immédiatement toute activité, appliquez de la glace, élevez le pied et immobilisez-le. Consultez au plus vite un médecin ou allez directement aux urgences d'un hôpital.

Rééducation et prévention

Une fois que les douleurs ont cessé et que l'on a retrouvé l'usage de son pied, il est important d'étirer les muscles qui ont été immobilisés durant la période de soins et de guérison, mais aussi, de faire un travail de renforcement de l'ensemble des muscles qui n'ont pas travaillé le temps de l'immobilisation. En termes de prévention, il faut savoir que des muscles forts offrent un solide support à la structure du pied, que des chaussures appropriées sont un gage de soutien et de protection, et que le meilleur moyen d'éviter une fracture du pied consiste à éviter les chocs et traumatismes infligés à ce dernier.

Pronostic à long terme

Quand on lui permet de guérir complètement, un os devient, en se ressoudant, plus fort qu'il ne l'était avant la blessure. Lorsque les fractures sont multiples ou que l'alignement des os a été rompu, il s'avère souvent nécessaire d'avoir recours à une intervention chirurgicale pour poser une broche afin de maintenir les os dans leur alignement normal et de stabiliser le pied pendant la guérison. Lorsque la fracture implique une élongation ou des déchirures des ligaments, les chances que les os se fracturent à nouveau sont plus élevées.

107 : BURSITE RÉTRO-CALCANÉENNE

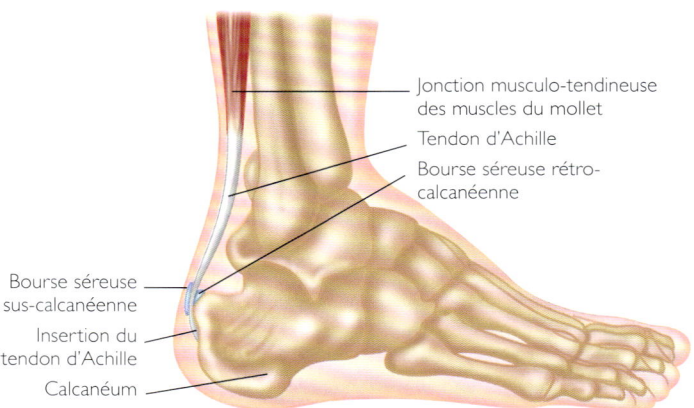

Jonction musculo-tendineuse des muscles du mollet

Tendon d'Achille

Bourse séreuse rétro-calcanéenne

Bourse séreuse sus-calcanéenne

Insertion du tendon d'Achille

Calcanéum

La bourse rétro-calcanéenne a pour rôle de former un coussin entre le talon et le tendon d'Achille, mais aussi de lubrifier les frictions de ce dernier. Cette bourse séreuse subit d'énormes contraintes avec les flexions et extensions répétitives du pied, telles qu'elles ont lieu lors de la course à pied, de la marche et des sauts. Des chaussures usées, mal adaptées ou produisant une trop forte pression contre le talon, de même qu'une pronation excessive du pied, font partie des facteurs qui infligent des contraintes dommageables à la bourse séreuse rétro-calcanéenne.

La bourse séreuse rétro-calcanéenne se situe au niveau de la face antérieure du tendon d'Achille, près de son insertion distale, et contre le calcanéum, ou os du talon. Les frictions répétitives du tendon contre cette bourse séreuse, produites par les flexions plantaires ou par les poussées du pied, compriment fortement cette bourse séreuse, et peuvent à terme, en provoquer l'inflammation.

Causes les plus fréquentes

Les contraintes répétitives infligées à la bourse séreuse par les frictions du tendon d'Achille, lors de la marche, de la course à pied ou des activités impliquant de nombreux sauts ; l'accroissement trop rapide de la durée et de l'intensité de l'entraînement ; les chaussures mal adaptées ou trop usées ; les mauvais alignements structurels et les troubles posturaux de la marche (pronation excessive) ; ainsi que les blessures du tendon d'Achille.

Signes et symptômes

Des douleurs au niveau du talon, et plus particulièrement lors de la marche, de la course ou des sauts ; une sensibilité accrue au toucher de la région du talon ; ainsi que de légers gonflements et/ou rougeurs sur la face postérieure du talon.

Complications en l'absence de soins

Lorsque cette condition n'est pas soignée, la bourse séreuse peut finir par rompre et, à terme engendrer d'autres problèmes au niveau du tendon d'Achille, du fait de l'accroissement de ses frictions contre le talon. Les douleurs qui s'installent en l'absence de soins peuvent gêner la marche, la course et les sauts, par difficulté à dérouler le pied jusqu'au bout.

Traitement immédiat

Cessez toute activité déclenchant la douleur, appliquez de la glace, et administrez des anti-inflammatoires.

Rééducation et prévention

Le renforcement musculaire et l'assouplissement des muscles du mollet et de toute la partie inférieure de la jambe permettent d'accélérer le processus de guérison de la bourse séreuse. Il est par ailleurs essentiel, pour maintenir une bonne condition physique durant la mise au repos, de pratiquer des activités telles que la natation, qui n'irritent pas la région blessée. En prévention, des muscles forts et souples, ainsi qu'un temps d'échauffement adapté, peuvent éviter la survenue de cette bursite rétro-calcanéenne.

Pronostic à long terme

Un traitement adapté et une période de repos permettent généralement une guérison complète de cette atteinte. Dans les rares cas où le liquide séreux s'est échappé de la bourse, il peut s'avérer nécessaire de le drainer afin de faciliter le processus de guérison. Enfin, la chirurgie n'est recommandée que dans les très rares cas ne répondant pas correctement aux traitements classiques et au repos.

Les fractures de fatigue sont généralement le résultat d'impacts répétés infligés aux pieds. La course à pied ou les sauts sur des surfaces irrégulières, les augmentations trop rapides de la durée ou des distances d'entraînement, de même que la fatigue inhabituelle des muscles de la jambe, sont tous des facteurs favorisant l'apparition de micro-fractures au niveau des os du pied. Lorsque ces microfractures s'accumulent, elles se transforment à terme en fractures de fatigue.

Les fractures de fatigue peuvent toucher tous les os du pied, mais se produisent la plupart du temps au niveau des os du métatarse. L'os du talon, le calcanéum, peut lui aussi connaître une fracture de fatigue, en résultat du port de chaussures mal adaptées ou des suites d'une ancienne blessure mal ou non soignée. Les os soumis à d'incessants traumatismes développent de petites fractures qui, s'accumulant les unes aux autres, finissent par entraîner une fracture plus sévère, dite de fatigue. Enfin, un point de faiblesse le long d'un os, dû à une précédente blessure ou à une reconstruction de celui-ci, peut aussi être la source d'une fracture de fatigue, même dans des conditions normales d'utilisation.

Causes les plus fréquentes
Les traumatismes répétitifs infligés aux os du pied, une zone de faiblesse sur l'os due à une précédente blessure, ou toute autre atteinte, ainsi que la fatigue musculaire qui empêche les muscles d'assurer leur rôle d'amortissement des chocs.

Signes et symptômes
Des douleurs à l'endroit de la fracture, aggravées lorsque le pied est en charge ; une incapacité à marcher dans les cas les plus sévères ; un léger gonflement sur le site de la fracture ainsi qu'une possible perte de certaines fonctions du pied.

Complications en l'absence de soins
Lorsqu'elles sont laissées sans soins, les fractures de fatigue peuvent s'aggraver sous forme de fracture complète de l'os. Les gonflements et l'inflammation peuvent provoquer des saignements internes et des dommages touchant les nerfs environnants. Dans ces conditions, les douleurs peuvent aller crescendo jusqu'à ce qu'il devienne impossible de marcher.

Traitement immédiat
Appliquez le régime R.G.C.E.C. et administrez des anti-inflammatoires.

Rééducation et prévention
Le renforcement des muscles qui supportent le pied peut aider à minimiser les impacts qui lui sont infligés, et leur permettre d'absorber une part des chocs plus grande. Lorsque les fractures de fatigue sont guéries, il est important de ne reprendre l'activité sportive que de manière très progressive, afin d'éviter tout risque de rechute. En termes de prévention, porter des chaussures adaptées, effectuer un échauffement correct, éviter de courir sur des surfaces dures ou inégales, et un régime alimentaire enrichi en calcium sont tous des facteurs qui permettent d'éviter la survenue de fractures de fatigue.

Pronostic à long terme
Les fractures de fatigue guérissent généralement très bien et ne laissent pas de séquelles à long terme, à condition qu'elles aient été correctement traitées et qu'il leur ait été accordé un temps de guérison suffisant. Le site de la fracture, une fois guéri, devrait être plus solide qu'il ne l'était auparavant. L'intervention chirurgicale n'est nécessaire que dans les rares cas où la fracture de l'os a été complète et qu'elle n'a pas répondu comme attendu aux soins et au repos.

109 : TENDINITE DES FLÉCHISSEURS ET DES EXTENSEURS

Comme tous les tendons du corps, ceux qui ont la responsabilité de produire la flexion et l'extension du pied et des orteils peuvent connaître des irritations et des inflammations. Parmi les nombreuses causes de ces tendinites, on compte les sursollicitations, le manque de souplesse des muscles antagonistes (opposants), ainsi que les déformations du pied. Les tendinites des extenseurs sont plus fréquentes que celles des fléchisseurs, mais ces dernières ont tendance à être bien plus douloureuses et handicapantes. Enfin, ce sont les danseurs qui sont les plus communément associés aux blessures de ce groupe de tendons.

L'extenseur propre du gros orteil et l'extenseur commun des orteils sont les principaux muscles extenseurs des orteils. Les tendons de ces muscles passent en avant de la cheville et traversent le pied pour aller s'attacher aux orteils, et permettent la flexion dorsale du pied, en opposition aux muscles fléchisseurs. Lorsque les muscles du mollet sont tendus ou qu'ils ont été poussés au-delà de leur capacité d'effort, leurs tendons peuvent développer une inflammation.

Le groupe de muscles fléchisseurs du pied, le fléchisseur propre du gros orteil et le fléchisseur commun des orteils, voient leurs tendons courir le long de la face interne de la cheville, pour passer sous le pied et aller s'ancrer à la face plantaire des orteils. Ces muscles et leurs tendons permettent la flexion plantaire du pied et des orteils.

Causes les plus fréquentes

Tendinites des extenseurs : Le manque de souplesse et la raideur des muscles du mollet, la sursollicitation des muscles extenseurs, ainsi que l'effondrement de la voûte plantaire.

Tendinites des fléchisseurs : Les contraintes répétitives infligées aux tendons par d'excessives flexions dorsales.

Signes et symptômes

Tendinites des extenseurs : Douleurs sur la face dorsale du pied et lorsque l'on relève les orteils, ainsi qu'une petite perte de force dans la flexion dorsale du pied.

Tendinites des fléchisseurs : Des douleurs le long des tendons, de la voûte du pied et sur la face postéro-interne de la cheville, ainsi que des douleurs à la marche ou lors de la flexion des orteils contre une résistance.

Complications en l'absence de soins

Lorsque ces tendinites ne sont pas soignées, elles peuvent provoquer des distensions au niveau des muscles dont elles dépendent, et même, avec le temps, une rupture totale du tendon blessé. Les douleurs peuvent augmenter au point de limiter toute activité.

Traitement immédiat

Cessez les activités qui génèrent les douleurs, appliquez de la glace sur le tendon, et administrez des anti-inflammatoires.

Rééducation et prévention

Pendant la période de repos accordée au tendon, il est important de rechercher et d'identifier les conditions qui ont engendré le problème. D'un autre côté, étirer les muscles du mollet et le jambier antérieur permet de soulager les pressions subies par les tendons. En termes de prévention, s'échauffer correctement et augmenter de manière graduelle la charge de travail demandée à ces tendons peut éviter la survenue de ces tendinites. Lors du retour à l'activité sportive, il peut parfois être nécessaire de porter des semelles orthopédiques pour corriger tout problème au niveau de la voûte plantaire.

Pronostic à long terme

La plupart des gens guérissent complètement de ces tendinites grâce au repos et à la correction du problème qui les a déclenchées. Dans de rares cas, une intervention chirurgicale peut être nécessaire pour soulager la pression subie par les tendons, et calmer l'inflammation.

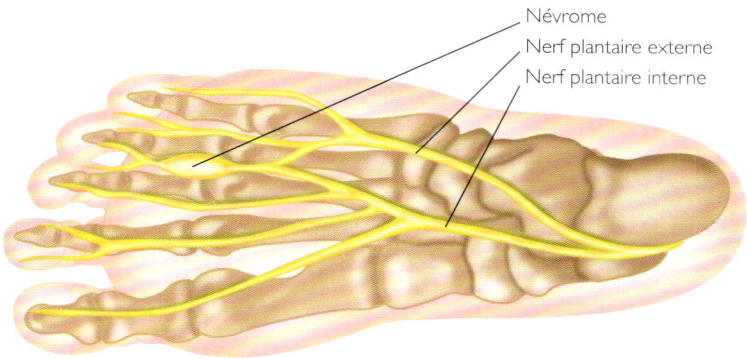

Névrome
Nerf plantaire externe
Nerf plantaire interne

Un névrome est une tumeur qui se développe sur un nerf, ou qui est essentiellement constituée de cellules et de fibres nerveuses. Le névrome de Morton, encore appelé métatarsalgie de Morton, concerne le nerf plantaire du pied, et sa caractéristique première est de produire des douleurs au niveau de la face plantaire du pied. Lorsqu'une pression est appliquée sur l'appui avant du pied, les os de ce dernier peuvent pincer le nerf et provoquer des douleurs, des sensations de brûlure, et même une perte de sensibilité de la région. La course à pied, et plus particulièrement le sprint, la marche et les sauts ont tous pour effet d'infliger des contraintes répétitives à la région plantaire du pied, et ont donc potentiellement le pouvoir d'engendrer un névrome de Morton. Par ailleurs, certaines déformations du pied ou des chaussures trop serrées qui compriment le pied, peuvent aussi provoquer cette atteinte.

Le nerf plantaire alimente les troisième et quatrième orteils, et court entre les os du métatarse. Lorsque les os sont soumis à une pression régulière due à des chaussures trop serrées ou à une pronation excessive du pied, ils compriment le nerf plantaire entre les têtes des métatarsiens, ce qui a pour effet de provoquer une inflammation du nerf et son gonflement.

Causes les plus fréquentes

Les contraintes répétitives infligées à l'appui avant du pied, comme dans la course à pied, la marche ou les sauts ; la pronation excessive du pied ; les chaussures trop étroites qui compriment le pied ; ainsi que les blessures des troisième et quatrième orteils.

Signes et symptômes

Des douleurs ou des sensations de brûlure de la région affectée ; de possibles pertes de sensibilité des troisième et quatrième orteils ; engourdissement, picotements ou crampes de l'avant du pied ; ainsi que de très sévères douleurs lorsque l'on porte une charge alors que l'on est chaussé, douleurs touchant le bord externe du pied, et soulagées lorsque l'on se retrouve pieds nus.

Complications en l'absence de soins

Laissé sans soins, le névrome peut entraîner une perte de sensibilité, des dommages nerveux permanents. Les douleurs peuvent croître au point de devenir réellement handicapantes.

Traitement immédiat

Cessez ou modifiez l'activité qui a déclenché ou qui aggrave la condition, appliquez de la glace et administrez des anti-inflammatoires.

Rééducation et prévention

Un retour progressif à l'activité sportive, le fait d'éviter tout nouveau traumatisme répétitif infligé à l'avant du pied, et porter une semelle amortissante sont tous des facteurs permettant une guérison plus rapide de cette atteinte. L'élément le plus important quant à la prévention de cette pathologie consiste à porter des chaussures adaptées qui offrent une grande liberté de mouvement aux pieds et aux orteils. Bien entendu, les chaussures pointues ou les talons hauts sont à proscrire.

Pronostic à long terme

Lorsqu'il est correctement traité, le névrome de Morton guérit généralement bien et sans laisser de séquelles à long terme. En revanche, plus on laisse traîner cette atteinte avant de la soigner, plus les chances de la voir produire des effets à long terme sont grandes. Une intervention chirurgicale peut s'avérer nécessaire lorsque les traitements classiques sont restés sans effet.

111 : SÉSAMOÏDITE

Les tendons qui entourent les os sésamoïdes, comme tous les tendons, peuvent connaître des irritations et des inflammations, provoquant des atteintes similaires à celles que produisent les tendinites. Les coureurs, les danseurs et les attrapeurs du baseball, sont quelques exemples de sportifs susceptibles de subir une sésamoïdite. Il faut par ailleurs savoir qu'un accroissement brutal de la sollicitation du pied peut, en elle-même, provoquer cette pathologie des petits os du pied.

Un sésamoïde est un petit os nodulaire qui ne se rattache à aucun autre os, mais se trouve plutôt intégré dans l'épaisseur d'un tendon. La rotule est, par exemple, le plus volumineux des sésamoïdes du corps. Il existe deux autres os sésamoïdes, plus petits, situés sur la partie avant du pied, au niveau de la face plantaire, de part et d'autre de la tête distale du premier métatarsien, l'un se trouve côté latéral (externe) et l'autre, côté médial (interne). Ces deux os sésamoïdes ont une forme sphérique et sont intégrés au tendon du court fléchisseur propre du gros orteil. Ils ont pour rôle de produire une surface lisse permettant au tendon d'aller et venir de manière harmonieuse, et d'aider ce dernier à transmettre les forces générées par le muscle auquel il se rattache. Enfin, ces os sésamoïdes participent à l'élévation des os du gros orteil et assistent la structure osseuse dans ses efforts pour supporter les charges.

Causes les plus fréquentes

Une augmentation de l'activité sans conditionnement préalable; un manque d'épaisseur de la couche de peau qui protège l'appui avant du pied, laissant les os sésamoïdes sans protection; ainsi que les voûtes plantaires trop prononcées qui conduisent à une sur-sollicitation de l'appui avant de ces derniers.

Signes et symptômes

Des douleurs qui apparaissent de manière graduelle au niveau des os sésamoïdes, et qui augmentent avec l'activité.

Complications en l'absence de soins

Si cette atteinte n'est pas soignée, les douleurs qu'elle engendre peuvent s'aggraver jusqu'à devenir réellement handicapantes, et l'inflammation du tendon peut engendrer l'irritation des tissus environnants. Comme pour les tendinites, ignorer la blessure peut conduire à une rupture totale du tendon.

Traitement immédiat

Mettez le pied au repos, appliquez le régime R.G.C.E.C. et administrez des anti-inflammatoires.

Rééducation et prévention

Trouver une activité qui n'irrite pas la région blessée en lui infligeant des contraintes permet de maintenir un bon niveau de condition physique durant la période de soins et de guérison de la sésamoïdite. D'un autre côté, le renforcement musculaire de la partie inférieure de la jambe permet d'offrir au pied un meilleur support. Lors du retour à l'activité sportive, il peut s'avérer nécessaire de porter des semelles protectrices pour limiter les impacts subis par l'appui avant du pied. En prévention, un échauffement complet, et un accroissement progressif de la durée et de l'intensité de l'entraînement permettent d'éviter l'apparition de cette atteinte des sésamoïdes. Enfin, le port de semelles orthopédiques visant à corriger les problèmes de la voûte plantaire a aussi le pouvoir d'éviter l'apparition ou la récurrence de cette blessure.

Pronostic à long terme

Les sésamoïdites répondent généralement bien au repos et aux traitements à base d'anti-inflammatoires, et permettent un complet rétablissement sans séquelles à long terme. Dans les rares cas où la condition ne répond pas aux traitements classiques, une intervention chirurgicale peut être envisagée pour résoudre le problème.

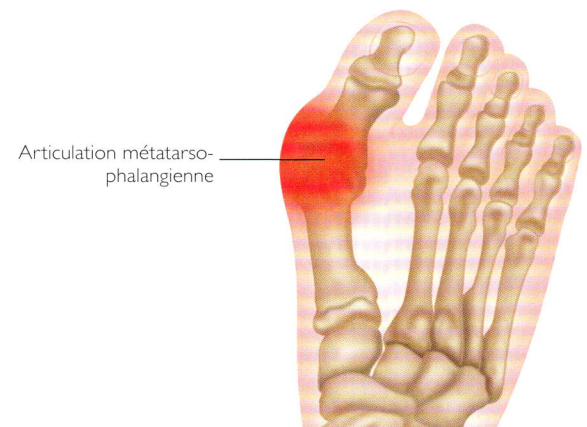

Articulation métatarso-
phalangienne

Des chaussures étroites ou mal adaptées peuvent entraîner un gonflement et une hypertrophie (connue sous le nom de « oignon ») au niveau de l'articulation à la base du gros orteil. Les blessures du gros orteil et les mauvais transferts de force dus à un désalignement de l'arc latéral du pied lors de la marche peuvent elles aussi produire des oignons, ou durillons. Les femmes sont bien plus exposées à l'apparition des oignons que les hommes, car elles ont beaucoup plus tendance à porter des chaussures étroites. Enfin, les oignons se produisent parfois aussi sur le bord latéral du pied, du côté du petit orteil.

Les oignons apparaissent de manière typique sur le bord médial de l'articulation métatarso-phalangienne, reliant le gros orteil au pied. Lorsque des chaussures étroites, une blessure ou d'autres traumatismes produisent une pression contre le bord externe du gros orteil (le poussant vers l'intérieur), son articulation avec le pied se met à gonfler et à développer une hypertrophie. Dans ces conditions, il peut alors se produire une inflammation de la bourse séreuse recouvrant la face interne de la tête du premier métatarse, poussant un peu plus le gros orteil à dévier de son alignement pour se tourner vers le second orteil, et parfois même à glisser en dessous de ce dernier pour former une déformation appelée *hallux valgus*, ou *valgus* du gros orteil. Lorsque c'est le cas, une « bosse » se forme sur le bord externe de l'articulation du gros orteil, entraînant des douleurs et inflammations supplémentaires.

Causes les plus fréquentes
Les chaussures étroites, les blessures antérieures du gros orteil, les pressions inhabituelles contre la face interne du gros orteil, ainsi que la pronation excessive du pied.

Signes et symptômes
Une « bosse » ou hypertrophie se développant à la base du gros orteil, une possible déviation de ce dernier en direction du second orteil (*hallux valgus*), des rougeurs et une sensibilité accrue au toucher de la région, ainsi que des douleurs lors de la marche.

Complications en l'absence de soins
Les oignons qui ne sont pas soignés peuvent entraîner des complications telles qu'une bursite, des difficultés à marcher, de l'arthrite, et des douleurs chroniques. Par ailleurs, le gros orteil peut continuer à s'incliner vers le second orteil, conduisant ce dernier à sortir lui aussi de son alignement.

Traitement immédiat
Cessez de porter les chaussures qui provoquent cette condition et préférez-leur des chaussures plus larges et plus confortables, surtout lorsque vous vous entraînez.

Protéger l'oignon grâce à des coussinets spécifiquement conçus pour cela et administrer un traitement anti-inflammatoire participera à réduire les douleurs.

Rééducation et prévention
Lorsqu'il s'agit des oignons, la prévention est absolument essentielle. Ainsi, les chaussures offrant suffisamment de place pour les pieds, l'attention à ne pas infliger des pressions inutiles contre le gros orteil et les soins corrects de toute blessure de ce dernier, même mineure, sont quelques-uns des paramètres qui permettent d'éviter l'apparition des oignons. Lorsqu'il s'est tout de même développé, porter un coussinet de protection permet de réduire les douleurs pendant l'entraînement.

Pronostic à long terme
Les oignons répondent généralement bien aux traitements classiques. Dans certains cas où l'oignon est bien avancé et qu'il ne répond pas au traitement, une intervention chirurgicale devient nécessaire. En fonction de la procédure chirurgicale choisie, la récupération complète peut être immédiate ou demander plusieurs semaines.

113 : ORTEIL EN MARTEAU

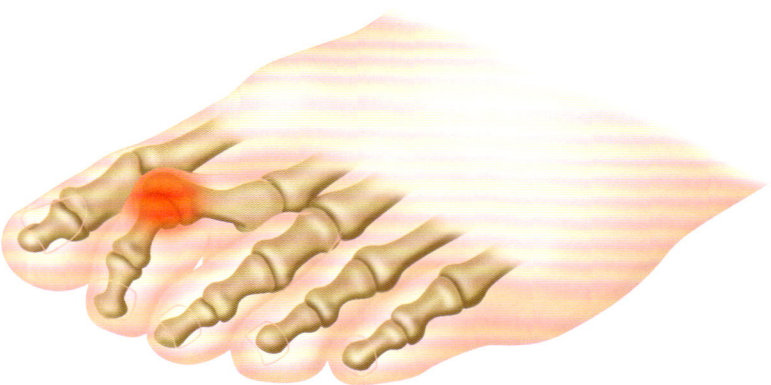

L'orteil en marteau tire son nom de l'apparence, en marteau ou en serre, que l'orteil présente lorsqu'il est affecté par cette condition. Cela se produit lorsque la première phalange de l'orteil est relevée, et que la seconde est fléchie vers le bas. Les sources de cette condition peuvent être des chaussures mal adaptées, des dommages musculaires ou nerveux du groupe musculaire des fléchisseurs des orteils. Enfin, il peut se développer des callosités et/ou des cors sur l'orteil touché et ce, du fait du frottement contre la chaussure.

L'apparence « en marteau » d'un orteil se produit lorsque la phalange proximale de l'orteil (souvent le second orteil) est en extension (tirée vers le haut) et que la seconde et la troisième phalanges sont, elles, en flexion (tirées vers le bas). Cela provoque une pression sur l'appui avant du pied et entraîne des frictions de la partie médiane de l'orteil contre le dessus de la chaussure. Bien entendu, cela favorise le développement de cors sur la face dorsale de l'orteil et de callosités sur sa face plantaire. Le diabète, une attaque, l'arthrite ou les blessures antérieures sont toutes des pathologies capables de provoquer cette flexion non-naturelle des orteils.

Causes les plus fréquentes
Des chaussures mal adaptées, ainsi que des dommages musculaires ou nerveux touchant le groupe de muscles fléchisseurs des orteils.

Signes et symptômes
Une apparence « en marteau » de l'orteil, des douleurs et des difficultés à bouger l'orteil touché, ainsi que des cors et des callosités pouvant se développer sur ce dernier.

Complications en l'absence de soins
Lorsque le doigt en marteau n'est pas traité, il peut engendrer des problèmes supplémentaires tels que l'arthrite, des callosités et des cors douloureux, une tendinite des fléchisseurs des orteils, ainsi qu'une incapacité à étendre ou redresser l'orteil affecté.

Traitement immédiat
Changez de chaussures pour en adopter de plus confortables, et administrez des anti-inflammatoires.

Rééducation et prévention
Si les orteils sont encore un tant soit peu flexibles, le renforcement musculaire et l'assouplissement permettent de favoriser la correction du problème et sa guérison. Les strappings et autres coussinets de protection peuvent diminuer les douleurs. En prévention, choisir des chaussures appropriées et confortables, et étirer régulièrement ses orteils peuvent éviter de voir se produire cette affection de l'orteil.

Pronostic à long terme
Une intervention chirurgicale peut être nécessaire lorsque le doigt a perdu toute flexibilité et/ou qu'il ne répond à aucun traitement classique.

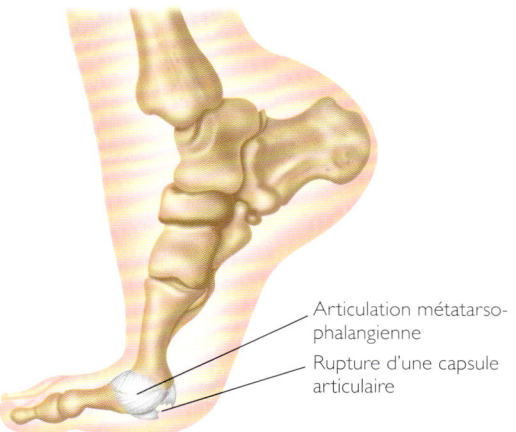

Articulation métatarso-
phalangienne

Rupture d'une capsule
articulaire

Les douleurs se produisant à la base du gros orteil peuvent être causées par un turf toe, ou entorse métatarso-phalangienne. Les sportifs qui se cognent leur gros orteil ou qui le sollicitent de manière répétitive pour effectuer des poussées lors de la course ou de sauts, sont susceptibles de subir cette entorse métatarso-phalangienne. Cette entorse peut aussi découler d'une violente hyper-extension du gros orteil. Le nom de « turf » vient du fait que cette atteinte touche très fréquemment les sportifs s'entraînant ou jouant sur un turf, ou gazon, artificiel.

Le turf toe se produit au niveau de l'articulation métatarso-phalangienne du gros orteil, avec pour effet de déchirer la capsule articulaire et d'entraîner une instabilité et de sévères douleurs, qui peuvent en retour entraîner une dislocation, une usure anormale des cartilages, et à terme de l'arthrite. Par ailleurs, les tendons croisant cette articulation peuvent eux aussi se trouver impliqués dans cette entorse. La capsule articulaire est susceptible de se déchirer sous la force d'un coup reçu sur le gros orteil, ou suite à de très fréquentes poussées effectuées en appui sur le gros orteil lors de la course à pied ou de sauts.

Causes les plus fréquentes
Les coups infligés au gros orteil, les poussées répétitives effectuées sur le gros orteil, et plus particulièrement sur les surfaces dures telles que le gazon artificiel par exemple.

Signes et symptômes
Des douleurs à la base du gros orteil, ainsi qu'un gonflement autour de l'articulation. Les douleurs s'aggravent lorsque l'on effectue une poussée sur le gros orteil.

Complications en l'absence de soins
Si le turf toe est laissé sans soins, il peut entraîner de nombreux autres problèmes tels que des douleurs chroniques, une incapacité à courir ou à sauter, ou pire encore, une dislocation du gros orteil et l'apparition d'une arthrite.

Traitement immédiat
Mettez le pied au repos et administrez des anti-inflammatoires.

Rééducation et prévention
Lorsque la douleur disparaît, il est important de s'atteler à assouplir et à renforcer musculairement les orteils, ainsi que de chercher à corriger les problèmes de répartition de la poussée au niveau du pied. Lors du retour progressif à l'activité sportive, on peut porter des attelles de support spécifiquement conçues à cet effet, pour supporter le gros orteil. En prévention, il est judicieux d'alterner le type de surfaces sur lesquelles on s'entraîne, pour accorder un peu de répit au pied et éviter de voir se produire cette entorse.

Pronostic à long terme
Le turf toe a tendance à devenir récurrent lorsque l'on continue à travailler sur des surfaces dures. Cela dit, dans la plupart des cas les douleurs finissent par cesser et le sportif récupère généralement la fonctionnalité nominale de son orteil. Il existe toutefois de très rares cas pour lesquels une intervention chirurgicale est nécessaire pour soulager les symptômes.

115 : PIED PLAT (*PES PLANUS*)

Les pieds plats (*pes planus*) sont une déformation dans laquelle le pied s'aplatit du fait de l'effondrement vers le sol de son arche longitudinale interne. Les personnes présentant des pieds plats ont des difficultés à trouver des chaussures qui leur aillent, ce qui en retour, peut engendrer des problèmes supplémentaires ou des troubles de la marche. Cette situation est l'inverse de celle qui provoque le pied creux (*pes planus*).

Dans les cas de pieds plats, l'effondrement de l'arche longitudinale entraîne souvent une pronation excessive du pied qui, à son tour, peut générer des problèmes et blessures des pieds, des chevilles, des genoux, des hanches et même de la région lombaire. Une arche effondrée inflige un stress accru aux muscles des mollets et à la malléole interne, avec pour possibles conséquences, des entorses de la cheville ou des périostites tibiales. Les athlètes présentant des pieds plats doivent absolument travailler à maximiser la force de leurs arches longitudinales ainsi que celle des muscles impactés par cette déformation du pied.

Causes les plus fréquentes

Les faiblesses ou instabilités des muscles, tendons et ligaments du pied et de la jambe. Les pieds plats peuvent être héréditaires ou provoqués par un traumatisme ou une maladie.

Signes et symptômes

Un effondrement complet de la voûte plantaire, qui voit la totalité de la plante du pied entrer en contact avec le sol. Des douleurs des pieds, des chevilles et de la jambe, et plus particulièrement lors de la marche, de la course ou de positions debout longtemps maintenues.

Complications en l'absence de soins

La plupart des gens présentant des pieds plats ne connaissent ni douleurs ni autres problèmes inhérents. En revanche, les athlètes ou les personnes très actives peuvent, à cause de pieds plats, ressentir des douleurs et voir survenir des problèmes structurels des pieds, des chevilles et de la jambe.

Traitement immédiat

Lorsqu'il y a douleurs, le simple fait de se reposer et d'éviter d'appliquer le poids du corps sur les pieds suffit généralement à soulager les douleurs. Si les douleurs persistent, consultez un médecin ou un podologue pour une complète analyse de la posture et de la marche.

Rééducation et prévention

Le renforcement musculaire des pieds, des chevilles et des orteils est la première et la plus importante des étapes de la rééducation à mettre en œuvre. Il existe pour cela de nombreux jeux et exercices, mais on peut aussi marcher pieds nus dans le sable ou sur d'autres terrains irréguliers, ce qui aura pour effet de renforcer l'ensemble des tissus mous du pied et de la jambe. Enfin, il est important de trouver des chaussures bien adaptées, ou de se faire prescrire des semelles orthopédiques pour soutenir la voûte et éviter ainsi les instabilités du pied.

Pronostic à long terme

Lorsque les pieds plats sont correctement pris en charge, les douleurs qui leur sont associées peuvent être éliminées. La chirurgie peut parfois s'avérer nécessaire, surtout lorsque les douleurs sont insupportables ou que les autres traitements n'ont pas produit d'améliorations.

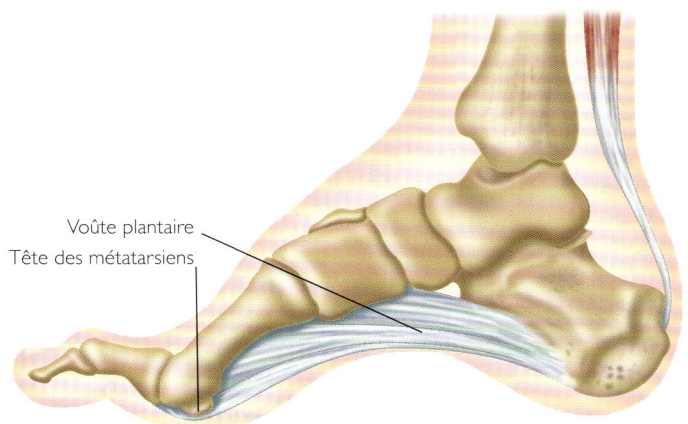

Voûte plantaire
Tête des métatarsiens

Le pied creux, ou pied en serre, est une malformation génétique qui fait que la voûte du pied est nettement trop élevée, donnant au pied l'apparence de serres, ou de griffes. Cette conformation du pied entraîne souvent des douleurs au niveau des muscles des mollets ou des perturbations de la marche. Les personnes qui en souffrent ont du mal à trouver des chaussures adaptées, ce qui engendre des problèmes supplémentaires. Le pied creux est l'inverse du pied plat, mais il est bien plus rare.

Le pied creux est une pathologie qui fait que la voûte longitudinale du pied affiche une hauteur exagérée, provoquant un manque de souplesse, voire une raideur du pied, dû à la tension des muscles du mollet. En effet, le tendon des muscles du mollet se trouve alors étiré par-dessus le talon pour revenir vers une voûte surélevée, ce qui lui inflige des contraintes supplémentaires. D'un autre côté, cette position du pied entraîne un autre inconvénient, sous la forme d'un stress additionnel reporté cette fois sur la tête distale des os du métatarse. Les personnes atteintes de cette déformation du pied doivent travailler à corriger la posture du pied, ou s'adapter à l'entraînement en contournant le problème.

Causes les plus fréquentes
Les pieds creux peuvent être héréditaires ou la conséquence d'un traumatisme ou d'une maladie neurologique. Une malformation génétique; des contractures ou des déséquilibres musculaires.

Signes et symptômes
Une voûte plantaire trop haute avec absence de souplesse du pied. Des douleurs au niveau du pied, et plus particulièrement lors de la marche ou de la course; les orteils peuvent aussi être fortement fléchis.

Complications en l'absence de soins
Lorsque le pied creux est laissé sans soins, il peut entraîner des douleurs chroniques, ainsi que des dommages au niveau des autres structures du pied. L'instabilité du pied que cette condition génère, expose ce dernier à de fréquentes distensions et autres entorses.

Traitement immédiat
Étirez les muscles du mollet et le pied, et consultez un spécialiste de la médecine du sport si la condition est douloureuse et que vous n'arrivez pas à l'améliorer.

Rééducation et prévention
Le stretching des muscles du mollet et du pied est la première et la plus importante des étapes de la rééducation. Bien sûr, trouver des chaussures adaptées permettra en outre de maintenir correctement le pied et d'éviter ainsi les blessures qui peuvent découler de son instabilité. Le renforcement musculaire de l'ensemble des muscles du mollet revêt lui aussi une grande importance car il permet d'offrir au pied un meilleur support structurel. Enfin, s'il est besoin d'avoir recours à une intervention chirurgicale, il est essentiel de rééduquer les muscles et les tendons qui ont été immobilisés, en travaillant leur force et leur souplesse.

Pronostic à long terme
Lorsqu'il est correctement traité, e pied creux peut être corrigé et voir ses symptômes disparaître. La chirurgie peut être une option, surtout lorsque les douleurs sont sévères et que les autres traitements n'ont rien donné.

117 : APONÉVROSITE PLANTAIRE

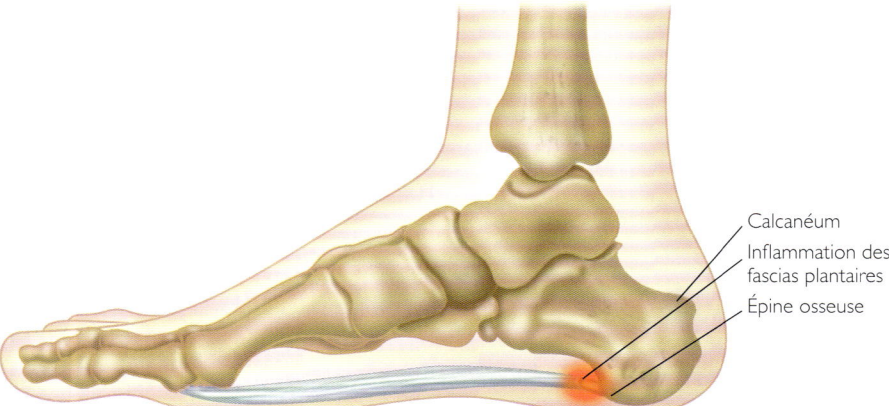

Calcanéum

Inflammation des
fascias plantaires

Épine osseuse

Les fascias plantaires, qui sont aussi appelés aponévroses plantaires, sont des tissus fibreux qui prennent leur origine à la tubérosité du calcanéum, pour aller s'insérer au niveau de la base des orteils. Ces fascias jouent un rôle essentiel dans le support de la voûte plantaire, ils servent d'ancrage à nombre de muscles du pied, et forment un tampon protecteur pour les os du pied. Les contractures des muscles du mollet infligent des contraintes inhabituelles à ces fascias. Dans ces conditions, les mouvements répétitifs de la cheville peuvent irriter ces tissus, surtout au niveau du calcanéum.

Les fascias plantaires, qui sont aussi appelés aponévroses plantaires, sont des tissus fibreux qui prennent leur origine à la tubérosité du calcanéum, pour aller s'insérer au niveau de la base des orteils. Ces fascias jouent un rôle essentiel dans le support de la voûte plantaire. Les contractures des muscles du mollet infligent des contraintes inhabituelles à ces fascias. Dans ces conditions, les mouvements répétitifs de la cheville peuvent irriter ces tissus, surtout au niveau du calcanéum.

Causes les plus fréquentes
Des contractures des muscles du mollet et le fait de courir sur des surfaces dures ; des chaussures mal adaptées ou usées ; les problèmes impliquant la voûte du pied ; les erreurs techniques de l'entraînement ; les sursollicitations ; l'hyperpronation du pied, ainsi que le manque de souplesse du triceps sural (gastrocnémiens, soléaire, et plantaire grêle) et du tendon d'Achille.

Signes et symptômes
Des douleurs au niveau de l'os du talon qui empirent après l'exercice ou lorsque l'on se lève après un repos prolongé. Les douleurs peuvent diminuer pendant l'entraînement, mais elles reviennent dès que l'activité est interrompue.

Complications en l'absence de soins
Les aponévrosites plantaires laissées sans soins peuvent engendrer des douleurs chroniques qui, à terme, provoquent une modification structurelle de la démarche. Cela peut entraîner des problèmes au niveau des genoux, des hanches, et même du bas du dos.

Traitement immédiat
Mettez le pied au repos, appliquez de la glace et des ultrasons, et administrez des anti-inflammatoires. Plus tard, vous pourrez appliquer de la chaleur pour favoriser la circulation du sang et la guérison.

Rééducation et prévention
L'étirement régulier du tendon d'Achille et des fascias plantaires permet d'accélérer le processus de guérison et d'éviter la récurrence de cette atteinte. Lors du retour à l'activité sportive, il peut s'avérer nécessaire de porter un appareillage (semelle) orthopédique les premiers temps. Enfin, le renforcement et l'assouplissement des muscles de la partie inférieure de la jambe apportera une plus grande protection de ces fascias et évitera l'apparition de l'aponévrosite plantaire.

Pronostic à long terme
La plupart des personnes affectées par une aponévrosite plantaire récupèrent pleinement au bout de quelques semaines à quelques mois de traitement. Il peut parfois être nécessaire d'avoir recours à des injections de corticostéroïdes dans les cas où les fascias ne répondent pas aux traitements classiques.

Une épine, ou un éperon, est une excroissance osseuse qui se développe principalement au niveau de l'os du talon, le calcanéum, elle peut aussi apparaître sur d'autres os du corps. L'épine calcanéenne est souvent associée avec les aponévrosites plantaires, bien qu'elle puisse se développer de manière totalement indépendante. Lorsqu'un tendon ou un ligament frotte contre cette épine calcanéenne, il subit une irritation et finit par connaître une inflammation et engendrer des douleurs. Les sportifs ayant été victimes de blessures ou d'irritations au niveau de l'ancrage des tendons sur les os, ont de plus grandes chances de développer de tels éperons osseux.

Un os, ou une partie d'un os, peut réagir à une irritation ou à une blessure en générant un dépôt de calcium local, dans le but de le consolider. Ce dépôt de calcium, à terme, finit par former une excroissance osseuse appelée épine ou éperon. En ce qui concerne le pied, ce phénomène se produit le plus souvent au niveau de la face antéro-inférieure du calcanéum, aux endroits où viennent s'ancrer les tendons ou les ligaments. Ces épines osseuses, une fois saillantes, viennent exercer des frictions sur les tendons et/ou les ligaments, engendrant de nouvelles inflammations, qui ont pour effet néfaste de favoriser de nouvelles croissances de l'épine.

Causes les plus fréquentes

Les irritations des fascias plantaires et de leur ancrage calcanéen, les blessures osseuses mineures qui n'ont pas été soignées, ainsi que les dépôts calcaires sur des os sains.

Signes et symptômes

Des douleurs et une sensibilité accrue au niveau du talon ou de tout autre site d'apparition de l'éperon, ainsi que de possibles « grincements » ou « claquements » lorsqu'un tendon vient buter contre, et franchir l'éperon osseux.

Complications en l'absence de soins

Lorsqu'elles ne sont pas soignées, les épines osseuses peuvent blesser les tendons qui les entourent, y provoquant des irritations et des inflammations, qui en retour nourrissent de nouvelles croissances de l'épine.

Traitement immédiat

Interrompez les activités qui génèrent les douleurs, et administrez des anti-inflammatoires.

Rééducation et prévention

Pour accélérer le processus de guérison et éviter la récurrence de cette atteinte, il est conseillé de rechercher et de corriger les causes qui l'ont provoquée, tout autant que d'étirer les muscles et les tendons de la jambe.

Lors du retour progressif à l'activité sportive, il peut parfois s'avérer nécessaire de porter un appareillage (semelle ou calles) orthopédiques visant à réduire les contraintes subies par les fascias plantaires. En termes de prévention, il est important de veiller à bien soigner toutes blessures, mêmes mineures, pour éviter la formation de tels éperons.

Pronostic à long terme

Les épines calcanéennes répondent généralement bien au repos et à la rééducation. Certains cas requièrent la mise en place d'appareillages (semelles ou calles) orthopédiques pour soulager les symptômes et favoriser la guérison. Lorsque l'épine osseuse ne répond pas aux traitements classiques, elle peut nécessiter une intervention chirurgicale pour la retirer et éviter de futures complications.

119 : ONGLE NOIR (HÉMATOME SOUS-UNGUÉAL)

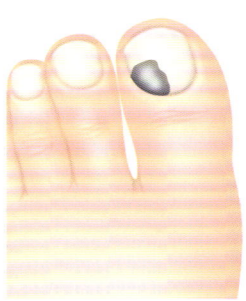

Un hématome sous-unguéal résulte d'un saignement s'étant produit sous l'ongle suite à un coup reçu ou à une infection du lit de l'ongle. La plupart du temps, ce type d'hématome est causé par un écrasement. Le saignement entre l'ongle et son lit génère une pression et de la douleur, et peut s'étendre sur tout ou partie de l'ongle.

L'ongle a pour fonction de protéger la zone qu'il recouvre, le lit unguéal. Le lit étant constitué de chair sensible et délicate, un coup violent, un objet qui s'insère accidentellement sous l'ongle, ou une infection peuvent y provoquer des dommages et des saignements. Le fait que l'ongle soit constitué d'une surface dure et étanche, il empêche le sang de s'écouler et, ce dernier s'accumulant, génère une pression douloureuse. Enfin, et en fonction de la sévérité du choc, l'os sous-jacent peut aussi avoir été touché.

Causes les plus fréquentes
Un coup ayant écrasé l'ongle, un corps étranger qui s'est glissé sous l'ongle et qui a lacéré le lit de ce dernier, ainsi qu'une infection qui s'est développée sous l'ongle.

Signes et symptômes
Une pression et des douleurs localisées sous l'ongle, et l'apparition de couleurs sombres sous l'ongle (rouge, marron, ou noir).

Complications en l'absence de soins
Le saignement et la pression qu'il engendre sous l'ongle peuvent endommager les tissus sous-jacents et à terme, en provoquer la nécrose. L'ongle peut aussi finir par tomber, ce qui en soi est une source potentielle d'infection si l'atteinte n'est pas correctement soignée. Lorsque l'os situé sous l'ongle a subi une fracture lors du choc initial et qu'il est laissé sans soins, il peut générer des douleurs chroniques.

Traitement immédiat
Mettez le pied au repos et en position élevée, appliquez de la glace. Si l'ongle vient à tomber, il est essentiel de garder le doigt bien désinfecté, couvert et protégé pour éviter toute infection. S'il y a la possibilité qu'une fracture se soit produite sous l'impact du coup, consultez un médecin.

Rééducation et prévention
Il peut parfois être nécessaire de retirer complètement l'ongle pendant le traitement, si celui-ci ne tombe pas tout seul, laissant son lit exposé. Il est alors très important de garder cette zone bien propre et protégée afin d'en éviter l'infection, et ce, le temps nécessaire à sa complète guérison. Un « rembourrage » de la chaussure au-dessus de l'orteil blessé peut être mis en place pour faciliter la marche tout en protégeant la blessure. En prévention, une bonne protection pour mettre les orteils à l'abri des chocs directs peut éviter de subir ce type de traumatisme.

Pronostic à long terme
Les hématomes sous-unguéaux répondent généralement très bien aux traitements, encore que les cas impliquant plus de 25 % de la surface du lit de l'ongle ou les pressions qui ne s'atténuent pas grâce aux traitements classiques, puissent nécessiter l'intervention d'un médecin pour drainer le sang de l'hématome. Si l'origine du saignement est d'ordre infectieux, alors un médecin prescrira la prise d'antibiotiques par voie orale ou par application locale.

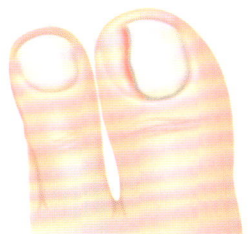

Les ongles incarnés peuvent être particulièrement douloureux. Ils sont généralement le résultat de traumatismes infligés à l'orteil, de chaussures trop étroites, ou d'un manque d'entretien des ongles des orteils. Au fur et à mesure que l'ongle pousse dans la peau et que celle-ci le recouvre, il se produit une infection et des douleurs, ainsi qu'un gonflement et des rougeurs autour de la zone affectée.

Les ongles des pieds, comme ceux des mains, sont des plaques de corne cutanées, qui poussent normalement en s'éloignant de la base de l'orteil. Ils sont constitués de cellules épithéliales provenant de la couche *stratum lucidum* de la peau, elle-même située entre les couches granuleuse et cornée de la peau. Lorsque l'ongle est coupé ou cassé trop court, il peut repousser en s'enfonçant sous la peau, ou voir la peau pousser par-dessus son extrémité. Une blessure à l'orteil, comme lorsque l'on se cogne le pied ou lors d'une fracture, peut provoquer l'incarnation de l'ongle sous la peau. Différemment, des chaussures trop étroites peuvent elles, en infligeant une pression constante de la peau contre le bord de l'ongle, amener cette dernière à se développer par-dessus l'ongle. Lorsque c'est le cas, l'environnement ainsi généré est particulièrement favorable au développement d'infections.

Causes les plus fréquentes
Un traumatisme subi par l'orteil, des chaussures trop étroites ou mal adaptées, ainsi qu'une mauvaise technique d'entretien des ongles.

Signes et symptômes
Des douleurs et des rougeurs de la région affectée, ainsi que l'apparition de pus et d'autres symptômes accompagnant une infection.

Complications en l'absence de soins
Lorsqu'un ongle incarné est laissé sans soins, il peut engendrer une infection pouvant à terme s'étendre à tout l'orteil, voire même à l'ensemble du pied. La douleur peut ensuite devenir chronique et avoir pour incidence de limiter sérieusement le type de chaussure que l'on peut porter. Les sportifs touchés par un ongle incarné peuvent par compensation, se mettre à boiter.

Traitement immédiat
Trempez le pied dans de l'eau tiède, débarrassez-vous des chaussures trop étroites pour en adopter de plus confortables, maintenez le pied au sec durant la journée, et consultez un podologue.

Rééducation et prévention
Pendant le traitement d'un ongle incarné, il est important de le protéger de tout traumatisme additionnel. Changez de chaussettes aussi souvent que nécessaire pour maintenir le pied bien au sec, et portez des chaussures amples accordant beaucoup d'espace aux orteils pour éviter toute aggravation et faciliter la guérison. Quoi qu'il en soit, protéger les orteils de tout traumatisme et bien vérifier ces derniers après une blessure, à la recherche de ruptures d'un ongle ou de pressions anormales de la peau contre l'ongle, sont d'excellents moyens pour se prémunir contre cette affection.

Pronostic à long terme
Les ongles incarnés répondent généralement très bien aux traitements et guérissent complètement. Néanmoins, ils peuvent parfois devenir un problème récurrent, surtout lorsque les causes sous-jacentes n'ont pas été traitées. Dans les cas où l'infection s'est installée et que l'atteinte ne répond pas au traitement initial, il peut s'avérer nécessaire d'avoir recours à une intervention chirurgicale pour couper et retirer les parties incarnées de l'ongle, ainsi que les chairs infectées.

Bonds en avant

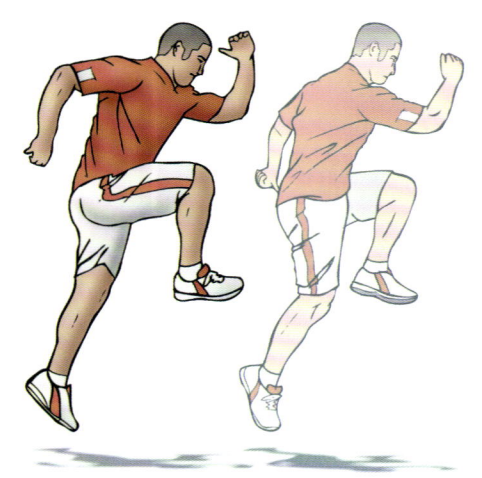

Pendant que vous courez, élevez l'un de vos genoux très haut et faites un bond vers l'avant en poussant fort sur votre pied arrière, puis continuez à courir en exagérant l'amplitude du mouvement de vos bras.

Course en zigzag

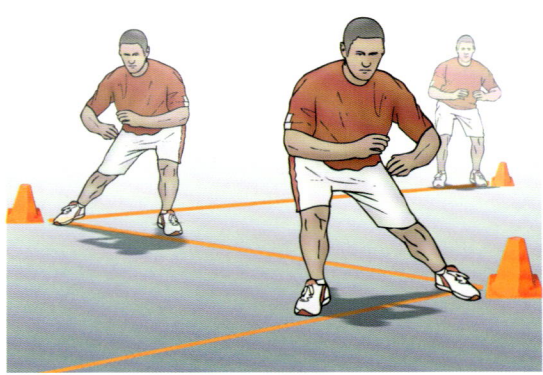

Tout en maintenant votre tronc bien dirigé vers l'avant pendant que vous courez, servez-vous de la poussée latérale de vos pieds pour changer de direction et passer de cône en cône comme sur l'illustration.

Étirement des mollets

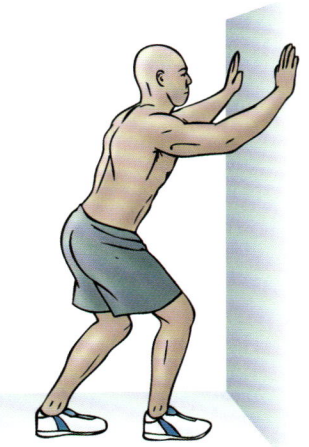

Debout bien droit, prenez appui contre un mur et placez une de vos jambes en arrière de l'autre. Assurez-vous que les orteils de vos deux pieds pointent bien vers l'avant et que vos talons demeurent bien au sol. Partant de là, inclinez-vous légèrement vers le mur et fléchissez sur votre jambe arrière pour étirer le mollet de la jambe arrière.

Étirement du pied

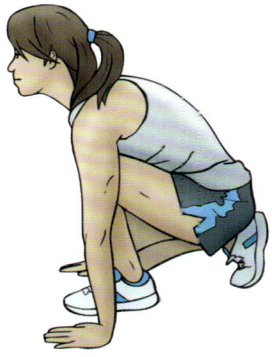

En position avec un genou à terre et les mains posées de part et d'autre, placez le poids de votre corps sur le genou vertical et poussez progressivement ce dernier vers l'avant. Gardez bien vos orteils au sol et sentez l'étirement se produire au niveau de la plante et de la voûte de votre pied.

Glossaire

Abrasion
Désigne les éraflures et écorchures de la peau.

Achille tendinite
Inflammation du tendon d'Achille.

Aiguë (blessure)
Désigne les blessures découlant d'un événement spécifique, déclenchant la soudaine apparition de différents symptômes.

Ampoule
Désigne une accumulation de liquide corporel sous la peau, provoquée par le frottement d'une surface dure contre la peau, et entraînant une séparation entre le derme et l'épiderme.

Anévrisme Aortique
Désigne une « poche » formée par la dilatation de l'aorte, qui contient des liquides ou des caillots de sang.

Angine
Désigne toute douleur spasmodique, d'étouffement ou de suffocation, précédent un infarctus du myocarde (crise cardiaque).

Angle-Q
Désigne l'angle formé par la ligne de tension du quadriceps et le plan dans lequel se trouve le ligament (tendon) de la rotule.

Aponévrosite
Encore appelées fasciites, ce sont des inflammations des fascias entourant les muscles.

Artérite
Désigne l'inflammation des artères.

Arthropathie
Terme générique pour désigner toute pathologie articulaire.

Arthrose
Pathologie dégénérative non-inflammatoire des articulations, caractérisée par la dégénérescence des cartilages articulaires, l'hypertrophie des bords musculaires, ainsi que par la modification de la nature des membranes synoviales. Se rencontre plus particulièrement chez les personnes âgées.

Arythmie cardiaque
Désigne les variations anormales du rythme cardiaque.

Atrophie
Désigne la détérioration ou la dégénérescence des tissus corporels, dues à la maladie, à la malnutrition, ou à la non-utilisation ce ceux-ci.

Avulsion (fracture)
Nom attribué aux fractures indirectes causées par des forces de compression dues à un traumatisme, ou aux forces d'arrachement infligées à l'organisme.

Bourse séreuse
Désigne une poche membraneuse contenant du liquide synovial, que l'on trouve typiquement située entre les tendons et les os. Elle a pour rôle de réduire les frictions lors des mouvements.

Bursite
Inflammation d'une bourse séreuse, par exemple, la bourse sous-deltoïdienne.

Canal carpien (syndrome)
Compression du nerf médian au niveau de son passage au travers du canal carpien, engendrant des douleurs et des picotements de la main.

Callosité
Épaississement localisé de l'épiderme dû à un traumatisme ou à de fréquentes frictions.

Calcifiante (tendinite)
Désigne l'inflammation et la calcification des bourses séreuses sous-acromiales et sous-deltoïdiennes, générant des douleurs et des limitations de l'amplitude de mouvement de l'épaule.

Capsulite
Inflammation touchant les capsules articulaires.

Capsulite rétractile
Désigne une inflammation adhésive entre la capsule articulaire et le cartilage périphérique de l'épaule, entraînant des douleurs et une limitation des mouvements, et encore connue sous le nom « d'épaule gelée ».

Chondrale (fracture)
Désigne les fractures impliquant les cartilages articulaires.

Chondromalacie rotulienne
Atteinte dégénérative des cartilages articulaires de la rotule, causée par des compressions ou des forces d'arrachement anormales.

Chou-fleur (oreille en)
Désigne un hématome localisé entre le périchondre et le cartilage de l'oreille externe.

Chronique (blessure)
Désigne les blessures caractérisées par un développement lent et durable des symptômes, et qui aboutissent à des inflammations et des douleurs.

Coccydynie
Douleurs du coccyx et de sa région. Encore connue sous le nom de coccygodynie.

Coiffe des rotateurs
La coiffe des rotateurs est constituée par les muscles sus-épineux, sous-épineux, petit rond, et sous-scapulaire. Ensemble, ces muscles ont pour rôle de maintenir la tête de l'humérus dans la fosse glénoïde, et de produire la rotation de l'humérus.

Collatéraux (ligaments)
Désigne les ligaments majeurs croisant l'aspect interne des genoux.

Compression (force de)
Désigne une charge axiale produisant l'écrasement d'une structure corporelle.

Commotion
Résultat de violentes secousses ou de chocs infligés à la tête et impactant sévèrement le cerveau, avec pour résultat, un dysfonctionnement immédiat et temporaire des fonctions neurologiques.

Contracture
Désigne des adhérences se produisant au niveau d'un muscle immobilisé, et conduisant à un état de contractilité permanent.

Contre-indication
Une action dont on connaît l'impact négatif dans une situation donnée.

Contusion
Blessure par compression qui provoque une accumulation de sang et de liquide lymphatique dans un muscle. Encore appelée hématome.

Croisés (ligaments)
Ligaments majeurs du genou, dont la trajectoire croisée contrôle la mobilité antéro-postérieure du genou.

De Quervain (ténosynovite de)
Inflammation sténosante de la gaine synoviale du tendon du court abducteur du pouce, ou du long extenseur du pouce. Encore connue sous le nom de « pouce à ressort ».

Diffuse (blessure)
Blessure touchant une grande région du corps, généralement due à un impact à faible vitesse infligé par une masse importante.

Discale (douleur)
Nom attribué aux douleurs qui ont pour origine un trouble d'un ou de plusieurs disques intervertébraux.

Discopathie
Désigne les atteintes des disques intervertébraux.

Distension (foulure)
Désigne une déformation des tissus musculaires, tendineux ou ligamentaires, généralement longitudinale, par rapport à leur structure normale.

Dupuytren (contracture de)
Désigne un raccourcissement, un épaississement et une fibrose des fascias palmaire et/ou plantaire, entraînant une déformation en flexion des doigts et/ou des orteils.

Dysfonction articulaire
Désigne l'ensemble des troubles, détériorations ou anormalités touchant les articulations.

Dysménorrhée
Menstruations difficiles ou douloureuses.

Dyspnée
Difficulté respiratoire (souffle court).

Efférents (nerfs)
Désigne les nerfs qui transportent les stimuli depuis le système nerveux central vers les muscles.

Entorse
Terme générique pour désigner les blessures touchant les tissus ligamentaires.

Épicondylite
Inflammations ou microdéchirures des tissus mous touchant les épicondyles distaux de l'humérus.

Épine ou éperon osseux
Une excroissance osseuse se développant sur l'os du talon, ou calcanéum.

Épiphyse (fracture de l')
Désigne les blessures ou fractures touchant la zone d'accroissement des os longs, chez l'enfant ou l'adolescent, et pouvant conduire à une interruption de la croissance de l'os concerné.

Erythème
Désigne les rougeurs de la peau, engendrées par la congestion des capillaires.

Fascias plantaires
Nom d'une bande spécifique de fascias couvrant la surface plantaire du pied et ayant pour rôle de soutenir la voûte plantaire.

Fibromyalgie
Désigne des douleurs et des raideurs des muscles et/ou des articulations qui sont soit diffuses, soit qui ont plusieurs points déclencheurs.

Force de cisaillement
Force qui s'exprime de manière parallèle ou tangente au plan traversant la structure considérée.

Fracture
Désigne une cassure et une disruption de la continuité d'un os.

Fuseau neuromusculaire
Désigne l'un des récepteurs intégrés aux muscles, et qui est sensible à l'élongation.

Fracture de fatigue
Désigne les microfractures subies par les os suite aux stress excessifs et répétitifs qui leur sont imposés.

Hanche à ressort (syndrome de la)
Caractérisée par un claquement entendu ou ressenti lors des différents mouvements des hanches.

Hallux
Premier, ou gros orteil.

Hallux rigidus
Déformation en flexion du gros orteil présentant une limitation du mouvement au niveau de l'articulation métatarso-phalangienne.

Hallux Valgus
Angulation anormale du gros orteil, s'éloignant de l'axe central du corps et en direction des autres orteils.

Hématome
Désigne une accumulation localisée de sang et de liquide lymphatique, dans un espace ou dans des tissus corporels.

Hématome unguéal
Nom attribué à la formation d'un caillot sanguin localisé sous un ongle, et dû à un traumatisme direct.

Hémiplégie
Désigne une paralysie affectant la moitié du corps.

Hernie
Désigne la protrusion des viscères abdominaux, libérés par une rupture d'une zone de faiblesse dans la paroi abdominale.

Hip pointer
Contusion de la crête iliaque provoquée par un choc, ou une compression, infligée à la région peu protégée de la crête iliaque et produisant un écrasement des tissus mous qui la recouvrent.

Ilio-tibiale (syndrome de la bandelette)
Désigne des douleurs et une inflammation de la bandelette ilio-tibiale, une bande de tissus collagènes non-élastiques qui part du bassin pour descendre s'ancrer en dessous du genou. Cette atteinte peut avoir comme cause différents troubles biomécaniques.

Impingement syndrome
Condition chronique provoquée par des mouvements répétitifs effectués bras au-dessus de la tête, avec pour résultat d'infliger des dommages aux lèvres glénoïdes, au chef long du biceps brachial et à la bourse séreuse sous-clavière.

Inflammation
Terme générique pour désigner les douleurs, gonflements, rougeurs, chaleurs, et perte de fonctionnalité touchant le système musculo-squelettique.

Innervation
Désigne la distribution des nerfs dans différentes parties du corps.

Irradiée (douleur)
Désigne les douleurs ressenties dans des régions différentes de la source qui les engendre.

Ischémie
Anémie locale due à une déficience de l'approvisionnement en sang.

Kyste ganglion
Tumeur bénigne formant une masse proéminente, se produisant généralement sur la face dorsale du poignet.

Kyste synovial (du creux poplité)
Encore appelé bursite poplitée. Désigne un gonflement de la face postérieure du genou, provoqué par un épanchement du liquide synovial se trouvant englobé dans une poche membraneuse.

Lacération
Blessure ou coupure de la peau, des tissus sous-cutanés, des muscles, des nerfs et des vaisseaux sanguins, qui peut laisser la plaie avec des bords francs ou déchiquetés.

Larson-Johanson (syndrome de)
Désigne l'inflammation ou l'avulsion partielle de l'apex de la rotule, due à des forces de traction trop importantes.

Lésion
Désigne toute rupture ou déchirure pathologique des tissus corporels et la perte de leurs fonctionnalités.

Loges (syndrome des)
Atteinte dans laquelle une pression intramusculaire excessive empêche ou ralentit la circulation sanguine et inhibe les fonctions tissulaires à l'intérieur d'une loge musculaire.

Lordose
Courbe convexe excessive de la région lombaire de la colonne vertébrale.

Maillet (doigt/orteil en)
Atteinte provoquée par la rupture du tendon extenseur d'un doigt ou d'un orteil, suite à une flexion extrême.

Maladie de Sever
Désigne un type de blessure par traction/arrachement, ou une ostéochondrose de l'apophyse calcanéenne, touchant plus particulièrement les adolescents.

Maladie osseuse de Paget
Maladie rare dans laquelle l'os est remplacé par des tissus fibreux qui durcissent puis deviennent cassants/friables. Cette atteinte, particulièrement douloureuse, touche principalement le crâne, la colonne vertébrale et les os des jambes.

Ménisque
Les ménisques sont des disques fibro-cartilagineux situés dans l'articulation des genoux, ayant pour charge d'amortir les chocs.

Méralgie paresthésique
Condition dans laquelle le nerf crural se trouve pincé par le ligament inguinal et produit des douleurs et engourdissements de la face externe de la cuisse, alimentée par ce nerf.

Métatarsalgie
Désigne toute affection douloureuse ou inconfortable touchant les têtes des os du métatarse.

Microtraumatisme
Désigne les dommages infligés à un petit nombre de cellules et dus aux effets cumulés de contraintes répétitives.

Morton (névralgie de)
Désigne une forme de douleur du pied provoquée par une métatarsalgie ayant pour origine une compression de l'une des branches du nerf plantaire, au niveau de la tête des métatarsiens.

Morton (névrome)
Tumeur se développant à partir d'un nerf, ou largement constituée de cellules nerveuses, et résultant d'une névralgie de Morton.

Myosite
Nom de l'inflammation touchant les tissus conjonctifs des muscles.

Myosite ossifiante
Désigne l'accumulation des dépôts minéraux dans les muscles.

Névrite
Désigne l'inflammation d'un nerf, produisant des douleurs et une sensibilité accrue au toucher.

Neurogène
Désigne la formation des tissus nerveux, ou tout ce qui prend son origine dans le système nerveux.

Neuropathie
Perturbation fonctionnelle, ou modification pathologique touchant le système nerveux périphérique.

NSAID (en anglais) /AINS (en français)
Anti-inflammatoire non-stéroïdien.

Œdème
Accumulation de liquide lymphatique dans les tissus, causée par une incapacité du système lymphatique à drainer la région.

Oignons (durillon)
Désigne une proéminence anormale de la tête distale du premier métatarsien, ayant pour effet de dévier le gros orteil vers le second orteil (*hallux valgus*).

Orteil en marteau
Désigne une déformation en flexion de l'articulation interphalangienne distale des orteils.

Orteil en serre
Désigne une déformation des orteils, souvent chez les personnes atteintes de polyarthrite rhumatoïde, consistant en une subluxation dorsale des 2e à 5e orteils. Cette condition produit des douleurs lors de la marche et entraîne des troubles de la démarche.

Osgoogd-Schlatter (syndrome d')
Désigne l'inflammation ou l'avulsion partielle de l'apophyse tibiale, due à de trop importantes forces de traction.

Ostéite
Inflammation d'un os entraînant son développement et produisant une sensibilité accrue au toucher, des douleurs lancinantes.

Ostéochrondite disséquante
Désigne une région articulaire atteinte de nécrose avasculaire, ayant pour résultat un détachement partiel ou complet du cartilage de son support osseux.

Paralysie
Perte partielle ou totale de la capacité à mettre en mouvement une partie du corps.

Pied creux
Le pied creux présente une voûte plantaire bien trop cambrée.

Pied plat
Le pied plat présente une voûte plantaire affaissée.

Pliométrique (entraînement)
Exercices mettant en œuvre des mouvements explosifs pour développer la puissance des muscles.

Polyarthrite rhumatoïde
Maladie auto-immune dans laquelle le système immunitaire s'attaque aux cellules mêmes du corps, entraînant de nombreuses inflammations dans différents sites du corps.

Pouteau-Colles (fracture de)
Désigne une fracture du radius et du cubitus (ulna), localisée près de l'articulation du poignet, et dans laquelle le segment distal se trouve déplacé de manière dorsale et radiale.

Pronostique
Terme désignant les causes probables ou prévoyant l'évolution d'une atteinte ou blessure.

Propriocepteur
Nom de certains capteurs sensoriels profonds, situés dans les cellules des articulations, des ligaments, des muscles et des tendons, et qui sont sensibles à l'élongation, à la tension, à la pression, et qui ont un rôle important dans la conscience du positionnement du corps et de ses mouvements.

Radiculaire (pathologie)
Désigne les maladies touchant les racines des nerfs.

Sacro-iléite
Inflammation (arthrite) de l'articulation sacro-iliaque.

Sciatique
Désigne la compression d'un nerf vertébral de la zone lombaire, due à la protrusion d'un disque intervertébral hernié, à une atteinte musculaire ou liée aux facettes articulaires, ou encore à une compression se manifestant entre deux parties du piriforme (ex-pyramidal du bassin).

Scoliose
Désigne une déformation par rotation latérale des courbes de la colonne vertébrale.

Scratch test d'Apley
Nom d'un test permettant de déterminer l'amplitude du mouvement d'une articulation en : rotation interne et adduction ; rotation interne, extension et adduction ; abduction, flexion et rotation externe.

Sésamoïde (os)
Nom attribué à de petits os encastrés dans des tendons, le plus volumineux d'entre eux étant la rotule.

Sésamoïdite
Inflammation des os sésamoïdes du premier métatarsien.

Spasme
Contraction passagère des muscles.

Spondylarthrose
Désigne les modifications dégénératives de la colonne vertébrale, dues à l'arthrose.

Spondylite ankylosante
Désigne une forme de pathologie dégénérative affectant la colonne vertébrale. Une maladie systémique produisant des douleurs et des raideurs en résultat de l'inflammation des articulations sacro-iliaques, intervertébrales, et costo-vertébrales.

Spondylarthrite
Nom d'une pathologie affectant les articulations de la colonne vertébrale.

Spondylolisthésis
Désigne le déplacement vers l'avant d'une vertèbre par rapport à l'autre.

Spondylolyse
Dissolution/désintégration d'une vertèbre.

Spongieux (os)
Désigne une partie de l'os, organisée en réseau, dont la densité est plus faible que les autres parties de celui-ci.

Sténose
Ou rétrécissement anormal d'un canal ou d'une gouttière, comme, par exemple, les sténoses vertébrales, qui voient le rétrécissement du canal vertébral provoqué par un empiétement de l'os sur son espace.

Stress
Ou contrainte. Désigne l'impact et la distribution des forces infligées au corps.

Stretching passif
Désigne l'action d'étirer les muscles, les tendons et les ligaments grâce à une force qui n'est pas produite par les muscles antagonistes.

Stretching statique
Désigne un étirement des muscles se faisant grâce à des mouvements lents et soutenus, visant à accroître la souplesse.

Sursollicitation (blessure de)
Désigne toute blessure ou traumatisme produit par des contraintes excessives et répétitives.

Syndrome de l'épaule gelée
Voir capsulite rétractile.

Syndrome des loges tibiales antérieures
Désigne de rapides gonflements, des tensions excessives et des douleurs au niveau des loges tibiales antérieures, généralement dus à des sursollicitations répétées.

Syndrome des loges tibiales postérieures
Désigne les douleurs se manifestant au niveau des loges postérieures de la jambe, comprenant les muscles : solaire, gastrocnémiens (ex-jumeaux), jambier postérieur, long fléchisseur commun des orteils, et le fléchisseur propre du gros orteil. Le site de la douleur varie en fonction du muscle affecté.

Syndrome de traversée thoraco-brachiale
Désigne une compression du plexus brachial plutôt que des racines nerveuses, faisant que les symptômes se produisent dans le bras plutôt qu'au niveau de la nuque.

Syndrome douloureux en arc partiel
Désigne des douleurs qui ne se produisent que sur quelques degrés de l'amplitude du mouvement.

Syndrome fémoro-patellaire
Atteinte dans laquelle le retinaculum externe du genou est contracturé, ou le muscle vaste interne trop faible, induisant des tensions et des pressions s'exerçant sur l'aspect latéral de la rotule, et y produisant de sévères douleurs.

Synovite
Inflammation d'une membrane synoviale, plus particulièrement au niveau des articulations.

Tendinite
Terme désignant l'inflammation d'un tendon.

Tennis-elbow
Nom attribué aux tendinites touchant les muscles de la face externe de l'avant-bras, et se produisant au niveau de leurs insertions proximales. Ces tendinites sont dues à d'excessifs mouvements utilisant un marteau, ou une raquette de tennis par exemple.

Ténosynovite
Inflammation de la gaine synoviale d'un tendon.

Thrombophlébite
Inflammation d'une veine, associée à la formation de thrombus.

Thrombose (des veines profondes)
Désigne la formation et l'accumulation de caillots sanguins contre les parois d'une ou plusieurs veines profondes de la partie inférieure de la jambe.

Thrombus
Désigne un caillot de sang stationnaire adhérent à la paroi des vaisseaux sanguins, et provoquant souvent des obstructions vasculaires.

Volkmann (contracture de)
Désigne une nécrose ischémique des muscles et des tissus de l'avant-bras, provoquée par une perturbation de la circulation sanguine.

www.budo.fr

Édité par
BUDO ÉDITIONS
77123 Noisy-sur-École, France

Imprimé par
IPRINTING
Shanghai, Chine
Numéro d'impression : ????

Dépôt légal : 2e trimestre 2015